Joseph Mallord William

TURNER

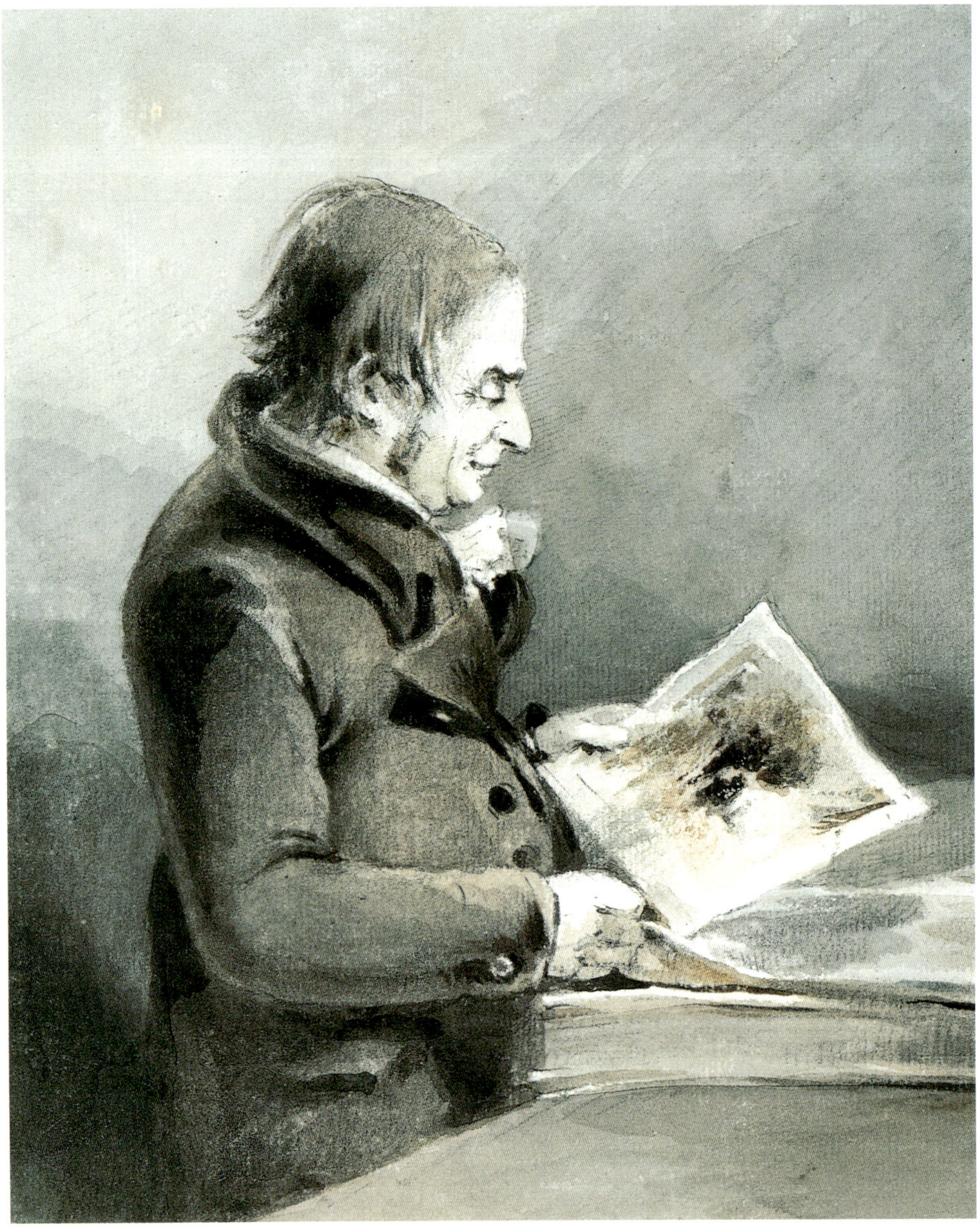

Joseph Mallord William

TURNER

Herausgegeben von
David B. Brown und Klaus Albrecht Schröder

Mit Beiträgen von
Evelyn Benesch, David B. Brown, Wolfgang Häusler und
Andrea Winklbauer

Bank Austria Kunstforum Wien

Impressum

Dieses Katalogbuch erscheint anläßlich der Ausstellung „Joseph Mallord William Turner"
im Bank Austria Kunstforum Wien, 5. März bis 1. Juni 1997.

Eine Ausstellung der Tate Gallery, London, und des Kunstforums, Wien

Ausstellungskonzept: David B. Brown, Klaus Albrecht Schröder
Ausstellungskuratoren: Evelyn Benesch, David B. Brown
Ausstellungskoordination und -organisation: Evelyn Benesch, Angelika Scholz
Ausstellungssekretariat: Corinna Biricz
Öffentlichkeitsarbeit und Didaktik: Christian Bauer, Gertraude Werner
Konservatorische Betreuung: Erhard und Hester Stöbe
Graphische Gestaltung des Katalogs: Ingried Brugger, Atelier Kräftner
Transporte: hs art service Vienna, MOMART London

Titelbild:
William Turner, *Friede – Bestattung zur See* (Ausschnitt aus Tafel 99)

Frontispiz:
J. T. Smith, *Joseph Mallord William Turner im Zeichnungskabinett des British Museum,* um 1825.
London, British Museum

Der Katalog enthält 138 Farbtafeln und 70 Schwarzweißabbildungen

Die Deutsche Bibliothek – CIP-Einheitsaufnahme
Joseph Mallord William Turner: [anläßlich der Ausstellung „Joseph Mallord William Turner" im Bank Austria Kunstforum Wien vom 5. März bis 1. Juni 1997; eine Ausstellung der Tate Gallery, London, und des Kunstforums Wien]/hrsg. von David B. Brown und Klaus Albrecht Schröder. Mit Beitr. von Evelyn Benesch ... – München; New York: Prestel, 1997

NE: Brown, David B. [Hrsg.]; Benesch, Evelyn: Turner, Joseph Mallord William [Ill.]; Ausstellung Joseph Mallord William Turner ‹1997, Wien›; Kunstforum ‹Wien›; Tate Gallery ‹London›

Gesamtherstellung: Druckhaus Grasl · A-2540 Bad Vöslau
Printed in Austria

ISBN 3-7913-1821-7

Inhalt

Leihgeber

Wir bedanken uns bei den Leihgebern:

Großbritannien

Kendal

Abbot Hall Art Gallery
Edward T. King

London

National Gallery
Christopher Bown, Neil McGregor, Susan Foister

Tate Gallery
David B. Brown, Celia Clear, Carolyn Kerr, Ruth Rattenbury, Nicholas Serota, Andrew Wilton

Victoria and Albert Museum
Alan Borg, Susan Lambert, Janet Skidmore

Plymouth

Plymouth City Museums and Art Galleries
Maureen Atrill

Sheffield

Sheffield City Museum and Mappin Art Gallery
Janet Barnes, Julie Milne

Nordirland

Belfast

Ulster Museum
Brian Kennedy, Anne Abernethy, Marshall McKee

Vereinigte Staaten von Amerika

Washington D.C.

National Gallery of Art
Nikolai Cikovsky, Franklin Kelly, Earl Powell III.

Kanada

Fredericton, New Brunswick

Beaverbrook Art Gallery
Ian G. Lumsden

Vorwort und Dank

Die Vorgeschichte dieser Ausstellung reicht ins Jahr 1991 zurück. Die lange Inkubationszeit ist kein Zufall, besteht doch längst schon ein unmittelbarer Zusammenhang zwischen der Vorbereitungsdauer und den Kosten einer Ausstellung einerseits und ihren Realisierungsschwierigkeiten andererseits. Als Verzögerungsmoment kommen die konservatorischen Probleme hinzu, die weniger als man meinen könnte mit dem Zustand eines Kunstwerks als vielmehr mit dessen pekuniärem Wert und kunsthistorischem Rang zu tun haben. Bei William Turner korrellieren Wert, Rang und fragiler Zustand – das macht Turner-Ausstellungen so begehrt wie selten.

Von Beginn an sicherte der Direktor der Tate Gallery London seine Unterstützung als größter Leihgeber zu. Ihm, Nicholas Serota, gilt daher vorab mein herzlicher Dank, ist doch eine Turner-Retrospektive ohne den in der Tate beheimateten Turner-Bequest nicht zu verwirklichen. Mit großer Zufriedenheit und Dankbarkeit denke ich auch an die konstruktive und freundschaftliche Zusammenarbeit mit den Kollegen der Tate Gallery, Andrew Wilton, Ruth Rattenbury und David B. Brown – letzterer hat die Ausstellung gemeinsam mit Evelyn Benesch konzipiert –, ohne deren Hilfe das ehrgeizige Projekt nicht machbar gewesen wäre. Mein Dank gilt auch den übrigen Leihgebern in England, Irland, den USA und in Kanada, die die Ausstellung um unverzichtbare Bilder ergänzt haben.

Den notwendigen materiellen Rückhalt des Ausstellungsetats garantierte der Präsident des Kunstforums, Gerhard Randa: am Anfang des Planungsstadiums noch Generaldirektor der Länderbank, heute jener des Nachfolgeinstituts Bank Austria. Diesem in Österreich wohl bedeutendsten und mit Sicherheit effizientesten Kunstsponsor gilt mein ganz besonderer Dank.

Weitere großzügige Unterstützung hat die Ausstellung durch die Partnerschaft mit den Austrian Airlines sowie mit Profil und Kurier erhalten: Den Vorstandsdirektoren Herbert Bammer und Mario Rehulka sowie Josef Votzi und Günter Horvath vom Profil und Peter Rabl und Marcus Mittermeier vom Kurier gebührt dafür unser herzlicher Dank. Mark Evans vom British Council habe ich ebenso zu danken wie – last but not least – dem Britischen Botschafter: Seine Exzellenz, Sir Anthony Figgis, hat das Projekt mit größtem Interesse verfolgt und ihm in jeder Hinsicht seine Unterstützung zukommen lassen.

Der programmatische Schwerpunkt unseres Ausstellungsprogramms – die Malerei der Moderne und deren Vorgeschichte im 19. Jahrhundert – prädestiniert das Kunstforum geradezu für die Darstellung der Kunst William Turners. Quantitativ kann unsere Ausstellung gewiß nicht in Wettstreit mit den letzten großen Turner-Retrospektiven in Berlin und Dresden, in London und in Paris treten, die allesamt zwischen 1972 und 1984 und somit vor der permanenten Präsentation des Turner Bequest in der Clore Gallery 1987 stattgefunden haben. Auch die letzte umfassende Turner-Ausstellung im deutschsprachigen Raum – Werner Hofmanns Beitrag zu seinem Zyklus Kunst um 1800 – hat sich durch den vergleichenden Einschluß von Turners Zeitgenossen wesentlich von der vorliegenden Ausstellung unterschieden. Wird doch William Turner in all diesen Ausstellungen vor allem als Landschaftsmaler der Romantik vorgestellt. In der Tat ist William Turners Hauptschaffenszeit von den neunziger Jahren bis weit in die dreißiger Jahre hinein weitgehend der Tradition verpflichtet; sein – vielfach von den Zeitgenossen unverstandenes – Spätwerk nimmt jedoch die Entwicklung der Malerei des Jahrhundertendes vorweg. Es sind im Grunde diese letzten zehn Jahre, denen Turner seinen Ruf als Vorreiter der Moderne, der die Grenzen seiner Zeit sprengte, verdankt.

Die konzentrierte und gezielte Auswahl von fast 50 Gemälden und 80 Aquarellen soll eben diese Bedeutung Turners für die Frühgeschichte der Moderne veranschaulichen. Neben dem letzten Schaffensabschnitt ist es das immer noch weitgehend verkannte virtuose Infinito vieler Gemälde Turners, das die zukunftsweisende Rolle des Engländers verdeutlicht. Dennoch wäre nichts unrichtiger, als William Turner aus seiner Zeit und seinen Lebensumständen heraus zu lösen, um ihm dauernde Aktualität bescheinigen zu können.

Gerade mit jenem Werk, mit dem Turner ein Kind seiner Zeit ist und in das Netzwerk zwischen den Verlegern seiner topographischen Zyklen oder den Käufern seiner patriotischen Bilder eingebettet ist, ist Turner seiner Zeit zugleich auch voraus. Spätestens ab dem Ende der dreißiger Jahre verschwinden Turners Bildanlässe hinter der malerischen Qualität seiner Lichtdiffusionen. Die Ersetzung des Motivs – auf dessen unmittelbare Anschauung Turner so wenig wie jeglicher Topograph verzichten wollte und konnte – durch seine atmosphärische Verschleierung nimmt nicht nur den fortgeschrittenen Impressionismus vorweg, sondern regt auch noch das Fluidum der symbolistischen Auflösungsästhetik an. Je mehr der späte Turner mit seinem verwunschenen Sfumato die dingliche Schwere überwindet und die Landschaften, die Lagunenstadt oder auch Figuren dem entziffernden Auge entzieht, desto näher und verwandter dünkt seine virtuelle Welt der sublimierenden Abstraktion des 20. Jahrhunderts.

Scheinbar paradox geht die Verflüssigung der Motive mit der Literarisierung der Landschaft, ihrer Vertextlichung, einher. Tatsächlich aber bewahren Turners ausführliche Betitelungen seine Bilder vor der Verwechslung des eigentlichen Themas mit dem motivisch-stofflichen Substrat. Selbst in seinen Historienbildern illustriert Turner nicht einfach ein geschichtliches Ereignis. Und jene ausführlichen Titel, die mit ihrem Bezug auf einen selbsterlebten Augenblick die Gestalt einer Dokumentations- oder Momentfotografie erwarten lassen, führen lediglich auf eine falsche Spur. Wie sich das Wogen und Wabern der Wagnerschen Musik nicht auf das Erlebnis eines frühlinghaften Karfreitagmorgens oder einer stürmischen Seefahrt reduzieren läßt, ist Turners malerischer Entzug der Motive im oft dramatischen Wechselspiel von gleißendem Licht und undurchdringlich schwarzen Schatten nicht mit dem naturalistischen Standpunkt eines malenden Beobachters zur Deckung zu bringen. Erst der Verzicht auf die Materialität bei gleichzeitiger Kultivierung des Licht- und Schattenkontrastes sichert Turners Landschaften ihre moderne Zeichen- und Symbolhaftigkeit.

Turners Landschaften laden ihren Betrachter nicht zum Spazierengehen ein. Auch die kompilierten Ideallandschaften – der Engländer bezog sie einerseits von Claude Lorrain, andererseits konnte er sie in den jüngst fertiggestellten berühmten Gärten von Stourhead und Petworth vor Ort studieren – entrücken immer schon die Welt. Das formale Äquivalent für die motivische Entgrenzung in den Ideallandschaften – Montagen verschiedener, im Grunde geographisch und epochal unzusammenhängender Bildelemente – ist die Preisgabe der konsequenten Zentralperspektive: erstaunlich bei einem Professor für Perspektive an der Royal Academy. Selbst in der forcierten Perspektivkonstruktion der Hymne an Raffael, *Rom vom Vatikan aus,* vereinigt Turner verschiedene Blickwinkel zu einem heterogenen Ganzen.

Die darin begründete Instabilität des aus monumentaler Architektur gebauten Rom-Bildes kehrt in Turners Landschaften und Seestücken kompositorisch als „kreisendes Raumbecken" (Werner Hofmann) wieder. Turners Malerei ist von einer rauhen Farbtextur beschaffen, die ihrerseits die Empiriker und positivistisch am optischen Erscheinungsbild orientierten Betrachter des 19. Jahrhunderts irritieren mußte. Erst der Zweifel an der Verbindlichkeit der sichtbaren Welt – geweckt von den Naturwissenschaften, genährt von der Erfindung der Elektrizität, vollends bestätigt durch die Entdeckung des Unbewußten und der Strahlen-Durchlässigkeit der Materie – setzt Turner in sein Recht und designiert das Spätwerk des noch im 18. Jahrhundert geborenen Engländers zur Leitwährung jeglicher Kunst, die dem Sehsinn mißtraut und stattdessen auf die Empfindung des inneren Auges baut.

Klaus Albrecht Schröder

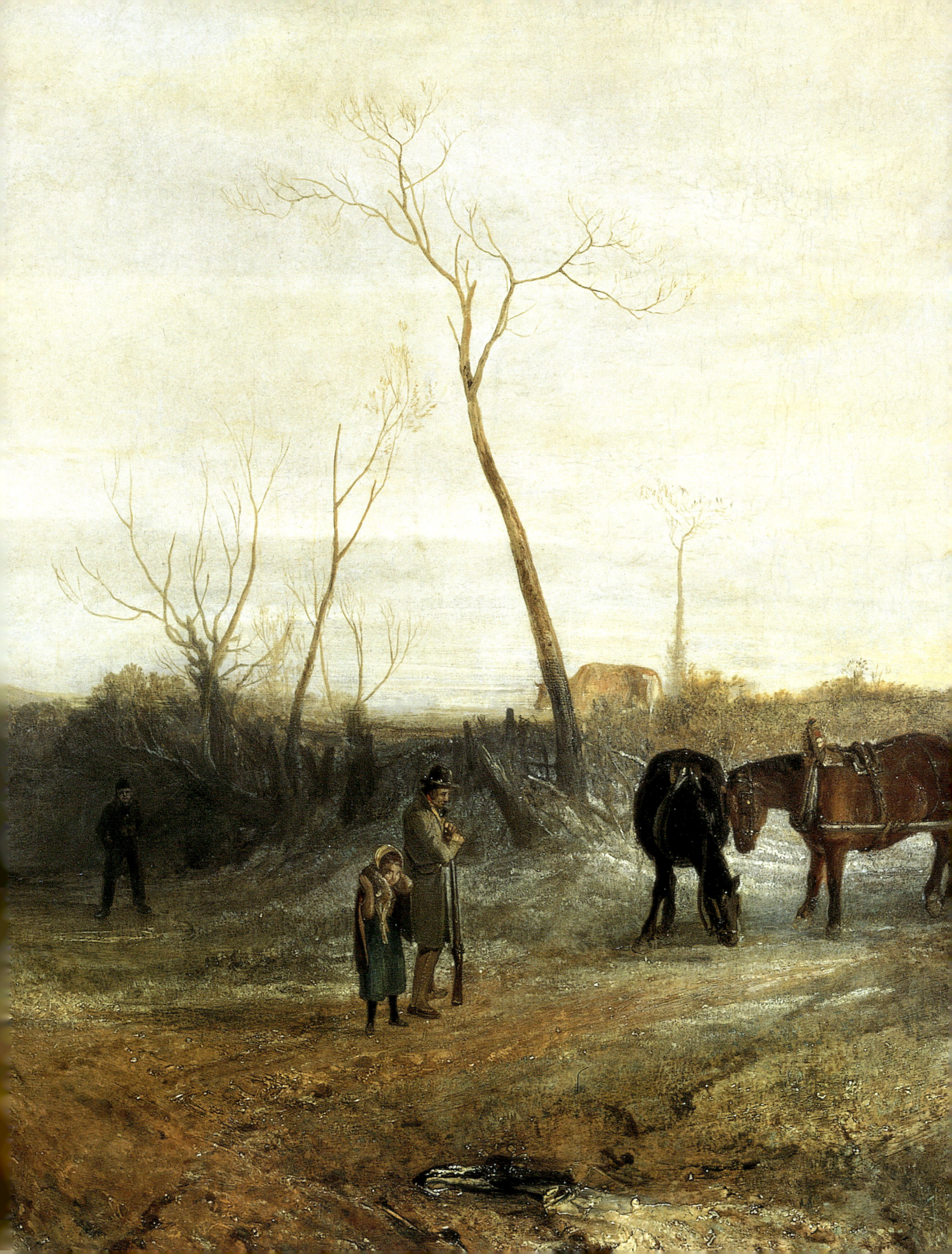

David B. Brown

William Turner

Leben und Werk

„Wurde heute dem Mann vorgestellt, der zweifellos der größte dieser Zeit ist; der größte in jeder Phantasiebegabung, in jeder Kenntnis der Landschaftskunst; zugleich der Maler und Dichter des Tages."

John Ruskin, 1840

William Turner, *Frostiger Morgen* (Ausschnitt aus Tafel 39)

Mit diesen Worten beschrieb der junge John Ruskin sein erstes Treffen mit Turner. Er arbeitete bereits an *Modern Painters,* dem Buch, in dem er erstmals aus seiner Sicht Turners Größe in einer skeptischen und vergeßlichen Zeit deuten sollte. Ausgelöst durch eine feindselige, ja grobe Kritik an Turner, die 1836 in *Blackswood's Magazine* erschienen war, trug Ruskins leidenschaftliche Bewunderung für Turner stets auch defensive Züge. Zu dieser Zeit hatte Turner bereits ebenso viele Kritiker wie Bewunderer. Die Mäzene und Sammler, die seinen Aufstieg unterstützt hatten, waren großteils schon verstorben, und sein spätes Werk wurde häufig lächerlich gemacht. Noch war er der gefeiertste Maler Londons und genoß im Ausland enormes Ansehen. Doch selbst unter den ihm Wohlgesinnten, beim Weintrinken in seinem Club, dem Athenaeum, oder beim Tee mit den verbliebenen Mäzenen, war sein Status eher der eines lebenden Alten Meisters als eines Künstlers von vitaler zeitgenössischer Bedeutung (Abb. 1).

Selbst seine Freunde hätte es erstaunt, daß Turner später als einer der Gründungsväter des Moderne betrachtet werden sollte, vermittelte doch sein Werk der dreißiger und vierziger Jahre des 19. Jahrhunderts – zumindest der dem Publikum gezeigte Teil – nicht selten einen altmodischen Eindruck; und wenn dem nicht so war, sprengte es so sehr alle Bildkonventionen, daß es sich der Analyse entzog und als Grille eines exzentrischen alten Mannes erschien. Noch schwerer zugänglich waren die ungewöhnlichen Bilder, die Turner privat im Atelier malte – Sonnenuntergänge, Stürme, Visionen fast reinen Lichts, in denen die Energien der Natur direkt der Energie der Farbe selbst zu entspringen scheinen. Turner zeigte sie nur sehr wenigen Menschen, und die Absichten, die er mit diesen Bildern verfolgte, wird man nie zur Gänze verstehen können. Es ist verlockend, sie als logischen Endpunkt seiner künstlerischen Entwicklung zu sehen, als seine allerpersönlichsten Aussagen, geschaffen für kommende Generationen, die sie seinem Gefühl nach besser verstehen würden als die eigene. Vielleicht sind es aber auch phantasievolle Spielereien, die nie für den Blick der Öffentlichkeit bestimmt waren.

Endlose Debatten ranken sich um die Frage, ob Turner wirklich ein Vorläufer der Impressionisten, der Abstraktion oder des abstrakten Expressionismus war; gewiß wird es auch in Zukunft Kunstformen geben, für die man seine Autorität in ähnlicher Weise beanspruchen wird. Ob sie nun hilfreich sind oder nicht, diese Interpretationen werden weiterbestehen. Sie befinden sich in einer paradoxen Beziehung zu den traditionellen, historisierenden Aspekten in Turners Werk sowie der davon angeregten Forschung. Paradoxa – persönliche, solche der Profession oder der Kritik – gibt es bei Turner reichlich. Aus bescheidenen Verhältnissen kommend, erreichte er großen Wohlstand, doch in seinem hohen Alter lebte er vergleichsweise armselig. Trotz seiner Berühmtheit und seinem Bestreben, vor seinen Kollegen zu repräsentieren, kultivierte er auch die Anonymität und das Mysteriöse, hielt mitunter seine Adresse geheim oder lebte unter falschem Namen. So sehr er von allem Neuen in Kunst und Wissenschaft fasziniert war, war er gleichzeitig zutiefst konservativ. Als Maler blickte er voraus und zurück. Er neigte dazu, dieselbe Ausstellung mit Gemälden sowohl archaischer als auch aktuellster Themen zu beschicken, oder in einem Bild ein konventionelles Sujet mit einer neuartigen originellen Technik zu kombinieren.

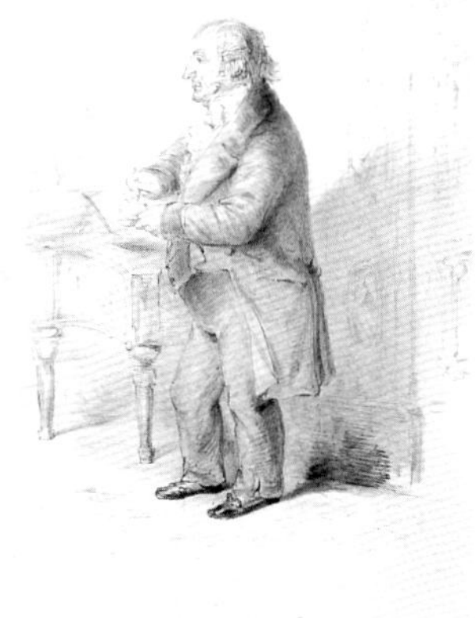

1 Alfred d'Orsay, *William Turner bei einer „Conversazione“*. Lithographie, 1851

Ohne Zweifel fand Turner Vergnügen an diesen Kontrasten. Er fügte gerne Gemälde zu Paaren, die motivische, formale oder koloristische Gegensätze – alt und modern, hell und dunkel – aufwiesen und einander so in der Wirkung steigerten (Abb. 2, 3). Zum Teil waren diese Kontraste auch seine Antwort auf die Zeit schneller und verwirrender Veränderungen in Großbritannien und in der übrigen Welt. Der Beginn seiner Ausbildung fällt in die Zeit der Französischen Revolution; seine Karriere entfaltete sich vor dem gefährlichen und unvorhersehbaren Hintergrund der Napoleonischen Kriege; und er starb im Jahr der Weltausstellung, mit der sein Land die industrielle und imperialistische Vorherrschaft feierte. Über diese Zeitspanne hinweg hatte er mit den Augen des Landschaftsmalers die Transformation Großbritanniens von einem Agrarland in die urbane Industriegesellschaft mit all

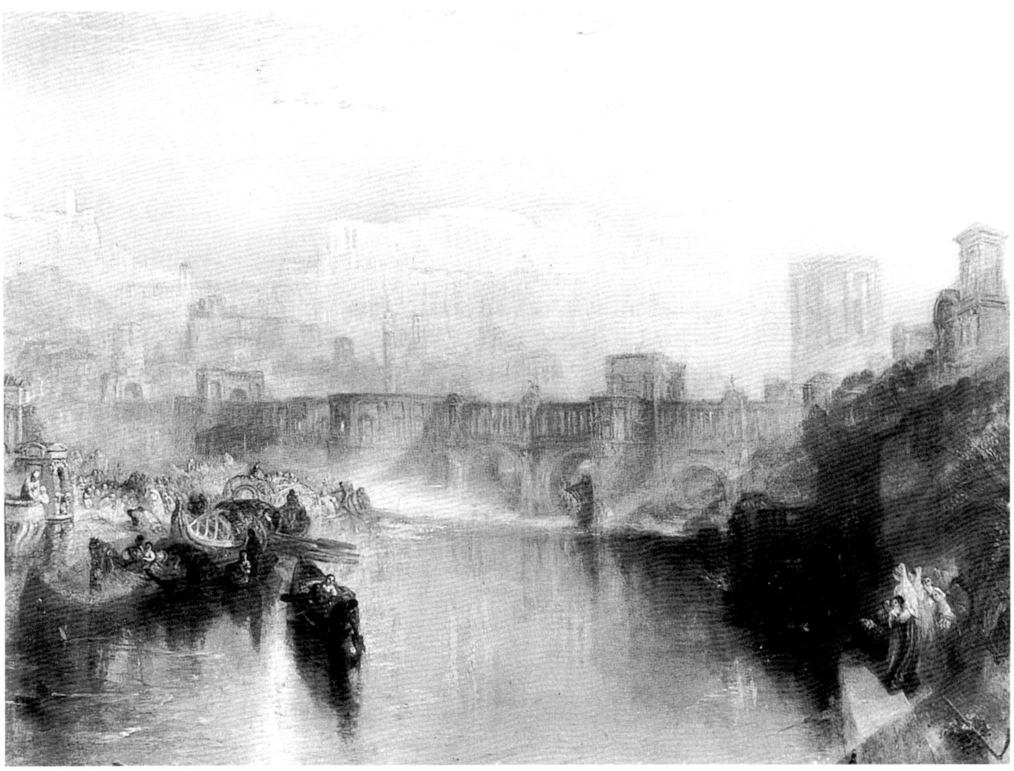

2 William Turner, *Das Alte Rom – Agrippina landet mit der Asche des Germanikus*, 1839. London, Tate Gallery

ihren Vor- und Nachteilen verfolgt. Dem wach beobachtenden Künstler mußte die ihn umgebende Vielfalt ins Auge stechen. Bereits die bloße Bandbreite von Turners Werk verhinderte die Ausprägung einer starren Linie. Die Vielfalt der Produktion – Ölgemälde, Aquarelle, Drucke, Gedichte – erstaunt auch heute noch ebenso sehr wie die Mannigfaltigkeit der Interessen und Themen: Geschichte vom Altertum bis zur Gegenwart, Landschaften von der Ideallandschaft bis zur naturalistischen Szenerie Großbritanniens und weiter Gebiete Kontinentaleuropas, Marinebilder, Literaturillustrationen oder Bilder des modernen Lebens, die außerhalb der etablierten Gattungen der Malerei lagen und dennoch sogleich zu ihrem fixen Repertoire gehörten. Es ist nie leicht, im Maler des späten *Schneesturm – ein Dampfschiff vor einer Hafeneinfahrt gibt Signale in einer Untiefe und bewegt sich nach dem Lot. Der Autor war in diesem Sturm in der Nacht als die ‚Ariel' aus Harwich auslief* (Tafel 98) den des frühen mythologischen *Jason* (Tafel 25) zu finden, scheint diese Bilder doch mehr zu trennen, als der bloße Abstand von 40 Jahren. Dennoch gibt es Querverbindungen, die uns helfen, den Sinn hinter Turners Absichten zu erkennen. Obwohl zwischen ihrer Bildsprache und ihrer Technik Welten liegen, geht es doch in beiden Gemälden um das Streben des Menschen und um die dunklen oder wilden Kräfte der ihn umgebenden Natur. Turner sah sich selbst vor allem als Landschaftsmaler, der sich mit gerade diesen grundlegenden Themen auseinandersetzte. Die vielen Aspekte seiner Kunst bilden so einen engeren Zusammenhang, als es auf den ersten Blick erscheinen mag.

Turner wurde von Generation zu Generation unterschiedlich gesehen – auch im ganz wörtlichen Sinn, da ihnen unterschiedliche Arten von Bildern zugänglich waren. Turner selbst war auf seinen posthumen Ruf bedacht. Vielleicht etwas arrogant, doch gewiß berechtigt, betrachtete er sich als den Nationalmaler seines Landes. Er plante, eine Galerie

3 William Turner, *Das Moderne Rom – Campo Vaccino*, 1839. The Earl of Rosebery

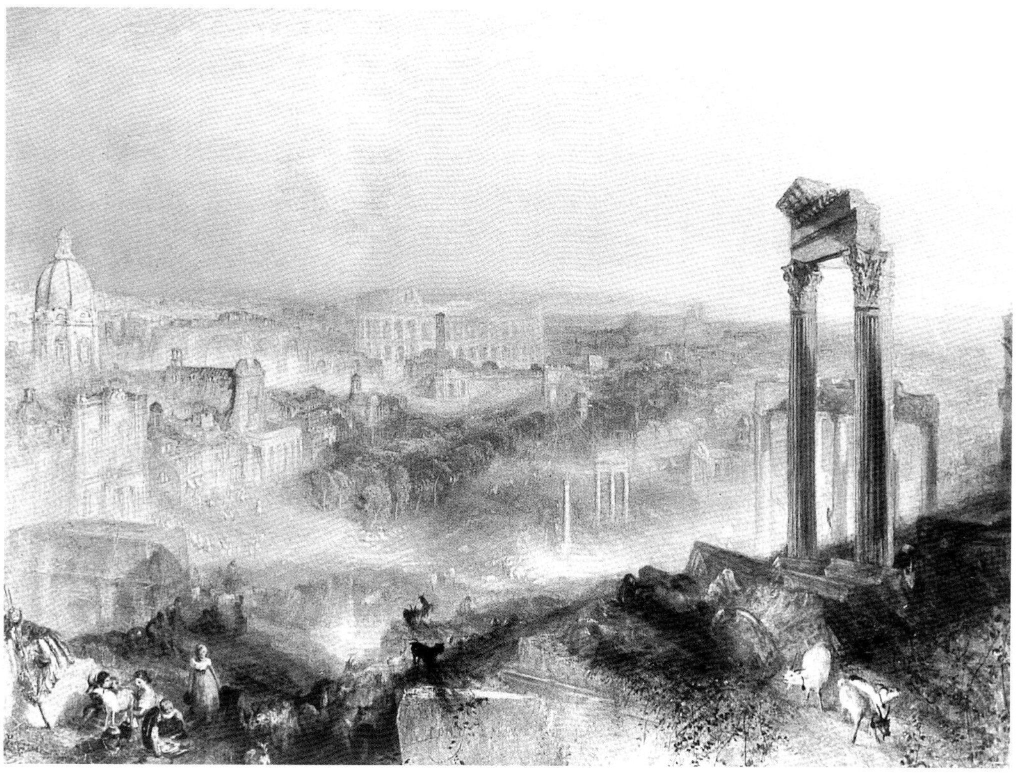

mit seinen Bildern zu hinterlassen und hoffte, daß sie an die National Gallery in London angeschlossen würde. Mit ziemlicher Sicherheit können wir davon ausgehen, daß Turner dort nur die vollendeten Bilder ausgestellt wissen wollte; doch nachdem seine Familie sein Testament angefochten hatte, gelangte schließlich der gesamte Nachlaß seines Hauses und Ateliers in staatlichen Besitz: vollendete Leinwände, Skizzen, Studien und unvollendete Werke sowie seine Zeichnungen und Skizzenbücher. So blieben alle Sparten von Turners Werk – öffentliche und private, konventionelle und experimentelle – erhalten und lieferten das Material für ein weites Spektrum an Interpretationen. Bis zur Konservierung durch den Turner Bequest und der Einrichtung adäquater Studienmöglichkeiten bestimmte jedoch das jeweils präsentierte, dem jeweiligen Zeitgeschmack verpflichtete Werksegment die Sicht auf Turners Œuvre.

Zuerst stellte man vor allem die vollendeten Bilder aus, obwohl Ruskin, der für das Arrangieren eines Großteils des Nachlasses verantwortlich zeichnete, eine breite Vielfalt von Zeichnungen und Aquarellen in Wechselausstellungen präsentierte. Bei einem Londonbesuch sollte Monet sein Urteil über Turners Naturalismus auf der Basis eines Gemäldes wie *Frostiger Morgen* (Tafel 39) fällen, statt anhand der beeindruckenden späten Atelierskizzen wie *Rauhe See* (Tafel 103) oder *Sonnenuntergang über einem See* (Tafel 103). Doch noch im Impressionismus kam es zu einer Neueinschätzung dieser eher privaten und persönlichen Werke Turners; als sich schließlich der kunsthistorische Diskurs über die Entwicklung der Moderne ausbildete, wurden Turners vibrierende Farben und seine dynamische Pinselführung als entscheidende Schritte gesehen und als solche gefeiert, ungeachtet dessen, ob der Künstler selbst seine freien späten Arbeiten für die Öffentlichkeit bestimmt hatte. In jüngerer Vergangenheit kam es zu einer Gegenreaktion auf die Darstellung Turners als Vater der Moderne, der entsprechend er weniger als Vorläufer neuer Kunstformen denn als Erbe der großen europäischen Tradition erscheint: ein Künstler, der die Nachfolge der Alten Meister antrat, der sich in Geschichte und Literatur vertiefte und hauptsächlich innerhalb der akademischen Wertestruktur arbeitete, die er sich in jungen Jahren angeeignet hatte. Jeder dieser Standpunkte hat seine Berechtigung und obgleich ein großer Teil der zeitgenössischen Turner-Forschung auf in sich geschlossene Bereiche zielt – beispielsweise auf Turners Literaturillustrationen oder seine Reisen in bestimmte Länder und Regionen – müssen breiter angelegte Versuche zum Verständnis des Künstlers in seiner Gesamtheit beide Sichtweisen berücksichtigen.

Aus diesem Grund vereint auch diese Ausstellung vollendete Bilder, darunter einige Höhepunkte von Turners „offizieller" Kunst mit Skizzen, Studien und unvollendeten Gemälden, mit denen er in der Abgeschiedenheit seines Ateliers experimentierte. Nur seine vollendeten Werke zu zeigen, hieße die unbändige Energie und Wißbegierde zu leugnen, den Impetus von Turners Kunst, der sich vor allem in seinen Skizzen manifestiert. Gleichzeitig wird auch seinen in die Abfolge der Bilder integrierten vollendeten und unvollendeten Zeichnungen und Aquarellen der gebührende Stellenwert eingeräumt. Turner war Zeichner, ehe er Maler wurde, und er reifte zum – bei Anlegen jedes adäquaten Maßstabs – größten Meister des Aquarells, den die Welt je kannte. Im Einsatz der Medien änderte sich zwar das Verhältnis zwischen Aquarell und Öl im Laufe seiner Karriere grundlegend, blieb jedoch stets ein enges und konstruktives.

Die frühen Jahre – Das topographische Aquarell

Joseph Mallord William Turner wurde am 23. April 1775 in London als Sohn eines Barbiers in der Maiden Lane nahe Covent Garden geboren. Er wuchs zum Großteil mitten in der Stadt auf. Kurze Besuche bei seinen Verwandten in Südengland waren wahrscheinlich durch die Geisteskrankheit seiner Mutter veranlaßt, die 1800 deren Einweisung ins Bethlem Hospital notwendig machte; später wurde sie in ein Asyl in Nordlondon eingeliefert, wo sie 1804 starb. Viele Charakterzüge des erwachsenen Turner dürften auf seine frühen Erfahrungen im Elternhaus zurückzuführen sein: seine zwanghafte Wahrung der Privatsphäre, sein Scheitern bei der Gründung einer Familie, sein rastloser Hang zum Reisen und vor allem seine Hingabe an die Arbeit. Doch bot ihm immerhin der Vater Rückhalt und ermutigte ihn in seinen künstlerischen Bestrebungen. Im väterlichen Geschäft hing Turner seine Zeichnungen zum Verkauf aus, und der Vater stellte ihn Kunden vor, die ihm behilflich sein konnten. Davon muß es viele gegeben haben, war doch Covent Garden lange Zeit ein Künstlerviertel; auch die Royal Academy, das wichtigste Ausbildungs- und Ausstellungszentrum, lag nur einen kurzen Fußweg entfernt im Somerset House zwischen The Strand und der Themse.

Mit Hilfe seines Vaters oder anderer Verwandter erhielt Turner eine Stelle als Zeichner bei dem neo-klassizistischen Architekten Thomas Hardwick. Turner erwies sich als geschickt bei der Arbeit und hätte wohl selbst Architekt werden können. Stattdessen übersiedelte er 1789 ins Atelier des führenden Topographiezeichners, Thomas Malton, der auf Londoner Veduten spezialisiert war. Im selben Jahr trat er, gerade vierzehn, in die Royal Academy ein.

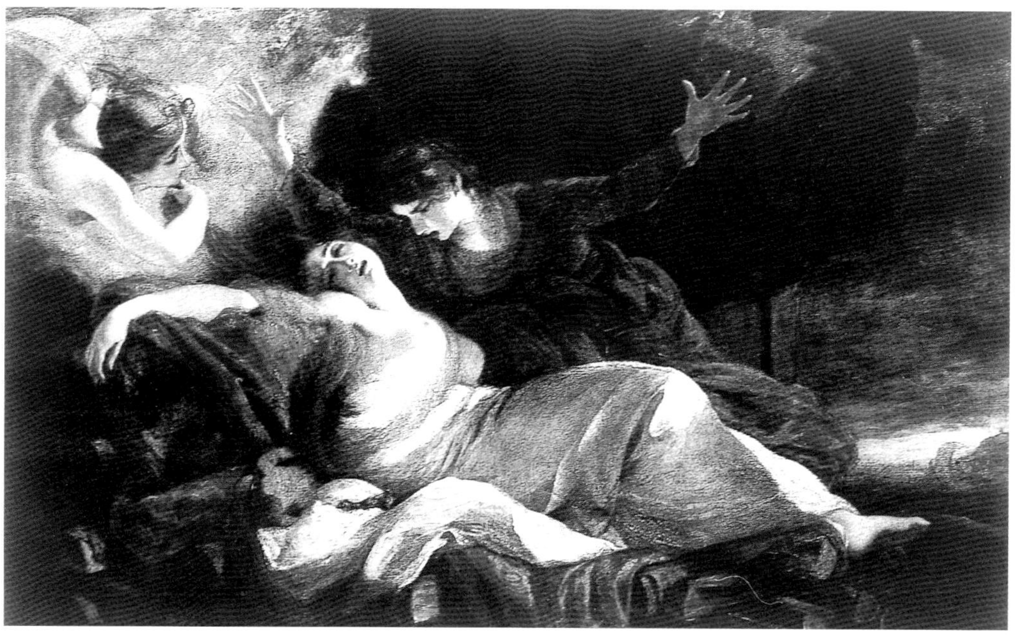

4 Josuah Reynolds, *Didos Tod*, 1781. Königliche Sammlungen, Windsor Castle

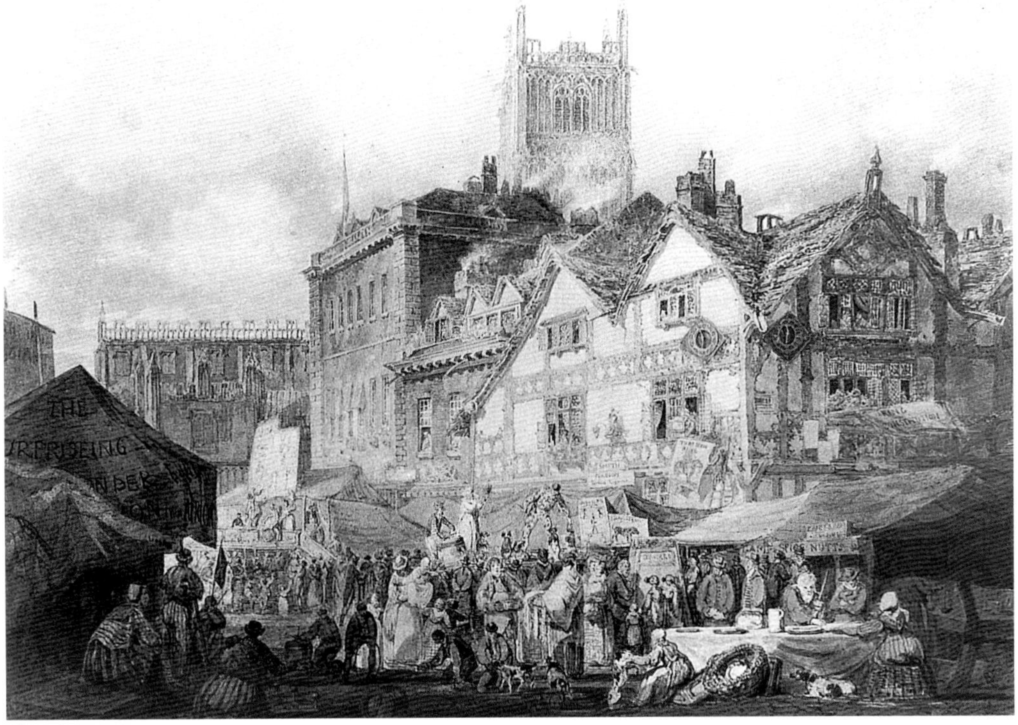

5 William Turner, *Woolverhampton in Staffordshire,* 1796. Woolverhampton, Art Gallery and Museum

Obwohl in England die Akademie die einzige wirkliche Ausbildungsstätte für Maler war, unterrichtete man dort hauptsächlich Zeichnen und Theorie. Die Studenten lernten mehr darüber, was man von einem Künstler erwartete, als daß sie praktischen Unterricht erhielten. Der Akademiepräsident Sir Joshua Reynolds hielt jährliche *Discourses* ab, in denen er die Hierarchie der Gattungen pries, die er von den älteren europäischen Akademien übernommen hatte. Junge Künstler wurden zu einer sehr ernsthaften Einstellung gegenüber ihrem gewählten Beruf angeleitet, moralisch erhebende Themen aus der Geschichte, Mythologie oder Literatur, die in der Technik der Alten Meister – von Reynolds als „Grand Style" bezeichnet – ausgeführt waren, wurden als höchste Kunstformen gefeiert (Abb. 4). Andere, wie das Portrait, die Landschaft oder das Marinebild, die in Wirklichkeit die jährlichen Akademieausstellungen beherrschten, waren geringer geschätzt; auf diesen Gebieten wurde auch wenig praktischer Unterricht erteilt, sodaß sich die Akademie gegen Ende des Jahrhunderts als dringend reformbedürftig erwies.

Turner war keineswegs ein widerspenstiger oder rebellierender Student, vielmehr scheint er ein Musterschüler gewesen zu sein, doch es sollte einige Jahre dauern, bis er sich auch der Ölmalerei zuwandte. Vorerst widmete er sich hauptsächlich der topographischen Zeichnung und dem Aquarell, das er unabhängig von der Akademie entwickeln konnte.

Die Topographiezeichnung war damals sehr gefragt und stellte finanziell gesehen ein durchaus vernünftiges Betätigungsfeld für einen jungen Künstler, der sich sein Studium selbst verdienen mußte, dar. Die innerhalb des Mittelstandes zunehmend populäre Mode des Sight-seeing und das Interesse für historische und lokalhistorische Studien erhielten weiteren Auftrieb, als die Revolutionskriege Kontinentaleuropa abschnitten und die

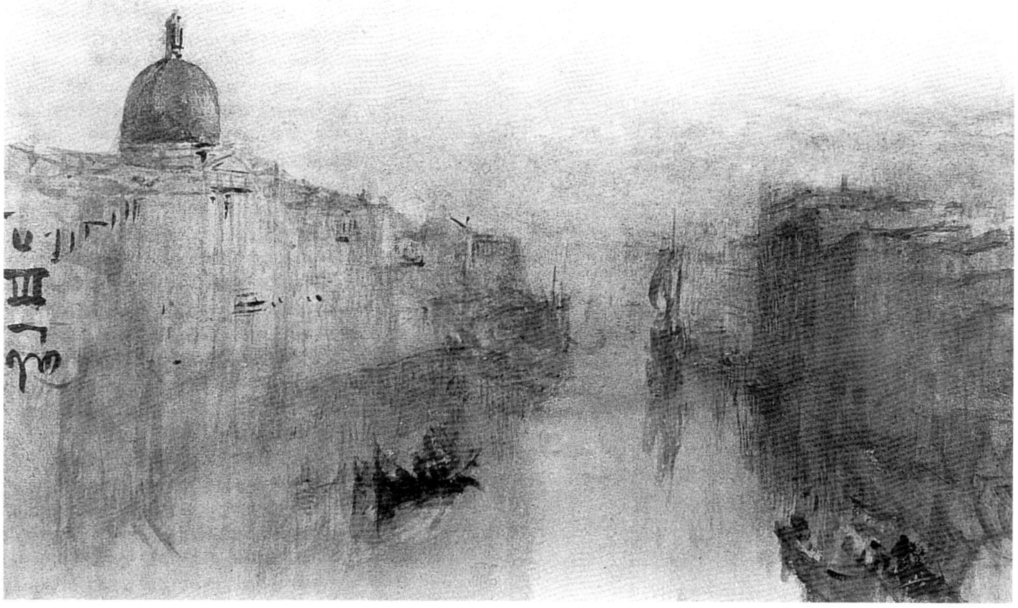

6 William Turner, *Der Canal Grande und San Simeone Piccolo,* um 1840. London, Tate Gallery

Reisen der Briten auf ihre eigenen Inseln einschränkten. In London hatte sich ein dichtes Netz an Künstlern, Graveuren, Verlegern und Graphik-Händlern gebildet, das einen rapide wachsenden Markt versorgte; diese Konzentration von Spezialisten hatte zur Ausprägung eines gemeinsamen Stils geführt. Ein junger Künstler konnte ziemlich leicht die grundlegenden Kniffe des Handwerks lernen, doch konnte er auch aus eigenständigen Verfeinerungen Nutzen ziehen (Abb. 5).

Turner ging letzteren Weg. In der Zeichnung und im Aquarell, wie später in der Ölmalerei, lernte er durch systematisches Studieren und Kopieren. Es ist immer wieder erstaunlich, daß die magischen letzten Aquarellansichten von Venedig oder den Schweizer Seen mit ihrer leuchtenden und subtilen Wiedergabe von Nebel, Wolken, Mondlicht oder Sonnenschein derselben Hand entstammen, die anfangs klischeehafte Vordrucke von englischen Abteien oder Schlössern kolorierte oder kopierte (Abb. 6). Turners Meisterschaft konnte sich jedoch nur auf einer soliden Grundlage entwickeln, und es stellte für einen halbwüchsigen Knaben eine echte Herausforderung dar, derartig repetitive Werke interessant zu gestalten und in ein attraktives Produkt zu verwandeln. Vom reinen Kolorieren führte ein logischer Schritt zum Ausgestalten der Ansichten mit lebhaften Figurengruppen, dekorativen oder naturalistischen Bäumen und verschiedenen Wetter- und Lichteffekten. Im Laufe der Zeit förderte diese Arbeit nicht nur die technischen Fähigkeiten, sondern auch den Sinn für die Qualitäten der Landschaft selbst.

Um die Mitte der neunziger Jahre zählte Turner gemeinsam mit seinem Freund und Zeitgenossen Thomas Girtin zu einer Gruppe junger Künstler, die sich abends im Londoner Haus des Chirurgen Dr. Thomas Monro, eines Sammlers und dilettierenden Künstlers, trafen. Hier konnten sie Arbeiten der führenden Topographiezeichner der Zeit

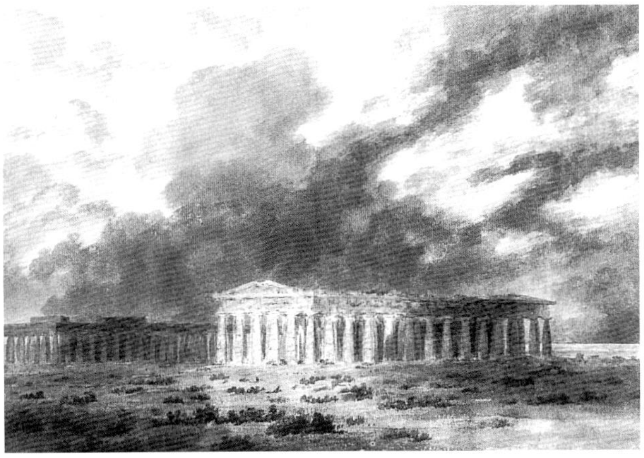

7 John Robert Cozens, *Die zwei großen Tempel in Paestum*, um 1782. Oldham Art Gallery

studieren und kopieren, wobei einer die Umrißzeichnung fertigte, der andere die farbigen Lavierungen setzte. Hier erwarb sich Turner ein Gutteil seiner Beherrschung der gängigen Zeichenstile. Monros Haus beherbergte aber auch besondere Schätze: Aquarelle des bei weitem größeren Meisters, John Robert Cozens, der über die präzisen und sauberen Beschreibungen der Topographie hinausging und stattdessen grandiose, in großen Zügen angelegte Ansichten Italiens oder der Alpen, in der charakteristischen Palette von Grau-, Blau- und Purpurtönen bot. Cozens Blätter sind frühe Bekenntnisse zur expressiven, gefühlsbetonten Landschaftsauffassung ebenso wie zu jenem Stimmungsgehalt, der dem Aquarell innewohnt, wenn es über die reine Nachahmung hinaus geführt wird (Abb. 7).

Cozens Lektionen der beherrschten Töne, der noblen Vereinfachung und vor allem eines sensiblen Gefühls für die Atmosphäre wurden für Turners Laufbahn als Topograph bedeutend. Turner war entschlossen, Werke zu schaffen, die mehr als bloße Ansichten in der üblichen Bildsprache der Zeit waren. So wuchsen in den späteren neunziger Jahren des 18. Jahrhunderts seine Aquarelle in den Maßen und gewannen zunehmend an Grandiosität im Entwurf wie an Brillanz in den Effekten – besonders bei den großen Sujets, die er am Ende des Jahrzehnts nach der Wales-Reise ausarbeitete. Der zeitgenössische Hang zum Historischen und das Interesse für geschichtliche Denkmäler machten ihn empfänglich für bestimmten Plätzen innewohnende Erinnerungen und Assoziationen – Aspekte, die er in seinen Ansichten stets verwerten sollte. Dieses und die zunehmend dramatische Wiedergabe von Wetter- und Lichteffekten, gepaart mit rapiden technischen Fortschritten und immer größeren Formaten designieren Turner zu der Ausnahmeerscheinung seiner Generation. Außergewöhnlich waren auch die extreme Energie und Hingabe, die er in seine Arbeit einbrachte, wenn er häufig und weit reiste, um Material zu sammeln. In den späteren neunziger Jahren war das Grundmuster, das den Großteil seines Arbeitslebens beherrschen sollte, bereits ausgeprägt: In den Sommermonaten reiste er, sammelte er Informationen und füllte die Skizzenbücher, während er im Winter zu Hause die Ergebnisse seiner Expeditionen ausarbeitete und vollendete. Niemand würde Turner einen „Topographiezeichner" nennen und doch stammen seine lebenslang beibehaltenen Gewohnheiten aus dieser Frühzeit seines Schaffens. Später sollten ihn seine Sommerreisen an den Rhein, nach Rom oder in die Schweiz führen; und die Werke der Londoner Winter sollten Akademiebilder sein, in denen die Landschaft mit einer Fülle anderer Eindrücke und Reflexionen verbunden war.

Frühe Sammler und die Alten Meister

Obwohl sich Turner im Topographieaquarell auszeichnete, ist es schwer vorzustellen, daß er nicht seit jeher nach Höherem strebte. Seine Entschlossenheit, sich nicht auf die Topographie zu beschränken, demonstriert er, indem er 1796 ein Marinebild, *Fischer auf See* (Tafel 8), zum ersten ausgestellten Ölgemälde wählte. Das Bild ging zum Teil auf eine Reise zur Isle of Wight im vorhergehenden Jahr zurück, aber auch auf das Werk eines damals in London arbeitenden kontinentaleuropäischen Künstlers, P.J. de Loutherbourg. Turner hatte von ihm Unterricht in der Ölmalerei erhalten und sich durch ihn die bis in die Niederlande des 17. Jahrhunderts zurückreichende europäische Tradition der Marinemalerei erarbeitet. Solche Kollegen konnten seinen Horizont erweitern, wie im übrigen auch die Mäzene, die seine Aquarelle kauften und in Auftrag gaben. Zu diesen zählten inzwischen einige der wichtigsten Sammler der Zeit. Trotz – oder vielleicht wegen – Turners gänzlich anderer Herkunft und seiner Weigerung, als jemand anderer denn er selbst zu erscheinen, übte er stets eine besondere Anziehung auf einen gewissen Typus des aristokratischen oder großbürgerlichen Sammlers aus. Männer wie Walter Fawkes oder der Earl of Egremont schätzten nicht nur Turners Talent, sondern akzeptierten ihn so wie er war, als echten Freund. Häuser wie Fawkes' Farnley Hall oder Egremonts Petworth (Tafeln 55 bis 60) sollten ihm ein Heim fern von zu Hause werden. So enge und verständnisvolle Freundschaften wie die zwischen Turner und manchen seiner Sammler sind selten in der britischen Kunstgeschichte und noch ungewöhnlicher in Kontinentaleuropa, wo die soziale Distanz zwischen Künstler und Mäzen häufig größer war. Immerhin könnte man im Sinne einer zeitgenössischen Parallele an den fördernden Einfluß denken, den aufgeklärte Aristokraten wie Floridablanca oder Jovellanos auf den jungen – und ebenfalls bescheidenen Verhältnissen entstammenden – Goya hatten.

Mit der Gründung der Royal Academy in London stieg zwar das gesellschaftliche Ansehen der Künstler; gleichzeitig jedoch wurde deren finanzielle Situation untergraben. Ohne etablierte Tradition eines Mäzenatentums seitens des Staates, der Krone oder der Kirche malten nun die Künstler ihre Gemälde hauptsächlich für den Verkauf in den jährlichen Ausstellungen, und auch private Aufträge wurden immer seltener. Turner begriff bald, wie wichtig es war, daß seine Bilder in den überfüllten Akademieausstellungen besondere Aufmerksamkeiten erregten – es trug ihm Ankäufe der führenden Sammler ein. Viele von ihnen luden ihn zu Gast und trugen sehr zu seiner Weiterbildung bei. Auf Landsitzen wie Stourhead, Sir Richard Colt Hoares Landhaus in Wiltshire, und jenem William Beckfords, Fonthill, konnte Turner nicht nur herrliche Parklandschaften betrachten, sondern auch wichtige Sammlungen Alter Meister, sowie Erinnerungsstücke an Italien und die *Grand tour* kennenlernen.

Um 1798 gab ihm Hoare in Stourhead die Anregung, seine erste historische Komposition in eine nach Claude Lorrain gestaltete Landschaft umzusetzen. Claude sollte für Turner zeit seines Lebens der wichtigste von den Alten Meistern bleiben. Noch seine letzten Exponate an der Royal Academy sollten Gemälde in der Art Claudes sein. Sie

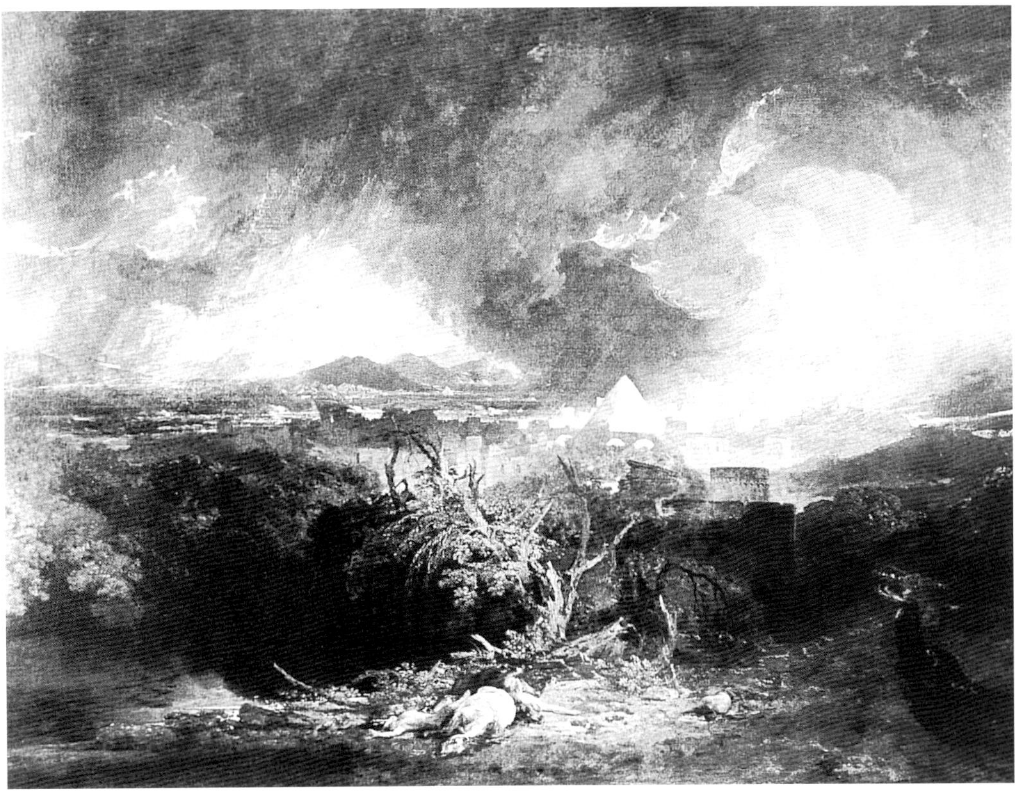

8 William Turner, *Die fünfte Plage Ägyptens,* 1800. Indiana, Indianapolis Museum of Art

erzählen die Geschichte von Dido und Aeneas: vielleicht ein fernes Echo von Turners prägenden Besuchen in Stourhead, wo Hoares Vater mit der großartigen Selbstsicherheit des 18. Jahrhunderts die Gärten in Umsetzung von Aeneas' Reise zur Gründung Roms als Beispiel für die Gründung seiner eigenen Bankdynastie angelegt hatte.

In Fonthill, das gerade vom Architekten James Wyatt – für den Turner bereits gezeichnet hatte – als weitläufige gotische „Abtei" neu errichtet wurde, fand Turner einen noch großzügigeren Gönner in der Person Beckfords. Dieser war nicht nur zum Kauf seiner Aquarelle bereit, sondern auch dazu, Turners Ambitionen in der Ölmalerei zu unterstützen. Beckford erwarb die *Schlacht am Nil* (1799, Verbleib unbekannt) und *Die fünfte Plage Ägyptens* (1800; Indiana, Indianapolis Museum of Art; BJ 13; Abb. 8), Turners erster großer Versuch im historisch Erhabenen. In Beckfords Londoner Haus konnte Turner 1799 in den zwei großen Gemälden, die Beckford gerade aus dem Altieri Palast in Rom erworben hatte, erstmals eingehend Claude studieren. Sie machten ihn „sowohl glücklich als auch unglücklich, weil sie jenseits der Möglichkeit zur Nachahmung waren." Im Haus eines anderen wichtigen Sammlers, John Julius Angerstein – dessen Gemälde heute den Kern der

9 Claude Lorrain, *Seehafen mit der Einschiffung der Königin von Saba,* 1648. London, National Gallery

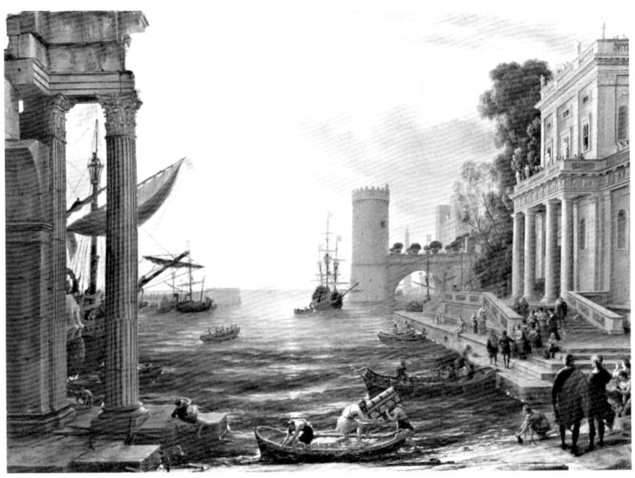

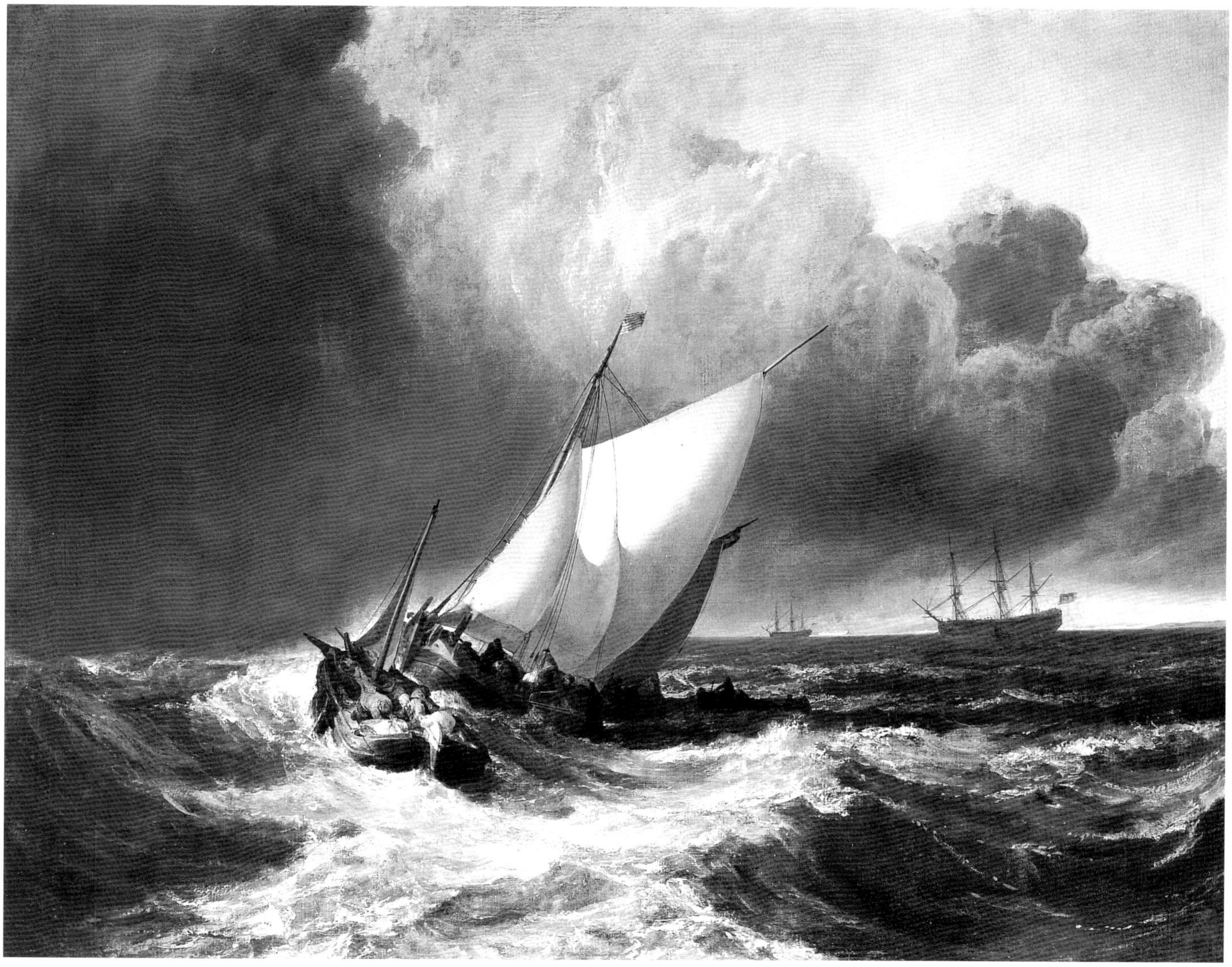

10 William Turner, *Holländische Boote in einem Sturm: Fischer bemühen sich, ihren Fang an Bord zu bringen,* 1801. Privatbesitz („Bridgewater Seestück“)

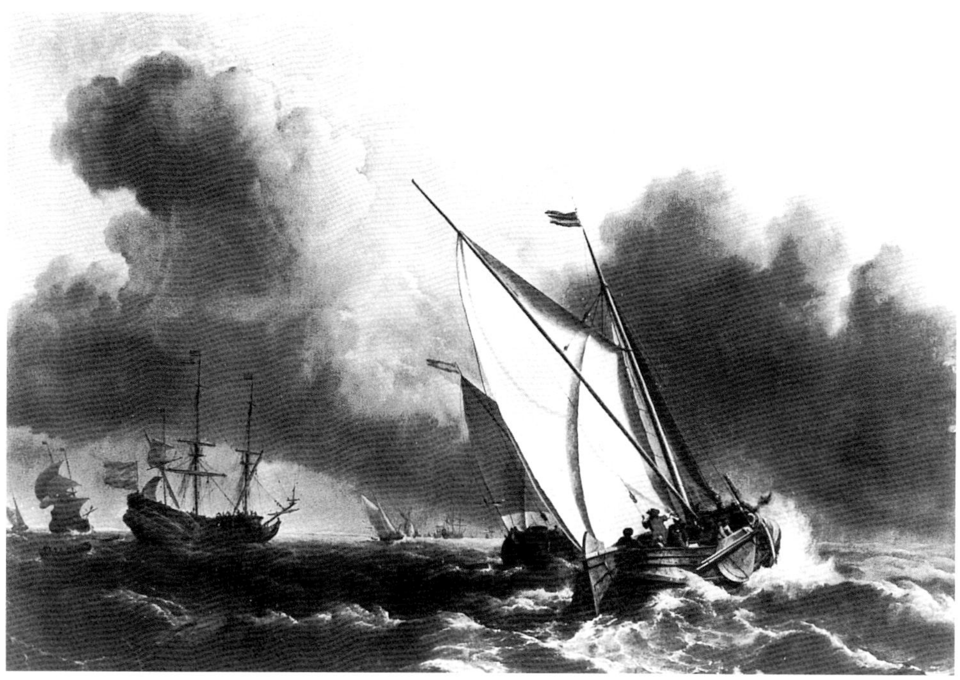

11 Willem van de Van de Velde d. J., *Ein aufkommender Sturm,* um 1670. Toledo, Toledo Museum of Art

National Gallery bilden –, ließen ihn ähnliche Gefühle angesichts eines anderen Bildes von Claude in Tränen ausbrechen: eine zweifellos übertriebe Reaktion (Abb. 9). Indem Turner die Herausforderung der Alten Meister annahm und sogar versuchte, diese zu übertreffen, erwarb er sich einen Gutteil seines Rufes als Ölmaler. Durch diesen Schritt konnte er sich sogleich als moderner britischer Rivale der älteren kontinentalen Maler präsentieren – ein Anspruch, der in Kriegszeiten nicht ohne patriotischen Unterton war – und so seine Anziehungskraft auf die wichtigsten Sammler erhöhen. Die wohlhabenden und aristokratischen Briten hatten stets die Alten Meister den lebenden Künstlern vorgezogen, wenn es darum ging „ernsthafte" Bilder zu kaufen; nun hatten sie dazu nie zuvor dagewesene Möglichkeiten, kamen doch in der Folge der französischen Revolution große Mengen von Gemälden aus Kontinentaleuropa auf den Londoner Kunstmarkt. Weit davon entfernt, gegen die Konkurrenz zu protestieren, wie es ältere britische Maler und unter anderem William Hogarth getan hatten, akzeptierte Turner diese Konkurrenz und bediente sich ihr, indem er Gemälde schuf, die neben den Alten Meistern hängen konnten. Er wurde darin von den Sammlern selbst bestärkt. Für die prächtige Gemäldegalerie des Duke of Bridgewater bestellte man bei ihm ein Gegenstück zu einer kürzlich auf dem Londoner Kunstmarkt erworbenen Darstellung eines Seesturms von Willem van de Velde. Das Resultat war eines von Turners besten frühen Marinebildern, das tatsächlich van de Veldes Werk sowohl im Format als auch im dramatischen Ausdruck noch übertraf (Abb. 10, 11). Turner verdankte seine Karriere auch dem glücklichen Umstand, in einer Zeit zu leben, da britische Sammler begannen, ihr Interesse auf zeitgenössische Künstler auszudehnen. Es ließe sich jedoch debattieren, ob er lediglich der Nutznießer dieser Veränderung war oder ihr Initiator.

Frankreich und die Schweiz, 1802

Turners herausragendste Bilder im Stil kunsthistorischer Vorbilder – von Claude und Poussin bis Tizian und Salvator Rosa, Rembrandt und Ruysdael – entstanden nach 1802. Während des kurzen Friedens von Amiens konnte Turner in diesem Jahr den Louvre besuchen und quer durch Frankreich in die Alpen reisen. Diese Reise, seine erste außerhalb Großbritanniens, wurde von einer kleinen Gruppe von Gönnern unterstützt. Unter ihnen befand sich auch der Earl of Yarborough, der das im nächsten Jahr ausgestellte, äußerst große Werk *Das Winzerfest zu Beginn der Weinlese in Macon* (Tafel 23) erwarb, in dem Turner die Mäander des Saône-Tals als ein ideales Panorama nach Claude gestaltete. Tatsächlich aber hatte er Claude im Louvre nicht allzu viel Beachtung geschenkt und sich lieber auf andere Meister konzentriert, die in London weniger zugänglich waren, wie etwa Poussin, dessen Louvre-Bild *Sintflut* der Ausgangspunkt für sein eigenes Bild gleichen Themas von 1805 (Tafel 26) werden sollte.

Männer wie Yarborough erkannten den Nutzen, den Turner aus seiner Reise auf den Kontinent zu ziehen vermochte. Abgesehen von den Privatgalerien und den Londoner Auktionshäusern besaß Großbritannien noch keine öffentliche Sammlung wie es der Louvre war. Die damaligen Künstler waren jedoch dazu angehalten, die großen Vorläufer zu studieren, und Turner tat dies intensiver als die meisten seiner Kollegen.

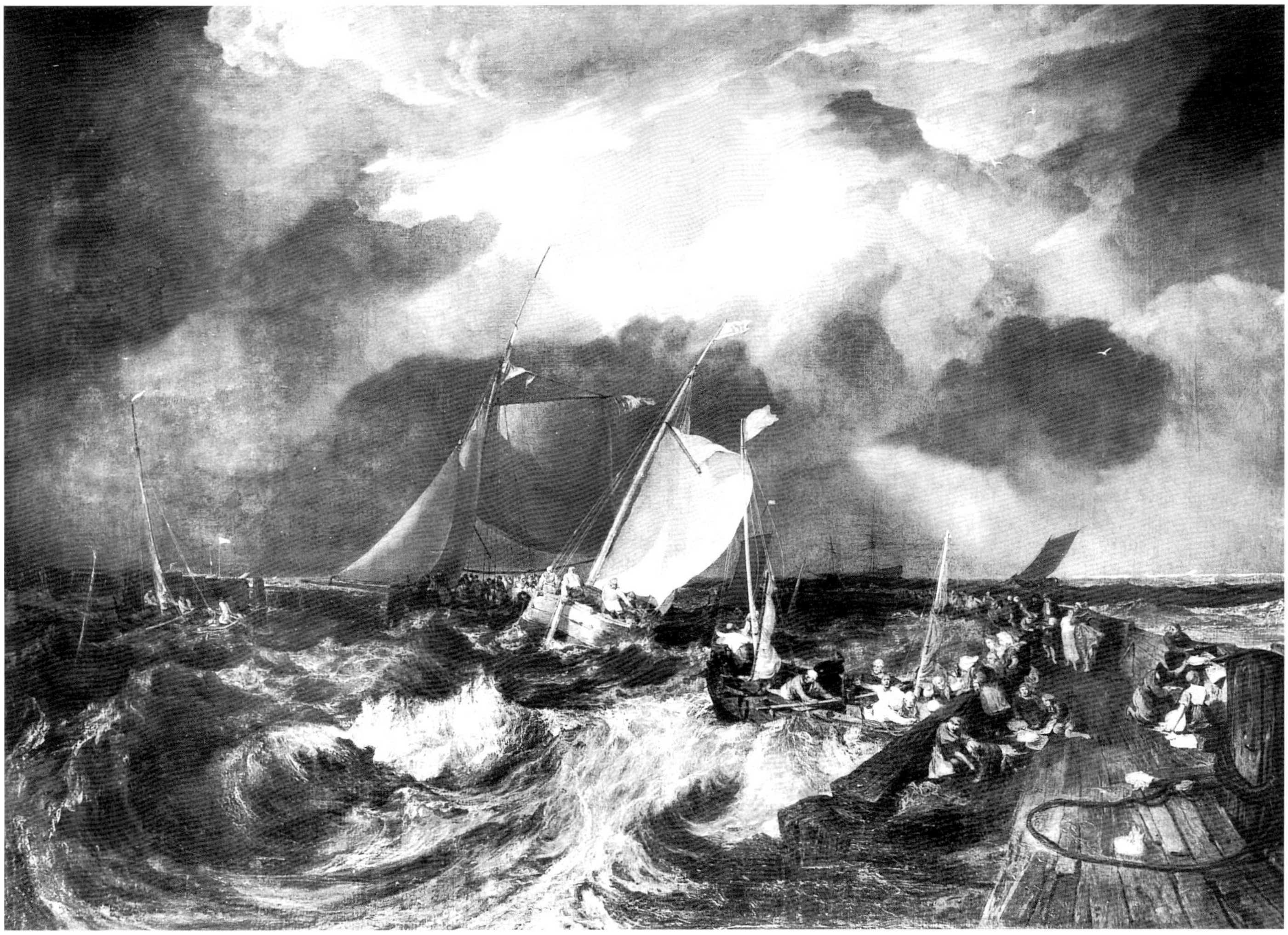

12 William Turner, *Mole in Calais mit französischen Fischerbooten, die ausfahren wollen. Ankunft eines englischen Paketbootes,* 1803.
London, National Gallery

Gleichermaßen war Turner jedoch darauf aus, neue Landschaftsgebiete zu erforschen. Seine Reisen nach Wales und Schottland (Tafeln 12 bis 16) hatten in ihm die Lust auf die wilderen, grandioseren Naturformen – Berge, Wasserfälle, Seen – geweckt, die in Europa letztlich nur in den Alpen zu finden waren; – an seinem Lebensabend wird er sich danach sehnen, die Niagara-Fälle zu sehen. Bei all seiner Entschlossenheit, den Spuren der großen Meister zu folgen, sah er sich zuallererst der Landschaft verpflichtet. Seine Sensibilität gegenüber Naturerscheinungen hatte sich von Anfang an in der langsam wogenden Dünung und im silbernen Mondlicht der *Fischer auf See* (Tafel 8) gezeigt.

In der Folge erkundete Turner die flüchtigen Phänomene von Wetter und Zeit nicht nur in der Ölmalerei, sondern auch in Aquarellen von wachsendem Format und zunehmender Brillanz. Er war entschlossen zu beweisen, daß die wechselnden Naturerscheinungen ebenso fesselnd und instruktiv waren wie jedes menschliche Drama – ja sogar mehr als die Mythen und Allegorien der Historienmaler –, da sie ihre eigene Kontrolle über Wohl und Wehe des menschlichen Lebens ausüben. Er spürte bereits, daß die Landschaft die tiefgründigsten Botschaften vermitteln konnte, doch mußte er sie erst in ihrer extremsten Form erfahren. Er hatte sich ganz selbstverständlich zur Theorie des Erhabenen des 18.

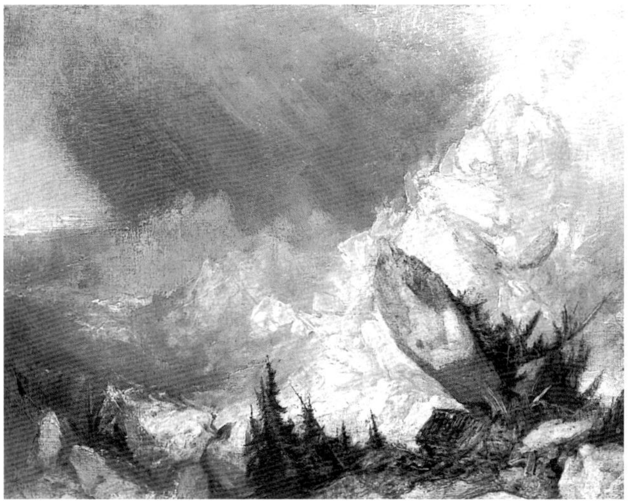

13 William Turner, *Niedergang einer Lawine in Graubünden,* 1810. London, Tate Gallery

Jahrhunderts bekannt, die für die Künste den größten Ernst postulierte und als Motive Orte oder Erfahrungen bevorzugte, die die intensivsten oder größten Schauder erregenden Reaktionen hervorriefen. So erstaunt es nicht, daß Turner im Jahr 1802 der Schweiz und Savoyen sogar dem Louvre gegenüber Vorrang gab: Turner eilte zuerst den Alpen entgegen, erst auf dem Rückweg betrachtete er die Gemälde in Paris.

So kurz die Reise auch war, bildete sie doch einen der zwei großen Wendepunkte in Turners künstlerischem Leben – der andere war seine erste Italienreise von 1819. Während die Hauptlektion, die er aus der Italienreise zog, seinen Kolorismus betraf, war jene der Alpen konzeptueller Art. Er war dort mit Natur in ihrer rauhesten Form konfrontiert. Die Gebirgslandschaft eignete sich zu großzügiger Verallgemeinerung – wie sie vor ihm bereits John Cozens verwirklicht hatte –, und das rasche Reifen von Turners Bildvorstellung kann fast von Tag zu Tag in den vielen auf der Reise angefertigten Zeichnungen verfolgt werden. Dies trifft auch auf die Entwicklung seiner Technik zu, mit der er auf neue und herausfordernde Motive reagierte. Insgesamt hatte er fast 400 Zeichnungen, Skizzen und Aquarelle als Grundstock für die nach der Rückkehr vollendeten und bestellten Werke geschaffen. Um sie den prospektiven Kunden vorzulegen, wurden sie gebunden und mit Bezeichnungen versehen. In angemessener Zeit hatten mehrere Förderer, unter ihnen auch Walter Fawkes, eine Serie von Motiven zur Ausführung in Öl oder Aquarell ausgewählt; im Jahr 1803 sandte Turner eine Gruppe von Exponaten, die verschiedene, während der Reise entstandene Ansichten zeigen, an die Royal Academy. Viele Künstler hatten in der Friedensphase den Kanal überquert, doch so wie Turner seine Bilder in der Ausstellung inszenierte, stellte er sich als der Künstler dar, der von dieser Erfahrung am meisten profitiert hatte, indem er sowohl die Lektion der alpinen Natur als auch die der Kunst des Louvre verarbeitete. Neben dem Gemälde *Das Winzerfest zu Beginn der Weinlese in Macon* (Tafel 23) im Stil Claudes zeigte Turner ein großes Marinebild, die stürmische *Mole in Calais mit französischen Fischerbooten, die ausfahren wollen* (London, National Gallery; BJ 48; Abb. 12), in dem er Erinnerungen an seine stürmische Ankunft in Frankreich mit der Kenntnis Ruysdaels verband, dessen Bilder er in Paris gesehen hatte. Weiters zeigte er in der Ausstellung Ölgemälde in der Manier von Poussin und Tizian und zwei große Schweizer Aquarelle der Art, die er auf Bestellung zu produzieren hoffte.

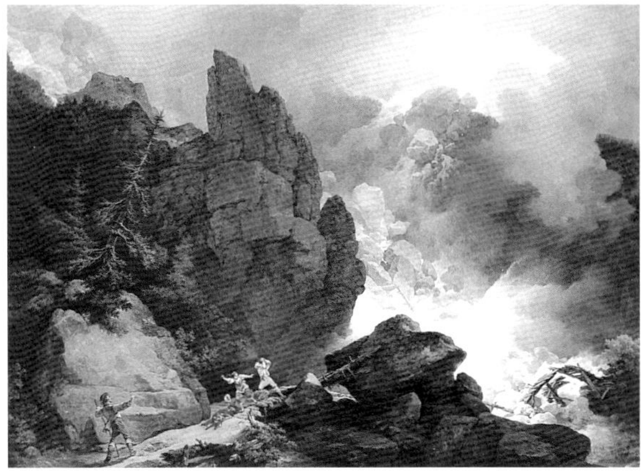

14 Philippe James de Loutherbourg, *Niedergang einer Lawine in den Alpen,* 1803. London, Tate Gallery

Die Reise von 1802 lieferte Turner Material für etliche Jahre. Sie bestätigte aber auch zur Genüge, daß die Landschaftsmalerei mit den höchsten Bestrebungen in der Kunst vereinbar war. Im Jahr 1809 debütierte Benjamin Robert Haydon – ein junger Maler, der die Akademielehre von der Überlegenheit der Historienmalerei des „Grand Style" allzu wörtlich genommen hatte – mit dem schwerfälligen Bild eines römischen Helden, der an einem Gebirgspaß in den Hinterhalt von Attentätern gerät, die ihn mit einem Felsbrocken erschlagen wollen. Das Bild war umstritten und wurde in der Londoner Kunstwelt heftig diskutiert, doch war es überspannt und in vieler Hinsicht absurd, das letzte Lebenszeichen einer absterbenden Kunstrichtung. Im folgenden Jahr zeigte Turner sein Bild *Niedergang einer Lawine in Graubünden* (London, Tate Gallery; Abb. 13), in dem ein riesiger Felsen auf eine Sennhütte stürzt. Obwohl Turner vom todbringenden Lawinenabgang in Selva in Graubünden im Jahr 1808 gehört haben mochte, ist es kaum zu glauben, daß dieses ungewöhnlich moderne Bild eines Felssturzes, das auf die Darstellung des Menschen verzichtet und dennoch die Gewalt der Natur über das menschliche Schicksal andeutet, nicht in gewisser Weise doch eine Anspielung auf Haydon war und auf all das, wofür dieser mit seinem gescheiterten Gemälde der vergessenen Rivalitäten des antiken Rom stand. Turner muß außerdem an die bekannte Darstellung einer Lawine seines frühen Mentors Loutherbourg (London, Tate Gallery; Abb. 14) gedacht haben; offensichtlich wollte er eine solche Szene in seinem eigenen dynamischen und expressiven Stil schaffen. Im Vergleich mit Haydons Historienbild lieferte Turners Gemälde jedoch den überzeugenden Beweis für die Möglichkeiten der Landschaftsmalerei, einen eigenen „Grand Style" hervorzubringen.

Turners Erinnerungen an die Schweiz – zusammen mit seinem Erlebnis eines Schneesturms während seines Aufenthalts bei Fawkes auf Farnley – trugen das Ihrige zur noch eindrucksvolleren Bildwirkung des 1812 ausgestellten Gemäldes *Schneesturm: Hannibal und seine Armee überqueren die Alpen* bei (Tafel 29) bei. Diesmal war das Motiv ein historisches; dennoch fügte sich das Gemälde nicht so leicht wie viele andere neuere Bilder Turners in die anerkannte Gattung der Historienlandschaft. Die Figuren sind winzig, selbst Hannibal läßt sich nur schwer oder gar nicht erkennen; es ist der durch den Gebirgspaß wirbelnde und die Sonne verhüllende Schnee, der die Aufmerksamkeit auf sich zieht und die unvermeidliche Niederlage der Armee ankündigt. Zeitgenössische Betrachter beschrieben das Bild eindeutig als Landschaft – „die beste, die er je sah", wie einer von Ihnen sagte.

Britische Motive: Landschaften und Seestücke

Der außergewöhnliche Erfolg von *Hannibal* war gewiß gerechtfertigt, spiegelte aber auch das enorme Ansehen wider, das Turner nun genoß. Ein weiterer Aspekt der Popularität und Anziehungskraft des Bildes lag aber auch darin, daß es das Scheitern von Hannibals Invasionsarmee und die Sinnlosigkeit seiner Ambitionen vor Augen führte und so einen historischen Präzedenzfall für die etwaige Niederlage Napoleons lieferte. Schließlich sollte sich im Jahr 1812 Napoleons Armee aus Moskau zurückziehen und selbst ein Opfer der schrecklichen Witterung werden. Franzosen wie Briten zogen zu dieser Zeit häufig Parallelen zwischen Napoleon und Hannibal. Turners Interpretation des Themas ist auch ein Engagement im Sinne nationaler Verantwortung, indem sie die Hoffnungen und Ängste seines Landes, dessen Zustand und Aussichten reflektiert. Denselben Zugang wählte er auch in wichtigen Bildern von Kriegsereignissen, der *Schlacht von Trafalgar* (Tafel 27) oder der Ankunft von gekaperten Schiffen (Tafel 28) und – auf einer bescheideneren Ebene – in den Ansichten der britischen Landschaft oder des Themse-Tals zwischen seinen ländlichen Anfängen im Westen Londons und der Flußmündung. Letztere waren kleinere und atmosphärisch intimere Werke als die großen Gemälde, die darauf angelegt waren, an der Royal Academy Eindruck zu machen. Diese Ansichten wurden hauptsächlich in der Privatgalerie gezeigt, die Turner 1803/04 bei seinem Stadthaus in der Harley Street eingerichtet hatte. Es waren weitläufige Räumlichkeiten, wie sie nur ein sehr erfolgreicher Künstler anlegen konnte. Sie dienten Turner als kongenialer Rahmen für Gemälde subtileren Charakters und für solche, die als zusammenhängende Serie betrachtet werden sollten. Um genau solche Werke handelte es sich bei seinen britischen Motiven, die ab 1806 in der Galerie gezeigt wurden: Als Gruppe bildeten sie einen beruhigenden patriotischen Kommentar zur nationalen Widerstandskraft und Stabilität in Zeiten des Krieges.

Diese Werke waren den Alten Meistern nicht weniger verpflichtet als die Akademiebilder. Doch statt der Renaissance- und Barockmaler des „Grand Style“ und der klassischen Tradition waren ihre Vorbilder die zuständlicheren Meister des niederländischen 17. Jahrhunderts – besonders Aelbert Cuyp, dessen in goldenes oder silbernes Licht getauchte Felder und Flüsse von den britischen Sammlern ungemein bewundert wurden (Abb. 15). In Turners britischen Motiven entfaltet sich die atmosphärische Wirkung des dunstigen Lichts. In der Fülle scharf beobachteter Details des zeitgenössischen Alltags- und Gewerbelebens sind sie auch stark den narrativen Genrebildern anderer niederländischer Meister jener Epoche verpflichtet. Turners Gemälde waren allerdings alles andere als akademische Übungen. Ihre lebhafte Thematik und die leuchtend frischen Farben wurden sogar von einigen traditionell gesinnten Sammlern moniert, die in Turner einen reinen Parodisten jener Meister sahen, die er bewunderte. Wegen der Helligkeit dieser britischen Ansichten nannten sie ihn „weißen Maler“, zudem befürchteten sie seinen möglichen Einfluß auf andere leicht zu beeindruckende Künstler.

Neben dem Studium Cuyps spiegeln diese Bilder auch bestimmte Aspekte von Turners eigener Arbeitspraxis jener Zeit wieder: die größere Abhängigkeit von Skizzen und

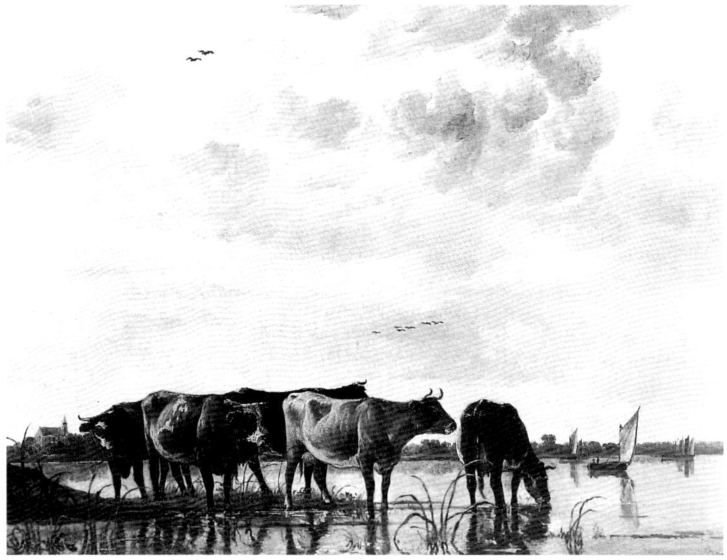

15 Aelbert Cuyp, *Herde am Fluß*, um 1650. Budapest, Szépmüvészeti Múzeum

Freilicht-Studien direkt nach dem Motiv sowie eine engere Beziehung zwischen seiner Öl- und Aquarelltechnik. Ab 1805 unterhielt er eine Reihe von Sommer- oder Wochenendsitzen an der Themse westlich von London und der dadurch gegebene leichte Zugang zur ländlichen Szenerie oder Flußlandschaft regte ihn an, vor dem Motiv regelmäßig Skizzen in beiden Techniken auszuführen. Nachdem er sich die Aquarellmalerei in früher Jugend angeeignet hatte, ging er mit dem ihm eigenen großen Ehrgeiz dazu über, auch im Aquarell eine der Ölmalerei entsprechende Dichte und Fülle – und auch Bildgröße – zu entwickeln. Dieses Unterfangen korrelierte auch der allgemeinen neuen Vorliebe für große Ausstellungs-Aquarelle als Folge der sich neu etablierenden Ausstellungen allein von Arbeiten auf Papier.

Nachdem er einige solcher Blätter realisiert hatte, wandte sich Turner anderen Aufgaben zu. Er entspannte sich an der Themse und bewies, daß er das Aquarell mit kühner Spontaneität einsetzen konnte, um das Zittern der Bäume im Wind oder das Funkeln von Lichtreflexen auf dem Wasser (Tafeln 32, 33) wiederzugeben. Die Farben sind stark verdünnt und rasch aufgebracht, wozu er neben dem Pinsel gegebenenfalls auch den Daumen verwendete. Auch die Tönung des Papiers, das in Partien unbehandelt bleibt oder durch die transparente Farbe schimmert, trägt bei, den erwünschten Effekt zu erzielen.

Es ist bemerkenswert, daß Turner nun die Qualitäten der Aquarellskizzen in die Ölmalerei übertrug. Freilichtskizzen in Öl wurden nun immer beliebter, und Turner nützte sein Erkunden der Themse für mehrere Ölstudien nach der Natur. Während einige davon bestimmte Landschaftsmotive wie Bäume, Hecken oder Häusergruppen wiedergeben, handelt es sich bei anderen um sorgfältiger ausgearbeitete Kompositionen derselben Leinwandgröße, wie sie Turner für Ausstellungswerke verwendete (Tafeln 31, 33); das deutet darauf hin, daß er ähnlich seinem Zeitgenossen John Constable daran dachte, Gemälde vor dem Motiv anzufertigen, statt in der Natur einfach nur Quellenmaterial zusammenzustellen. Diese Bilder sind in stark verdünnten Farben auf weißem Grund aufgebaut, der den Farben Helligkeit und Leuchtkraft verleiht – genau so, als arbeite Turner im Aquarell.

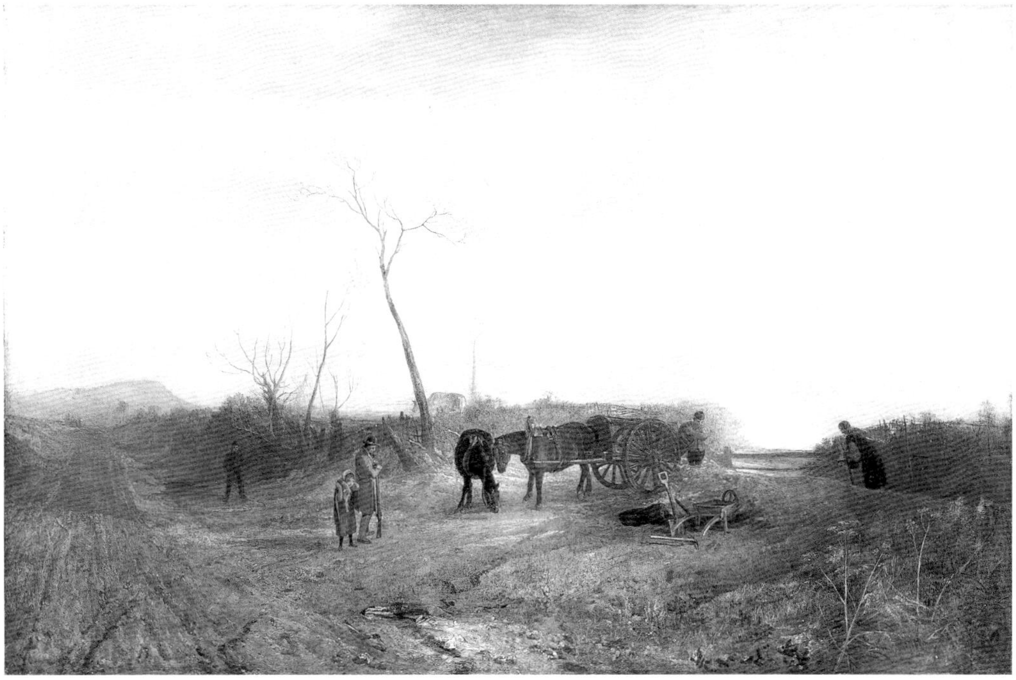

16 William Turner,
Frostiger Morgen, 1813.
(Tafel 39)

Es ist sicher kein Zufall, daß es in Turners frühen Historienlandschaften um Konflikte zwischen Dunkelheit und Licht, zwischen Gut und Böse geht. Solche Themen beschäftigten ihn sein Leben lang sehr stark und er sollte sie in Bilder-Paaren zum Ausdruck bringen, die sich den Gegensätzen im Leben und in der Kunst unmittelbar zuwandten. In seiner Jugend waren sie wohl teilweise eine Projektion der durch die Napoleonischen Kriege ausgelösten Ängste und Unsicherheiten. Doch vielleicht deuteten sie auch bereits auf die Veränderungen seiner Kunst hin, die er instinktiv herannahen fühlte. Spürte er bereits, daß die Alten Meister nicht nur eine Herausforderung sondern auch eine Bürde waren, die es abzuwerfen galt, ehe er selbst eigenständig hervortreten konnte? Es ist bezeichnend, daß zwei der von ihm am meisten und am längsten bewunderten Meister, Claude und Cuyp, vor allem mit diffusem Licht arbeiteten, und daß ein drittes seiner Idole, Rembrandt, hauptsächlich Dunkelheit und Schatten einsetzte, um seine Lichter brillanter heraustreten zu lassen.

Neben Turners eigenen Beobachtungen war Cuyp für die Darstellung des Lichts in Turners pastoralen Landschaften und Seestücken entscheidend. Claude war dagegen die Quelle für die größeren klassischen Themen – zumindest bis Turner erstmals Italien besuchte. Die differenziert abgetönten Lichteffekte über dem sich in den Hintergund ziehenden Tal in *Eine Brücke in mittlerer Entfernung* (Tafel 41), einer der für das *Liber Studiorum* entworfenen Illustrationen, sind ebenso sehr wie die elegante Komposition dem Einfluß Claudes zuzuschreiben. Bei dieser Tafel handelt es sich nicht um ein reines Pasticcio, wie der erste Blick glauben ließe. Turner verwendete die Claudesche Komposition und Lichtführung, um das Themse-Tal mit einer profanen Brücke als zeitloses Ideal darzustellen, das, wie alle Motive des *Liber Studiorum,* ein für allemal eine bestimmte Kategorie der Landschaftskunst in der speziellen Art Turners definiert.

Das *Liber Studiorum* ist die Schöpfung eines Künstlers, der sich der Beherrschung aller künstlerischen Disziplinen bereits so sicher war, seinen Kollegen Richtlinien setzen zu können. Turner bediente sich im *Liber Studiorum* aller damals gültiger Kategorien der Landschaftsmalerei – Historische Landschaften, Gebirgslandschaften, Pastorale, Seestücke und Architektur-Landschaften –, doch verlieh ihnen seine Hand unendliche Variationsmöglichkeiten. Dies wird beispielsweise deutlich, wenn man die Kriterien des *Liber Studiorum* auf ein Bild wie *Frostiger Morgen* von 1813 (Tafel 39 und Abb. 16) anwendet. Demgemäß handelt es sich um eine Pastorallandschaft mit Figuren. Ihre Qualitäten liegen jedoch jenseits des formalen Gehalts, wie auch der Titel ausdrückt. Man erfährt nicht den Ort der Handlung (Yorkshire) oder wer die Figuren sind (das kleine Mädchen mit dem Hasenfell um die Schultern ist wahrscheinlich eine von Turners Töchtern), sondern lediglich, um welche Art von Morgen es sich handelt.

Das ist das wahre Bildthema – von Turner wunderbar ausgeführt, indem er feine Tonabstufungen übereinandersetzte, um den eisigen Nebeldunst zu suggerieren, der sich in den ersten fahlen Strahlen eines Wintermorgens aufzulösen beginnt; im Vordergrund arbeitete und schabte er in die Farbe hinein, um den Frost auf Boden und Gras zu zeigen. Auch die starre Komposition trägt dazu bei, die Wirkung lähmender Kälte zu erzielen. Wie Monet bemerkte, war dies ein Werk von außergewöhnlichem Naturalismus. Diese Eigenschaft verdankt es allerdings weniger dem Bildinhalt als der atmosphärischen und malerischen Auffassung. Sie sind es, die dem Prosaischen Besonderheit verleihen.

Italien, 1819

Frostiger Morgen war das Ergebnis von Turners Reisen durch Großbritannien. Das Kriegsende brachte neue Möglichkeiten, die er erstmals ihm Jahr 1817 nützte. Er besuchte das Schlachtfeld von Waterloo und unternahm eine Reise entlang des Rheinflusses, die er in einer Serie von vollendeten Aquarellen dokumentierte (Tafel 44). Wie viele seiner früheren Schweizer Szenen wurden auch die Rhein-Blätter von Fawkes erworben, der 1819 in seinem Londoner Haus die erste von zwei Ausstellungen seiner Turner-Aquarelle abhielt. Im Herbst dieses Jahres trat Turner seine Italienreise an.

Er war 44 Jahre alt und stand am Zenit seines Könnens. Er war aber auch noch hinreichend im Geist des 18. Jahrhunderts verwurzelt und vor allem vom klassischen Kunstgeschmack seiner ersten Lehrer und Sammler geprägt, um diese Reise in einer demutsvollen Gesinnung zu unternehmen. Für Künstler war Italien noch immer die große Herausforderung – das Land, dessen Geschichte und Kultur die Wurzeln der westlichen Zivilisation und das Vorbild in der Kunst darstellten, und dessen Landschaft dem perfekten Ideal entsprach.

Turner selbst bezeichnete Italien als „terra pictura“, „das Land aller Schönheit“. Vor dem Krieg galt es als Ort, den jeder in seiner Jugend sehen mußte. Turners Besuch von Italien kam lange nicht zustande, aber trotzdem spürt man noch seinen ehrfürchtigen Respekt, der ihn beinahe wieder zu einem Studenten werden ließ. Er blieb für sich, vermied sogar den lebhaften Zirkel internationaler Künstler in Rom und füllte seine Skizzenbücher mehr mit Kunstnotaten – Architektur und Altertümer – als mit Ansichten. Es war, als wollte er ebenso sehr die Lücken in seiner Ausbildung schließen und verlorene Zeit gutmachen wie an seine Zukunft als Maler denken. Die Fülle an Informationen, die Italien bot, überlagerte oder verzögerte zumindest bei Turner jene geistige Befreiung, die dieses Land so oft bei den Romantikern auslöste.

Doch kein Maler aus dem Norden, am allerwenigsten Turner, konnte umhin, vom Licht und der Atmosphäre Italiens beeindruckt zu sein – vom strahlend blauen Himmel oder der klaren Schärfe, die das Sonnenlicht allen Farben verleiht. Turner empfand dies früh auf seiner Reise, und die Aquarelle des Comer Sees (Tafel 45) und Venedigs (Tafel 46) – in denen bezeichnenderweise die gewichtigen klassischen Assoziationen mit Rom fehlen – zeigen eine neue Frische und Reinheit der Farben; transparente Aquarellfarben auf weißem Papier erzielen hier die gewünschten Effekte. Ebenso bemerkenswert sind aber die Studien aus Rom oder aus der Campagna, die in einer Mischung aus Aquarell und Gouache auf grau präpariertem Grund angelegt sind. Wie Turner fand, konnte er in dieser Technik die heißere, drückendere Atmosphäre des Nachmittags und Abends oder das Nachtdunkel (Tafel 48) besser einfangen. Mehr als in den obsessiven Bleistiftnotaten seiner Skizzenbücher scheint Turner in diesen Farbzeichnungen seine Wiedergeburt zu erleben.

Innerhalb der bemerkenswert kurzen Zeitspanne von zwei Monaten verband er nach seiner Rückkehr nach London seine mannigfaltigen Eindrücke im riesigen Leinwandbild *Rom vom Vatikan aus gesehen* (Tafel 50), das er für die Akademieausstellung von 1820 malte. Es ist ein großartiges, doch verwirrendes Werk; seine vielfältigen Spannungen verraten – vielleicht klarer als er beabsichtigte oder selbst erkannte –, wie fundamental sich seine Kunst in dieser Zeit veränderte. Das Bild war ein Tribut an Italien, zu dem er sich wohl verpflichtet sah – tatsächlich hatte der Akademiepräsident, sein Freund Sir Thomas Lawrence, erklärt, Rom sei Turners Genie „völlig geistesverwandt." Der im Bild dargestellte Überblick über die Kunst und die Geschichte konzentriert sich auf die Figur Raffaels – zu sehen mit seiner Geliebten, die auch sein Modell war – und auf einige Bildbeispiele Raffaels und anderer Künstler in der Loggia des Vatikan: Eine elegante und geschickte Geste Turners, wurde damit nicht nur Raffaels dreihundertstes Todesjahr gefeiert, sondern war doch Lawrence der Besitzer einer konkurrenzlosen Sammlung von Zeichnungen dieses Meisters. Aber in einem für Turner typischen Anachronismus schweift der Blick über Raffaels Loggia hinweg zu Berninis Arkaden auf dem Petersplatz und weiter über Rom hinweg bis zu den fernen Bergen. Während Turners Titel den Anspruch stellt, daß es sich hier teilweise um ein Historienbild handelt – „Raffael bereitet seine Bilder für die Ausschmückung der Loggia vor" –, erwartet der Maler nicht, daß das Thema wörtlich genommen wird. Man sollte sich auch nicht an den verblüffenden perspektivischen Unstimmigkeiten stoßen. Turner, der als Akademieprofessor für Perspektive seine Fähigkeiten deutlich und virtuos zur Schau gestellt hatte, konnte dadurch seine Ansicht komprimieren. Er wollte all das zeigen, was ihm Italien bedeutete. Und so ist es bemerkenswert, daß es der für Italien typische, lebhaft azurblaue Himmel ist, der die Aufmerksamkeit auf sich zieht. Von der schattigen Loggia, dem Bereich von Kunst und Geschichte, blickt man hinaus in die Sonne und luftige Atmosphäre.

Alte Freunde, neue Publikumsschichten Spätere englische Motive, Topographie und Literaturillustrationen

Rom vom Vatikan gesehen war eine großangelegte öffentliche Kundgebung, mit der Turner Kollegen und Kritiker mit seinem Können und seiner Bildung beeindrucken wollte. Dabei sollten Italiens Landschaft und Traditionen auf noch gelungenere Weise in jene Bilder einfließen, die Turner während und nach seinem zweiten Besuch im Jahr 1828 schaffen sollte. Jetzt, im Laufe der zwanziger Jahre, als sich Turners Kunst – oftmals angeregt von Freunden und Gönnern – in neue Richtungen entwickelt, wirkt sein Werk ruhiger und bescheidener.

1827 war er Gast im Sommerhaus des Architekten John Nash auf der Isle of Wight. Dort malte er – als Vorbereitung für zwei große Ölgemälde im Auftrag Nashs (Abb. 17) – eine Reihe wunderbar spontaner Ölstudien der erstmals ausgetragenen Cowes-Regatta (Tafel 62). Skizzen und Gemälde zählen zu Turners frühesten und eindrucksvollsten Bildern des zeitgenössischen Freizeitlebens. Sie gehen über die Konventionen der Marinemalerei hinaus und nehmen in ihrer expressiven Malweise und in der Sensibilität für flüchtige Phänomene den Impressionismus vorweg. Das gesellschaftliche Leben auf dem Schloß selbst mit seinen Musikabenden und Gartenfesten regte Turner zu weiteren Öl- und Aquarellskizzen (Tafel 63) an.

Um diese Zeit hatte Turner auch seine während einiger Jahre unterbrochene Verbindung zu Lord Egremont wieder aufgenommen; von 1815 bis zum Tod des Grafen im Jahr

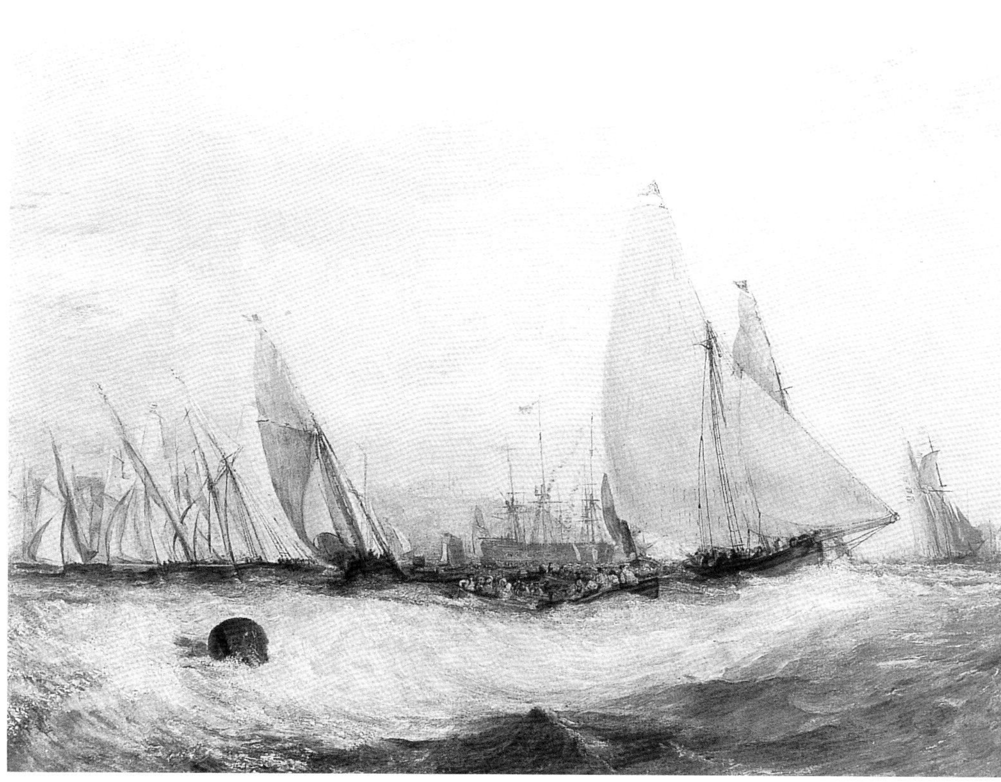

17 William Turner, *East Cowes Castle: Die Regatta kreuzt auf*, 1828.
Indiana, Indianapolis Museum of Art

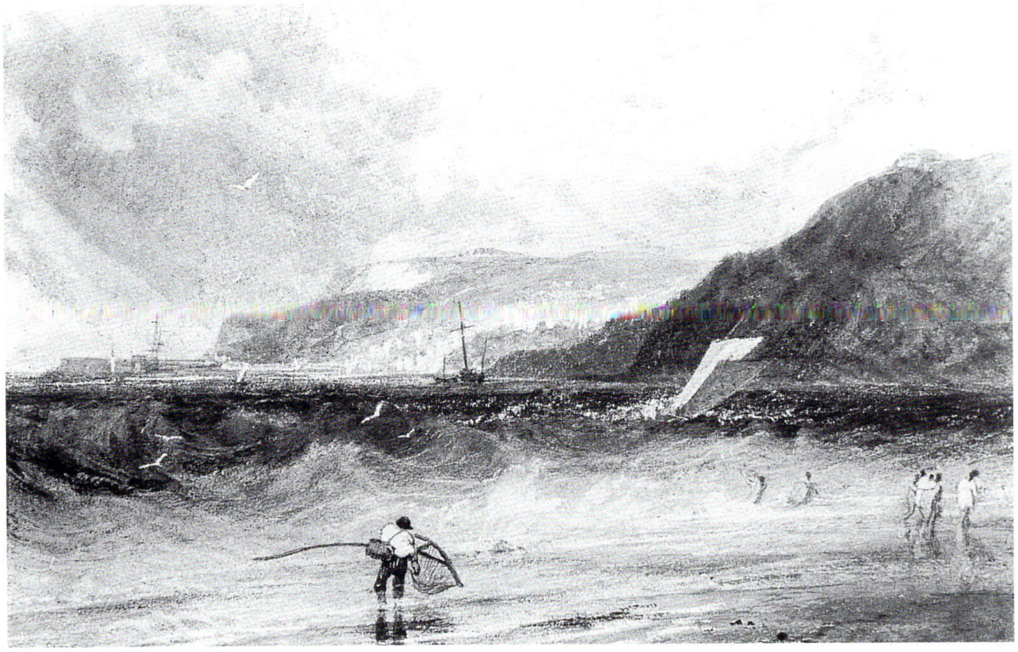

18 William Turner, *Lyme Regis in Dorsetshire: Eine Böe,* um 1812.
Glasgow, Art Gallery and Museum

1837 war er häufig Gast auf Petworth. Der Tod seines Gönners Fawkes im Oktober 1825 ließ ihn zweifellos die regelmäßige Aufnahme auf einem anderen grandiosen Landsitz umso mehr schätzen. Egremont stellte ihm ein eigenes Atelier zur Verfügung, wo er ungestört arbeiten konnte. Er schuf Ölskizzen, Ansichten des Parks und andere Szenen, die mit seinem Gastgeber in Zusammenhang standen (Tafeln 55 bis 57); weiters produzierte er die berühmte Serie von über 100 Farbzeichnungen des Hauses, seiner herrlichen Interieurs und der zahlreichen Gäste, unter denen sich auch viele Maler befanden (Tafeln 58 bis 60). Diese persönlichen und aufschlußreichen Werke zählen zu seinen ersten Experimenten mit einer neuen Kombination – Gouache auf blauem Papier. Die lebhaften, satten Farben waren überaus geeignet, die üppige Wirkung der von Kaminfeuer oder Lampen erleuchteten Räume oder die berückend schönen Sonnenuntergänge im Park von Petworth wiederzugeben.

Turner schuf die Petworth-Skizzen ausschließlich zu seinem eigenen Vergnügen, obwohl er im Laufe der Zeit die darin entwickelte Technik in Zeichnungen anwenden sollte, die er für kommerzielle Druckgraphiken anfertigte. In diesem Jahrzehnt arbeitete Turner zunehmend für den Stecher, um die neuerlich florierende Verlagsindustrie zu beliefern. Während das allgemeine Interesse für Reisen im heimatlichen Großbritannien konstant geblieben war, eröffnete das Ende der Napoleonischen Kriege der breiten Mittelklasse neue Möglichkeiten, Europa zu bereisen.

Eine große Nachfrage an Reiseführern und Veduten war die Folge. Reisegeschichten und Memoiren waren auch ein wichtiges Element der populären Literatur der Zeit, sei es in Form von Gedichten oder von Romanen, oder in den neuen Jahr- oder „Andenkenbüchern", die nun erschienen. Sie alle bedurften der Illustration, und die Erfindung der haltbareren Stahlstichplatten in den frühen zwanziger Jahren des 19. Jahrhunderts ermöglichte höhere und profitablere Druckauflagen. Rasch machte sich Turner diesen expandierenden Markt zunutze. Hatte er am Anfang seiner Karriere Arbeiten auf Bestellung von Verlegern oder

Stechern produziert, so zog er es mittlerweile vor, bei Verlagsprojekten selbst die Initiative zu ergreifen oder die Kontrolle zu übernehmen. Während er am *Liber Studiorum* arbeitete, schuf er die Aquarelle für die Stiche seiner ersten wichtigen Topographieserie *Malerische Ansichten der englischen Südküste* (1811/26; Abb. 18).

In den zwanziger Jahren des 19. Jahrhunderts widmete er nun weiteren derartigen Überblickswerken viel Zeit: *Die Flüsse Englands* (1822/ 27; Tafeln 51, 52), *Die Häfen Englands* (1825/28; Tafeln 53, 54) und als krönender Abschluß dieser Gruppe die *Malerischen Ansichten von England und Wales* (1825/39; Tafeln 76 bis 79). Die Aquarelle dieser Serie waren zunehmend komplex in der Konzeption und immer virtuoser in der technischen Ausführung. Unter Turners strenger Überwachung von den besten Graveuren hervorragend gestochen, erlaubte ihm diese Stichserie, ein abgeschlossenes Bild seines eigenen Landes nach den Napoleonischen Kriegen zu präsentieren. Mit den *Ansichten der Loire* und der *Seine* – als Teil eines breiter angelegten Überblicks über die großen Ströme Europas geplant – beabsichtigte er die Reichweite seiner Arbeit auf den Kontinent auszudehnen (Tafeln 80 bis 83).

Der erste, der Turner zu Illustrationen zeitgenössischer Gedichte anregte, war sein Freund Samuel Rogers, ein Bankier, Sammler und Dichter, der einen der berühmtesten Londoner Salons führte (Abb. 19). Turner hatte bereits Landschaften und topographische Illustrationen für Autoren wie Walter Scott geschaffen und für dessen *Altertümer in Schottlands Provinzen* 1821 eine Gruppe von Zeichnungen fertiggestellt. Darüber hinaus hatte er Gedichte stets geliebt und viele Jahre lang selbst welche geschrieben, indem er den Titeln seiner Werke in Ausstellungskatalogen Verse hinzufügte. Im Jahr 1826 bestellte Rogers bei Turner Illustrationen zu seinem eigenen Gedicht *Italien*, dem er damit größeren Erfolg zu verschaffen hoffte, als ihn das Werk in einer früheren einfachen Ausgabe hatte. Der Künstler nahm die Verse seines Freundes zum Ausgangspunkt und bezog auch seine eigenen Reiseerinnerungen an die Alpen von 1802 und an Italien von

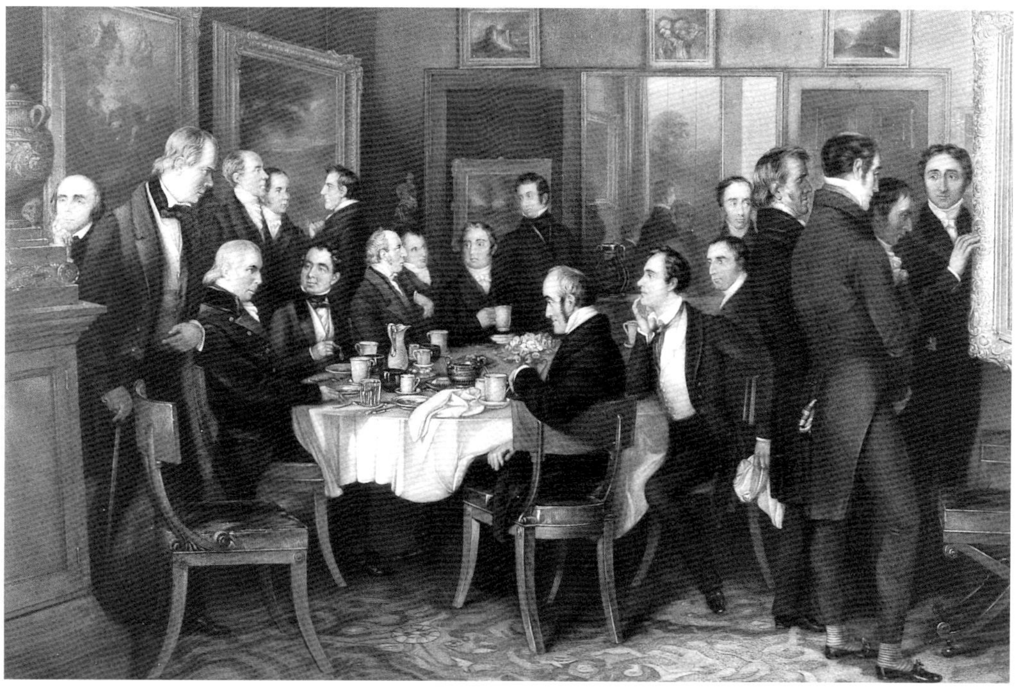

19 John Doyle, *Eine Frühstücksgesellschaft bei Samuel Rogers*. Stich von Charles Mottram, um 1823.

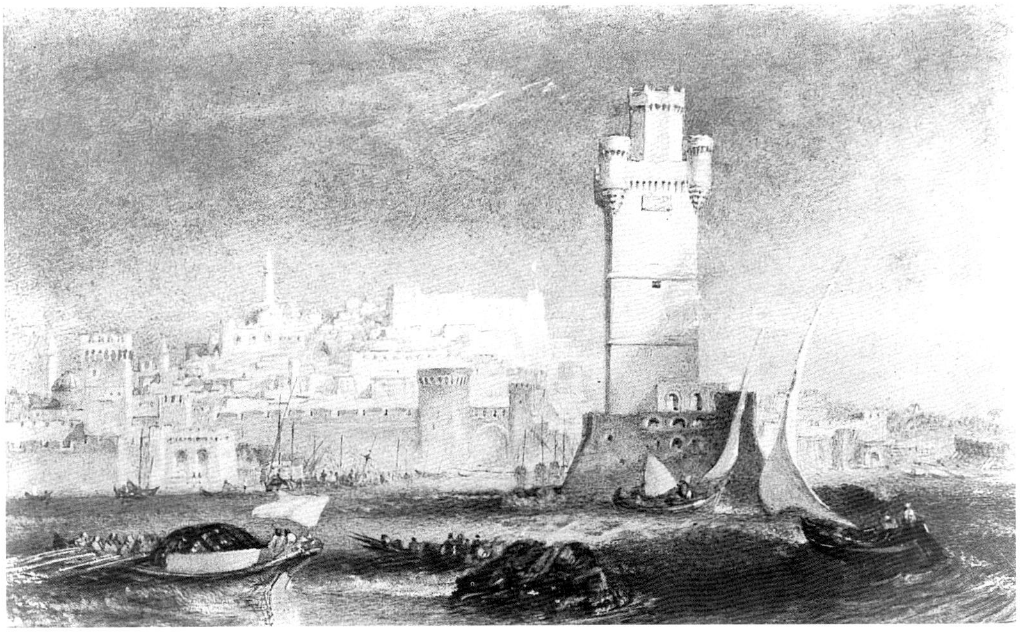

20 William Turner, *Rhodos,* Vignette für Byrons *Werke,* 1823/24. New Haven, Yale Center for British Art

1819/20 mit ein. Er schuf eine wunderbar beziehungsreiche Serie von Vignetten (Tafel 71), die sich jeweils auf der Textseite befinden. Sie erwiesen sich als großer Erfolg, brachten dem Buch Verkaufsrekorde und trugen enorm zu Turners eigenem Ansehen bei. In der Folge schuf Turner Illustrationen für Rogers *Gedichte* (Tafel 72, 73) sowie für Ausgaben anderer lebender oder verstorbener Dichter und Schriftsteller – darunter Byron (Abb. 20 und Tafel 74), Scott und Milton (Tafel 75): Sie alle zählen zu den hervorragendsten Schöpfungen der englischen Buchillustration.

In seiner frühen Ausbildung als Topographiezeichner hatte Turner gelernt, wie man Symbole und Allusionen einsetzen mußte, um die einem Ort innewohnende Bedeutung und seinen Charakter sichtbar zu machen. Turners reife Arbeiten für den Stecher bauten auf dieser Erfahrung auf, ob er nun im erweiterten Maßstab des Aquarells für die *Malerischen Ansichten von Südengland und Wales* arbeitete, oder in der prägnanten und reduzierten Form der Vignette. Motive oder Handlungen sind stets sorgfältig gewählt. Die ins Bild gebrachten Wetter- und Lichteffekte besitzen – so spektakulär sie für sich genommen sind – eine eigene Symbolik. So gibt etwa in der Rogers-Illustration *Kolumbus setzt die Segel* das stürmische Wetter im Hafen einen Vorgeschmack auf die bevorstehende Reise und rechtfertigt die Ängste der zur Verabschiedung versammelten Menge, während es in einer tieferen Bedeutung auf die „Winde" des religiösen Glaubens verweist, der Kolumbus nach Amerika bringen wird (Tafel 72).

Um nichts weniger bemerkenswert als die prägnante und aussagekräftige Bildsymbolik ist die technische Vielfalt von Turners Stichzeichnungen. Darin spiegelt sich die generelle Entwicklung seiner Kunst, speziell Turners zunehmende Hinwendung zum Kolorismus, den er nun anstelle der Tonigkeit einsetzte. Für die Stecher, deren Ausdrucksmöglichkeiten sich auf die Schwarz-Weiß-Skala beschränkten, waren Turners Zeichnungen wohl nicht immer leicht umzusetzen. Turner war mittlerweile zur Überzeugung gelangt, daß Tonabstufungen innerhalb einer begrenzten Farbskala –

die traditionelle Malmethode – nicht der Wahrnehmungsweise des menschlichen Auges entsprachen. Stattdessen schien ihm, daß ein Objekt, auf das Licht trifft, in Fragmente reiner Farbe in unendlich vielen Variationen gebrochen wird. Sowohl in der Ölmalerei wie auch im Aquarell erprobte er nun ständig in eigenen Farbstudien die Wirkung der Farbe; manchmal wurde in solchen Studien die Komposition oder die Farbverteilung eines geplanten Bildes oder einer Zeichnung festgelegt, manchmal waren sie reine Experimente. Turner hatte in *Die Flüsse Englands* und *Die Häfen Englands* auch begonnen, seine Aquarelle in winzigen Farbflecken von juwelenartiger Intensität auf weißem Papier aufzubauen; in der Serie der französischen *Flüsse* verwendete er dazu Gouache und Tonpapier. Mit diesen virtuosen Blättern wollte Turner seine Graveure zu stets wachsendem Raffinement und zu größerer Vielfalt in der Wiedergabe der Formen durch Licht und Atmosphäre herausfordern. So schwierig die Aufgabe für die Stecher gewesen sein muß, die Resultate rechtfertigten Turners Erwartungen. Unter den vielen Stichen nach Turner – zum Zeitpunkt seines Todes wohl nicht viel weniger als 1000 – sind die besten Beispiele aus der Blütezeit der Londoner Druckkunst.

Die zweite Italienreise – 1828 bis 1829

Turners Werk wurde immer mehr durch die Drucke bekannt, vor allem in Kontinentaleuropa. Jene, die mit seinen eigentlichen Gemälden und Aquarellen nicht vertraut waren, zeigten sich davon oft überrascht, ja sogar schockiert. Gewiß war das in Rom gegen Ende des Jahres 1828 der Fall, als Turner eine kleine Ausstellung seiner jüngsten Werke durchführte. Dieser zweite Italienbesuch unterschied sich sehr vom ersten. Während er im Jahr 1819 intensive Studien betrieben hatte, verwendete Turner nun mehr Zeit auf die Ölmalerei als auf die Bleistiftzeichnung oder das Aquarell. Er war nun auch kontaktfreudiger. Wenn Rom an sich eine Probe für einen Künstler darstellte, war Turner jetzt auch bereit, sich einer weiteren Herausforderung zu stellen: dem Urteil seiner europäischen Kollegen. Obwohl ihm sein Ruf vorausgeeilt war, wußte man nicht viel über seinen tatsächlichen Stil oder über die jüngere Entwicklung seiner Farbgebung und Malweise. Beides rief einen Schock hervor.

Turners römische Ausstellung im Palazzo Trulli in der Via del Quirinale zeigte das vor Ort geschaffene Werk, einschließlich der ersten Fassung der *Ansicht von Orvieto* (Tafel 64) – eine Arbeit, die heute im schlechtesten Fall harmlos und im besten Fall als wunderbar subtile Darstellung des Lichts und der Atmosphäre Italiens erscheint. Es ist anzunehmen, daß die Vollendung des Bildes nicht sehr weit fortgeschritten war, da Turner es 1830 für die Ausstellung in London neuerlich überarbeitete. Doch selbst im heutigen vollendeten Zustand hätte das Bild kaum einen der römischen Ausstellungsbesucher zufrieden gestellt, fehlte ihm doch einerseits die harte und akribische Perfektion in der Ausführung, wie sie die vielen deutschen und österreichischen Maler damals in Rom praktizierten, andererseits das neo-klassische Raffinement der Italiener. Der funkelnde, luftige Bildcharakter wäre in einer Ölstudie absolut akzeptabel gewesen in einer Zeit, da unzählige

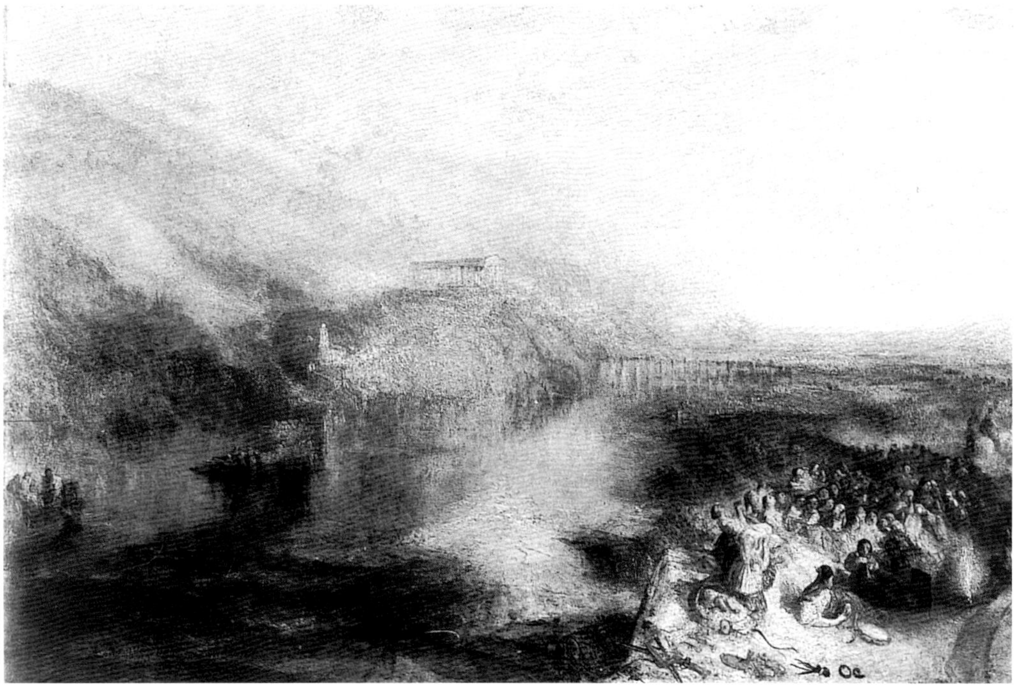

21 William Turner, *Die Eröffnung der Walhalla,* 1843. London, Tate Gallery

Maler rund um Rom Freilichtmalerei betrieben; in einem Ausstellungsbild war er jedoch verwirrend. Paradoxerweise scheint sich Turner an der Freilichtmalerei seiner Kollegen wenig oder gar nicht beteiligt zu haben. Bei seinen römischen Ölskizzen handelt es sich um eher abstrakte Studien, Betrachtungen über den Claudeschen Kanon der klassischen Landschaft oder ideale Seehäfen, die so lange die europäische Sicht Italiens geprägt hatte.

Die Deutschen fällten die vernichtendsten Urteile über Turners Ausstellung. Der Österreicher Josef Anton Koch schrieb dafür eine zotenhafte Rezension unter Verwendung des Spottzitats „Gesudelt ist nicht gemalt", das auch in einer anonymen Karikatur die Runde machte. Laut Kochs Behauptung machte es kaum einen Unterschied, in welcher Ausrichtung die Bilder gehängt würden; er fügte hinzu, daß die Ausstellung „viel besucht, verspottet und ausgepfiffen" wurde. Zu ähnlichen Reaktionen sollte es 1845 in München kommen, als Turner mit der Absicht, der kulturellen Renaissance unter Ludwig von Bayern Tribut zu zollen, die *Eröffnung der Walhalla* (London, Tate Gallery; BJ 401; Abb. 21) zu einer internationalen Ausstellung sandte. Nach großem Gelächter wurde das Bild zurückgeschickt – beschädigt und mit einer Rechnung für Reparaturen des Rahmens. Hauptkritikpunkt war jedoch, wie es ein Beobachter ausdrückte, „der Mangel an Exaktheit in der Schilderung des dargestellten Ortes." Mit diesem Urteil mißverstand man nicht nur das Wesen Turners, sondern nahm auch keinerlei Rücksicht auf die britische Maltradition, aus der er kam.

Die glatte, verfeinerte Faktur der kontinentalen Malerei hatte Turner von seinem frühem Lehrer Loutherbourg lernen können. Sein erstes Ölbild *Fischer auf See* (Tafel 8) war ein ziemlich erfolgreicher Versuch in dieser Malweise gewesen. Doch bald verwarf er sie zugunsten des kräftigeren und expressiveren britischen Stils, der ihm als besseres Ausdrucksmittel erschien, die Lebenskraft der Natur einzufangen. Schon im Jahr 1808 mißbilligte ein deutscher Autor die „studienartige Sorglosigkeit" von Turners Malweise. Das Anliegen, die Energie der Elemente in Farbenergie zu transponieren, wurde zu einem der beherrschenden Themen seiner Kunst. Dies gelangte nicht nur in vollendeten, in zunehmend dynamischer Technik gemalten Bildern zum Ausdruck, sondern – noch vehementer – in den Skizzen von Stürmen, der rauhen See oder des bewegten Himmels, die den Maler in seinen späteren Jahren im Atelier stark beschäftigten (Tafeln 102 bis 110). So außergewöhnlich diese Skizzen sein mögen: Sie sind ebenso das Resultat einer Malschule, die stets den Ausdruck über die detailgenaue Ausführung gestellt hatte, wie das Ergebnis der Faszination, die Naturerscheinungen auf Turner ausübten. So erwies sich beispielsweise der üppige, malerische Stil von Turners Zeitgenossen Constable und Lawrence anläßlich des „Salon des Anglais" von 1824 als genauso verwirrend für die Pariser Kritiker, wie Turners eigener in Rom. Der bürgerliche Kritiker Etienne Delécluze griff die „affektierte Nachlässigkeit" an, die „es unterließ, sich der präzisen Form der Gegenstände zuzuwenden", obgleich er, wie er hinzufügte, nicht ganz sicher sei, daß sich die britische Malweise nur für „die englische Landschaft, die Seestürme und Matrosenszenen" eignete, und er sich „eines Urteils enthalten wollte, bis irgendeinem englischen Maler in dieser Manier die Darstellung der ruhigen, majestätischen und bezaubernden Szenerie Italiens gelungen ist und dieser Werke anbieten kann, in denen Stil und Ausführung einen Vergleich mit Poussins *Polyphem* erlauben."

Sollte das wie eine Herausforderung an Turner – der den Salon von 1824 nicht beschickte – klingen, die Eignung des britischen Stils für klassische Themen zu beweisen, fragt man sich, wie die französischen Kritiker auf *Odysseus verhöhnt Polyphem* (Tafel 68) reagiert hätten. Mit diesem beeindruckenden Gemälde hatte Turner seine Rückkehr aus Italien in der Akademieausstellung von 1829 angezeigt. Italien hatte gewiß seine klassische Vorstellungskraft wiedererweckt, und tatsächlich scheint ihm die Komposition in Rom in den Sinn gekommen zu sein (Tafel 67); die Karmesin-, Gold-, und Blautöne sowie das dicke, ja grobe Impasto dieser antiken Szene wurden allerdings sogar von Bewunderern, wie dem amerikanischen Landschaftsmaler Thomas Cole, moniert. In seinem Kommentar zu Turners Bildern von 1829 legte Cole Wert darauf, die Farbgebung von den Inhalten zu trennen. Ein großer Teil der Turner-Kritik in den dreißiger und vierziger Jahren des 19. Jahrhunderts war ebenso dieser Art: Teils bedauernd, teils sarkastisch beanstandete man häufig den Gegensatz von traditionellen Motiven und zügelloser Ausführung, denn nicht nur außerhalb Großbritanniens erwies sich Turners Spätstil als schwer zugänglich. Für Turner waren jedoch Form und Farbe untrennbar mit der Bedeutung verbunden.

Wie so oft in seinem Werk, ist auch in *Odysseus verhöhnt Polyphem* das strahlende Licht den dunklen Kräften gegenübergestellt, die durch den Riesen verkörpert und durch seine Blindheit wörtlich veranschaulicht werden. Darüber hinaus zeigt das Bild auch die glühende Energie der von Turner neben das Meer plazierten Vulkane – ein Reflex auf die jüngsten Forschungsergebnisse der Vulkanologie. Und auch die tanzenden Nereiden sind nicht nur dekoratives Beiwerk, sondern repräsentieren auch das Phänomen der Phosphoreszenz, das gerade eben wissenschaftlich erfaßt wurde.

Damit ist „Odysseus verhöhnt Polyphen" eines der ersten Werke, in denen sich William Turners zunehmendes Interesse an den neuen Erkenntnissen der Naturwissenschaften manifestiert.

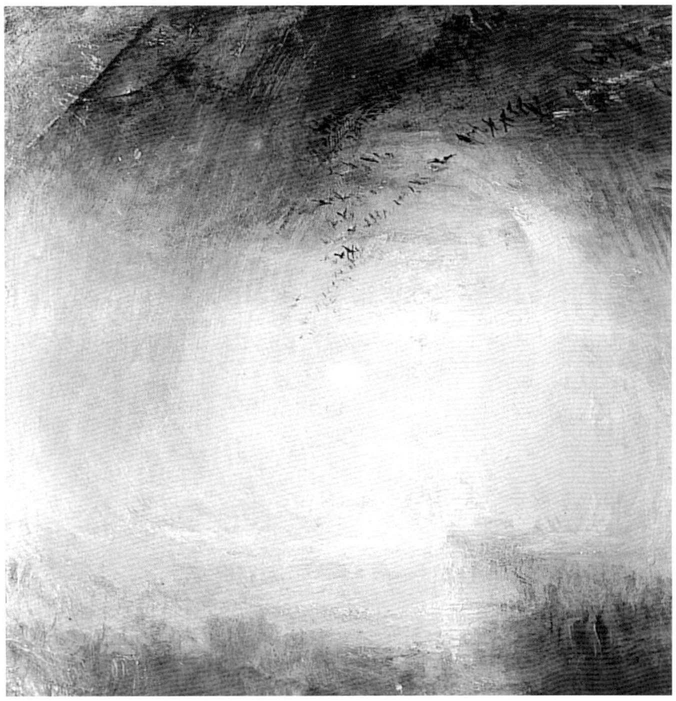

22 William Turner, Schatten und Dunkelheit – Der Abend vor der Sintflut, 1843. TB 47*

Die späteren Ölgemälde

Auch wenn Turner, dessen Selbstbewußtsein mittlerweile so groß war, daß er über sich selbst lachen konnte, einmal behauptet hatte, er sei durch ein Lied aus dem Varietétheater zu „Odysseus" inspiriert worden, war es doch auch ein Beispiel für die „wunderbare Vielseitigkeit seiner geistigen Interessen", die Constable so beeindruckt hatte, als er neben Turner beim Festbankett saß. Turner war in den verschiedensten Gebieten sehr belesen und zählte nun die führenden Köpfe aus den unterschiedlichsten Disziplinen zu seinen Freunden. Sie vermittelten ihm Wissen und Anregungen, die er sehr frei in seinem Werk verarbeitete, und dies trug auch zur immer größeren Vielfalt und Themenbreite in seinen späteren Arbeiten bei. Turner malte weiterhin Landschaften und Seestücke mit häufig wilder und stürmischer Stimmung, aber diese konnten jetzt zwischen Tradition und Innovation divergieren – wie die extremen Positionen der stilistisch und thematisch „historischen" *Van Tromp*-Seestücke (Tafel 95) und der großartig turbulente *Schneesturm – ein Dampfschiff vor einer Hafeneinfahrt gibt Signale in einer Untiefe und bewegt sich nach dem Lot. Der Autor war in diesem Sturm in der Nacht als die ‚Ariel' aus Harwich auslief* (Tafel 98) verdeutlichen können. Letzeres Bild ist zugleich eine so überzeugende Darstellung der Naturgewalten, wie nur Turner sie malen konnte, und eine Hymne an den Fortschritt, den das tapfere, gegen den Sturm kämpfende Dampfschiff verkörpert. Ebenso stehen klassische und historische Landschaften – die abgesehen von ihrer außergewöhnlichen Ausführung mittlerweile eindeutig veraltet waren – neben so kompromißlos modernen Themen wie im Bild *Regen, Dampf und Geschwindigkeit* von 1844 (London, National Gallery; BJ 409), in dem die Great Western Railway

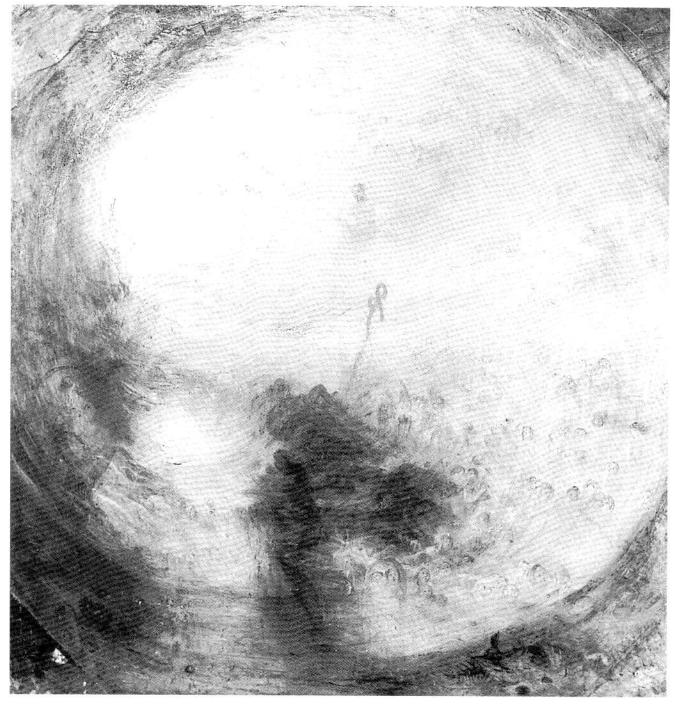

23 William Turner, *Licht und Farbe (Goethes Theorie) – Der Morgen nach der Sintflut – Moses schreibt das Buch Genesis,* 1843. TB 48*

die neue Brücke bei Maidenhead überquert – ganz in der Nähe jener idyllischen Landschaft entlang der Themse, wo der junge Turner gezeichnet und gemalt hatte.

Wenn man bei Turner auch manchmal den Eindruck hat, daß er die Geschichte seiner eigenen Kunst erzählt – mit seinen zahllosen Arbeiten im Stil der Alten Meister scheint er sogar fast eine Ein-Mann-Nationalgalerie zusammenzutragen – so fühlte er sich eindeutig dazu bestimmt, die Kunst auf die Höhe der Zeit zu bringen. Dies drückt sich nicht nur in seinen lebhaften Darstellungen von Dampfkraft und Eisenbahnen aus – einzigartig in der Malerei seiner Zeit –, sondern auch in den Achtungsbezeugungen gegenüber seinen Kollegen Lawrence (Tafel 94) und David Wilkie (Tafel 99). Dies gilt ebenso für seine Abschiedsgemälde an Claude Lorrain, die 1850 ausgestellten *Dido und Aeneas*-Bilder (Tafel 101), wie sicherlich auch für jene nie ausgestellten Leinwände, wie *Sonnenaufgang, ein Schloß an einer Bucht* (Tafel 104), in denen er frühere Themen in der ganzen lichterfüllten und atmosphärischen Abstraktion seines Spätstils neu bearbeitet, um dabei die Elemente der im Wesentlichen klassischen Kompositionen in ihrer reinsten Form herauszufiltern. In diesen Bilder, die in seinem Atelier verwahrt und auch Freunden nur selten vorgeführt wurden, verwendet Turner Ölfarbe fast wie Aquarellfarbe; sie sind nicht mehr von jener nervösen Energie, die die Kritiker so beunruhigt hatte, geprägt, sondern statt dessen ruhig und episch. Turner erreicht hier eine Art heiterer Gelassenheit.

Unabhängig davon, ob seine letzten Worte auf dem Totenbett wirklich „Die Sonne ist Gott" waren, wirkt das Licht wie ein gütiger Geist in diesen Bildern. Auch das Wasser, das in Wellen und Stürmen einige von Turners dramatischsten oder schrecklichsten Bildern beherrscht hatte, erscheint in seinem Spätwerk vielfach beruhigt. Er beschäftigte sich in Skizzen und Studien auch weiterhin mit Wellen, Brandung und rauher See (Tafel 103), aber sie werden nun vom Strand oder Ufer

* Diese beiden Bilder aus der Sammlung des Turner Bequest der Londoner Tate Gallery wurden während der Ausstellung Goethe und die Kunst 1994 in Frankfurt gestohlen; ihr Verbleib ist weiterhin unbekannt.

aus dargestellt. Sie wirken gezähmt und ihrer todbringenden Kraft beraubt und scheinen statt dessen eher packende Darstellungen von natürlicher Energie statt von Schrecken zu sein. Sogar im *Schneesturm* (Tafel 98) ist das Gefühl, daß das Dampfschiff die zwar rauhen, doch nicht sehr hohen Wellen bezwingen wird, deutlich spürbar, trotz Turners erfundener Geschichte, daß er den Sturm, in der Überzeugung, ihn wohl nicht zu überleben, an den Mast gebunden miterlebt hätte.

Eine andere Stimmung herrscht im tragischen *Friede – Bestattung zur See* (Tafel 99), als Wilkie vor Gibraltar auf hoher See bestattet wird, während die Meeresoberfläche in gläserner Stille ruht. Die zerstörerische Kraft von Wasser und Fluten kommt in *Der Abend der Sintflut* (Tafel 100) beeindruckend zum Ausdruck, aber Turner verwendete eine andere Fassung dieser Komposition als Gegenstück zu *Der Morgen nach der Sintflut*, einer transzendentalen Vision der Wiedergeburt in einem sich drehenden Strudel aus Wasser, Luft und Licht (Tafel 100). In seinen Titeln setzte er bewußt *Schatten und Dunkelheit, Licht und Farbe* gegeneinander – Ausdruck der kontrastierenden Werte, die Goethe in seiner *Farbenlehre* mit den Endpunkten des Spektrums in Zusammenhang gebracht hatte, die aber sicherlich auch die beiden Gegenpole sind, zwischen denen sich Turners Kunst bewegte (Abb. 22, 23).

Die späten Aquarelle

Der Gegensatz von warmen und kalten Farben war einer der Punkte in Goethes *Farbenlehre*, die, wie wir aus Turners handschriftlichen Anmerkungen in seiner englischen Übersetzung (1840) wissen, auf ihn besonders befruchtend wirkten. Die Sintflut-Gemälde führen diesen Gegensatz im narrativen und emotionalen Kontext der Historienmalerei aus – auf den großen Reiz, den solche Gegensätze auf Turner ausübten, wurde bereits verwiesen. Maltechnisch können kontrastierende Farbtemperaturen und -werte durch Öl- und Aquarellfarben veranschaulicht werden: Die eine Farbe ist deckend, die andere transparent. Tatsächlich haben wir bereits gesehen, daß Turners Handhabung beider Techniken immer ähnlicher, ja beinahe austauschbar wurde. Seine Ölfarben werden häufig über weißer Grundierung aufgetragen, die, wie er in seinen Anmerkungen zur *Farbenlehre* festhält, den Farbpigmenten Leuchtkraft und Brillianz gibt, genau wie weißes Papier in einem Aquarell.

In beiden Medien zog es Turner nun vor, seine Kompositionen mit feinen Punkten, Tupfen und Schraffierungen aus hellen und vielfältigen Farben über einem breiten, abstrakten Farbrahmen zu erarbeiten. Diese wurden in transparenten Lavierungen auf das Papier oder in Mustern aus kräftigen roten oder gelben Farbmassen auf die Leinwand gelegt, was man auf den unvollendeten oder beiseite gelegten Leinwänden aus seinem Atelier noch immer erkennen kann. Turner war schon seit langem für seine virtuose und unvorhersehbare Maltechnik berühmt. Die künstlerischen Prozesse, mit Hilfe derer es ihm gelang, aus einem anscheinend rohen und wenig versprechenden „Embryo" ein lebendiges Kunstwerk hervorzuzaubern, wurden als Magie und Wunder beschrieben.

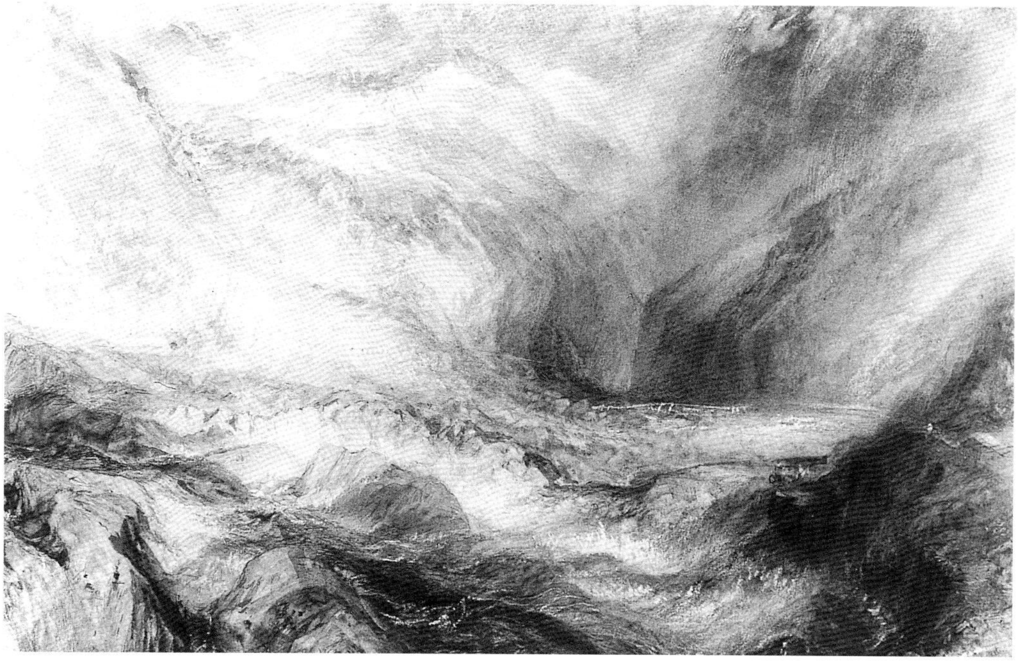

24 William Turner, *Der Faido-Pass über den Gotthard,* 1843. Privatbesitz

„Ohne Form und leer, wie Chaos vor der Schöpfung" waren die Worte, mit denen ein Betrachter eine der verwirrend undeutlichen Leinwände, die Turner erst am Varnishing Day im Ausstellungssaal der Royal Academy vollendete, beschrieb. Diese öffentlichen Vorstellungen wurden legendär, auch wenn seine sehr viel seltener gezeigten Fertigkeiten in der Aquarelltechnik nicht weniger denkwürdig waren. William Leighton Leitch, ein Kollege, erinnert sich, wie Turner Aquarelle für Benjamin Godfrey Windus, einen seiner späten Auftraggeber, schuf:

> „... jede der unvergleichlichen Zeichnungen ... wurde dort an einem Tag geschaffen. Turners Technik war es, seine gebrochenen Farben hereinfließen zu lassen, während das Papier noch feucht war ... er spannte das Papier auf Holzbretter und, nachdem er es ins Wasser getaucht hatte, ließ er die Farbe auf das noch nasse Papier tropfen und setzte überall Marmorierungen und Abstufungen. Sein Vollendungsprozeß war wunderbar rasch. Schnell verteilte er die Farbmasse und bestimmte die Motive, entfernte Halblichter, kratzte Höhepunkte aus und zog, schraffierte und tupfte, bis der Entwurf vollendet war. Diese Schnelligkeit, deren Voraussetzung ... im frühen Leben gelegt worden war, ermöglichte es Turner, die Reinheit und Leuchtkraft in seinem Werk zu erhalten und unglaublich schnell zu arbeiten."

Während der dreißiger Jahre hatte Turner seine zeichnerischen Fähigkeiten ständig weiterentwickelt und verfeinert, nicht zuletzt in den zahllosen Zeichnungen, die während seiner Reisen durch Europa entstanden. Kleine Bleistiftskizzen wurden in Skizzenbüchern notiert. Auch wenn deren Seiten sehr klein waren, war Turners Strichsetzung mittlerweile so genau und kompakt, daß er auf einem einzigen Blatt mehrere Ansichten oder Details festhalten konnte. Für Aquarelle benutzte er größere Skizzenbücher, die weich gebunden waren, sodaß er sie zusammengerollt in seinen Taschen mitnehmen und bei Bedarf verwenden konnte. Turner bediente sich dieser Arbeitsweise in allen Teilen Europas. So beispielsweise auch 1833 während einer besonders langen und produktiven Reise entlang der Flüsse Rhein und Neckar, durch München und Salzburg nach Linz und sogar weiter bis nach

Wien. Hier erneuerte er seinen Vorrat und erwarb in der Rothgasse in der Nähe des Stephansdomes ein neues Skizzenbuch; er arbeitete in der Kaiserlichen Gemäldegalerie im Belvedere und im Wienerwald. Nicht weniger bemerkenswert war eine 1835 unternommene Rundreise durch die Niederlande und weiter in den Norden nach Kopenhagen, dann über die Ostsee an Rügen vorbei und durch Preußen nach Berlin. Leider wissen wir nicht, ob er dort Schinkels neue Gemäldegalerie besuchte und die Gemälde seiner deutschen Zeitgenossen wie Caspar David Friedrich sah. Von Berlin reiste er weiter nach Prag und anschließend zurück durch Bayern und Richtung Norden das Rheintal entlang. Er unternahm noch weitere Reisen und man kann sich über die Energie und Kühnheit dieses nicht mehr jungen Künstlers, dessen Beherrschung fremder Sprachen – trotz seiner Bemühungen – bestenfalls minimal war, nur wundern.

Turners 1833 unternommene Reise hatte ihn bis Venedig geführt. Die Stadt, die 1819 eine derart befreiende Wirkung auf seine Aquarelltechnik ausgeübt hatte, wurde in seinem Spätwerk zu einem immer wiederkehrenden Bildthema. Während er eine Reihe von zur Ausstellung bestimmter Ölgemälde (Tafel 92, 93) schuf und an weiteren zu arbeiten begann (Tafel 88), war Venedig Thema einiger seiner bezauberndsten späten Aquarelle (Tafeln 86, 87, 89 bis 91). Viele dieser Blätter entstanden 1840 während eines neuerlichen Venedig-Aufenthaltes. Im Anschluß daran besuchte er erneut Wien und reiste durch Österreich und Süddeutschland nach England zurück.

Turners Sicht auf Venedig ist ebenso phantasievoll wie historisierend, sie ist geprägt von den Traditionen dieser Stadt und ihren überlieferten Zeremonien. Trotzdem reflektieren seine Werke auch das wachsende zeitgenössische Interesse an der Lagunenstadt als Touristenattraktion. Turners Venedig-Bilder sind nicht nur Ausdruck einer romantischen Melancholie angesichts versinkender Schönheit, wie ihnen manchmal vorgeworfen wird. Und so waren auch Turners letzte, in den vierziger Jahren unternommenen Reisen in die Schweiz, die fast ausschließlich in die Städte und an die Seen führten, wo er in seinen Lieblingshotels abstieg, ebenso Erholungs- wie auch Arbeitsreisen.

In seiner späten Vorliebe für Venedig und die Schweiz trafen Turners persönliche Erfahrungen und Interessen mit jenen seiner potentiellen Sammler und Auftraggeber zusammen, und seine Entschlossenheit, zumindest die Schweizer Ansichten mit mehr Nachdruck zu vertreiben, ist wohl zum Teil mit dem zu erwartenden Erfolg erklärbar. Waren in früheren Jahren viele seiner ausgeführten Aquarelle aus Aufträgen hervorgegangen oder als Vorlagen für den Stecher gedacht, begann er nun, seine Schweizer Arbeiten aktiv zu bewerben. In den Jahren 1840 und 1843 fertigte er für Thomas Griffith, ein Agent und Kunsthändler, „Musterstudien“ nach ausgewählten Motiven an (Tafeln 109, 113), die potentiellen Kunden vorgelegt werden konnten. Sie sollten dem Betrachter eine ausreichend genaue Vorstellung des zu erwartenden fertigen Werks ermöglichen. Die Reaktion war weniger enthusiastisch, als Turner gehofft hatte, denn sogar einige seiner treuesten Gönner waren von seinem Spätstil überrascht. Ruskin – dessen frühere Bewunderung sich nun zu einer starken Sammelleidenschaft entwickelt hatte und der im Laufe der Zeit acht der fünfzehn in den Jahren 1842 und 1843 geschaffenen Aquarelle Turners besitzen sollte – war einer der wenigen, die die einzigartige Qualität dieser späteren Arbeiten erkannten. Die vollendeten Aquarelle gelten schon lange als Turners Bravourstücke in dieser Technik (Abb. 24). Ihre besonderen Merkmale – die

Monumentalität und Größe der Komposition, die spektakuläre atmosphärische Wirkung des diffusen Lichts oder des über dem Wasser schwebenden Nebels, die leuchtende und subtile Farbigkeit und die Einbindung von Menschen oder Tieren, die der Landschaft ein Gefühl von organischer Ganzheit verleihen – sind auch in seinen Musterstudien und in den spontaneren Aquarellen in den gebundenen Skizzenbüchern gegenwärtig. Hier erreicht die Aquarellmalerei eine nie wieder erzielte Meisterschaft.

In den späten Aquarellen, ebenso wie in den späten Ölgemälden war Turner eine Klasse für sich allein: Nicht nur hat er seine Vorgänger und Zeitgenossen weit hinter sich gelassen, sondern er ist jetzt auch über sich selbst hinausgewachsen. Früher einmal war es sein Ehrgeiz gewesen, sich mit den Alten Meistern zu messen und Claude Lorrain, Poussin, Ruysdael, Tizian oder Rembrandt als Brite und als moderner Maler zu übertreffen. Die Beweise für seinen Erfolg waren nun in seiner Londoner Galerie zusammengetragen – zwar mittlerweile vernachlässigt, aber der Wiedererweckung harrend und der Nation als Erinnerungsgalerie zu Turners Ehren vermacht. Er wußte, daß es für ihn keinen Anlaß zu Bescheidenheit gab, aber seine Ambitionen galten im selben Maß seinem Land wie seiner Profession als auch sich selbst. Aber auch wenn dieser Wettbewerbsgeist verständlich ist bei einem Mann, der aus einfachen Verhältnissen stammte und laut schreien mußte, um gehört zu werden, und der aufwuchs in einer Zeit, die noch stark der Tradition verbunden war, so ist es doch nicht der attraktivste oder interessanteste Aspekt bei Turner. Er rechtfertigt auch nicht seinen besonderen Ehrenplatz in der Kunstgeschichte. Das Paradoxon eines der Tradition verbundenen Menschen, der zugleich die Distanz zwischen dem 18. Jahrhundert und der Moderne zu überbrücken scheint, wird uns immer erhalten bleiben. Aber sicherlich noch viel faszinierender ist der Künstler, der gezwungen war, seine eigene Kunst ständig aufs neue zu analysieren und neu zu erfinden. Letztendlich kann man Turner nur nach seinen eigenen Maßstäben bewerten. Wenn das Wesentliche eines Künstlers der Romantik in seiner Weigerung liegt, sich einem vorgegebenen Muster anzupassen, und in der inneren Notwendigkeit, einsam in unerkundetes Gebiet aufzubrechen, dann ist Turner ohne Zweifel der Größte von allen.

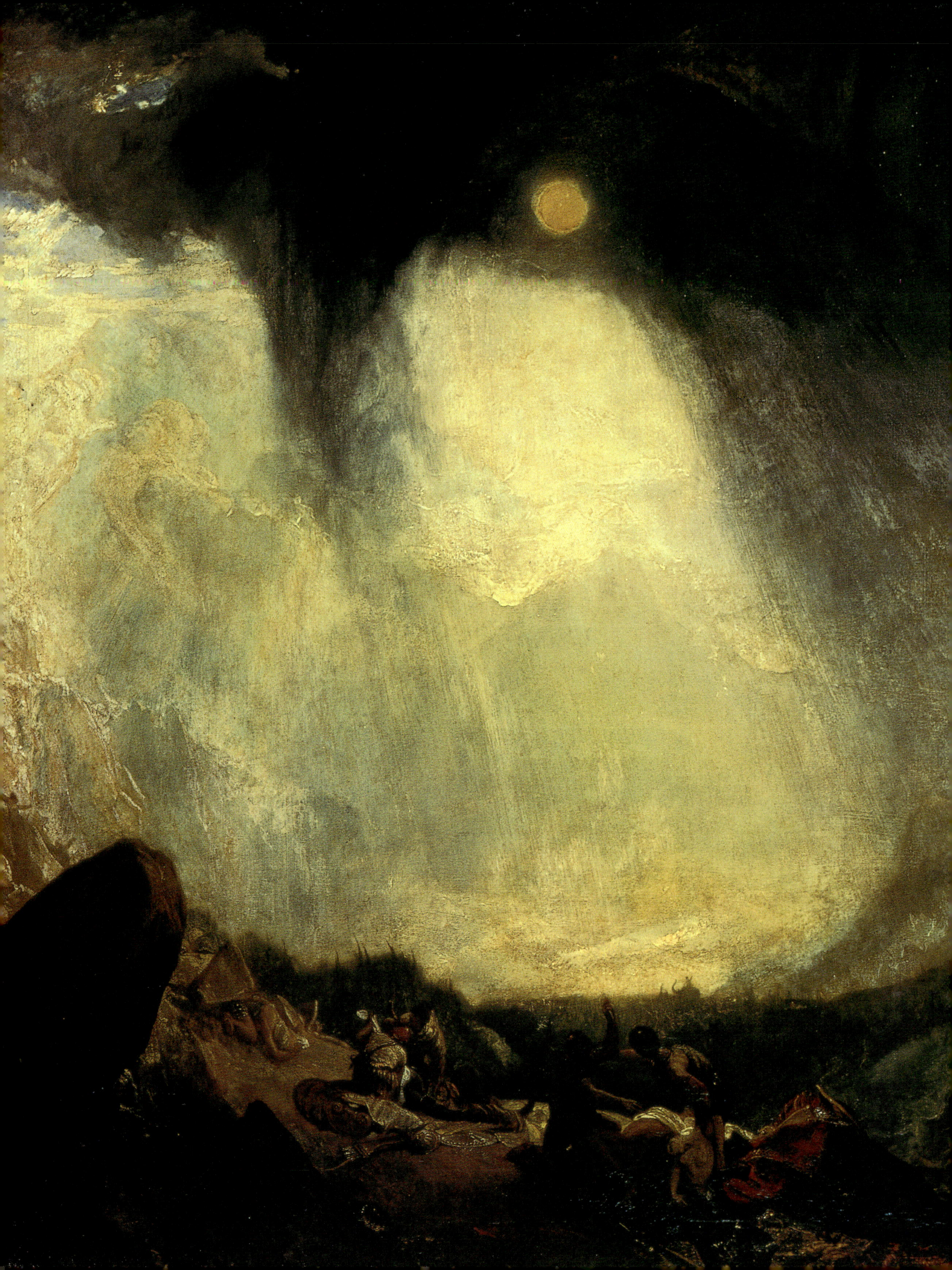

Evelyn Benesch

Historie als Vorwand ?

Zum Verhältnis von Historie und Landschaft im Werk William Turners

„... of course, the chief actor both in the *Fifth Plague* and in *Hannibal* was not the figures but the weather."

John Gage, 1987[1]

William Turner, *Schneesturm: Hannibal und seine Armee überqueren die Alpen* (Ausschnitt aus Tafel 29)

Mit dieser zugespitzten Formulierung charakterisierte John Gage eines der Hauptanliegen William Turners: sein leidenschaftliches Interesse an wechselhaften und ungewöhnlichen Naturphänomenen und den Möglichkeiten, diese Erscheinungen zu fassen, zu messen und darzustellen. Diese Neugier, die sich durch Turners gesamtes Werk zieht, ist eng verbunden mit seiner Anteilnahme an den Erkenntissen der modernen Naturwissenschaften. Turner hatte durch seine Mitgliedschaft in der Royal Academy, der Royal Institution, und in seinem Club, dem Athenaeum, Zugang zu den aktuellen Entwicklungen, er pflegte Freundschaften mit Wissenschaftlern und erweist in seinen Bildern den Errungenschaften des technischen Zeitalters seine Reverenz. Dazu finden sich in Turners Bildern auch aktuelle politische Anspielungen.

Ein genauerer Blick auf Turners Landschaften und vor allem die von ihm gepflegte Gattung der „historischen" oder auch „Ereignislandschaft" wirft die Frage auf, wieweit Turner, dessen primäres Anliegen zweifelsohne die Landschaft war, die Historie nur als Aufwertung der in der Kunsttheorie als untergeordnete Gattung geltenden Landschaft eingesetzt hat.

Als mit den Traditionen und Konventionen der Royal Academy verbundenem Künstler war Turner selbstverständlich das geringe Prestige der Landschaftsmalerei vertraut, wie es durch die Kunsttheorie des 18. Jahrhunderts formuliert, und in der Royal Academy vertreten wurde. Historienmalerei hatte als konzeptive Gattung den höchsten Rang inne, Landschaft und Portrait hingegen nahmen nachrangige Positionen ein, da ihnen als nachahmende Künste keine intellektuellen Ansprüche zugestanden wurden. Unbestritten ist Turners Absicht, die Gattung der Landschaftsmalerei zu nobilitieren – ähnlich wie Reynolds als Portraitmaler bestrebt war, dem Bildnis einen größeren Stellenwert zu geben.

Nicht nur durch sein eigenes Werk suchte Turner der Landschaftsmalerei größere Wertschätzung zu verschaffen, sondern er versuchte auch, ihren Rang innerhalb der Akademie zu heben und mehr Anerkennung für sie zu erreichen. In einem Zusatz zu seinem Testament 1832 vermachte er der Royal Academy Geldmittel, um eine eigene Professur für Landschaftsmalerei einzurichten, zumindest aber alle zwei Jahre eine Turner-Gold-

1 Gage 1987, S. 114

medaille für das beste Landschaftsbild zu vergeben (die Akademie wählte die Medaille).[2] Den Wunsch, die Landschaftsmalerei in den Lehrbetrieb der Akademie einzugliedern, hatte Turner wohl schon während seiner eigenen Lehrtätigkeit entwickelt. In seinen ab 1811 abgehaltenen Vorlesungen zur Perspektive räumte er der Entwicklung der Landschaftsmalerei großen Platz ein. 1806/07 konzipierte Turner zudem das *Liber Studiorum:* ein „optisches" Traktat der Landschaftsmalerei, das die Gattung in fünf verschiedene Kategorien von der angeseheneren „Historischen Landschaft" bis zur gering geschätzten „Architekturlandschaft" unterteilt. Das *Liber* ist durch diverse Beispiele Turners eigener Landschaftskompositionen illustriert, enthält jedoch keinen Text (siehe Vorspann und Kommentar zu Tafeln 40, 41). Möglicherweise plante Turner, das wie ein Handbuch der Landschaftsmalerei zur weiten Verbreitung bestimmte *Liber Studiorum* auch als Lehrbuch in seinen Vorlesungen zu verwenden. Sicherlich wollte Turner mit dem *Liber Studiorum* die Vielfältigkeit seiner eigenen künstlerischen Möglichkeiten in der Landschaftsmalerei demonstrieren, zweifelsohne aber auch der Gattung an sich durch dieses Kompendium zu größerem Ansehen verhelfen.

Historien– und Landschaftsmalerei an der Royal Academy um 1800

Die Royal Academy wurde 1768 gegründet, ihr erster Präsident war Sir Joshua Reynolds, der in seinen zwischen 1769 und 1790 abgehaltenen *Discourses on Art* die kunsttheoretische Position der Akademie zu definieren suchte.[3] Reynolds stützte sich in seinen Abhandlungen auf die italienische und französische Kunsttheorie, in der die Historienmalerei in der Hierarchie der Gattungen an erster, die Portrait- und Landschaftsmalerei an letzter Stelle stehen. Reynolds war bestrebt, der Historienmalerei, die in England keine akademische Tradition hatte, entsprechende Geltung zu verschaffen. Reynolds sah den hohen Rang der Historienmalerei durch ihr anspruchsvolles Konzept begründet, denn: „Der Wert und der Rang jeglicher Kunst steht im Verhältnis zur geistigen Arbeit, die darin enthalten ist",[4] wobei es nicht einmal die Aufgabe des Malers ist, die Vorlagen für sein Werk selbst zu finden, das ist die Aufgabe des Dichters oder Historikers. Innerhalb der Historienmalerei führte Reynolds Wertungen ein, die sich nach der Qualität des Bildthemas richten: „Kein Gegenstand eignet sich zur Wahl, der nicht von allgemeinem Interesse ist."[5] Reynolds schlägt daher „Ereignisse der griechischen und römischen Mythologie und Geschichte", sowie die „Hauptgegenstände der biblischen Geschichte" als Themen vor – einerseits also Ereignisse, die nicht zur „Alltäglichkeit des gewöhnlichen Lebens herabgerückt" waren, andererseits „verehrungswürdige" Ereignisse. Die Sujets müssen „gemeinverständlich" sein, und es soll mit ihnen „nichts verquickt werden, was dazu dienen könnte, die Aufmerksamkeit des Beschauers zu teilen." Gleichzeitig ermutigt Reynolds den Maler, sogar „von der gemeinen, strengen geschichtlichen Treue ab(zu)weichen, wenn er große Zwecke erfüllen will."

2 Gage 1987, S. 137

3 Siehe dazu u.a. Hofmann 1989, S. 186ff.; Früh–Jenner 1991, S. 20ff.; Gaehtgens/Fleckner 1996, S. 49ff. und S. 260ff.

4 „... the value and rank of every art is in proportion to the mental labour employed in it ..." Zit. nach Wark 1975, S. 57

5 Dies und das Folgende zit. nach Gaehtgens/Fleckner 1996, S. 263ff. und S. 267f.

Von außerordentlicher Wichtigkeit ist für Reynolds der Einsatz der richtigen Stillage („Style") für das entsprechende Sujet. Reynolds ordnet Stile und Inhalte einer Hierarchie unter und weist sie unterschiedlichen Epochen der Kunstgeschichte zu – ausgehend vom „Grand Style", den er mit Michelangelo und Raffael verbindet. Hier vertrete die Komposition ebenso wie der Stil einen absoluten Wert ohne persönliche Färbung und sei untrennbar mit dem Begriff des „Sublimen" verbunden. Reynolds setzt mit dem „ornamental, splendid, elegant" oder „florid style" fort, um über den „composite" oder „mixed style" letztlich zum „irregular, wild, characteristic style" zu gelangen, den er Salvator Rosa, Poussin und Rubens zuordnet.

1805 vertritt Heinrich Füssli, Professor der Malerei an der Royal Academy, in einer seiner Vorlesungen prinzipiell die gleiche Rangordnung der Gattungen wie Reynolds. Füssli, selbst Historienmaler, bewertet die Historienmalerei jedoch neu. Er billigt ihr sogar eine moralische Funktion zu, mit einer die „Sitten einer Nation prägenden Aufgabe." Füssli unterscheidet in der Historienmalerei die „historische", die „epische" und die „dramatische" Kategorie. Für ihn haben vor allem die beiden letzteren hohen Wert, da die Malerei den Betrachter „informieren, erstaunen und bewegen" soll; durch die „historische" Kategorie – der er Nicolas Poussin zuordnet – würden jedoch keine Gefühle vermittelt, und die Kunst würde daher keine Wirkung auf den Betrachter ausüben.[6]

In einer anderen Vorlesung beklagt Füssli den Aufschwung, den Portrait- und Landschaftsmalerei unter den veränderten gesellschaftlichen Verhältnissen genommen haben; vor allem hat auch „... der letzte Zweig der uninteressanten Sujets, nämlich die Art von Landschaft, die sich mit der langweiligen Beschreibung eines bestimmten Ortes aufhält, ... die man allgemein *Ansicht* nennt ..." an Bedeutung gewonnen. Da diese Landschaften – insofern sie „Portraits" sind – keinen bindenden ideellen Gehalt hätten, wären sie für alle jene, die dieses Land nicht besäßen, nur von topographischem Wert. Die Landschaften von Rosa, Claude, Poussin, Rembrandt und Wilson stünden hingegen mit dieser Art von „map work" in keinerlei Zusammenhang.[7]

Diesem Standpunkt der englischen – und allgemein der akademischen – Kunsttheorie, der keine Vermischung der Gattungen zuläßt, steht allerdings schon in der Malerei des 17. Jahrhunderts eine teilweise Auflösung der Gattungsgrenzen gegenüber. Bereits Nicolas Poussin, Claude Lorrain und Salvator Rosa hatten ihre Landschaften mit Geschichten historisiert, und damit die Gattung der „historischen Landschaft" initiiert. In England hatte diese Mischform jedoch keinen Anklang gefunden. Für Gainsborough war noch 1760 die Besetzung der Landschaft mit Historie gleichbedeutend mit einer Zerstörung der Landschaft. Die Staffage ist nur dazu da, das Auge ein wenig abzulenken, damit es dann mit umso größerem Vergnügen zu den Bäumen zurückkehrt.[8] Gleichzeitig, 1761, malt Richard Wilson *Die Tötung von Niobes Kindern* (New Haven, Yale Center for British Art), eine klassische Landschaft im Sinne Claude Lorrains, deren Vordergrund die Episode aus Ovids *Metamorphosen* zeigt. Wilson wurde von Reynolds 1788 in seinem *XIV. Discours* schwer getadelt, in einer Landschaft, die „gewöhnlich" („common nature") ist, „göttliche Wesen" („supernatural objects") zugelassen zu haben. Eine derartige Unternehmung ist äußert schwierig durchzuführen und erfordert einen Verstand, der sich 2.000 Jahre zurückversetzen könne, d.h. in der Antike aufgeht, so wie der des Nicolas Poussin.[9]

6 Siehe dazu Früh–Jenner 1991, S. 22f. und Gaehtgens/Fleckner 1996, S. 51

7 „... we subjoin the last branch of uninteresting subjects, that kind of landscape which is entirely occupied with the tame delineation of a given spot, ... what is commonly called *Views.*" Zit. nach Früh–Jenner 1991, S. 23f.

8 Busch 1993, S. 377

9 „This is a very difficult adventure, and it requires a mind thrown back two thousand years, and as it were naturalized in antiquity, like that of Nicolas Poussin, to achieve it." Zit. nach Wark 1988, S. 256

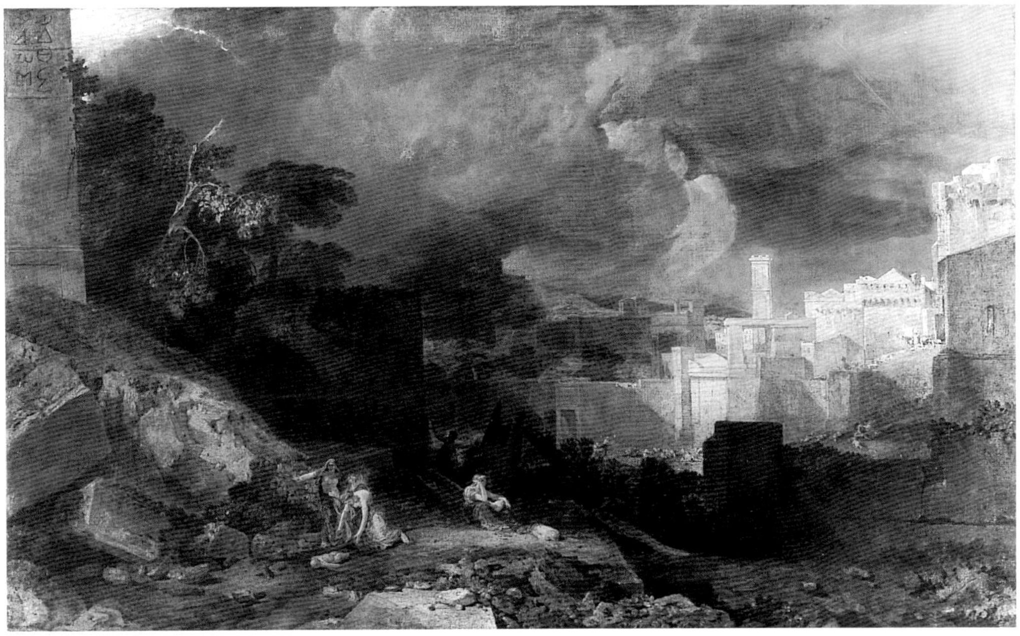

1 William Turner, *Die zehnte Plage Ägyptens,* 1802. London, Tate Gallery

Die Anfänge des Historienbildes bei Turner

In diesem akademischen Klima beginnt Turner 1789 an der Royal Academy zu studieren. Er hört Reynolds letzte *Discourses,* dazu die Vorlesungen Füsslis. Da Turner ursprünglich vorhatte, Architekt zu werden, arbeitet er gleichzeitig bei dem Architekturzeichner Thomas Malton. Dort wird er zum topographischen Zeichner ausgebildet, also in der vom Standpunkt der Akademie aus niedrigsten Gattung (obwohl die topographische Zeichnung als Hilfsmittel für Architekten anerkannt war). Als Turner 1802 Mitglied der Royal Academy wird, legt er als Aufnahmestück ein „Historienbild" aus dem Jahre 1800 vor: Die düstere Ansicht von *Dolbadarn Castle* in Wales (London, Royal Academy; BJ 12); sie zeigt gleichsam nebenher eine zu Turners Zeiten allgemein bekannte Episode aus der walisischen Geschichte, die Turner auch in den Aquarellen dieser Zeit behandelt hat (siehe Kommentar zu Tafel 12).

In seinen ersten Historienbildern orientiert sich Turner an den drei großen von der Akademie als vorbildlich anerkannten Meistern der historischen Landschaft: Claude Lorrain, Salvator Rosa und Nicolas Poussin. Das was von ihnen zu lernen war, wird in James Thomsons *Aeolian Harp,* einem Lehr-Gedicht aus der Zeit um 1800, formuliert: „... was immer Claude mit sanftem Pinsel ins Licht tauchte, der wilde Rosa hinschleuderte oder der gelehrte Poussin zeichnete ..."[10]

So ist es verständlich, daß Turner für sein erstes bedeutendes Historienbild mit einem lehrreichen Thema aus dem Alten Testament auf das Vorbild Nicolas Poussin zurückgreift: 1800 präsentiert er in der Ausstellung der Royal Academy *Die fünfte Plage Ägyptens* (Indiana, The Indianapolis Museum of Art; BJ 13). Turner verkauft das Bild an den Sammler William Beckford, der es sehr schätzt und in seinem Landsitz Fonthill neben

10 „... what'er Lorraine light – touched with softening hue/ Or savage Rosa dash'd or learned Poussin drew ..." Zit. nach Nicholson 1990, S. 7

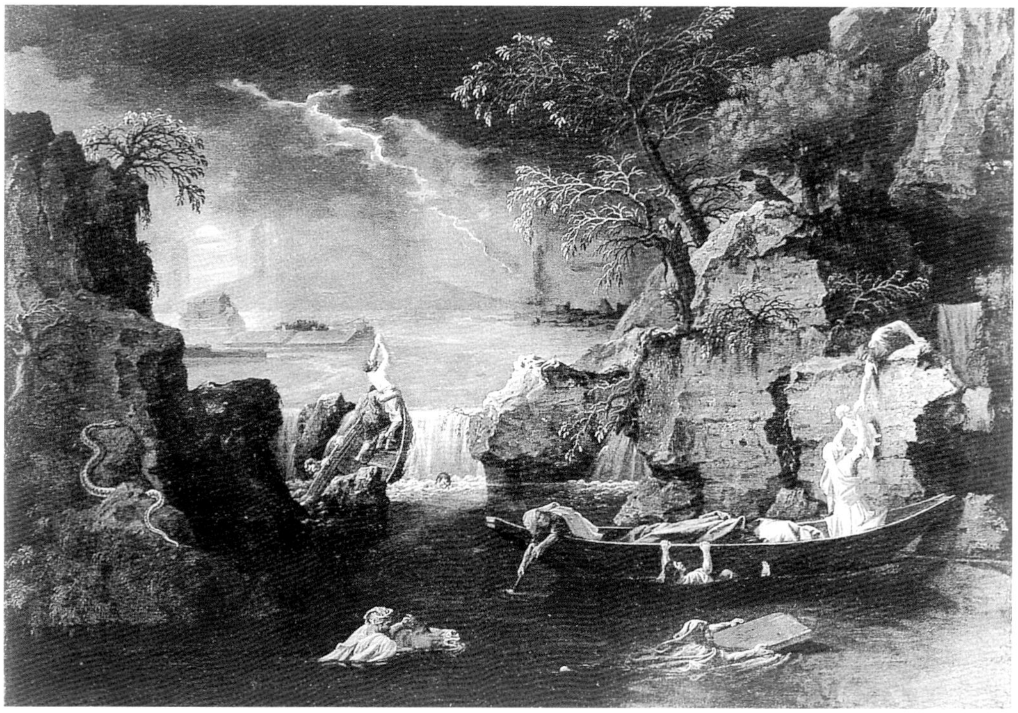

2 Nicolas Poussin, *Der Winter – Die Sintflut,* 1660 / 64. Paris, Musée National du Louvre

seine Alten Meister – darunter die beiden berühmten „Altieri-Claudes" – hängt, ein Beweis dafür, daß Turner hier den traditionell richtigen Ton angeschlagen hat. Beckford dürfte auch der Auftraggeber des Bildes gewesen sein, und könnte damit die Wahl des ungewöhnlichen Themas beeinflußt haben.[11] Das altestamentarische Ereignis der *Fünften Plage Ägyptens* – wie von Reynolds vorgegeben ein Thema aus der Bibel mit allgemein gültiger Aussage – sollte mit seiner „Katastrophenikonographie" das Publikum unmittelbar ansprechen. Da das Thema eine Naturkatastrophe behandelt, mußte Turner hier das hochdramatische Aufeinandertreffen der Naturelemente gestalten. Er greift dafür auf die Tradition der großen heroischen Landschaften Nicolas Poussins zurück. Auch für andere Katastrophenbilder dieser Zeit nimmt Turner Poussinsche Bildstrukturen auf: *Die zehnte Plage Ägyptens*, 1802 (London, Tate Gallery; BJ 17, Abb. 1)[12] zeigt das „... große Geschrei ... in ganz Ägypten, wie nie zuvor gewesen und noch werden wird" über die Tötung der Erstgeborenen in allen Häusern. Den Zorn Gottes und die Verzweiflung der Menschen illustriert Turner wieder mit archetypischen Wetterformationen. Turners meteorologische Dramatik bricht jedoch mit der grundsätzlichen Statik Poussins, der selbst in katastrophalen Gewittern „geordnete" Blitze niederfahren läßt. In einer Vorlesung 1811 formuliert Turner, was er an Poussin bewundert: Der Geist der Antike „kleide seine Figuren, errichte seine Gebäude, ordne sein Material, durchdringe das gesamte Bild und die Landschaft."[13]

Seit den späten neunziger Jahren beschäftigt sich Turner immer wieder mit Poussin. Bei seinem ersten Besuch im Louvre 1802 kopiert er mehrere Werke, darunter das *Winter*-Bild aus dem späten Jahreszeitenzyklus mit der Darstellung der biblischen Sintflut (Abb. 2). Turner ist sehr beeindruckt, erachtet die Farbigkeit als „erhaben", kritisiert aber die Komposition, vor allem die „Absurdität" der Figuren. In seiner eigenen *Sintflut* 1805 (Tafel 26) sucht er das Vorbild in den von ihm beanstandeten Bereichen zu übertreffen:

11 Gage 1969, S. 136; BJ 13 merken an, daß hier nicht die *Fünfte Plage Ägyptens* – die Viehpest – sondern die *Siebente Plage Ägyptens* – Hagel mit Feuer und Blitzen – dargestellt ist, wozu Turner im Katalog der Ausstellung auch die entsprechenden Versen aus *Exodus IX* zur Erläuterung ausgewählt hat. Aufgrund dieser Themenverwechslung schließen Butlin/Joll Beckford als Auftraggeber des Bildes aus, da sie ihn für so einen Fehler als zu gebildet erachten.

12 Siehe BJ 17; auch dieses Bild war im Katalog der Ausstellung der Royal Academy durch die entsprechenden Verse aus *Exodus* XII, 29–30 begleitet.

13 „which clothes his figures, rears his buildings, disposes of his material, arranges the whole of his picture and landscape." Zit. nach Gage 1987, S. 113

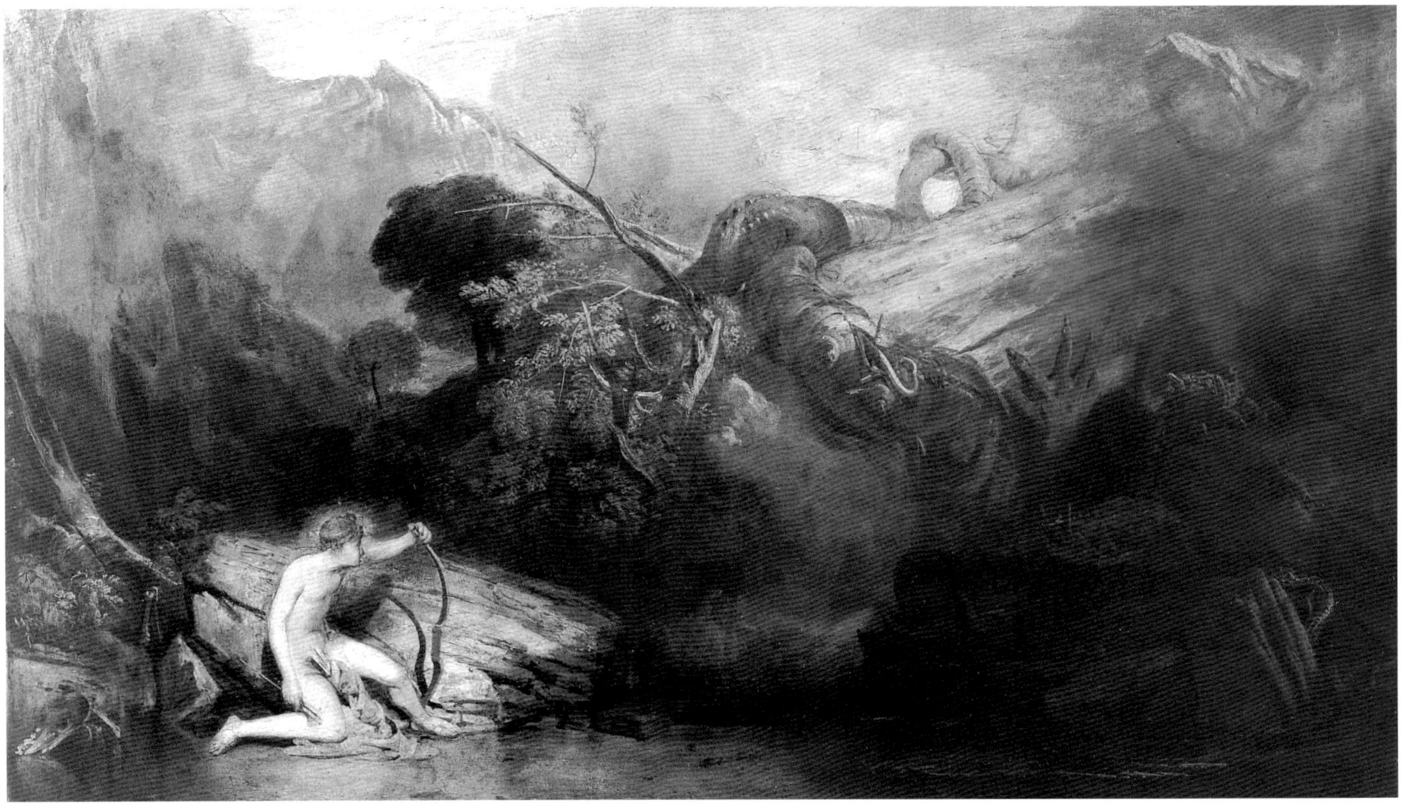

3 William Turner, *Apollo und Python,* 1811. London, Tate Gallery

Eine riesige, monumentale Flutwelle erscheint nun als dramatischer Mittelpunkt. Turner gestaltet die *Sintflut* als Naturkatastrophe und erst in zweiter Linie als menschliche Tragödie. Wie schon in den Bildern zu den ägyptischen Plagen sind trotz der exakten Wiedergabe des biblischen Stoffes „die Hauptdarsteller nicht die Figuren, sondern das Wetter" (Gage 1987). Aus der Darstellung kurzer, aufregender Momente eines Naturgeschehens entstehen „Augenblickslandschaften",[14] und Stimmungen gewinnen gegenüber dem historischen Inhalt an Bedeutung.

Das zweite bedeutsame Vorbild für Turner, wie für die englische Malerei des späten 18. Jahrhunderts überhaupt, ist Salvator Rosa.[15] Die wilden, schroffen, häufig in dramatisches Wetter getauchten Landschaftsformationen des Neapolitaners, in die außergewöhnliche, „gesuchte", mythologische Szenen gesetzt sind, entsprechen Turners Interesse an einer Landschaft, die den ständigen Veränderungen der lebendigen Natur ausgesetzt ist, und die die Stimmung der Historie widerspiegelt. Das immer wieder zitierte Beispiel in diesem Zusammenhang ist Turners *Jason* von 1802 (Tafel 25), der unmittelbar auf Rosas 1801 in London verkauftes Bild *Jason schläfert den Drachen ein* Bezug nimmt (Montreal, Museum of Fine Arts). Ähnliches gilt für Turners 1811 ausgestelltes Bild *Apollo und Python* (London, Tate Gallery; BJ 115; Abb. 3), das ohne die Anregung von Bildern oder Radierungen Rosas wie dem schon genannten *Jason* oder etwa *Kadmos gründet Theben* (Kopenhagen, Statens Museum for Kunst) schwer vorstellbar ist.

Sowohl Poussin als auch Rosa beeinflussen Turners Entwicklung der wilden, historisierten Stimmungslandschaft im Modus des „Schrecklich-Erhabenen", wie sie zu *Schneesturm. Hannibal und seine Armee überqueren die Alpen,* 1812 (Tafel 29), führt. Bereits im

14 Hofmann 1996, S. 690

15 Zu Rosa und seinem Nachleben in England siehe Scott 1995.

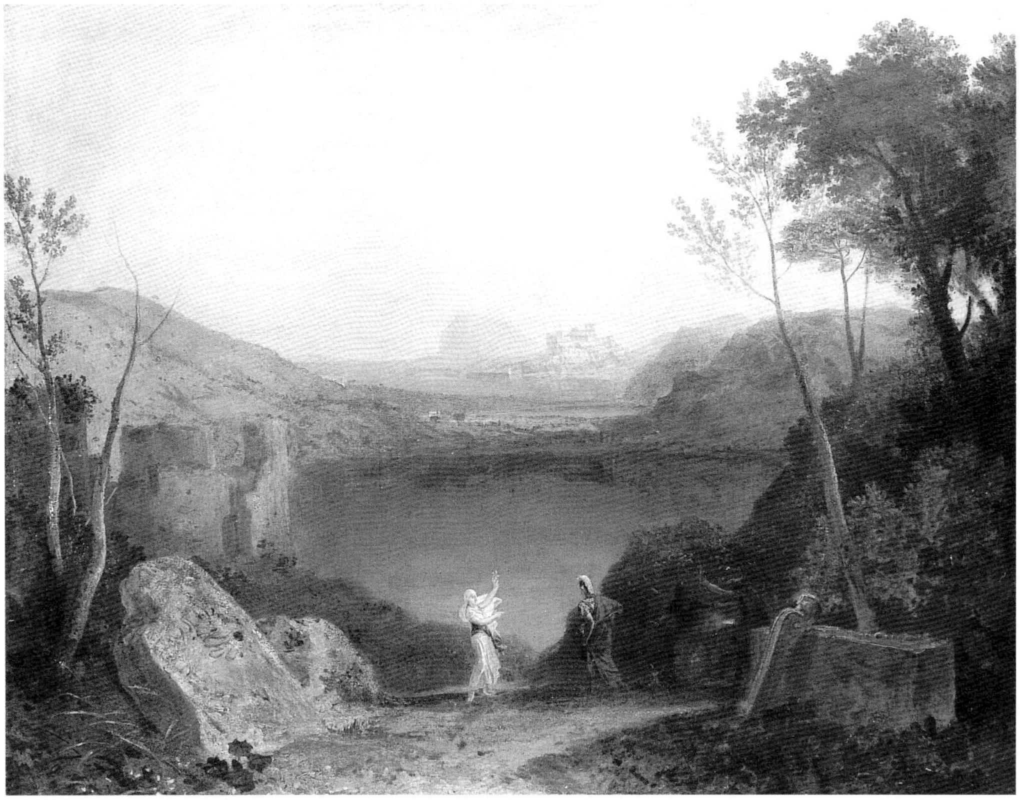

4 William Turner, *Aeneas und die Cumäische Sybille,* 1798. London, Tate Gallery

Bildtitel wird die Gleichwertigkeit der Darstellung der Naturgewalten mit dem historischen Ereigniss offenkundig. In einer bedrohlichen Alpenlandschaft kommt ein gewaltiger Schneesturm auf – winzig klein verliert sich das Heer Hannibals unter dem riesenhaften Wetterleuchten.[16] Nicht der siegreiche strahlende Held Hannibal ist das Thema, sondern die unvorhersehbare Gewalt der Natur. Unheimlich erhellt die Sonne im Gegenlicht die gesamte gespenstische Szenerie. Im Katalog zur Ausstellung der Royal Academy ergänzt Turner erstmals den Bildtitel mit Versen aus seinem niemals veröffentlichten und immer wieder ergänzten Gedicht *The Fallacies of Hope*, und verstärkt mit Worten die Stimmung des Bildes.[17] Die Verse verweisen auf die gesamte inhaltliche Tragweite der Szene – Hannibal wird den Römern unterliegen –, gleichermaßen aber auf die Gewalt der Natur, der der menschliche Ehrgeiz nicht gewachsen ist. Diese Bild hatte großen Erfolg – nicht zuletzt, weil man in dem zum Scheitern veruteilten Unternehmen des karthagischen Feldherrren Hannibal eine Parallele zu den Kriegen Napoleons sieht. Der Vergleich zwischen Hannibal und Napoleon wurde von den Franzosen selbst inauguriert – allerdings mit umgekehrten Vorzeichen: Auf seinem monumentalen Gemälde *Napoleon überquert den St. Bernhard* (Versailles, Musée de Versailles) von 1802 weist Jacques Louis David durch die Inschrift „Hannibal" auf einem Felsblock Napoleon als neuen Hannibal aus; Turner hat dieses Bild wahrscheinlich 1802 in Davids Atelier in Paris gesehen.

Analogien zwischen den Napoleonischen Kriegen und den Kriegen zwischen Rom und Karthago werden im England des frühen 19. Jahrhunderts regelmäßig hergestellt. Auch Turner scheint von Napoleon fasziniert gewesen zu sein. Immer wieder setzt er sich in seinen Bildern mit Napoleon auseinander, sei es als Berichterstatter des aktuellen histo-

16 Die große Bedeutung, die Turner dem Schneesturm gibt – vielleicht war er sogar der Anlaß für dieses Bildthema – spiegelt eine oftmals erzählte Anekdote wider, nach der Turner 1810 am Landsitz Walter Fawkes in Farnley House einen derartigen Schneesturm miterlebt hat, und daraufhin dem Sohn des Hauses ankündigt, dieser würde diesen Sturm nach zwei Jahren als Bild mit dem Titel *Hannibal und seine Armee überqueren die Alpen* wiedersehen – BJ 126 (siehe dazu auch Kommentar zu Tafel 29).

17 Zit. bei BJ 126 und Wilson 1987, S. 109ff.; zu Turners Sicht und Interpretation der historischen Ereignisse siehe BJ 126.

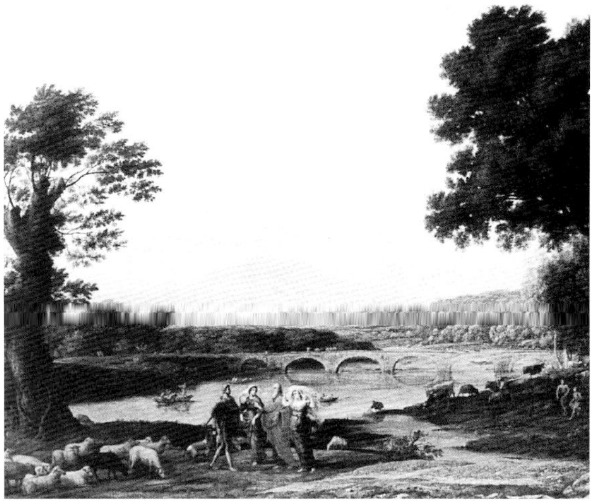

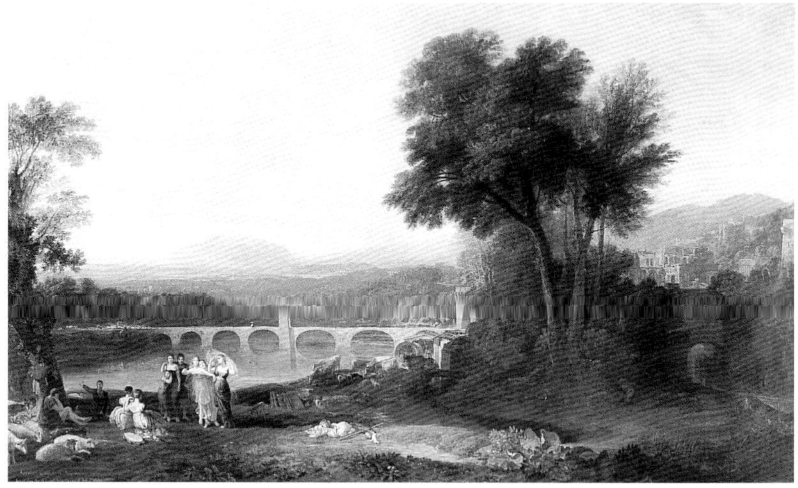

rischen Ereignisses der *Schlacht von Trafalgar* (Tafel 27) oder, in allegorisierter Form, im Bericht vom Aufstieg und Fall Karthagos (Abb. 7, 8). Schließlich erweist er auch dem exilierten, machtlosen Napoleon – allerdings post mortem – seine Reverenz.[18]

Neben der heroisch-sublimen Augenblickslandschaft findet sich bei Turner auch die „klassische, ideale Landschaft" in der Tradition und im Anschluß an Claude Lorrain. Im Gegensatz zu den heroischen Landschaften der *Sintflut* oder des *Hannibal* kennt sie keine abrupten, unvorhergesehenen Wettereinfälle, keine Naturkatastrophen. Diese „klassische" Landschaftskulisse stellt den Hintergrund für eine Reihe mythologischer Szenen in ruhiger, arkadischer Stimmung; sie stellt eine wichtige Komponente in Turners Œuvre dar.

Turners erstes Historienbild in der klassischen Tradition ist *Aeneas und die Cumäische Sibylle. Der Avernersee* (London, Tate Gallery, BJ 34; Abb. 4), das um 1798 entstanden ist. Die Initiative zu diesem Bild geht möglicherweise von Turners Förderer Sir Richard Colt Hoare aus, auf dessen Landsitz in Stourhead Turner den großen Landschaftspark kennenlernt, der um die Mitte des 18. Jahrhunderts im Geiste Claudes angelegt worden ist. Doch selbst wenn Colt Hoare das Bild nicht beauftragt hat,[19] so regte er doch sicherlich Turner zur Auseinandersetzung mit der griechischen und römischen Mythologie an – ebenso wie Turners andere Förderer wie William Beckford, Richard Payne Knight oder auch George O'Brien Wyndham, der Earl of Egremont.[20]

Turners Beschäftigung mit Claude durchläuft verschiedene Etappen, und geht von einzelnen Bildern aus, die Turner in England sehen konnte: Oftmals wird von Turners Ergriffenheit und seinem Gefühl der eigenen künstlerischen Unvollkommenheit angesichts der beiden „Altieri-Claudes" erzählt, die 1799 in den Besitz William Beckfords nach London gelangten: *Die Landschaft mit dem Opfer des Vaters der Psyche an Apollo,* 1663, und *Die Landung des Aeneas in Latium,* 1675 (beide heute bei Lord Fairhaven, Angelsey Abbey). Vor allem aber wird – ebenfalls 1799 – der *Hafen mit der Einschiffung der Königin von Saba* in der Sammlung Angerstein zum Schlüsselbild für Turner. Als Antwort auf dieses Gemälde malt Turner 1815 *Dido erbaut Karthago* (BJ 131; Abb. 7) und vermacht dieses Bild der 1824 gegründeten National Gallery.[21]

18 *Krieg – Das Exil und die Napfschnecke,* 1842. London, Tate Gallery; BJ 400

19 Vermutlich plante Colt Hoare, dieses Bild als Gegenstück zu einer – nicht näher definierten – Landschaft Richard Wilsons in seine Sammlung aufzunehmen. Er kaufte die Turnersche Landschaft jedoch letztlich nicht – dafür aber eine zweite Version davon, die er 1815 bei Turner bestellte (New Haven, Yale Center for British Art; BJ 226) – siehe dazu BJ 34 und BJ 226.

20 Siehe dazu Gage 1981, S. 14ff. und Gage 1987, S. 206ff.

21 Claudes Seehafen war mit der Sammlung Angerstein in die Gründungsmasse des neuen Museums eingegangen, und Turner bestimmte, daß *Dido erbaut Karthago* ebenso wie auch sein Gemälde *Die Morgensonne bricht durch den Dunst; Fischer säubern und verkaufen ihre Fische* (BJ 69) für immer mit Claudes *Hafen mit der Einschiffung der Königin von Saba* und dessen *Mühle* (ebenfalls aus der Sammlung Angerstein) ausgestellt werden sollen.

5 Claude Lorrain, *Laban und seine Töchter*, um 1654. National Trust, Petworth House

6 William Turner, *Apulia auf der Suche nach Apulius*, 1815. London, Tate Gallery

Claudes *Laban und seine Töchter* aus der Sammlung des Earl of Egremont in Petworth (Abb. 5) regt Turner zu wiederholten Übernahmen der Komposition und der Lichtstimmung an, angefangen mit seiner „ersten Claudeschen Übung",[22] dem nach seiner ersten Reise auf den Kontinent ausgestellten *Winzerfest zu Beginn der Weinlese in Macon* (siehe Tafel 23) von 1803. Turner greift die Komposition noch einmal in *Thomsons Aeolischer Harfe* (Manchester; BJ 86) von 1809 auf. Schließlich übernimmt er 1814 *Laban und seine Töchter* fast wörtlich in dem Gemälde *Apulia auf der Suche nach Apulius* (London, Tate Gallery; BJ 128, Abb. 6) anläßlich eines Wettbewerbs der British Institution für das englische Landschaftsbild „das im Hinblick auf Gegenstand und Stil" am besten als Pendant für ein Werk Claude Lorrains geeignet ist.[23]

Seine bedeutendste Hommage an Claude sind die als Bilderpaar gedachten Gemälde *Dido erbaut Karthago – Der Aufstieg des karthagischen Reiches* (1815, London, National Gallery; BJ 131) und *Der Untergang des karthagischen Reiches* (1817, London, Tate Gallery; BJ 135; Abb. 7, 8);[24] Turner läßt sich von Claude Lorrain hier nicht nur in der Komposition anregen; er mag durch ihn auch auf die *Aeneis* Vergils gestoßen sein, aus der Claude vor allem in seinen letzten Jahren immer wieder Sujets aufgegriffen hatte.[25] Die *Aeneis* sollte auch Turner weiterhin begleiten. Die beiden „karthagischen" Bilder sind thematisch aufeinander bezogen: Ihre formale Zusammengehörigkeit ist auch durch die verwandte Szenerie eines antiken Seehafens ersichtlich, vor allem aber durch die thematisierte und allegorisierte Lichtsituation. *Dido erbaut Karthago* zeigt – in helles Gegenlicht der aufsteigenden Morgensonne getaucht, das sich im Wasser des Hafens spiegelt – reges Treiben: Dido ist links vorne zu erkennen, sie scheint sich von einer Gruppe von Baumeistern abzuwenden; vor ihr, mit dem Rücken zum Betrachter, steht ein behelmter Krieger, wahrscheinlich Aeneas. Gleißendes Abendlicht strahlt uns hingegen im *Untergang des karthagischen Reiches* entgegen. Aeneas besteigt sein Schiff, um nach Rom aufzubrechen. Er läßt die am Ufer trauernde Gruppe der Frauen zurück. Die Regsamkeit ist der Trägheit gewichen.[26]

Bedeutsam ist, daß Turner hier zum erstenmal die Idee des Bilderpaares von Claude Lorrain übernimmt: voneinander unabhängige Gemälde, die als Einzelwerke genauso bestehen wie als Paar, jedoch inhaltlich und formal aufeinander bezogen sind. Bei Claude sind die Paare zumeist durch von verschiedenen Seiten einfallendes Morgen- oder Abendlicht, also kaltes oder warmes Licht, miteinander verbunden.[27] Turner verleiht der Lichtführung hier die zusätzliche Bedeutung von Aufstieg und Untergang: Das Morgenlicht steht für den Aufstieg, das Abendlicht für den Untergang Karthagos. Später wird Turner seine Bilderpaare noch durch Gegensätze von Farbwerten – warme gegen kalte Farben – voneinander absetzen.

Mit Bildern wie *Hannibal*, *Dido erbaut Karthago* und *Der Untergang des karthagischen Reiches* aus der Mitte des zweiten Jahrzehnts endet gleichsam Turners „Frühwerk". Mit ihnen hat er an der Royal Academy die Bandbreite seines Schaffens, seine Auseinandersetzung mit den Alten Meistern vorgeführt und dazu seine eigenen Errungenschaften definiert. Es ist ihm gelungen, den Typus der historisierten Landschaft, der „Ereignislandschaft" akademiewürdig zu machen, sie ist von der Kritik anerkannt und vom Publikum geschätzt worden. Turner erreicht in diesen Bildern die Ausgewogenheit zwischen deskriptiven Details und der Stim-

22 „Turners earliest Claudian exercise", Gage 1987, S. 110

23 Wilson 1987, S. 125

24 In seinem ersten Testament von 1829 hatte Turner die beiden Karthago-Gemälde als Vermächtnis an die National Gallery bestimmt; er änderte das Testament jedoch 1830/31 und ersetzte *Der Untergang des karthagischen Reiches* durch *Die Morgensonne bricht durch den Dunst; Fischer säubern und verkaufen ihre Fische.* Dazu siehe Gage 1987, S. 137 und Wilson 1987, S. 162f.

25 Dazu siehe Nicholson 1990, S. 293, Anm. 19.

26 Nach Nicholson (1990, S. 281) wollte Turner das Cliché vermeiden, den Untergang Karthagos durch ruinöse Gebäude zu zeigen; der Verfall der Stadt sollte moralisch, nicht physisch nachvollziehbar sein.

27 Als Beispiele seien genannt: *Hirtenlandschaft bei untergehender Sonne,* 1670, und *Küstenlandschaft bei aufgehender Sonne,* 1674, beide: München, Alte Pinakothek; sowie *Küstenlandschaft mit Apollo und der Cumäischen Sibylle,* 1665, und *Morgenlanschaft mit Diana, Kephalus und Prokris,* beide: Privatbesitz

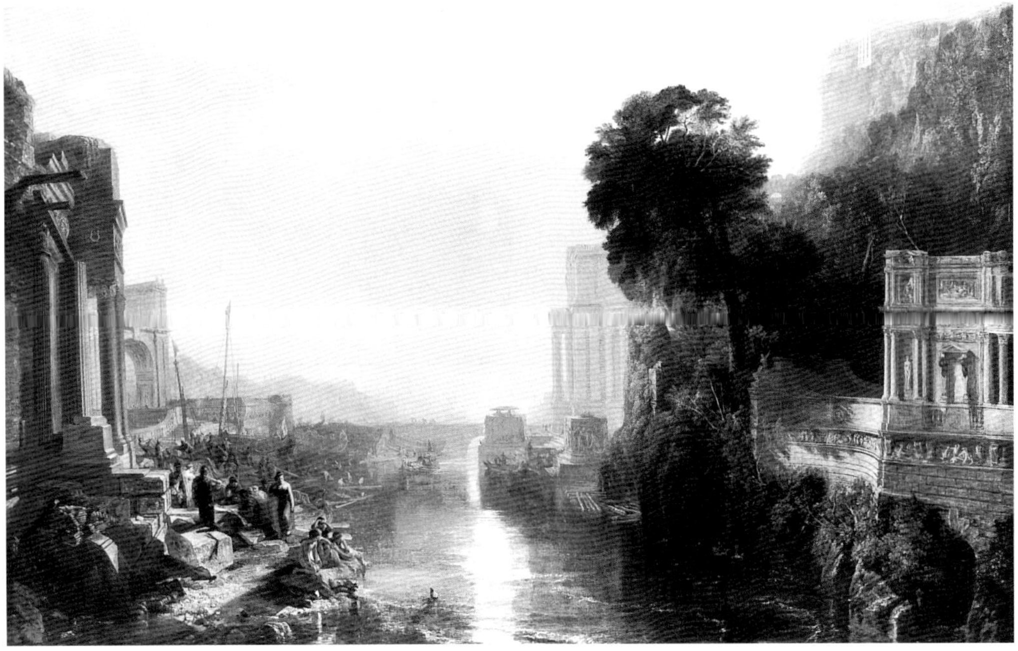

7 William Turner, *Dido erbaut Karthago – Der Aufstieg des karthagischen Reiches,* 1815. London, National Gallery

mungslandschaft im Claudeschen Sinn beziehungsweise einer heroischen, erhabenen Landschaft. Er bleibt also bis dahin den Konventionen, Traditionen und Vorgaben der Royal Academy grundsätzlich verpflichtet.

1819 reist Turner zum ersten Mal nach Italien. Die Reise führt ihn über Turin, Como, Mailand, Verona, Venedig und Bologna nach Rom. Von dort aus besucht er Tivoli und den Süden – Neapel, Pompeji, Sorrent und Paestum. Turner ist von den Stimmungen dieser Landschaft, den mediterranen Farben, zutiefst beeindruckt. Er füllt mehrere Skizzenbücher mit Landschaften und beschäftigt sich auch in den nächsten Jahren vor allem mit diesem Thema. Turners Palette wird heller, wärmer und intensiver im Licht. Mythologisch überhöhte Landschaften werden vorerst nicht mehr aufgenommen.
Erst durch Turners zweite Reise nach Rom 1828 wird sein Interesse an Mythologie wieder geweckt. Zurückgekehrt nach England, malt er 1829 *Odysseus verhöhnt Polyphem* (Tafel 68), ein Höhepunkt in Turners Historienbildern. Schon Ruskin bezeichnet es als zentrales Bild für Turners mittleres Schaffen.[28] In diesem Bild ist Ausgewogenheit zwischen Historie und Landschaft erreicht: Die Landschaft ist topographisch nachvollziehbar – es handelt sich um die Bucht von Baiae an der neapolitanischen Küste –, ebenso gewichtig ist die Schilderung der Naturphänomene. Beide treten jedoch nicht vor die narrative Komponente des Bildes.

Turner und die Naturwissenschaften

Hinzu tritt noch etwas Neues: *Odysseus* scheint das erste Bild zu sein, in dem aktuelle Erfahrungen der Naturwissenschaften ihren Niederschlag finden. Haben seine frühen Förderer – Richard Colt Hoare, Richard Payne Knight, Wiliam Beckford – Turner zu

28 Ruskin 1856, 13:136–9; zur Deutung von *Odysseus verhöhnt Polyphem* siehe Gage 1969, S. 128 ff.

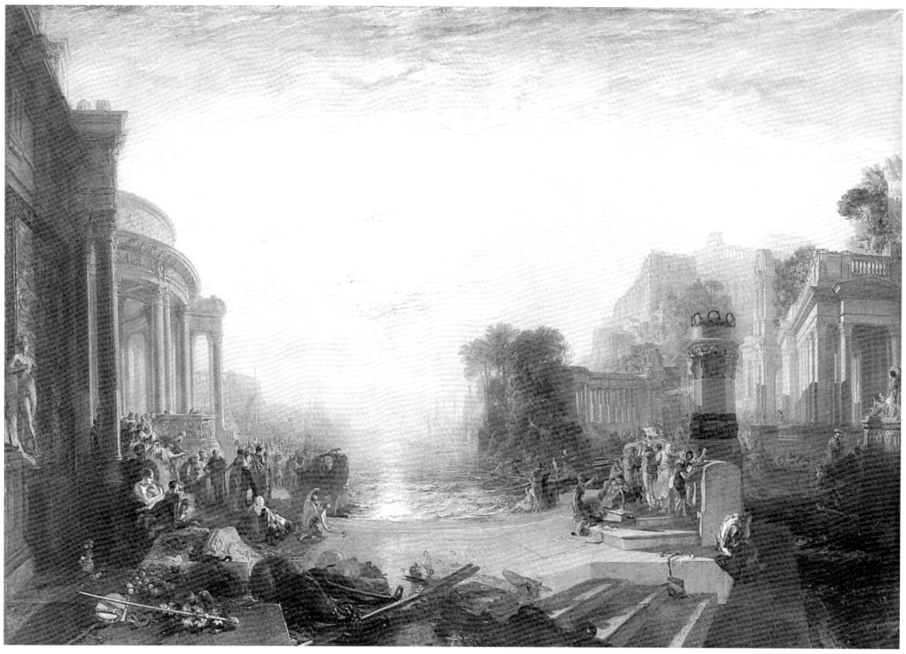

8 William Turner, *Der Untergang des karthagischen Reiches,* 1817.
London, Tate Gallery

einer vertieften Beschäftigung mit der Antike geführt, so kommt der Anstoß zur Auseinandersetzung mit der zeitgenössischen Forschung aus dem Kreis von Turners Freunden, Kollegen an der Royal Academy oder auch von den Wissenschaftlern, die er in seinem Club kennengelernt hat.[29]

Im *Odysseus* sind es die Erkenntnisse und Theorien des Chemikers Sir Humphrey Davy über den Vulkanismus, dazu Davys Forschungen über die Folgen des Einfließens des Meeresstroms in die glühende Lava der Vulkane, die er mit dem Hobby–Geologen und Alpinisten Grandville Penn geteilt hat.[30] Turner verkehrt – wohl eingeführt durch seinen Freund, den Bildhauer Francis Chantrey – in der Geological Society, wo die Entstehung und das Alter der Erde heftig diskutiert werden. Penn sucht auch die Wahrhaftigkeit der biblischen Sintflut gegenüber andersartigen modernen Erkenntnissen zu verteidigen. Nach rezenten fossilen Funden wird auch das mögliche Überleben der Dinosaurier nach der Sintflut besprochen; Turners *Der Abend vor der Sintflut* von 1843 ist sicherlich von diesen Diskussionen angeregt (Tafel 100).[31] Durch Chantrey macht Turner auch die Bekanntschaft der Faraday-Schülerin Mary Sommerville, die sich mit Forschungen über das Sonnenspektrum beschäftigt.[32] Sommervilles Traktat *On the Connection of Physical Sciences* über die Grenzen des Meßbaren in den Naturwissenschaften hat wohl die „Umwidmung" von Turners *Brunnen der Trägheit* zum *Brunnen der Täuschung* zur Folge (Tafel 96). Auch in anderen Bildern zeigt sich Turners Interesse für jene Naturwissenschaften, die in direkter Verbindung mit der Malerei stehen: Chemie, physikalische Optik, die Auseinandersetzung mit Licht und Farbe. Mit dem Chemiker, Pigmenthersteller und Farbtheoretiker George Field hat Turner zumindest seit den frühen zwanziger Jahren Kontakte, auch mit dem Physiker Michael Faraday ist er wahrscheinlich seit dieser Zeit befreundet; Turner hat Faraday vermutlich im Athenaeum kennengelernt, wo er auch die Bekanntschaft des Fotografen J. J. E. Mayall macht. Turner suchte ihn in den vierziger Jahren öfter in seinem Londoner Studio auf. Von den Möglichkeiten der Fotografie war Turner fasziniert, lehnte aber die

29 Gage 1987 S. 219ff.; Früh–Jenner 1991, S. 98ff.

30 Turner war Davy sicherlich bereits 1818 in Rom begegnet, er besuchte später auch regelmäßig in London seine Vorlesungen; dazu Gage 1987, S. 211ff., und 219 ff.

31 Gage, 1987, S. 22, verweist darauf, daß der Oxforder Geologie–Professor William Buckland 1843 Turner ein – nicht näher genanntes – „Thema" für ein Bild vorschlug. Dies könnte möglichweise in Zusammenhang mit Turners Wiederaufnahme des *Sintflut*-Themas stehen: Buckland war ein Förderer Charles Lyells, der die These vertrat, die Ichthyosaurier hätten die Sintflut überlebt und fristeten irgendwo unerkannt ihr Dasein. In seinem *Abend der Sintflut* stellt Turner den Ichthyosaurier als eines der der Arche Noah zustrebenden Tiere dar (Tafel 100).

32 Gage 1987, S. 222 und Anm. 56, 57

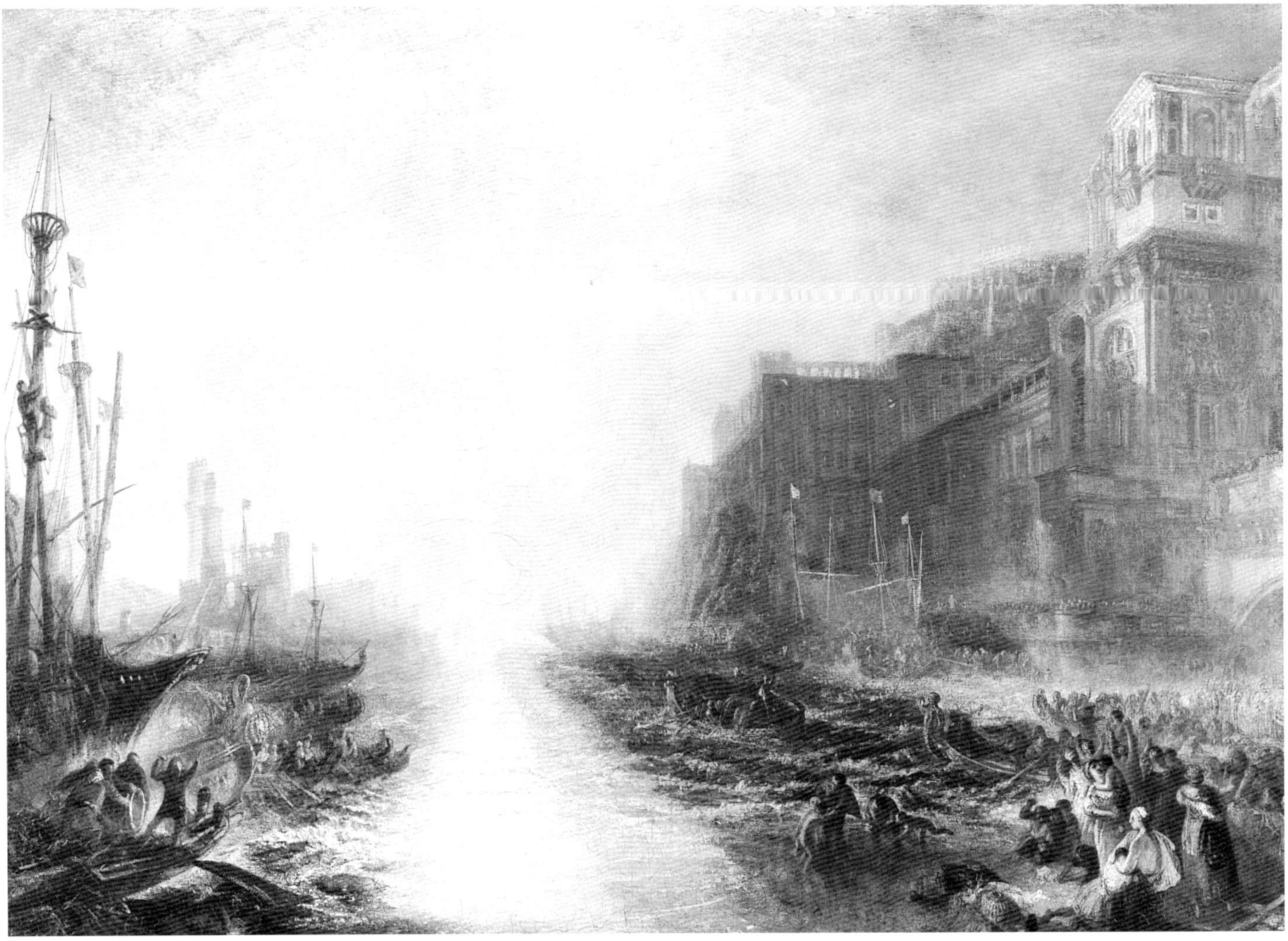

nicht nur praktische Konsequenz dieser technischen Neuerung ab und bedauerte, daß „wir wie Landstreicher mit einer Blechdose durch die Gegend gehen (werden), statt mit dem Skizzenbuch unter dem Arm."[33]

Natürlich besaß Turner die Übersetzung der Goetheschen *Farbenlehre,* die sein Freund Charles Eastlake 1840 publiziert hatte; sie regte ihn wohl auch 1843 zu *Licht und Farbe (Goethes Theorie) – Der Morgen nach der Sintflut – Moses schreibt das Buch Genesis* an (BJ 405)[34] – sowie möglicherweise auch zur Lichtführung in den anderen Bilderpaaren, die er zwischen 1841 und 1846 in der Royal Academy ausstellte. Auch mit der Newtonschen Lehre von der materiellen Substanz von Licht und Farbe war Turner vertraut, und damit auch mit der Erkenntnis, daß Licht durch das dichteste und kompakteste Pigment – das Bleiweiß – darzustellen ist.[35]

Einen kühnen Versuch reines Licht darzustellen unternimmt Turner 1837 in dem von einer Claudeschen Hafenansicht angeregten *Regulus* (London, Tate Gallery; BJ 294; Abb. 9), der „Darstellung" von der Blendung des römisch-karthagischen Unterhändlers, dem zur Strafe für seine gewollte Unfähigkeit, einen Gefangenenaustausch zu verhandeln, von den Karthagern die Augenlider abgeschnitten wurden und der direkt und ohne Schutz

33 „We shall go about the country with a box like a tinker, instead of a portofolio under our arm." Zit. nach Gage, 1987, S. 229

34 Dieses Bild aus der Sammlung des Turner Bequest in London (TB 48) wurde gemeimsam mit *Schatten und Dunkelheit – Der Abend vor der Sintflut* (BJ 404; TB 47) während der Ausstellung *Goethe und die Kunst* in Frankfurt 1994 gestohlen; der Verbleib der beiden Bilder ist noch immer unbekannt.

35 Gage 1987, S. 92 und S. 226

in die gleißende Sonne schauen mußte. Wir sehen nur das gleißende Licht, das Turner durch den dicken, massiven Auftrag von weißen Farbpigmenten materialisiert. Regulus selbst ist nicht wiedergegeben. Turner geht es hier offenbar um den Effekt der Blendung, um die Thematisierung der Lichtgewalt, vor der der historische Vorwand buchstäblich verschwindet.

9 William Turner, *Regulus*, 1837. London, Tate Gallery

Auch die Neuerungen der Technik verarbeitet Turner in seinen Bildern: Die Erfindung des Dampfschiffs in dem grandios–phantastischen Dampfer *Ariel* von 1842 (Tafel 98), oder die Eisenbahn, deren Geschwindigkeit zu erfahren Ingenieur Brunel Turner 1841 eingeladen hat: In *Regen Dampf und Geschwindigkeit* von 1844 (London, National Gallery; BJ 409) setzt Turner dieser Fahrt ein Denkmal, kontrastiert das Symbol der Industrialisierung – die Eisenbahn – mit dem pflügenden Bauern und einem winzigen vor der dampfenden Lokomotive davonrasenden Hasen als Symbole des untergehenden Zeitalters der Landwirtschaft und der Zerstörung der Natur. Genauso krass in der Gegenüberstellung ist das Schicksal des stolzen Dreimasters *Téméraire*, der von einem kleinen Dampfschiff abgeschleppt werden muß, um abgewrackt zu werden.[36] Hofmann weist in diesem Zusammenhang darauf hin, daß für Turner „Industrie und technischer Fortschritt den Januskopf von Bedrohung und Beglückung" zeigten, genauso wie er in seinen großen Kulturlandschaften – und Historienbildern – immer wieder Größe und Verfall einander gegenüberstellte (Abb. 7, 8).[37]

„The Mystic shell of Colour"

Ab den späten dreißiger, und vor allem in den vierziger Jahren gelangt Turner zu einer Form der Mystifizierung des Sujets, die er schon 1811 bei Rembrandt bewundert hat: In einer seiner Vorlesungen spricht er über Rembrandts „mystische Farbhülle", die „einen mysteriösen Zweifel" über die einfachen, die gewöhnlichen Dinge ausbreite, und die zu durchbrechen ein Sakrileg sei.[38] Turner macht Rembrandt damit – wie Hofmann es formuliert – „zu seinem Verbündeten."[39]

Turner bleibt aber selbst bei einer Darstellungsform, die es gestattet, die Historie eindeutig zu identifizieren. Dies gilt für Bilder, die eine klassisch-ideale Stimmung zeigen – wie *Der Goldene Zweig,* 1834 (London Tate Gallery; BJ 355) oder *Apollo und Daphne,* 1837 (London Tate Gallery; BJ 369) – und auch für solche, deren Sujet einen dramatischen nächtlichen Sturm erfordert, wie der *Abschied von Hero und Leander,* 1837 (London; National Gallery; BJ 370).

Erst Ende der dreißiger Jahre ändert sich dieses Gleichgewicht. Nur bei genauem Hinsehen geben Bilder wie *Anfänge des Christentums – Flucht nach Ägypten* (Tafel 97 und Abb. 10), *Der Abend vor der Sintflut* (Tafel 100) oder der *Aufbruch der Flotte* (Tafel 101) ihre Geschichte preis. Sie erscheinen zuallererst als diffuse Landschaftsbilder, erfüllt mit der Darstellung der Morgenröte, eines archetypischen Sturmes oder des gleißenden Abendlichtes über dem Meer. Angesichts dieser Bilder muß die Frage „Historie als Vorwand?" immer deutlicher gestellt werden. Eine genaue Sicht auf Turners späte Bilder zeigt, daß sich hinter diesem dunstigen Schleier aus Farbe und Atmosphäre in vielen Fällen eine komplexe Ikonographie verbirgt.

36 *Das Kriegsschiff Téméraire wird zu seinem letzten Ankerplatz geschleppt, um abgewrackt zu werden,* 1838. London, National Gallery; BJ 377

37 Hofmann 1996, S., 681

38 Zit. nach Hofmann 1989, S. 185

39 Hofmann 1996, S. 365

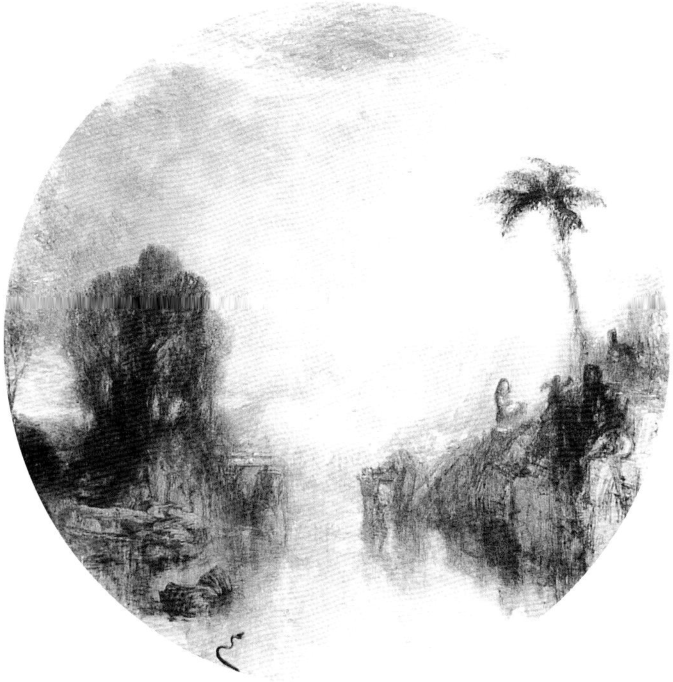

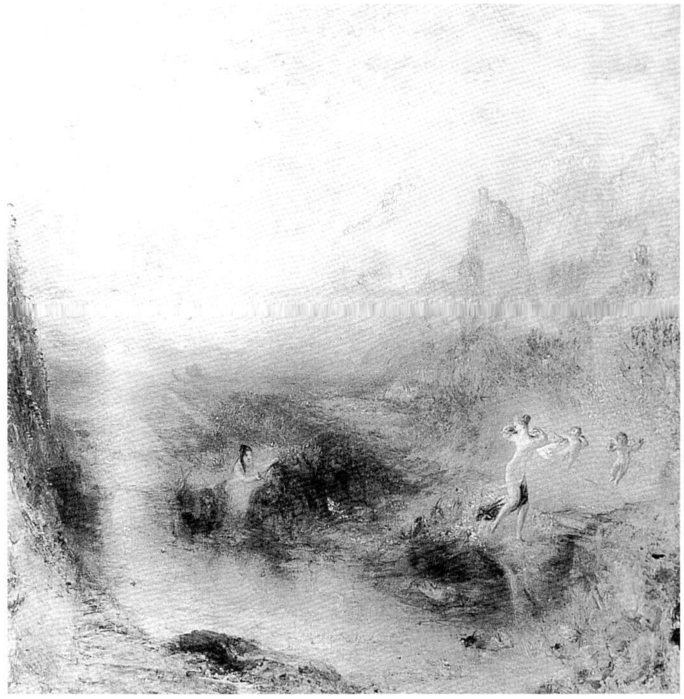

In den Jahren 1841 bis 1846 stellt Turner an der Royal Academy vier Paare mit mythologischen, biblischen und historischen Sujets aus. Turner hat seit den beiden großen Karthago-Bildern immer wieder das Konzept der Bilderpaare aufgegriffen, Bilder inhaltlich gegenübergestellt, aber sie auch in ihren Farbwerten und der Lichtführung kontrastiert.[40] Die späten Bilder erscheinen aus verschiedenen Gründen bemerkenswert: Sie sind alle rund, bzw. quadratisch und zudem im Verhältnis zu Turners anderen ausgestellten Bildern relativ klein. Die Themen der Pendants ergänzen und erweitern einander, sie sind jedoch auch formal aufeinander bezogen: Jeweils ist ein Bild in einer warmen Farbe und das Pendant in einer kalten Farbe gehalten. Turner hat die Paare offensichtlich nicht in Bezug auf die Chronologie ihrer zwei Themen in den Ausstellungen vorgestellt, sondern ist dabei von ästhetischen Gesichtspunkten ausgegangen – immer stellt Turner das Bild mit den kühleren Farben voran.[41]

Das erste 1841 ausgestellte Bilderpaar ist *Anfänge des Christentums – Flucht nach Ägypten* (Tafel 97) und *Glaukus und Skylla* (Fort Worth, Kimbell Art Museum; BJ 395; Abb.10, 11). Gegen die kühlen, blaugrauen Farben von *Anfänge des Christentums* setzt Turner in der mythologischen Flucht der Seenymphe Skylla vor dem Liebeswerben des Meergottes Glaukus gleißende Rot- und Goldtöne. Der inhaltliche Zusammenhang der beiden Bilder ist durch die Flucht gegeben. Eine weitere Bedeutungsebene erschließt sich durch den Titel *Anfänge des Christentums.* Der strahlend leuchtende Stern, der die Heilige Familie auf der Flucht nach Ägypten leitet, weist auf das biblische Thema. Das helle, klare Licht des Christentums wird der leuchtenden Abendsonne der paganen Welt gegenübergestellt. Der Untergang des Heidentums und der Aufstieg des Christentums ist mit Hilfe der von Turner seit den beiden Karthago-Bildern immer eingesetzen Lichtwerte der unterschiedlichen Tagesstimmungen auf eine allegorische Ebene gehoben.

40 Zu diesen Paaren gehören etwa *Modernes Italien – die Pifferari,* 1838 (Glasgow, Art Gallery; BJ 374) und *Altes Italien - Ovid wird aus Rom verbannt,* 1838 (Privatbesitz; BJ 375) und *Das Alte Rom – Agrippina landet mit der Asche des Germanikus,* 1839 (London, Tate Gallery; BJ 378) und *Das Moderne Rom – Campo Vaccino,* 1839 (Earl of Rosebery; BJ 379).

41 Das können wir aus der Reihenfolge schließen, in der die Bilder in den Katalogen der Royal Academy aufgeführt sind; einzelne dieser Bilder waren vermutlich ursprünglich in einem oktogonalen Format geplant, was in unserem Zusammenhang jedoch nebensächlich ist; siehe jeweils dazu die Erläuterungen bei den entsprechenden Nummern von BJ.

10 William Turner, *Die Anfänge des Christentums – Flucht nach Ägypten* (Tafel 97)

11 William Turner, *Glaukus und Skylla*. 1841. Fort Worth, Kimbell Art Museum

Das zweite Bilderpaar – 1842 gezeigt – ist *Friede -Bestattung zur See* und *Krieg – Das Exil und die Napfschnecke* (Tafel 99 und London, Tate Gallery; BJ 400). Wiederum ist das „kühle" Bild im Katalog der Royal Academy zuerst genannt: Es zeigt die Seebestattung von Turners Malerkollegen und Freund David Wilkie vor Gibraltar. Das Pendant ist eine ambivalente Hommage an den exilierten Napoleon auf St. Helena. In den Versen aus Turners *Fallacies of Hope*, die der Maler dem Bild beigab, heißt es: „Ah, Deine Schale ist wie / des Soldaten nächtlicher Biwak, allein / in einem blutigen See / aber du kannst dich mit deinen Kameraden vereinen." Sollen diese Verse Ausdruck von Turners Trauer über Wilkies Schicksal sein, dem ein öffentliches Begräbnis – also die „Vereinigung mit den Kameraden" – versagt blieb, während Napoleon kurz zuvor (1840) mit großem Pomp nach Frankreich überführt und im Invalidendom beigesetzt worden war? Oder bedeutet das Bild eine Anspielung auf die Vergänglichkeit auch des großen Napoleon, der meditierend gegen einen feurigen Sonnenuntergang gestellt ist – sein Spiegelbild droht im nassen Sand wie eine Fata Morgana zu verschwinden. Ob die Verse Turners sich nun auf Napoleon beziehen – der damit in etwas abfälliger Weise in Bezug zur Napfschnecke gesetzt würde oder ob Napoleon selbst zur Napfschnecke spricht, bleibt offen.[42]

Vermutlich angeregt durch Eastlakes Übersetzung der Goetheschen *Farbenlehre* malt Turner 1843 das Bilderpaar *Schatten und Dunkelheit – Der Abend vor der Sintflut* und *Licht und Farbe (Goethes Theorie) – Der Morgen nach der Sintflut – Moses schreibt das Buch Genesis* (BJ 404 und BJ 405),[43] ein elementarer Kreislauf von Entstehen und Untergang, von ewig sich erneuerndem Licht aus dem Dunkel. Entsprechend der *Farbenlehre* teilt Turner die Farben in warme Plus-Farben (Rot, Gelb) und kühle Minus-Farben (Blau, Grau) und ordnet sie den entsprechenden Phasen des Lebenszyklus' zu: dem untergehenden Bereich, dem *Abend vor der Sintflut,* die gedämpften Minus-Farben, und dem aufsteigenden Element, dem *Morgen nach der Sintflut,* die strahlenden Plus-Farben.[44]

Das letzte Paar zeigt Turner 1846: *Undine überreicht Masaniello, dem neapolitanischen Fischer, den Ring* und *Der Engel, der in der Sonne steht* (beide: London, Tate Gallery; BJ 424 und BJ 425; Abb. 12, 13). In diesen Bildern ist der Farbgegensatz am geringsten ausgeprägt. In *Undine* kombiniert Turner zwei verschiedene Geschichten – die von der Nymphe Undine, die sich durch Vermählung mit einem Sterblichen eine christliche Seele und damit Erlösung erhofft, wozu sie den Fischer Matteo erwählt, der jedoch eine Sterbliche heiratet und Undine enttäuscht. Turner ersetzt Matteo durch den historischen Fischer Masaniello, der 1647 eine Revolte gegen die spanische Herrschaft anführte und dabei ermordet wurde.[45] Nach Briggs Wallace zeigt dieses Bild den Zynismus Turners, da er darin Rettung für eine verlorene Seele durch einen Todgeweihten vorspiegelt.[46] Könnte Undines erfolglose Suche nach Erlösung ein Gleichnis für Turners eigene negative Einstellung zur christlichen Heilslehre sein, die sich gegen Ende seines Lebens noch verstärkte? Der Hoffnungslosigkeit in dieser Allegorie entspricht in ihrer Ausweglosigkeit das Pendant *Der Engel, der in der Sonne steht.* Das Bild des apokalyptischen Engels ist im Katalog der Royal Academy von den entsprechenden Versen der *Apokaylypse* begleitet (19, 17–18).[47] Turner illustriert diese Verse durch den Engel mit dem Schwert im Mittelpunkt eines großen, atmosphärischen Wirbels, in den alttestamentliche Greueltaten eingewoben sind: Kain und Abel – von den Eltern Adam und Eva betrauert –, Judith und Holofernes, Samson und Dalila.

42 Briggs Wallace 1979, S. 112 und Gage 1987, S. 150

43 Diese beiden Bilder aus dem Turner Bequest der Londoner Tate Gallery (TB 47 und TB 48) wurden 1994 während der Ausstellung *Goethe und die Kunst* in Frankfurt gestohlen; ihr Verbleib ist weiterhin unbekannt.

44 Zur komplexen Ikonographie dieser Bilder siehe u.a.: Gage 1969, S. 173 ff.; Hofmann 1976, S. 205 ff.: Müller-Tamm 1994, Nrn. 379 und 380; Hofmann 1996, S. 368 ff.

45 Die Geschichten von Undine und Masaniello waren dem Londoner Publikum durch zahlreiche Ballet- und Theaterproduktionen seit den späten zwanziger Jahren bekannt; 1845 allerdings wurden erstmals beide Geschichten in einer Saison inszeniert. Briggs Wallace 1979, S. 114 und Gage 1987, S. 197

46 Briggs Wallace 1979, S. 115

47 „Und ich sah einen Engel in der Sonne stehen, der rief mit lauter Stimme allen Völkern zu, die inmitten des Himmels hinflogen: Herbei, sammelt euch zu dem großen Mahle Gottes, daß ihr fresset das Fleisch der Könige, und das Fleisch der Heerführer, und das Fleisch der Helden, und das Fleisch der Rosse und ihrer Reiter, und das Fleisch aller Freien und Knechte, Kleinen und Großen."

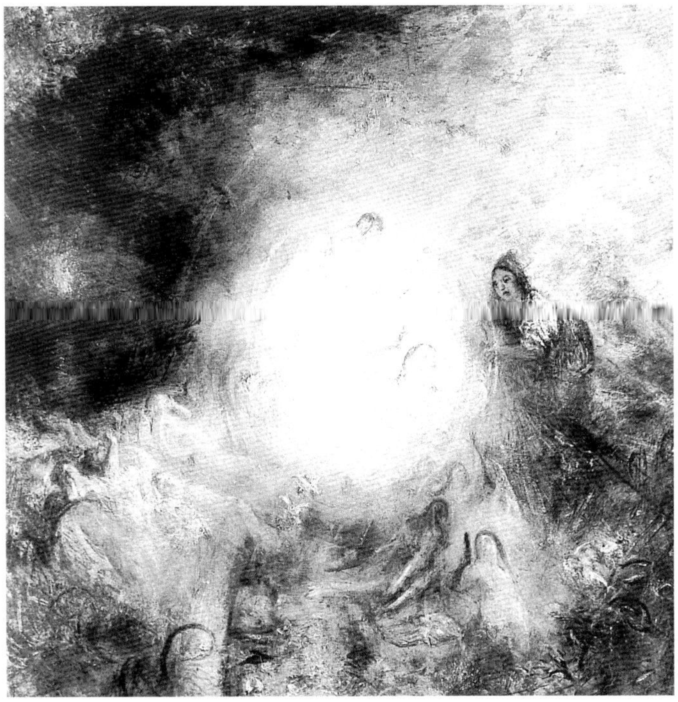

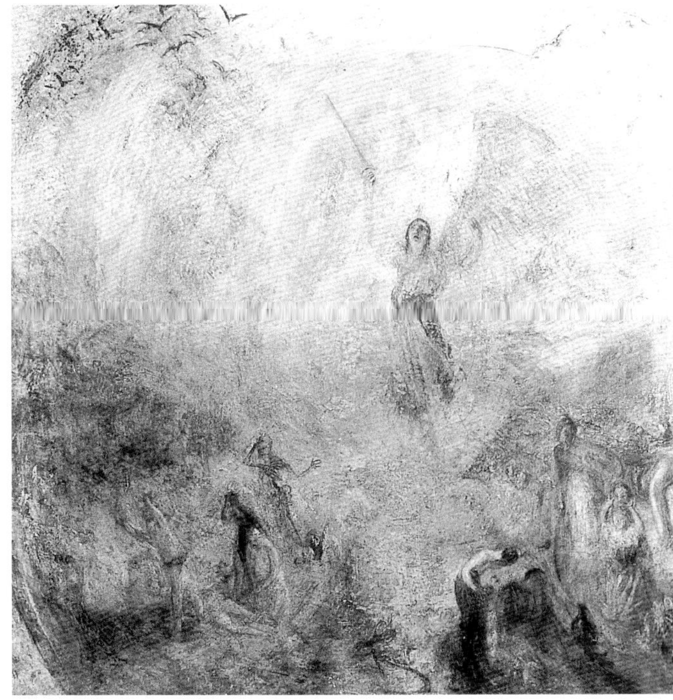

12 William Turner, *Undine überreicht Masaniello, dem neapolitanischen Fischer, den Ring,* 1846. London, Tate Gallery

13 William Turner, *Der Engel, der in der Sonne steht.* 1846. London, Tate Gallery

Turner bedient sich hier einer offensichtlich höchst individuellen, ja hermetischen Ikonographie – sind die Bilderpaare als großangelegtes Gleichnis von Turners pessimistischer Lebensauffassung, nach der allein der Tod im Zyklus des Lebens zu einer Wiedergeburt führen könne, zu sehen?[48]

Das Verhältnis Landschaft zu Historie, soweit man hier überhaupt noch von Historie sprechen kann, stellt sich in diesen Bildern sehr unterschiedlich dar. Turner vermeidet jede traditionelle narrative Ebene im Sinne einer nachvollziehbaren Erzählung. Gewaltige Wirbel und Kreise – für Turner seit *Schneesturm. Hannibal und seine Armee überqueren die Alpen* Ausdruck der Bedrohlichkeit und Uneinschätzbarkeit der Naturgewalten, dominieren die beiden Sintflut-Bilder und auch das letzte der Bilderpaare. Der Betrachter scheint in einen Strudel von Ereignissen gezogen, die das Gegenständliche weit hinter sich gelassen haben.

In seinen allerletzten Historienbildern von 1850 kehrt Turner zu seinen Anfängen als Historienmaler zurück. Er stellt vier zusammenhängende Bilder aus der Geschichte von Dido und Aeneas in der Royal Academy aus – das Thema aus der antiken Mythologie, das ihn genauso wie sein Vorbild Claude, immer wieder beschäftigt hat: *Merkur, ausgesandt um Aeneas zum Aufbruch zu mahnen* (Abb. 14), *Aeneas erzählt Dido sein Schicksal, Der Besuch des Grabes* und *Der Aufbruch der Flotte* (alle London Tate Gallery, bis auf *Aeneas erzählt Dido sein Schicksal,* das verloren ist; BJ 429–432; Tafel 101). Die künstlerisch enge Verbindung dieser Bilder zu Claude Lorrain und die mit ihr ausgedrückte Verehrung Turners für diesen wurde oftmals besprochen. Turner nimmt wieder die Kompositon des mediterranen Seehafens auf,

48 Briggs Wallace 1979, S. 116; eine umfassende schlüssige Deutung der vier Bilderpaare steht noch aus.

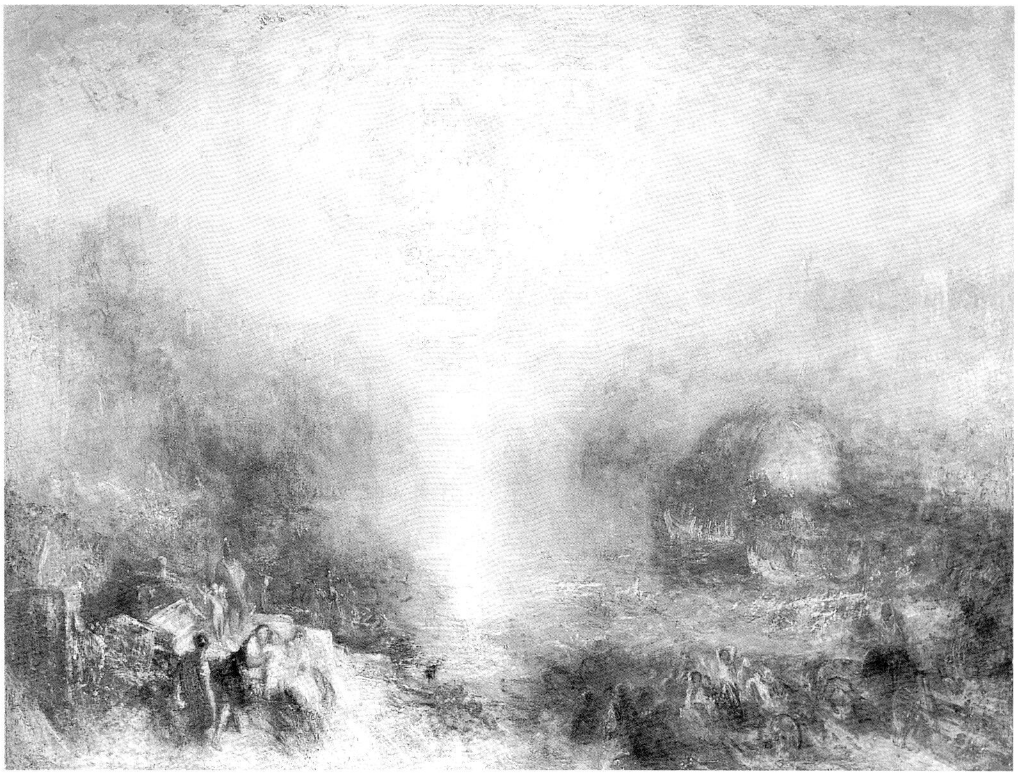

14 William Turner, *Merkur, ausgesandt um Aeneas zum Aufbruch zu mahnen,* 1850. London, Tate Gallery

verbirgt die Geschichte nun jedoch völlig hinter einem Dunst aus Farben und Licht. Der Gegenstand, „Vorwand" der Bilder, ist zwar definiert – Turner ergänzt jeden Bildtitel mit Versen aus den *Fallacies of Hope* –, doch ist er in der Atmosphäre bis fast zur Unkenntlichkeit aufgelöst. Nur durch summarisch angedeutete Körperhaltungen oder Gesten wird etwa die Überraschung des Aeneas beim Besuch des Merkur oder die Betroffenheit der Dido bei Aeneas' Abreise erahnbar. Turner vermittelt den Inhalt der Geschichte nur durch Licht und Stimmung.

Turner gelangt im Lauf seines Werkes von der empirischen Darstellung mythologischer, biblischer und historischer Themen zu allegorischen Interpretationen, die die Historie hinter der Schilderung der Atmosphäre weit zurückstellen. Turner bedient sich zudem in seinen späten Historienbildern einer sehr eigenwilligen und persönlichen Ikonographie, die von der breiten Öffentlichkeit genausowenig auflösbar ist wie die optische Erscheinung dieser Gemälde. Auffallend ist dabei, daß Turner für seine Ausstellungen in der Royal Academy doch immer wieder auf das Historienbild zurückgreift – obwohl eine Legitimation seiner Bilder im traditionell-akademischen Sinn wohl nicht mehr notwendig ist. Er erläutert seine oft phantastischen und sehr ausführlich erklärenden Bildtitel außerdem noch durch Verse aus den *Fallacies of Hope,*[49] will also offensichtlich bei diesen Gemälden auf den Bezug zur literarischen Grundlage nicht verzichten – auch wenn gerade diese hermetisch erscheint. Anders kann sein Satz „Wir können keine guten Maler sein ohne ein *bißchen* Poesie."[50] nicht interpretiert werden. Die anfangs gestellte Frage „Historie als Vorwand?" muß so gesehen ohne Antwort bleiben.

49 Inwiefern diese ausführlichen Bildtitel vielleicht von Turner auch dazu gedacht waren, der heftigen Kritik an seiner, auf den ersten Blick das Gegenständliche hinter sich lassenden Malweise durch konkrete Bezeichnung des Dargestellten entgegenzuwirken, sei dahingestellt.

50 „We cannot make good painters without some aid from poesy." Zit. nach Gage 1987, S. 205

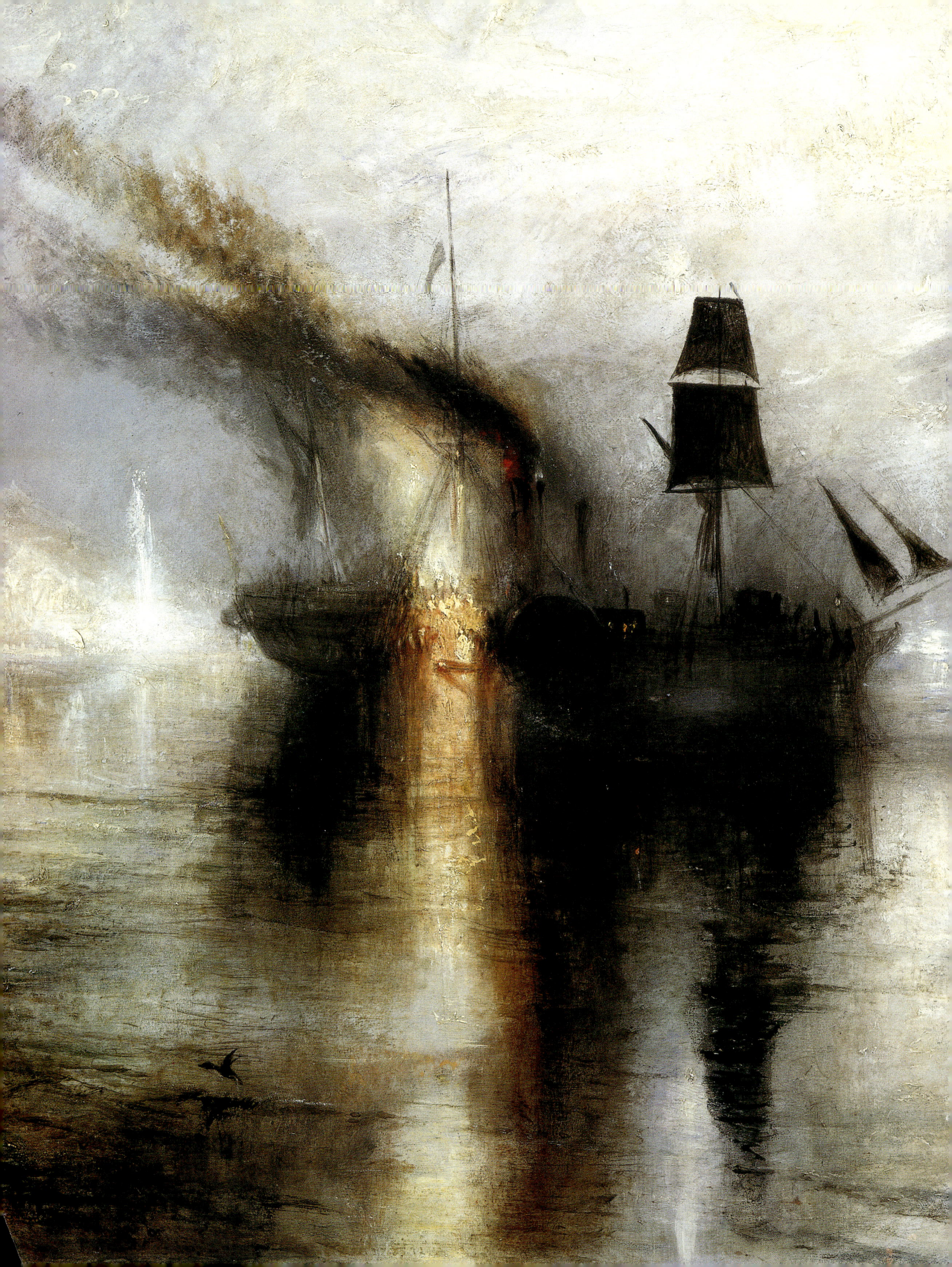

Wolfgang Häusler

Fallacies of Hope

Turners Kunst und die Revolutionen seiner Epoche

„Roll', tiefer, blauer Ozean, roll' heran,
Durch den umsonst zehntausend Flotten streichen!
Mit Trümmern deckt der Mensch der Erde Plan -
Die Küste hemmt ihn. In des Wassers Reichen
Schaffst du die Wracke, und es bleibt kein Zeichen
Der Menschenwut, kein Schatten - das nur bleibt,
Wenn er, dem Regentropfen zu vergleichen,
Ein Schatten selbst, ob er sich röchelnd sträubt,
Vergessen, ohne Sarg und Grab, zur Tiefe treibt ...

Kriegsflotten, die mit Donnerkraft erschüttern
Der Städte Felsenmauern, daß erbeben
Die Völker und des Landes Fürsten zittern -
Eich'ne Leviathans, die stolz sich heben
Und ihrem Herrn aus Staub den Namen geben,
Des Herrn von dir, des Herrschers in der Schlacht -
Sie sind dein Spielwerk! Flockengleich verschweben,
Zergehn in deiner Gischt sie, der die Pracht
Armadas, wie den Raub Trafalgars schwinden macht."

Byron, *Childe Harolds Pilgrimage*[1]

William Turner, *Friede – Bestattung zur See* (Ausschnitt aus Tafel 99)

Turners Lebensdaten korrespondieren mit dem Zyklus, den die bürgerliche Revolution durchlief. Als der Vierzehnjährige als Stipendiat der Royal Academy aufgenommen wurde, setzte die Große Revolution der Franzosen jenen Prozeß der politischen Emanzipation des Bürgertums in Bewegung, der seit 1789 den Kreislauf von Konstitutionalismus, Demokratie und Diktatur durchmaß und nicht nur im französischen Mutterland, sondern in ganz Europa die modernen Nationen entstehen ließ. Der Dritte Stand schuf eine neue Welt nach seinem Ebenbild – über den liberalen Kompromiß hinaus meldeten die Revolutionen von 1830 und 1848/49 den Anspruch der Völker auf Teilnahme an der verheißenen Freiheit und Gleichheit an. Kapitalismus und Weltverkehr trugen die Ideen der europäischen Revolution um den Erdball. Noch in seinem Todesjahr 1851 nahm der greise Künstler Anteil an den Vorbereitungen für die Londoner Weltausstellung, die den „Works of Industry of all Nations" gewidmet war.

Hatte die politische Revolution ihr Zentrum in Frankreich, begann die technisch-industrielle Revolution von England aus ihren Siegeszug. Ohne Rücksicht auf Traditionen brach sich die Revolution des Dampfes mit den Kraftmaschinen und Verkehrs-

1 Canto IV, 179, 181

mitteln des neuen Zeitalters Bahn. Turners Gemälde *Regen, Dampf und Geschwindigkeit* von 1844 nimmt das Wort von Karl Marx in den *Klassenkämpfen in Frankreich* vorweg: „Die Revolutionen sind die Lokomotiven der Geschichte."

Turners Rang als Künstler gründet sich in dieser Dynamik, die mit bisher unerhörten Mitteln der Mobilität und Kommunikation die Erde eroberte. „Die Bourgeoisie hat in ihrer kaum hundertjährigen Klassenherrschaft massenhaftere und kolossalere Produktionskräfte geschaffen als alle vergangenen Generationen zusammen. Unterjochung der Naturkräfte, Maschinerie, Anwendung der Chemie auf Industrie und Ackerbau, Dampfschiffahrt, Eisenbahnen, elektrische Telegraphen, Urbarmachung ganzer Weltteile, Schiffbarmachung der Flüsse, ganze aus dem Boden hervorgestampfte Bevölkerungen – welch früheres Jahrhundert ahnte, daß solche Produktionskräfte im Schoß der gesellschaftlichen Arbeit schlummerten" – diese Sätze des *Manifests der Kommunistischen Partei* vom Vorabend der Revolution von 1848 fassen zusammen, wofür Turners Malerei gültigen Ausdruck fand.

Daß mit diesem Prozeß der technisch-ökonomischen und politisch-sozialen Doppelrevolution auch die Widersprüche der modernen Klassengesellschaft entstanden und nun auch der Vierte Stand, das Industrieproletariat, wie einst das Bürgertum seinen Anspruch auf Menschenrecht und Volkssouveränität unüberhörbar anmeldete, lag außerhalb des Kreises von Turners Wahrnehmung, wenngleich manche Bilder, wie etwa die Auseinandersetzung mit dem Brand der Houses of Parliament, diesen Konflikt anzudeuten scheinen.

Turner war gewiß kein Revolutionär in dem Sinne, daß er wie einige englische Intellektuelle und Poeten für die Ideen der Französischen Revolution Partei ergriffen oder sich auf die Seite des erwachenden Proletariats gestellt hätte. Zeitlebens blieb er, auch wenn er kritisch akzentuierte, britischer Patriot. Kraft genialer Begabung und in rastloser Anstrengung rang der Künstler um Anerkennung in einer von Aristokratie und Großbürgertum getragenen Gesellschaftsordnung, die ihre revolutionäre Grundlegung schon im 17. Jahrhundert hinter sich gebracht hatte und nunmehr, im Zeitalter des Aufbaus des britischen Empire, mit Erfolg auf den evolutionären Kompromiß zwischen beharrenden und vorwärtsdrängenden Kräften setzte. Der britische Parlamentarismus zeigte sich entwicklungsfähig, da er es verstand, die Opposition in das politische System zu integrieren.

Als Bürger dieser Gesellschaft strebte Turner nach den Kriterien des Erfolges: Besitz und Bildung. Daß ihm, dem schon in jungen Jahren in die Royal Academy aufgenommenen Künstler, die erhoffte Würdigung durch die Adelserhebung nicht – wie anderen Kollegen – zuteil wurde, kompensierte der aus plebejischem Milieu stammende, keine bürgerliche Familie gründende Maler durch einen nach außen als Geiz wirkenden Sinn für Geld und Gut. Daß er sein beträchtliches Vermögen testamentarisch der Versorgung von Künstlern zuwenden wollte und das ihm verbliebene Œuvre der britischen Nation als kostbarstes Erbe vermachte, zeugt von einem Gemeinschaftsgefühl, das ihn über die Verleumdungen seines Privatlebens erhaben machte. Das sein ganzes Leben andauernde Bemühen um umfassende Bildung begründete die Universalität seines Werkes.

So ist Turner kein Revolutionär im Sinne einer Oppositionshaltung gegenüber politischen und sozialen Verhältnissen seiner Umwelt gewesen, deren Krisenzeichen er vielfach als erster spürte und darstellte. Als Augenzeuge der großen Umwälzungen seiner Zeit hat

Turner neue Wahrnehmungsformen geprägt, die sich gleichberechtigt in die Entstehung eines dynamischen naturwissenschaftlichen Weltbildes einfügen. Wie Alexander von Humboldt in seinem *Kosmos* eine erste Gesamtschau der die physische Welt gestaltenden Gesetze versuchte, wie Michael Faraday seinen staunenden Zeitgenossen die Wirkungen der unsichtbaren Kräfte des Magnetismus und der Elektrizität im Experiment darlegte, so rang Turner, hier ganz Wissenschaftler, um die künstlerische Darstellung einer sich ewig wandelnden Natur. Nicht einen Zustand festzuhalten, sondern Veränderung, Übergang, Entwicklung des Neuen in Farbe und Licht schaubar zu machen, verstand er als Wesen und Aufgabe seiner Kunst. In diesem Sinn war Turner nicht nur Bürger eines Zeitalters der Revolutionen, sondern selbst als Bahnbrecher einer neuen Weltsicht Revolutionär.

Äußeres Merkzeichen der Moderne ist die Vielfalt der Stile, mit denen die bildende Kunst diese Herausforderungen beantwortete. Diese Antwort konnte als Rekonstruktion strenger, überzeitlicher Form im Klassizismus erfolgen, andererseits in die Relativierung des pluralistischen Historismus münden. Diese Lösungen konnte Turner, auch wenn er nach Archetypen des antiken Mythos forschte und sich der Geschichte annahm, die er wie wenige in ihrer Gesamtdimension und Aktualität begriff, nicht akzeptieren. Wenn sein höchst eigenständiges Wollen überhaupt einer Richtung zugeordnet werden kann, dann der Romantik, einer Romantik freilich, die nicht wie in Deutschland einer restaurativen Wende unterlag und konservativen Interessen untergeordnet werden konnte. Romantik als geistesgeschichtliches Phänomen einer Übergangsepoche zwischen Utopien und Idealen einerseits, realen bürgerlichen Interessen andererseits markiert jene Konfliktzone zwischen Geist und Realität, in der Turners Kunstauffassung wurzelte. Romantik wahrte hier jenen grundsätzlich kritischen Zug, den Turner mit ihren englischen literarischen Repräsentanten teilt. Diese Haltung verband den Barbiersohn aus Covent Garden mit dem exzentrischen Lord Byron. Es ist kein Zufall, daß sich viele Passagen aus Byrons Dichtungen parallel zu Stimmungen Turnerscher Gemälde lesen lassen, wie ja der Malerdichter Turner auch Byrons Werke illustrierte. Byrons Abwendung vom müßigen Genußleben seiner Kaste zugunsten des persönlichen Einsatzes an der Seite des griechischen Freiheitskampfes, die Selbstbehauptung des Individuums gegenüber drohendem Untergang – fühlen wir diese Haltung nicht auch in Turners Bildern?

Wenn im folgenden der Versuch gemacht wird, Reflexe realhistorischer Vorgänge in Turners Gemälden aufzuspüren, sei der These einer bloßen Widerspiegelung des „Tatsächlichen" im Kunstwerk von vornherein widersprochen. Als Wegbereiter unter den Schöpfern einer neuen Weltanschauung im umfassendsten Sinn des Wortes steht Turners Werk in einer universal angelegten Perspektive von Raum und Zeit im Verhältnis des Menschen zu Natur und Geschichte. Für die Zeitgenossen bündelte sich das Neue in der Idee eines innerweltlichen Fortschritts zur Perfektion. Beherrschung der Natur und rationale Formbarkeit der menschlichen Beziehungen verschmolzen zu einem Programm, das Tendenzen der Gegenwart als Glückshoffnung in nahe Zukunft projizierte. In den viele seiner Bilder begleitenden Verszeilen des eigenen poetischen Versuchs, den *Fallacies of Hope* (den *Trugschlüssen der Hoffnung*), sagte Turner dieser zu kurz greifenden Utopie ab. Wie nur wenige Zeitgenossen wußte er um die Grenzen des Fortschritts und die Gefahren des Scheiterns. Dennoch stieß er von den Küsten gesicherter Tradition ab und nahm das Wagnis der hohen See, der ungewissen Fahrt zu neuen Ufern an.

Von Trafalgar nach St. Helena

In seinem zur Wende der Jahre 1799/1800 geschriebenen Gedicht *Der Antritt des neuen Jahrhunderts* entrollte Friedrich Schiller das Panorama des welthistorischen Kampfes des revolutionären Frankreich mit der englischen Seemacht:

> und das Band der Länder ist gehoben,
> Und die alten Formen stürzen ein;
> Nicht das Weltmeer hemmt des Krieges Toben,
> Nicht der Nilgott und der alte Rhein.
>
> Zwei gewalt'ge Nationen ringen
> Um der Welt alleinigen Besitz,
> Aller Länder Freiheit zu verschlingen,
> Schwingen sie den Dreizack und den Blitz ..."

Schiller schrieb diese Strophen unter dem frischen Eindruck des französisch-englischen Kampfes um Ägypten. Hatte sich der Blitz, die Artillerie Bonapartes, bei den Pyramiden und zu Lande bei Abukir gegen Mameluken und Osmanen siegreich gezeigt, so versenkte der Dreizack, Nelsons Mittelmeerflotte, die auf der Reede von Abukir liegenden französischen Schiffe. Schillers Erkenntnis, daß die Kriege auf scheinbar peripheren Schauplätzen um die Weltmacht geführt wurden, lag auch Turners historischem (nicht historistischem) Zyklus zugrunde, der von einem frühen, leider verschollenen Gemälde *Die Schlacht am Nil,*[2] in unmittelbarer Zeitnähe 1799 geschaffen, über den Kulminationspunkt von Trafalgar zur Wiederaufnahme des Themas von Krieg und Frieden in den vierziger Jahren führte. Wenngleich Napoleons Person nur auf diesem späten Bild posthum im Mittelpunkt steht, ist die Gestalt des Sohnes und Erben der Französischen Revolution Turner, wie allen Zeitgenossen, stets präsent gewesen.

Eine verschlüsselte Stellungnahme zur Französischen Revolution enthält das 1803 ausgestellte Gemälde *Mole in Calais mit französischen Fischerbooten, die ausfahren wollen. Ankunft eines englischen Paketbootes* (London, National Gallery; BJ 48; Abb. 1). Dem Bild liegt ein persönliches Erlebnis zugrunde. Nach dem Frieden von Amiens, der 1802 fast ein Jahrzehnt des Krieges zwischen Frankreich und England, freilich nur für kurze Zeit, beendete, nützte Turner die Gelegenheit sofort für eine Reise auf den Kontinent, die ihn vornehmlich in die Schweizer Alpen und nach Paris zum Studium der im Louvre ausgestellten alten und modernen Kunstwerke führte. Bei der Landung in Calais „fast gekentert", wie er auf einer vorbereitenden Skizze notierte, machte er dieses von der Kritik scharf beurteilte, die Tradition der holländischen Marinen in einen persönlichen Stil überleitende Bild zu einem Gleichnis der englisch-französischen Konfrontation. In deutlicher Distanz zur französischen Republik, die noch unter der diktatorischen Führung des Ersten Konsuls Bonaparte bestand, schildert Turner das Chaos der dem Toben der Elemente ausgesetzten französischen Nußschalen. Die Bezeichnung „Poissards" (Fischerboote) spielt absichtsvoll auf den Doppelsinn des Wortes (Gesindel) an. Viele der Schiffer auf den Booten und aus der Menge der am Landungssteg Wartenden tragen die rote Mütze ihres Berufs. Selbstverständlich war noch allgemein bekannt, daß die rote Kopfbedeckung, die auch die Sträflinge der Bagnos (Gefängnisschiffe und Zuchthäuser in den

2 Hirsh 1973, S. 41

französischen Küstenorten, die an die Stelle der Galeeren getreten waren) trugen, von den Jakobinern als Zeichen der Befreiung zu einem bedeutungsvollen Symbol erhoben worden war. In der Phase der Radikalisierung der Revolution war die Sträflingsmütze von zum Bagno verurteilten, von den Revolutionären befreiten meuternden Soldaten in Erinnerung an den „pileus libertatis", den Hut der Freigelassenen der Antike, zum Erkennungszeichen der Demokraten geworden; auch auf den Fahnen der republikanischen Armee prangte die rote Freiheitsmütze. Gegen die mit einem Sonnenstreiflicht hervorgehobenen ziellosen Manöver der Poissards, die offenbar auszulaufen versuchen, um Passagiere von der am Horizont vor Anker liegenden Brigg aufzunehmen, setzt Turner das dicht besetzte, ruhig im Wolkenschatten seinen Weg nehmende englische Paketboot. Es scheint, daß Turner hier ein Gegenstück zu dem schon ein halbes Jahrhundert zurückliegenden Gemälde von William Hogarth *Am Tor von Calais (Oh, das Roastbeef von Altengland,* 1748/49; London, Tate Gallery) beabsichtigte: Hogarth war beim Zeichnen als vermeintlicher Spion in Calais arretiert worden und reagierte seinen Ärger in der Verspottung französischer Wachsoldaten ab. Diese Tendenz hat Turner jedoch nicht weiter verfolgt – er nahm den Gegner zu ernst, um in das Genre der in diesen Jahren mit haßerfüllter Verve gepflegten antifranzösischen Karikatur zu verfallen, die Jakobiner, Sansculotten und Bonaparte als deren Chef drastisch verhöhnte (Gillray, Cruikshank).

Das Thema äußerster Gefährdung führte Turner 1805 mit dem von ihm dann immer wieder variierten Motiv des *Schiffbruchs* (London, Tate Gallery; BJ 54) zu letzter Konsequenz. Noch einmal sind es die Poissards, die im Sturm kentern. Das Bild – wohl auch Ausdruck persönlicher Depression (1804 war Turners Mutter in einer Irrenanstalt gestorben) – konnte als Vorwegnahme des Scheiterns französischer Invasionspläne gelesen werden. In Stichen fand dieses „Turner-Motiv" weite Verbreitung.

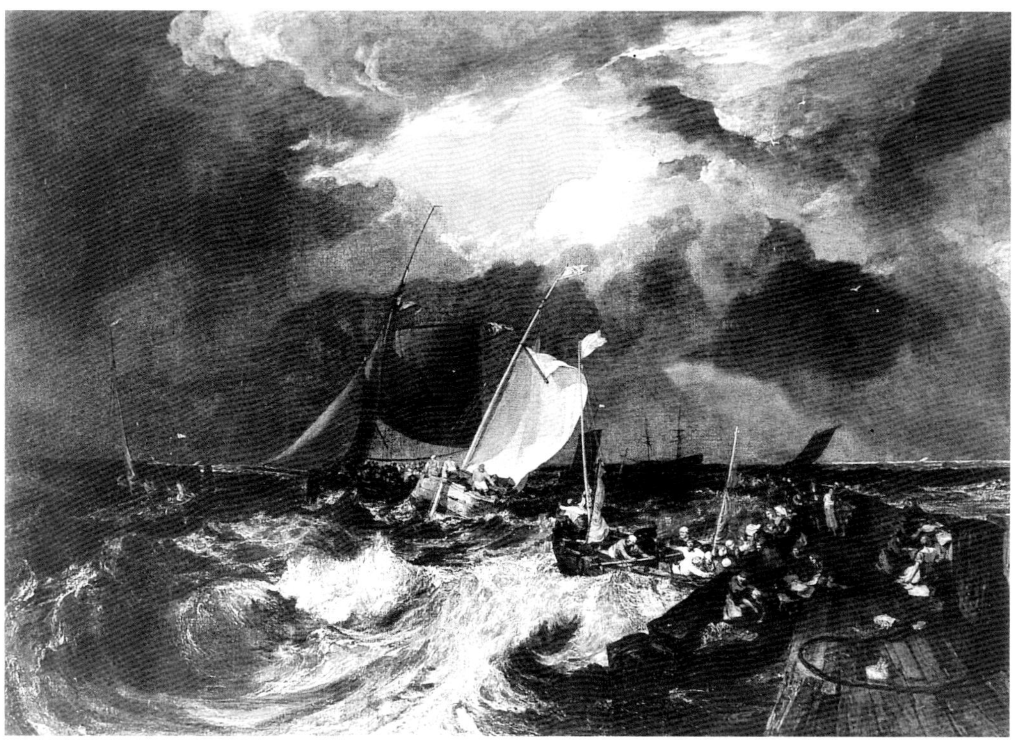

1 William Turner, *Mole in Calais mit französischen Fischerbooten, die ausfahren wollen. Ankunft eines englischen Paketbootes,* 1803. London, National Gallery

Daß Turner sein Interesse nicht nur auf die maritimen, sondern auch auf die kontinentalen Kriegsschauplätze richtete, belegen zahlreiche Zeichnungen, die er von der Reise 1802 mitbrachte und die ihm als Grundlage für Alpenlandschaften und Illustrationen dienten. Die Schweizer Pässe, die Turner unter großen Strapazen aufsuchte, erregten nicht nur alpinistisches und „pittoreskes" Interesse bei reisenden Gentlemen, sie waren vielmehr Schauplatz aufsehenerregender Märsche und Kämpfe während des Zweiten Koalitionskrieges geworden. Im Herbst 1799 führte der alte russische General Suworow unter verlustreichen Kämpfen seine Armee über den St. Gotthard in das Rheintal. Auf einer seiner Darstellungen des Gotthardpasses, *Die Teufelsbrücke* (Privatbesitz; BJ 147), läßt Turner Soldaten im Engpaß bei der damals heftig umkämpften Teufelsbrücke marschieren.

Folgerichtig wurde auch der Große St. Bernhard von Turner aufgesucht und aus der Perspektive des Überganges durch Bonapartes Armee im Mai 1800 intensiv studiert.[3] Davids Gemälde, das Turner im Louvre gesehen hatte, ließ auch ihn den Ersten Konsul in der bekannten Reiterpose auf dem Schlachtfeld von Marengo zeigen.[4] Noch Jahre später erschien die unvergeßliche Silhouette auf einer Illustration zu den Gedichten Thomas Campbells – bemerkenswerterweise auf der Darstellung der Schlacht von Hohenlinden, die ebenfalls im Jahr 1800, allerdings nicht von Napoleon, sondern von seinem späteren Gegner, General Moreau, gewonnen wurde.[5]

Eigenes Erleben eines Schneesturms in Yorkshire verdichtete sich in Turners 1812 ausgestelltem Gemälde *Schneesturm. Hannibal und seine Armee überqueren die Alpen* (Tafel 29). Turner begleitete das Bild mit Versen aus den *Fallacies of Hope* – im selben Jahr legte er in einer Vorlesung an der Academy sein Verständnis von der Wechselbeziehung zwischen Malerei und Dichtung dar.[6] Die Hilflosigkeit des Menschengewimmels einer von Sturm, Berg- und Lawinensturz in chaotischem Wirbel bedrängten Armee konzentrierte sich zu einem grandiosen Gleichnis von „Verrat, List und Betrug":

> „ ... unentwegt der Führer weiterzog,
> Blickt' hoffend in die Sonne – tief gebeugt, breit und blaß,
> Während der grimmige Bogenschütze des sinkenden Jahrs
> Italiens weiß getünchte Schranke mit Stürmen fleckt,
> Umsonst sich über jeden Paß, rot von der Toten Blut,
> Oder voll fels'ger Brocken, weite Zerstörung wälzt."[7]

Erstmals bewies Turners Untergangsvision die prophetische Gabe seiner Kunst: Als das Gemälde ausgestellt wurde, bereitete Napoleon den Zug der Großen Armee gegen das Zarenreich vor, der in den Eiswüsten des russischen Winters endete.

Wir haben der Entwicklung des Konflikts zwischen der Kontinentalmacht Napoleons und der britischen Seeherrschaft vorgegriffen: Nach Trafalgar sah sich Napoleon am 21. November 1806 zur Verfügung der Kontinentalsperre gezwungen, die sich nicht aufrecht erhalten ließ. Die Beherrschung der Meere und des Handels durch Großbritannien vermochte er nicht zu treffen; von der iberischen Halbinsel aus stieß die englische Armee in einem langjährigen, zäh geführten Krieg (1808–1814) in die empfindliche Flanke der französischen Macht. In letzter Konsequenz waren es die Folgen von Trafalgar und der Kontinentalsperre, die Napoleon in den Rußlandfeldzug trieben. Mit den beiden großen Trafalgar-Gemälden markierte Turner in der Tat den Wendepunkt dieser welthistorischen Auseinandersetzung (Tafel 27 und Abb. 2).[8]

3 *Das Hospiz auf dem St. Bernhard*, Wilton 1979, Nrn. 1155,1156

4 Ebd., Nr. 1157

5 Reynolds 1969, Abb. 140

6 „Painting and Poetry flowing from the same fount mutually by vision." Siehe dazu Wilton 1990, S. 10

7 Bockemühl 1993, S. 21

8 Vgl. zum folgenden Beike 1990; Böndel 1987; Jobé 1973; Kemp 1976; Meyer-Acerra 1990; Whipple 1979

Großbritannien nahm die Herausforderung an, die die Besetzung der Niederlande durch die französischen Revolutionsarmeen bedeutete, und trat 1793 unter der Führung des jüngeren Pitt in die Allianz gegen Frankreich ein. Ein gewaltiges Flottenprogramm wurde in Angriff genommen: Von 1793 bis 1800 stieg die Zahl der Linienschiffe (Dreidecker mit 64 bis 100 Geschützen) von 135 auf 202, die der Fregatten von 133 auf 277. Toulon (1793) und die Reede von Abukir (1798) wurden die ersten Stationen der Konfrontation mit Bonaparte, der „Glorious First of June" (1794) und St. Vincent (1797) wichtige Daten der Behauptung gegen die französische und spanische Flotte.

Die Epoche der Seekriegsführung unter Segeln, die mit dem Sieg über die Armada Philipps II. (1588) begann und mit der Vernichtung der osmanischen Flotte bei Navarino (1827) zu Ende ging, erlebte in den mit Nelsons Namen verbundenen Kämpfen ihren Höhepunkt. Nelsons Flaggschiff *Victory* als Schauplatz der Trafalgar-Gemälde mag als Beispiel für diese Entwicklung dienen. Der Name stand schon in langer Tradition: Das 1559 gebaute Schiff *Great Christopher* war 1560 als *Victory* in die Flotte eingereiht worden und diente 1588 Sir John Hawkins als Flaggschiff. Nelsons *Victory* bezeichnete als siebentes Schiff dieses Namens schon ein Vierteljahrtausend englischer Flottengeschichte. Der Bau der *Victory* wurde während des Siebenjährigen Krieges in Auftrag gegeben (1759); 1778 trat sie im Nordamerikanischen Krieg in Dienst. Toulon und St. Vincent waren Schauplätze ihres Einsatzes, dann wurde sie vorübergehend als Gefangenenhulk verwendet, ehe sie 1799 wieder in der Linie aktiv wurde. Das 3500 Tonnen große Schiff maß über alles 68m, war 15m breit, die Spitze der Fahnenstange des Großmastes lag 62m über der Wasserfläche, die Großrah maß 31m. 2.500 Eichen mußten für die *Victory* fallen, und sie führte 16.000 m^2 Segelfläche. Ihre Bestückung verteilte sich mit 102 Geschützen (Zwölf- bis Zweiunddreißigpfünder, darunter moderne eiserne Karronaden) auf drei Decks; im kampfbereiten Zustand führte sie 35 Tonnen Pulver und 120 Tonnen Geschoße an Bord. Die Baukosten eines solchen Linienschiffes Ersten Ranges beliefen sich auf 70.000 bis 100.000 Pfund (zum Vergleich: eine fünfköpfige Arbeiterfamilie mußte mit einem Pfund pro Monat ihren Lebensunterhalt bestreiten). 49 Offiziere kommandierten 600 bis 800 Mann der Besatzung. Streng war das Achterdeck mit den Kapitäns- und Offizierskajüten vom dichtbelegten Vorderkastell und den Batteriedecks getrennt, wo die Mannschaften zwischen den Kanonen aßen und in Hängematten schliefen. Diese Bereiche des Schiffes waren bei allem äußeren Glanz übelriechend wie die Londoner Slums. All dies muß zu dem Bild des museal konservierten Schiffes, das in Portsmouth 1922 auf den Zustand von 1805 gebracht wurde, hinzugedacht werden wie auch die erbarmungslose Strenge des Reglements, der die durch die berüchtigten „pressgangs" zusammengetriebenen Matrosen unterworfen waren. In einem merkwürdigen Vergleich mit der Fabriksdisziplin formulierte der Zeitgenosse Samuel Leech: „Für jede Aufgabe gibt es einen Mann, und jeder Mann hat seinen vorgeschriebenen Platz. Jeder Mann ist ein Rad, ein Treibriemen oder eine Kurbel, und alle bewegen sich mit erstaunlicher Gleichmäßigkeit und Präzision nach dem Willen des Maschinisten – des allmächtigen Kapitäns."[9] Vom Entzug der Rumration bis zum Hängen an der Großrah reichte der Strafrahmen, den das blutige Ritual der „Neunschwänzigen Katze" füllte – bis hin zu dem furchtbaren, qualvoller Todesstrafe gleichkommenden, „Peitschen durch die Flotte".

9 Whipple 1979, S. 34

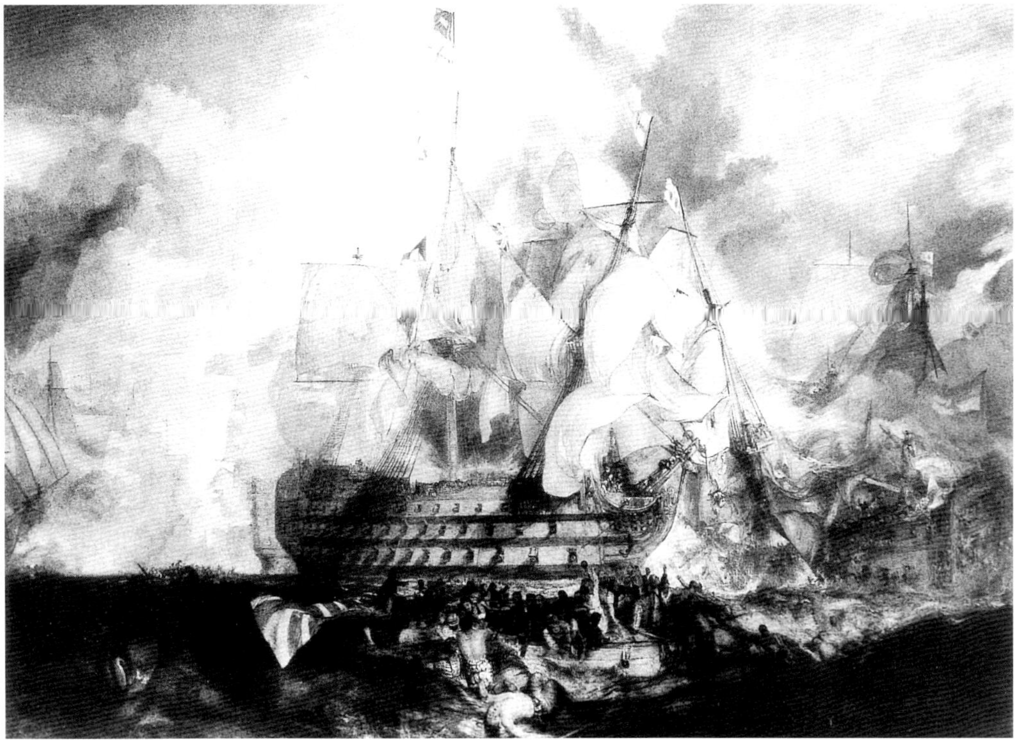

2 William Turner, *Die Schlacht von Trafalgar,* 1822/24. Greenwich, National Maritime Museum

Die Meuterei auf der *Bounty* hatte sich nicht zuletzt durch ihren Zeitpunkt – man schrieb 1789 – in das Gedächtnis der Admiralität und der Nachwelt eingebrannt. Das Verhalten Kapitän Blighs – als Seemann übrigens einer der tüchtigsten aus Cooks Schule, der mit seiner Fahrt über 3.600 Seemeilen im offenen Boot zur rettenden Insel Timor eine nautische Meisterleistung vollbrachte – ließ erstmals die negativen Folgen von Strafexzessen überdenken. Es bedurfte freilich noch der „Großen Meuterei" in den Flottenverbänden vor Spithead und im Nore vom Jahre 1797, die sich in höchst kritischer Situation auch auf die Mittelmeerflotte auszudehnen begann, um – nach drakonischer Bestrafung der „Rädelsführer" – die Willkür der Strafen einzuschränken und Behandlung und Verpflegung der Mannschaft zu bessern.[10] Nelsons berühmter Befehl für den Tag von Trafalgar – „England expects every man to do his duty" –, der als Flaggensignal vor Beginn der Schlacht durch die Flotte ging und auch auf Turners jüngerem Trafalgar-Bild (Abb. 2) angedeutet wird, ist angesichts dieser Entwicklung als Appell an das mit Peitschenhieben nicht zu erzielende patriotische Pflichtgefühl zu verstehen.

Wir wissen, daß Turner nicht nur das siegreiche Schiff, das den (im Branntweinfaß konservierten) gefallenen Kommandanten am 5. Dezember 1805 nach London brachte, genau studierte,[11] sondern sich auch durch Interviews über Details des Schlachtverlaufs informierte. Es war *die* Probe seiner Kunst, die Turner hier abzulegen hatte, zumal Benjamin West mit seiner monumentalen Darstellung, die formal auf seinem berühmten Gemälde *Tod des General Wolfe* (1770; Ottawa, National Gallery of Canada) beruhte, rasch zur Stelle war (Abb. 3). Das Bild des gebürtigen Nordamerikaners, der als Akademiepräsident eine gewichtige Rolle im Kunstbetrieb spielte (und Turner keineswegs

10 Erst aus dem Nachlaß Herman Melvilles ist 1924 die Erzählung *Billy Budd* bekannt geworden, deren Hintergrund die Meuterei von 1797 bildet und die dann als Vorlage zu Benjamin Brittens gleichnamiger Oper (1951) diente. Melville hat in seinem Bericht *Weißjacke* (1851) ein eindringliches Bild des Lebens auf einem amerikanischen Kriegsschiff entworfen.

11 Ob das Gemälde *Die Rückkehr der Victory von Trafalgar,* 1806 (New Haven, Yale Center for British Art; BJ 59) diesen Moment des Einlaufens festhält, muß zweifelhaft bleiben, da das Schiff nicht halbmast beflaggt ist.

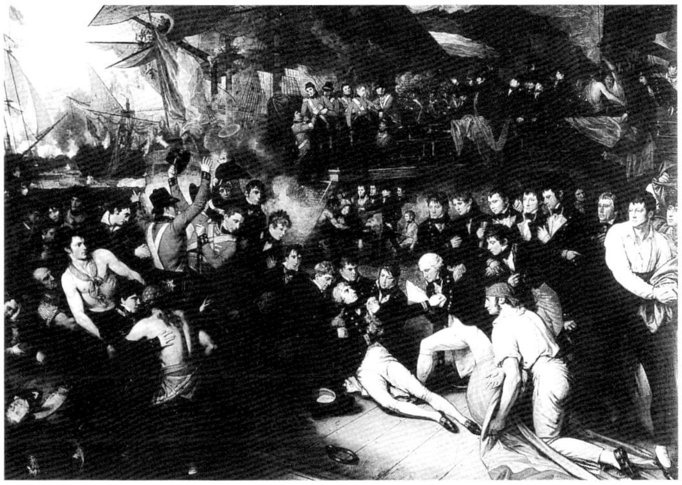

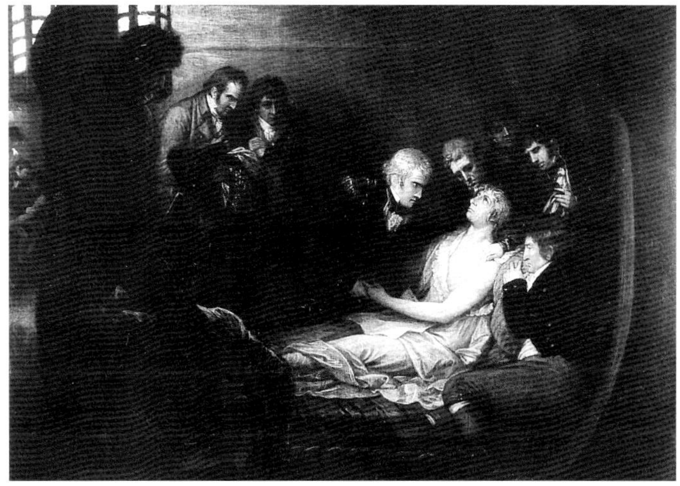

3 Benjamin West, *Der Tod Lord Nelsons,* 1806. Liverpool, Walker Art Gallery

4 Benjamin West, *Der Tod Lord Nelsons,* 1806. Greenwich, National Maritime Museum

freundlich gesonnen war), erfaßte den „fruchtbaren Augenblick". Um den tödlich getroffenen Admiral, den die ordengeschmückte Brust (diese Eitelkeit bot dem Scharfschützen im Mars[12] der französischen *Redoutable* das Ziel) wie der Ärmel des amputierten Armes kennzeichnen, formiert sich eine anteilnehmende Gruppe aus Offizieren und Mannschaften.[13] Das siegessichere Aufblicken des Sterbenden (seine letzten Worte waren angeblich: „Gott sei Dank habe ich meine Pflicht getan") führt den Betrachter über das bühnenmäßige Tableau zu dem im Hintergrund tobenden Kampfgeschehen.

Der durch das Rückgrat geschossene Nelson wurde unter Deck gebracht – den Augenblick des Todes in der Enge des Schiffsrumpfes hat West ebenfalls festgehalten (Abb. 4). Die tatsächlichen Schrecken einer Seeschlacht entzogen sich künstlerischer Darstellung – das Blutbad unter freiem Himmel steigerte sich in den Batteriedecks zum Inferno. Im Halbdunkel und Pulverdampf hantierten die Mannschaften an den zermalmend rücklaufenden Geschützen, die Schiffsjungen schleppten Munition herbei. Wenn der Donner der Breitseiten für Augenblicke verstummte, erfüllte das Gebrüll und Stöhnen der Verwundeten die Decks. Der in Blut schwimmende Amputationsraum, in den man die Verstümmelten schaffte, war auf Kriegsschiffen rot ausgemalt. Die Bilanz des Tages von Trafalgar: Es starben 3.370 Franzosen, 1.160 Spanier und 449 Briten, 4.787 Mann wurden verwundet.

Zweimal setzte sich Turner mit dem Geschehen auseinander. Sein erstes Gemälde (Tafel 27) stellte er noch unvollendet 1806 in seiner eigenen Galerie aus, 1808 in der British Institution (nicht in der Royal Academy). Mit wesentlich dramatischerem Aufbau gestaltete Turner eine Alternative gegenüber Wests steifem Historismus. Dargestellt ist das Mêlée, das Durchbrechen der feindlichen Linie durch die *Victory* zwischen dem französischen Flaggschiff *Bucentaire* und der

12 „Mars" bedeutet in der Seemannssprache Mastplattform.

13 Siehe dazu auch die Gemälde von Denis Dighton und Arthur William Devis, beide: Greenwich, National Maritime Museum (Abb. S. 73 in Greenwich 1990)

Redoutable; in dieser Situation stieß die *Téméraire* nach und rächte durch eine mörderische Breitseite auf die *Redoutable* den Tod Nelsons.

Man erkennt auf Turners Bild die feuernden Scharfschützen auf der Mastplattform des französischen Schiffes. Dieses Bemühen um Authentizität belegt auch die präzise Angabe des Blickpunktes in Turners Bildtitel: *Die Schlacht von Trafalgar, gesehen von den Steuerbordwanten der ‚Victory'*. Der Betrachter ist also wie ein an der Schlacht teilnehmender Matrose in die Wanten des Besanmastes aufgeentert und blickt von hier auf die schmale, gebrochene Gestalt des Kommandanten, der am Fuß des Großmastes zusammengesunken ist. Die Trikolore eines eroberten Schiffes wird vor ihm auf dem Deck ausgebreitet.

Zweifellos wollte Turner durch seine Detailkenntnisse der Schiffskonstruktion und des Schlachtverlaufs beeindrucken, mehr noch gilt dies für die Zweitfassung der *Schlacht von Trafalgar* (Greenwich, National Maritime Museum; BJ 252; Abb. 2), die 1822/24 entstand und als Gegenstück der *Schlacht vom 1. Juni 1794* von Philippe-Jacques de Loutherbourg gedacht war (1795, Greenwich, National Maritime Museum). Der Versuch, mit einem repräsentativen Bild die Anerkennung des Königshauses zu finden, scheiterte gründlich. Der Duke of Clarence, der spätere König William IV., äußerte sich grob polternd gegenüber dem Maler, der vergeblich wochenlang an der Takelage herumgebessert hatte.[14] Für die Darstellung von Schiffen bediente sich Turner z.T. noch erhaltener Modelle, die er vor einem von ihm gemalten Hintergrund postierte. Diese modellhafte Starre ist nun bei der *Victory* der zweiten Trafalgar-Version allzu deutlich, der Kontrast zum Chaos der rechten Bildhälfte ist nicht bewältigt. Das Flaggensignal mit Nelsons Befehl und die vom Rettungsboot geborgene britische Fahne wirken wie eine gekünstelte patriotische Kundgebung. Daß Turner mit dem im Vordergrund treibenden Matrosen John Singleton Copleys Sensationsgemälde *Watson und der Hai* von 1778 (Boston, Museum of Fine Arts) zitierte, machte die Sache nicht besser. Der parallel unternommene Versuch eines Gemäldes *König Georg IV. bei einem Bankett in Edinburgh* (London, Tate Gallery; BJ 248) gelangte über eine Ölskizze nicht hinaus – die verächtliche und unfähige Persönlichkeit König Georgs IV., die merkwürdig form- und gesichtslos bleibt, ließ Turner hier zu einem Staatsporträt finden, das unwillkürlich an Goyas unbarmherzigen Scharfblick mahnt. Turner hat dieses Gemälde niemals ausgestellt, wie ihn auch der Mißerfolg von *Trafalgar II* von allen weiteren Bemühungen um das offizielle Historienbild abgehalten hat.

Distanzierung verrät auch der Entstehungsprozeß des 1809 in der Royal Academy unter dem beredt-nichtssagenden Titel *Spithead: Die Crew lichtet den Anker* (Tafel 28) ausgestellten Gemäldes. Scheinbar also das alltägliche Lichten des Ankers – doch es handelt sich um die Einbringung der Flaggschiffe der dänischen Flotte, die am 7. September 1807 im Kopenhagener Hafen teils gekapert, teils zerstört wurde. Die Brutalität dieses Überfalls (bei dieser Gelegenheit wurde den Dänen auch Helgoland genommen) demonstrierte den Anspruch Englands, keine Konkurrenz auf See zu dulden. Der Umstand, daß bei dieser Aktion Kopenhagen mit Artillerie und Congreveschen Raketen beschossen wurde und viele zivile Opfer zu beklagen waren, verdunkelte die erfolgreiche Aktion. Bezeichnenderweise hat sich Turner dieser Konsequenz des „Britannia rule the Waves"[15] entzogen, indem er mit undeutlichen Flaggen und der Titelgebung den ursprünglichen Bildinhalt verschleierte.

14 „I have been at sea the greater part of my life, Sir, you don't know who you are talking to, and I'll be damned if you know what you are talking about." Zit. nach: BJ 252.

15 Das fast zur englischen Volkshymne gewordene Lied stammt aus dem Stück *Alfred* von James Thomson (1700–1748).

Ein scheinbar harmloses Genrebild (diese Gattung nimmt im Œuvre Turners nur einen geringen Raum ein) stellte die wirtschaftlichen Folgen der Kontinentalsperre anläßlich einer Steuerdebatte zur Diskussion: *Ein Dorfhufschmied streitet über den Preis des Eisens und den Preis, den er dem Fleischer für das Beschlagen seines Ponys berechnet* (1807; London, Tate Gallery; BJ 68). Diese Einbeziehung der Betroffenen in finanzielle Fragen von großer Tragweite gibt der biedermeierlich anmutenden Szene politischen Hintergrund.[16]

Jedenfalls war es nicht Turners Stil, triumphierend auf den Sturz Napoleons zu reagieren. Im Gegenteil: Seine Karthago-Bilder von 1815 und 1817, verklärt vom Licht Claude Lorrains, deuten mit Gründung und Untergang der Seemacht des Altertums (Rise – Decline) Krise und Gefahr an. Diese historische Mythologie entstand vor dem Hintergrund schwerer innerer Probleme des äußerlich siegreichen Großbritannien: Mißernten und Umstellungsschwierigkeiten der Industrie, Hungersnot und Maschinensturm bedrohten das soziale Gleichgewicht. 1819 eskalierten die Spannungen im Massaker von St.Peter's Field in Manchester, wo Truppen, die bei Waterloo gekämpft hatten, gegen unbewaffnete Demonstranten eingesetzt wurden. Man sprach von „Peterloo" als einer Niederlage der Innenpolitik, da die Unruhe nicht mit Reformen, sondern mit Knebelgesetzen beantwortet wurde.

In den dreißiger Jahren, als nach langen Debatten zwischen Konservativen und Liberalen endlich die Parlamentsreform zugunsten des aufsteigenden Wirtschaftsbürgertums in die Wege geleitet wurde (1832), mahnten Turners Bilder zu nationaler Solidarität. Hierher gehört etwa *Fort Vimieux* (1831, Privatbesitz; BJ 341) – eine Episode aus dem Jahr 1805, als ein auf einer Sandbank aufgelaufenes Kriegsschiff wieder flott gemacht werden konnte.

In diesem Kontext ist auch die Rückwendung Turners zur Marinegeschichte des 17. Jahrhunderts zu sehen. Die Taten der holländischen Admirale werden zitiert, um Englands Behauptung zur See zu dokumentieren. Drei Seekriege hatte England im Gefolge der Verkündung der Navigationsakte Cromwells (1651) mit den rivalisierenden niederländischen Generalstaaten zu führen, ehe sich die Interessen der beiden Seemächte unter Wilhelm von Oranien (König William III.) nach der Glorious Revolution von 1688 gegen Frankreich verbanden. So bekommen scheinbar entlegene Themen Bezug zur Gegenwart. Das Bild *Van Tromps Rückkehr nach der Schlacht vor der Dogger Bank* (Tafel 95) vermengte die Kämpfe des 17. Jahrhunderts mit der aktuellen Begegnung der englischen und holländischen Flotte im Jahre 1781. Das Motiv *Van Tromp kreuzt auf um seinen Herrn zu gefallen* (London, University of London, Royal Holloway College; BJ 410) erinnert daran, daß Cornelis Tromp wiederholt in Konflikt mit Admiral de Ruyter und den Generalstaaten geriet, ein Streit, den Wilhelm von Oranien 1673 beilegen konnte. Ein fundamentales Datum sowohl der holländischen wie der englischen Geschichte bezeichnet die Überfahrt des Oraniers: *Der Prinz von Oranien, William III., der sich in Holland eingeschifft hatte, landet in Torbay am 4. November 1688* (1832, London, Tate Gallery; BJ 351). Auch diese Bilder weisen in historischem Gewand auf Gegenwartsprobleme der britischen Flottenpolitik.

Rekonstruktion historischer Schiffstypen war nicht Turners Sache, ebenso wenig die korrekter Kostüme vergangener Epochen. Von diesem unbefangenen Umgang zeugt auch

16 In einem auf einer Englandreise 1811 entstandenen Gedicht gab Turner Durchhalteparolen gegen die Kontinentalsperre aus: „Und Britannia, Britannia erfülle die Leinwand allein / Ohne fremde Hilfe beweise es seine Stärke, // Durch eigene Mittel begegne es der schrecklich langen Dauer / Des Hasses des Kontinents, genannt Blockade." Wilton 1987, S. 104

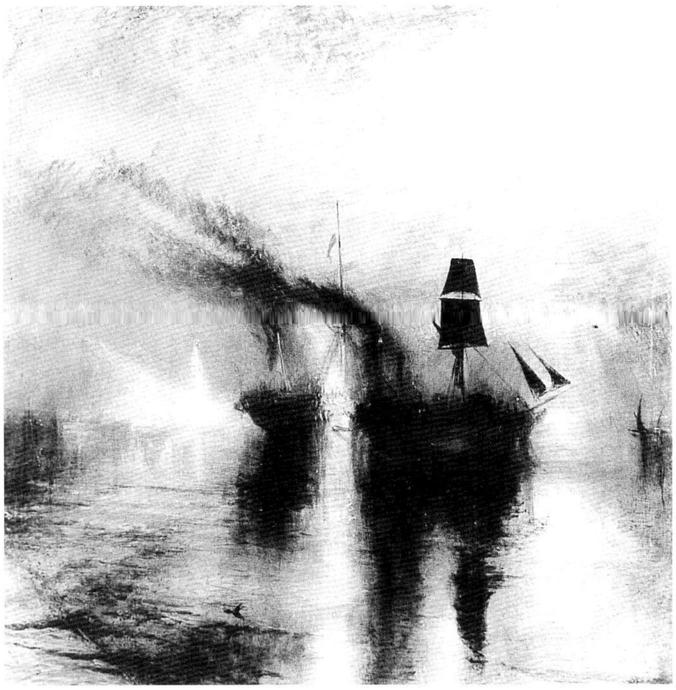

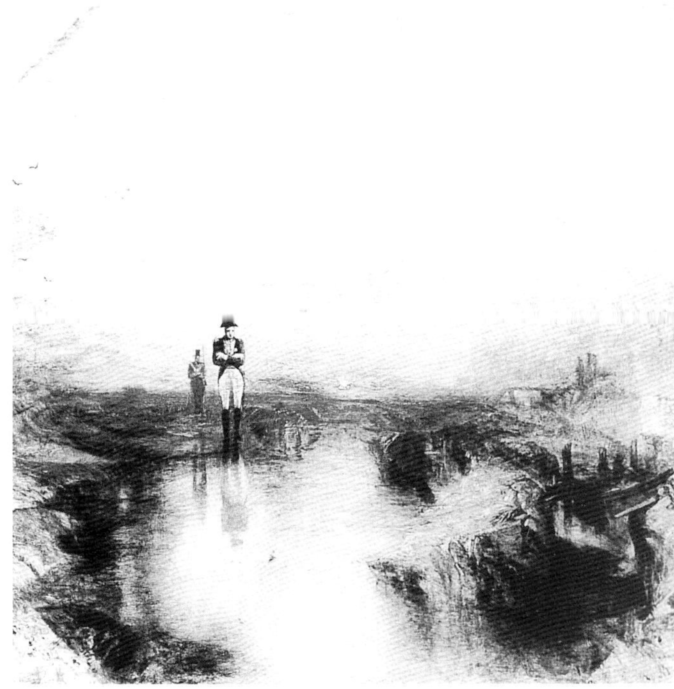

5 William Turner, *Friede – Bestattung zur See* (Tafel 99)

6 William Turner, *Krieg – Das Exil und die Napfschnecke*, 1842. London, Tate Gallery

sein mit Hintersinn angelegtes Bild *Odysseus verhöhnt Polyphem* (Tafel 68) von 1829. Nicht um eine nach dem Stand archäologischer Kenntnisse leicht verfügbare Abbildung eines antiken Schiffes geht es Turner, er gibt eine anachronistische, märchenhafte Kreuzung der frühneuzeitlichen Schiffstypen Karavelle und Galeere. Es sei zur Diskussion gestellt, ob Turner in mythologischer Verkleidung auf die Seeschlacht bei Navarino am 20. Oktober 1827 (fast der Jahrestag der Schlacht von Trafalgar, die am 21. Oktober 1805 stattfand) anspielte. Der durch französische und russische Verbände verstärkten britischen Flotte war ein Überraschungssieg zuteil geworden; man bezeichnete die Vernichtung der osmanischen Flotte als „untoward event“. Stolz auf den listigen Sieg über den plumpen Gegner und gefährlicher Übermut liegen im Homerischen Epos wie in der zeitgenössischen Flottenpolitik nebeneinander. So gelang es Turner, das Episodische des geschichtlichen Moments, an dessen authentischer Fixierung der Historismus scheiterte und zur Illustration des Anekdotischen abglitt, in umfassender Sicht zu überwinden.

Wichtiges Zeugnis dieser Fähigkeit sind die durch vor Ort angefertigte Skizzen vorbereiteten beiden großen Ölbilder von 1835, die den Brand der Houses of Lords and Commons am 16. Oktober 1834 zeigen (Philadelphia Museum of Art, BJ 359, und Cleveland Museum of Art, BJ 364). Man weiß, daß die höhnende und tumultierende Masse der Zuschauer aus den Unterschichten nur durch Polizeieinsatz zur Ruhe gebracht werden konnte – die Parlamentsreform hatte zwar den Kreis der politisch Berechtigten auf das besitzende Bürgertum erweitert, für das Proletariat jedoch wurden drückende Armengesetze erlassen. So ist die Zerstörung des traditionsreichen Parlaments nicht nur der Untergang eines Bauwerks im Feuersturm, bedrohlicher erscheinen noch die am Bildrand, an den Ufern der Themse und auf den Brücken, dichtgedrängten, hohlgesichtigen Menschen. Auf der Cleveland-

Fassung nimmt zudem ein Dampfschiff mit einem menschenüberladenen Schleppkahn Kurs auf das brennende Parlamentsgebäude.

Miterlebte Geschichte verdichtete Turner noch einmal in dem Gemäldepaar *Friede – Bestattung zur See* (Tafel 99 und Abb. 5) und *Krieg – Das Exil und die Napfschnecke* (London, Tate Gallery; BJ 400; Abb 6) von 1842. Die scheinbar disparaten Bildthemen stehen in innerem Zusammenhang. Das Friedensbild stellt das Seemannsbegräbnis dar, das Turners Kollege Sir David Wilkie (1785 – 1841) auf der Heimreise von Ägypten vor Gibraltar fand.

Wilkie hatte Mehmed Ali, den mächtigen Statthalter des Landes am Nil porträtiert – wieder wie im ausgehenden 18. Jahrhundert rückte Ägypten in den Interessensbereich der europäischen Großmächte. Als Erbe des Napoleonischen Modernisierungsschubs hatte Mehmed Ali Ägypten wirtschaftlich und militärisch zu führender Stellung im verfallenden Osmanischen Reich geführt und gegen den Sultan einen über Vorderasien ausgreifenden Machtbereich aufgebaut. Die Orientkrise brachte Frankreich, das sich auf Mehmed Alis Seite stellte, und England, dem übrigens die Habsburgermonarchie bei einer Flottendemonstration 1840 vor Akkon und im Libanon sekundierte, in schweren Gegensatz zueinander. Da Frankreich als Preis für das Nachgeben im Vorderen Orient Kompensationsforderungen am Rhein stellte, war die Ordnung des Wiener Kongresses gefährdet; auch in Europa sprach man wieder von Krieg. Erst aus dieser Perspektive gewinnt die Gestalt Napoleons auf dem Bild des Krieges ihre Signifikanz. Ihn beschwören die beigegebenen Verse, die das Symbol der Napfschnecke erläutern:

> „Ah, dein muschelförmiges Zelt gleicht
> Dem nächtlichen Biwak eines Soldaten,
> Allein inmitten einer See von Blut –
> Aber du kannst dich mit deinen Kameraden vereinen."

Noch einmal also Napoleon, dessen Spuren Turner vom St.Bernhard bis zum Schlachtfeld von Waterloo gefolgt war. In düsterem Triumph war der große Eroberer von St.Helena zurückgekehrt und hatte im Dezember 1840 seine letzte Ruhestätte im Pariser Invalidendom gefunden. Unter den Gemälden, die das „Vive l'Empereur" dieser Totenfeier anstimmten, ist Eugène Isabeys *Fregatte 'La Belle-Poule' mit dem Sarg Napoleons* (Versailles, Musée de l'Histoire de France) mit dem vor der Takelage des Schiffes schwebenden Sarg Turners Stil geradezu kongenial.[17] Von den Bildern, die Napoleons Einschiffung in Rochefort 1815 auf dem *Bellerophon* behandeln,[18] sei ein Stich von Beaugan hervorgehoben, der wirkungsvoll die winzige Gestalt des überwundenen Imperators mit dem mächtigen englischen Schlachtschiff kontrastiert (Abb. 7).[19] Nicht der kranke, korpulent gewordene Gefangene auf St.Helena wird von Turner dargestellt – gleich einem Ausrufungszeichen schwebt die schlanke Gestalt des „kleinen Korporals" mit den verschränkten Armen und dem großen Hut auf der Wasserfläche, die seinen Schatten spiegelt. Hinter ihn stellte Turner die Silhouette eines englischen Marinesoldaten mit Zylinder und aufgepflanztem Bajonett – dürfen wir diese Kürzel als Kritik an den unwürdigen Haftbedingungen für den großen Gegner lesen? Gewiß ist Turners Auffassung kein Zugeständnis an den Napoleonkult, dennoch bleibt das verschlüsselte Bild eine der merkwürdigsten

17 Klessmann-Jürgens, s.d., Abb. 176

18 Man beachte hier wie auch sonst die symbolträchtigen Namen der Kriegsschiffe. Der antike Heros Bellerophon hatte die Chimaira bezwungen; bei Abukir hatte der *Bellerophon* das französische Flaggschiff *L'Orient* versenkt.

19 Sieburg 1961, S. 309

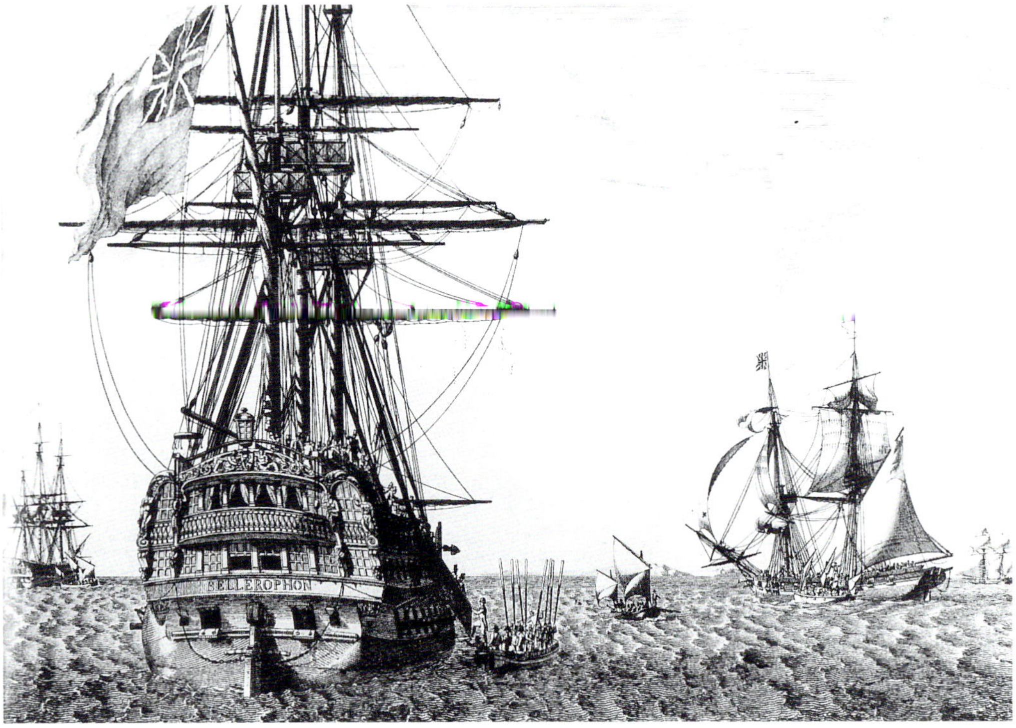

7 *Napoleon geht in der Nacht vom 13. auf den 14. Juli 1815 an Bord des Belleropohon.* Stich von Beaugan

Auseinandersetzungen mit jenem Mann, dessen Sturz England den Weg zur Weltmacht öffnete. Noch einmal kehrte Turner zu diesem gewaltigen Kampf zurück, als er den Guß von M. C. Wyatts Statue Wellingtons zum Anlaß für die Apotheose *Der Held der hundert Kämpfe* (1847; London, Tate Gallery; BJ 427) nahm. Turner verwendete dafür ein schon im ersten Jahrzehnt des 19. Jahrhunderts angelegtes Bild vom Inneren einer Gießerei, aus deren dunklem Hintergrund im gleißenden Licht des geschmolzenen Metalls der Reiter erscheint. Turner vermied eine Namensnennung – der vom geblendeten Auge kaum zu ahnende Umriß des Denkmals beschwört noch einmal den überwundenen Gegner, Davids Reiter auf dem St. Bernhard. Wellington, Napoleon, Nelson – die „Helden“ der Schlachten, in denen das moderne Europa blutig geboren wurde, sind in Turners Bildern wie durch den Glutofen der Geschichte gegangen.

Die letzte Fahrt der Téméraire

Nur wenige Gemälde können so intensiv als Epochensymbol erlebt werden wie Turners *Das Kriegsschiff Téméraire wird zu seinem letzten Anlegeplatz geschleppt, um abgewrackt zu werden* (London, National Gallery; BJ 377; Abb 8). Der Maler war zufällig Augenzeuge, als das Schiff, das bei Abukir und Trafalgar ruhmvoll gekämpft hatte, nach Rotherhithe geschleppt wurde. Der französische Name des „tollkühnen“ Schiffes erklärt sich aus der Kaperung und Einreihung eines französischen Kriegs-

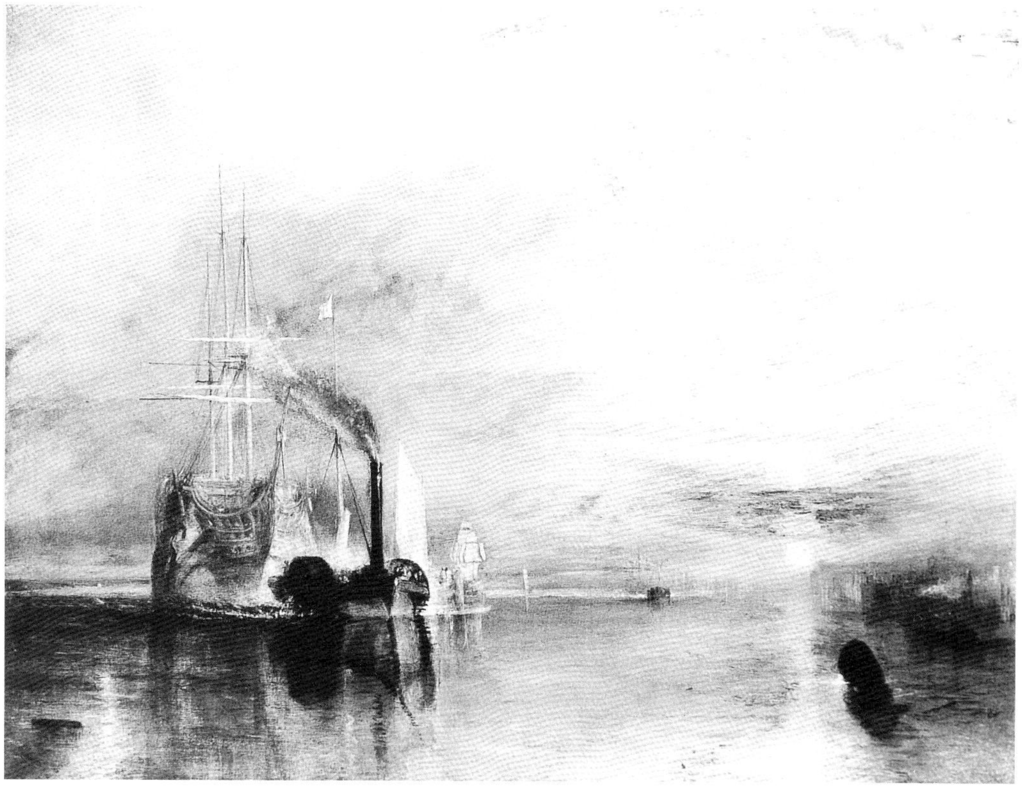

8 William Turner, *Das Kriegsschiff Téméraire wird zu seinem letzten Ankerplatz geschleppt, um abgewrackt zu werden*, 1838. London, National Gallery

schiffes in der Bai von Lagos während des Siebenjährigen Krieges (1759). 1798 folgte ein Neubau als Linienschiff Ersten Ranges mit 98 Geschützen. Als Abgesang auf eine große Epoche der britischen Seekriegsgeschichte stellte Turner das Bild unter das Motto aus Campbells Gedicht *Ye Mariners of England:*

> „Die Flagge, die der Schlacht und jedem Wind getrotzt,
> Besitzt sie nicht mehr."

Während ein professioneller Marinemaler die mangelnde Präzision rügte – „ein durchsichtiges Gespenst aus Nebel und Mondstrahlen mit einer Takelage aus Spinnengewebe" –, empfand der Romancier Thackeray die *Téméraire* wie „eine herrliche Nationalhymne oder ein Musikstück".[20] Tatsächlich ließ Turner das Kriegsschiff, das ebenso wie die *Victory* in der „Nelson Fashion" gestaltet war (der dunkle Schiffsrumpf war von hellen Streifen entlang der Geschützpforten markiert), in silbrigem Schimmer „barocker" als in Wirklichkeit erscheinen. Es ging nicht um ein Marine-, sondern um ein Sinnbild, das am Beginn einer neuen Ära stand, die mit der Thronbesteigung der jungen Königin Victoria (1837) erhofft wurde. Mit wenigen Andeutungen resümiert Turner die gesamte Schiffahrtsgeschichte: Der Nachen im Vordergrund läßt seine beiden Insassen noch als Personen erkennen, während die kompakt gedrängte Mannschaft des bulligen Schaufelraddampfers, von der Glut des Kesselfeuers beschienen, zu einem Teil der Maschine geworden ist. Ein Kutter, ein Vollschiff unter Leesegeln in der Ferne, ein am Horizont verdämmernder Wald von Masten bilden das Geleit des Totenzuges. Eine dunkle Boje in der vom Abendrot wie Blut gefärbten See steht gleich einem Grabstein am Ende.

20 Wilton 1987, S. 176; Hirsch 1973, S. 165

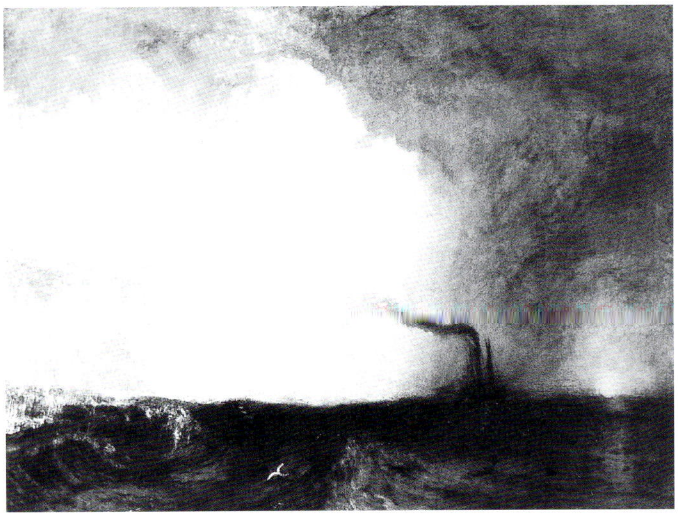

9 William Turner, *Staffa, Fingals Höhle*, 1832.
New Haven, Yale Center for British Art

Merkwürdig genug hat eines der frühesten Projekte eines Dampfschiffs Turners *Téméraire* antizipiert: Jonathan Hulls nahm 1736 ein Patent auf ein mit einer Newcomen-Maschine ausgestattetes Boot – auf seiner nie verwirklichten Ankündigung ließ er einen Dreidecker durch dieses Schiffchen abschleppen![21]

Noch vor *Téméraire* hatte Turner dem Phänomen des Dampfschiffes seine Aufmerksamkeit geschenkt. In dem um 1825/30 entstandenen *Dampfschiff und Lichtschiff* (London, Tate Gallery; BJ 279) griff er das Motiv erstmals auf und stellte es mit *Staffa, Fingals Höhle* (New Haven, Yale Center for British Art; BJ 347) von 1832 in bewußten Kontrast zur romantischen Stimmungslandschaft (Abb. 9). Das Bild wurde mit Versen Walter Scotts vorgestellt; Turner hatte eine Ausflugsfahrt zu der sagenumwobenen Basaltsäulengrotte Fingals unternommen. Da Sturm aufkam, unterließ der Kapitän die Weiterfahrt nach Iona, „stampfte aber", wie sich Turner noch 1845 erinnerte, „um die Enttäuschten aufzuheitern, als letztes dreimal um die Insel".[22] Das Dampfschiff als Motor der Verkehrsrevolution des 19. Jahrhunderts hatte zu Turners Zeit schon eine reiche Entwicklung hinter sich, die nur in Stichworten rekapituliert werden kann.[23] Nach Papins und Hulls' ersten Ideen (Abb. 10) dampfte Marquis de Jouffroy noch unter dem Ancien Règime 1781 mit *Pyroscaphe* auf der Saône, der Amerikaner John Fitch befuhr mit *Experiment* den Delaware (1787). Das erste längere Zeit betriebene Dampfschiff konstruierte William Symington 1801 mit *Charlotte Dundas* als Schlepper für den Forth-Clyde-Kanal. Gleichzeitig führte der Amerikaner Robert Fulton, dessen Profession die Landschaftsmalerei war, in Frankreich sein Tauchboot *Nautilus* vor – namengebend noch für Kapitän Nemos Schiff in Jules Vernes Utopie *20.000 Meilen unter dem Meer* und für das erste US-Atomunterseeboot. Napoleon verfolgte die Pläne Fultons, zum eigenen Schaden für seine Invasionspläne, nicht weiter – am 17. August 1807 begann so in der Neuen Welt auf dem Hudson River zwischen New York und Albany die moderne Personenschiffahrt unter Dampf. 1819 überquerte die mit einer Hilfsdampfmaschine ausgestattete *Savannah* vom gleichnamigen Hafen in Virginia den Atlantik bis Liverpool in 27einhalb Tagen. Doch erst 1838 bewältigten *Sirius* und *Great Western* den Ozean allein mit Dampfkraft. Eisenschiff (*Aaron Manby*, 1821) und Schraubenantrieb revolutionierten Schiffsbau und -technik. Des österreichischen Forstmannes Josef Ressel Propellerform

21 Henderson 1971, S. 40

22 Wilton 1987, S. 193

23 Vgl. Klinckowstroem 1959, S. 230ff.; Neukirchen 1985, S. 338ff.

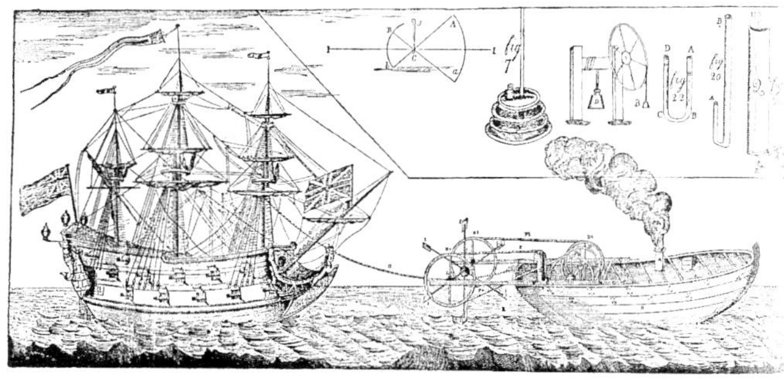

10 Jonathan Hulls, *Entwurf eines Dampfschiffs mit Schaufelrad,* 1737.

(1827/29) sollte sich später gegen die zuerst praktisch angewendete Archimedische Schraube (Patente von John Ericsson und Francis Pettit Smith, 1836/37) durchsetzen.

Nicht nur in der zivilen, sondern auch in der militärischen Schiffahrt veränderte der Dampf die Flotten von Grund auf. Noch 1828 artikulierte Lord Melville als Erster Lord der Admiralität das Traditionsbewußtsein dieser Körperschaft: „Ihre Lordschaften fühlen sich verpflichtet, aufs äußerste von der Einführung von Dampfschiffen abzuraten, denn sie sind der Meinung, daß die Erfindung des Dampfantriebs der Überlegenheit des Empire als Seemacht einen verhängnisvollen Stoß versetzen würde."[24] Auch hier gingen die Vereinigten Staaten voran: Für den Krieg gegen England (1812–14) konstruierte Fulton den (nicht zum Einsatz gekommenen) *Demologos.*

Der erste Raddampfer der britischen Kriegsflotte, der *Comet* von 1822, wurde erst 1830 bewaffnet; Frankreich zog mit dem Aviso *Sphinx* im gleichen Jahr nach. Die ersten echten britischen Dampfkriegsschiffe waren die Sloop *Gorgon* (1837) und die Fregatte *Firebrand* (1842). Noch in den vierziger Jahren entstanden die letzten, mit 90 Kanonen bestückten Großsegelschiffe der Navy – mit den Traditionsnamen *Albion* (1842) und *Aboukir* (1848). Dennoch machte die Dampfkraft vor der Tradition der britischen Flotte nicht halt. Schon 1845 entschied das berühmte „Tauziehen" zwischen dem Schraubenschiff *Rattler* und dem Raddampfer *Alecto* zugunsten des ersteren. Der Dreidecker *Agamemnon* (1850) bewährte sich im Krimkrieg, 1848 hatten die Franzosen ihren *Napoléon* in Dienst gestellt. Mit *Thunderbolt, Terror, Aetna* und *Erebus* kamen im Krimkrieg „schwimmende Batterien", die ersten Kriegsschiffe mit Eisenrumpf, Panzerung und Dampfantrieb zum Einsatz. Der amerikanische Sezessionskrieg brachte mit dem Duell zwischen den Panzerschiffen *Merrimac* der Konföderation und *Monitor* der Union am 9. März 1862 die radikale Wende zu einer neuen Kampftechnik – in der österreichisch-italienischen Seeschlacht vor Lissa, 1866, vermengte sich Altes und Neues in der Seekriegsführung, Widersprüche, die Romakos unkonventionelles Gemälde in einer Turner wahlverwandten Scharfsichtigkeit festgehalten hat.

Der Siegeszug des Dampfschiffes darf freilich nicht darüber hinwegtäuschen, daß die Entwicklung der Segelschiffahrt noch nicht an ihrem Ende angekommen war. Die Konstruktion von schnittigen Schnellseglern, die von Amerika ihren Ausgang nahm, ermöglichte einen vielfach rascheren Transport von Menschen und Gütern als mit dem Dampfer: Solche Klipper waren die Kap Hoorn-Fahrer, die die Goldsucher nach Kalifornien brachten; Tee, selbst Massengüter wie Getreide, Fisch und Salpeter, aber auch verbotene Fracht wie Opium und Sklaven wurde auf solchen Schiffen transportiert.

24 Macintyre/Bathe 1967, S. 75f.

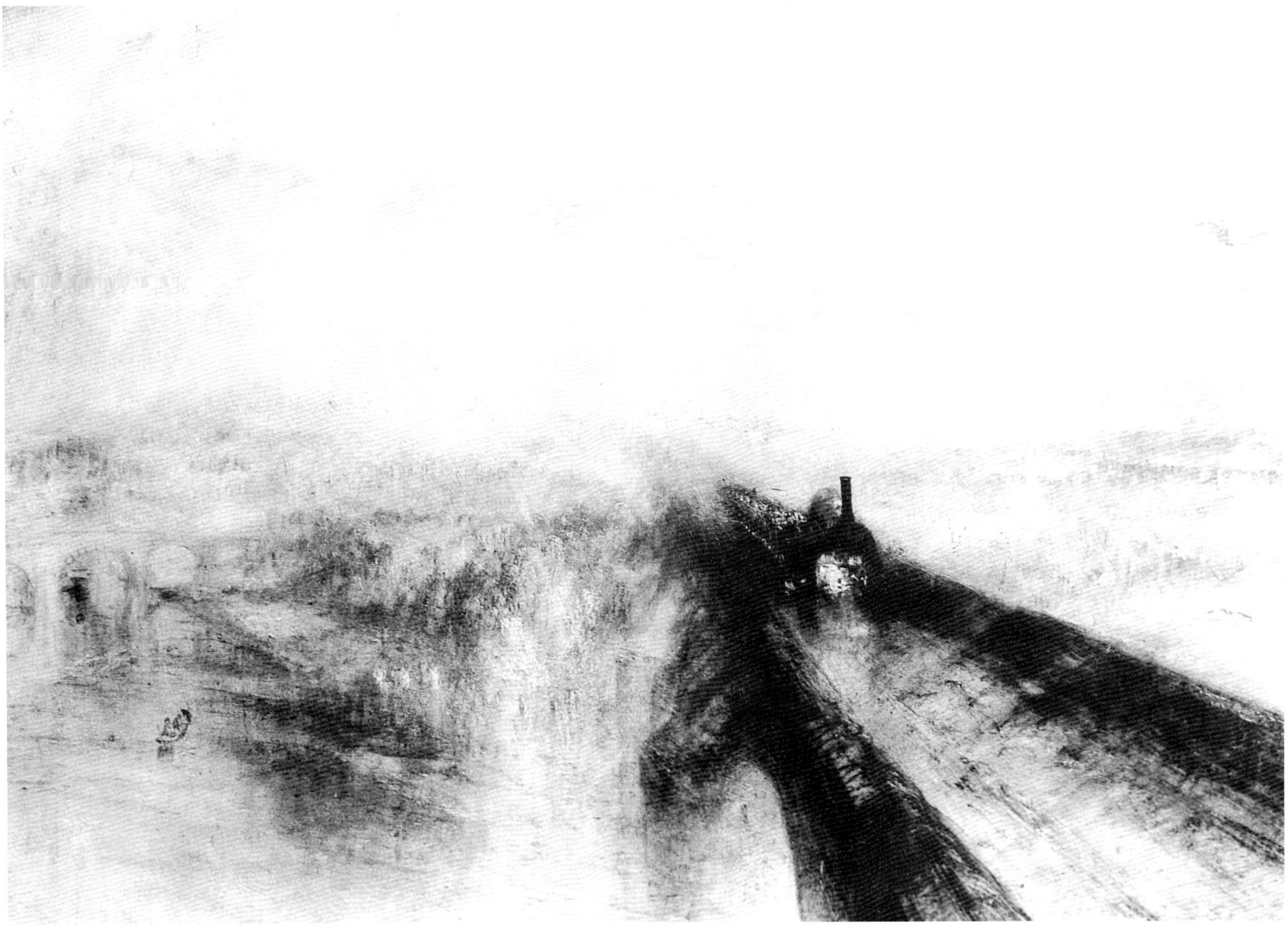

11 William Turner, *Regen, Dampf und Geschwindigkeit – die Great Western Railway,* 1844.
London, National Gallery

Das zweite Schlüsselbild zur Revolution des Dampfes – *Regen, Dampf und Geschwindigkeit. Die Great Western Railway* (London, National Gallery; BJ 409; Abb. 11) – verdankte seine Entstehung nicht nur dem Umstand, daß Turner zur Verwunderung der Mitreisenden während einer Eisenbahnfahrt im Regensturm den Kopf minutenlang aus dem Fenster streckte, sondern auch der Tatsache, daß der bedeutende Ingenieur Isambard Kingdom Brunel technischer Leiter dieses Baues war und in die Familie von Turners Freund Augustus Wall Callcott eingeheiratet hatte.[25] Die Eisenbahn war damals weder in Großbritannien noch auf dem Kontinent ein Novum. 1843 bestand auf der Insel bereits ein Bahnnetz von 3.200 km Länge, in den nächsten fünf Jahren kamen 4.800 km hinzu. Wenn auch ein Wellington meinte, die Eisenbahn würde „die unteren Schichten zu unnötigem Herumfahren" verleiten,[26] setzte sich das neue Verkehrsmittel dank Robert Stephensons entscheidenden Konstruktionsverbesserungen älterer Grubenbahnen in immer rasanterem Tempo durch. Auch hier ist wie bei den Schiffen die Namenswahl für die geradezu als Persönlichkeiten aufgefaßten Maschinen überaus bezeichnend: Die Konstruktion der *Locomotion* (1824, gleichzeitig mit *Hope*) prägte den Begriff Lokomotive. Die erste, auch für Personenverkehr eingerichtete Linie, zwölf Meilen zwischen Stockton und Darlington, wurde 1825 in Betrieb genommen. Der Eröffnung der wirtschaftlich bedeutenden Linie Manchester-Liverpool

25 Lloyd 1996, S. 50

26 Hirsh 1973, S. 140

(1830) ging das berühmte Lokomotiv-Wettrennen im November 1829 voraus. Vielleicht klang der Ort dieser spektakulären Konkurrenz, den Stephensons *Rocket* vor *Novelty*, *Sans-Pareil* und *Perseverance* für sich entschied, noch in Turners Bildtitel nach: *Rainhill*.

Das Gemälde, so sehr es uns als Inbegriff der neuen Mobilität des Fahrens und Sehens erscheint, ist also einer konkreten Linie und einer bestimmten Örtlichkeit gewidmet – dem Viadukt zwischen Maidenhead und Taplow der Great Western Railway. Über alle bisherigen, teils technisch bemühten, teils biedermeierlich staunenden Darstellungen hinweggehend, brachte Turner die innere Triebkraft der Maschine zum Ausdruck: Der Beschauer blickt der auf ihn zurasenden Lokomotive geradezu in die Feuerbüchse und wird durch diesen „Fehler“ gleichzeitig in die Situation des Lokomotivführers versetzt. Wie die dicht gedrängten Passagiere vermag der Bildbetrachter die Landschaft nur in Dampf- und Nebelschleiern zu erkennen. Ein über die Geleise hoppelnde Hase, ein Pflüger im Feld, ein Boot und Mädchen am Ufer: Das Auge kann die wechselnden Eindrücke nicht fixieren, die im Augenblick der Wahrnehmung schon wieder verschwinden.

Die Rasanz des Fortschritts, dessen Motor die Eisenbahn war, konnte auch Angst erzeugen: Wer wird beim Anblick des Turnerschen Zuges nicht unwillkürlich an Fontanes Ballade *Die Brücke am Tay* erinnert?

An Grenzen des Fortschritts stieß auch der geniale Konstrukteur Brunel, der als überseeische Fortsetzung der Eisenbahn 1838 die *Great Western* (72m, 1.320 BRT, 451 PS) fertigstellte, mit der die Dauer der Atlantikreise auf zwölf Tage reduziert werden konnte. 1843 folgte, schon mit Volleisenrumpf, Brunels *Great Britain* (87m, 3.270 BRT, 1.500 PS). Mit diesen Konstruktionen und der Steigerung der Maschinenleistung löste der Ingenieur ein Hauptproblem der frühen Dampfschiffahrt: Der enorme Kohleverbrauch machte Fahrten auf langen Strecken schwierig: Die britische Annexion der Falklandinseln (1833), der Insel Sokotra (1835) und Adens (1839) hing mit der Notwendigkeit der Anlage von Kohlestationen zusammen. Die nächtliche Verladung von Kohle faszinierte auch Turner. Schon 1823 stellte sein Aquarell von *Shields am Tyne* (London, Tate Gallery, Turner Bequest) diese Tätigkeit dar. 1835 malte Turner für den Textilfabrikanten McCornell in Manchester, bezeichnenderweise als Pendant zu einem Venedigbild, das Nachtstück *Heizer, die in der Nacht Kohlen einladen* (Washington, National Gallery of Art; BJ 360), eine der seltenen Darstellungen arbeitender Menschen in seinem Werk.

In Turners Todesjahr begann Brunel mit der Planung des ersten Ozeanriesen, der *Great Eastern* (207 m, 18.915 BRT). Der Gigant konnte 12.000 t Kohle für eine Fahrt von 35.000 km bunkern und sollte bis zu 6.000 t Fracht und 4.000 Passagiere befördern. Die Hauptmaschine für die Schiffsschraube leistete 4.888 PS, zwei Schaufelräder von 17 m Durchmesser wurden von Maschinen zu je 2.000 PS angetrieben. Bau und Stapellauf (1858) waren mit großen Schwierigkeiten verbunden – die *Great Eastern* wurde ein Unglücksschiff. Bei der Probefahrt starben zehn Mann infolge einer Kesselexplosion, Brunel erlitt bald darauf einen tödlichen Schlaganfall, schließlich ging der Kapitän über Bord und ertrank. Die Great-Eastern-Company ging 1864 in Bankrott; doch konnte das Riesenschiff noch das Transatlantikkabel verlegen. 1891 wurde die *Great Eastern*, das größte Schiff des 19. Jahrhunderts, abgewrackt; mit ihr hatte das Jahrhundert des Fortschritts die Grenzen seiner technischen Möglichkeiten überschritten.

Fallacies of Hope

Der Schiffbruch der königlichen Fregatte *Medusa* am 2. Juli 1816, die den Senegal wieder für Frankreich in Besitz nehmen sollte, und das grausige Schicksal der Schiffbrüchigen (von 147 Mann überlebten zehn) sind das Thema der extremsten Darstellung menschlichen Scheiterns in der Kunst des 19. Jahrhunderts. Théodore Géricaults *Floß der Medusa* (1819 ausgestellt, Paris, Musée du Louvre) geriet zur Anklage gegen das restaurierte Königtum der Bourbonen, darüber hinaus zur Warnung vor jederzeit möglichen Katastrophen der Zivilisation und Humanität.[27] Mit dem Gemälde *Feuer auf See* (um 1835, London, Tate Gallery; BJ 460) knüpfte Turner an die dramatische Komposition des Franzosen an; auch sonst durchziehen Darstellungen von Wracks sein Werk in allen Schaffensperioden. *Aller Hoffnung bar* (Aquarell um 1845/50; New Haven, Yale Center for British Art) lautet ein bezeichnender Bildtitel der Spätzeit.[28]

Radikal stellte Turner den Fortschrittsoptimismus seiner Zeit mit dem Bild des Sklavenschiffes in Frage, das er 1840 ausstellte: *Das Sklavenschiff; Sklavenhändler werfen Tote und Sterbende über Bord; ein Taifun kommt auf.* Das Bild gelangte über den Kunsthandel nach Amerika (Boston, Museum of Fine Arts; BJ 385; Abb. 13) – John Ruskin erhielt das Bild von seinem Vater als Geschenk, empfand es aber als zu schmerzhaft, um damit zu leben.[29] Von den ins Meer geworfenen Sklaven zeigt Turners alptraumhafte Vision noch die Ketten; nur ein Bein eines Schwarzen deutet die Menschenleiber an, auf die sich die wimmelnden Ungeheuer der See gefräßig stürzen. Das Sklavenschiff, mit dem eleganten Umriß einer Schonerbark, treibt geisterhaft in den aufkommenden Sturm.

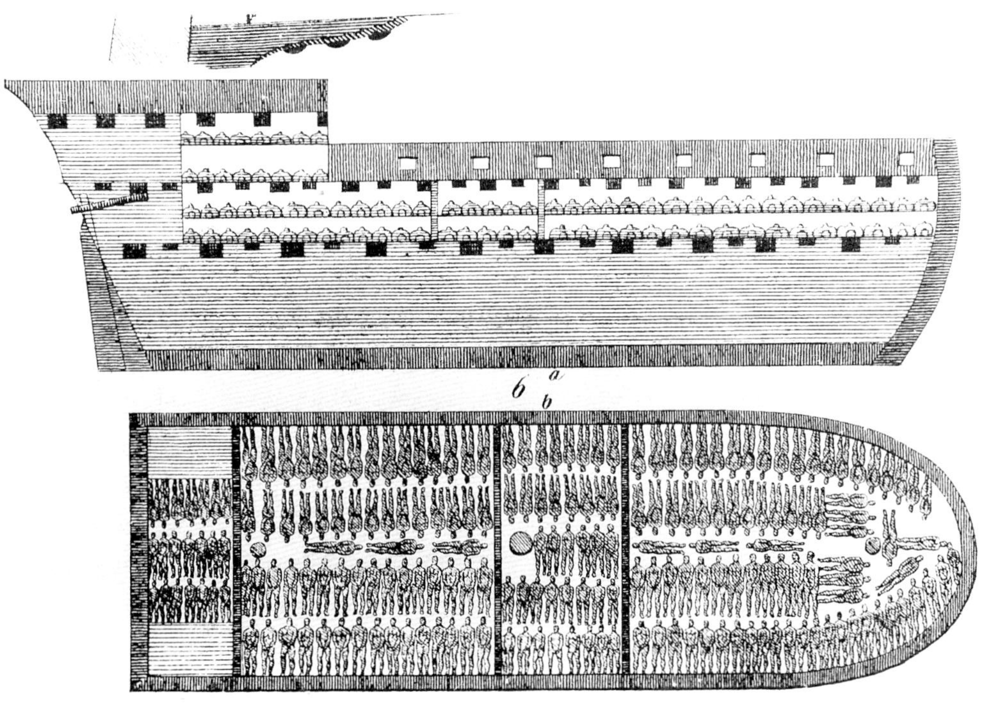

12 *Bau eines Sklavenschiffs*, aus: *Schiffbau*, Tafel XIX in: *Systematische Bildergallerie zur allgemeinen deutschen Real-Encyklopädie* (Conversations=Lexikon), Carlsruhe und Freiburg in der Herderschen Kunstbuchhandlung, Neuauflage Freiburg 1977

27 Hagen Bd. 2, 1995, S. 144ff.

28 Bockemühl 1993, S. 74

29 „To painful to live with." Zit. nach London 1974, Nr. 518

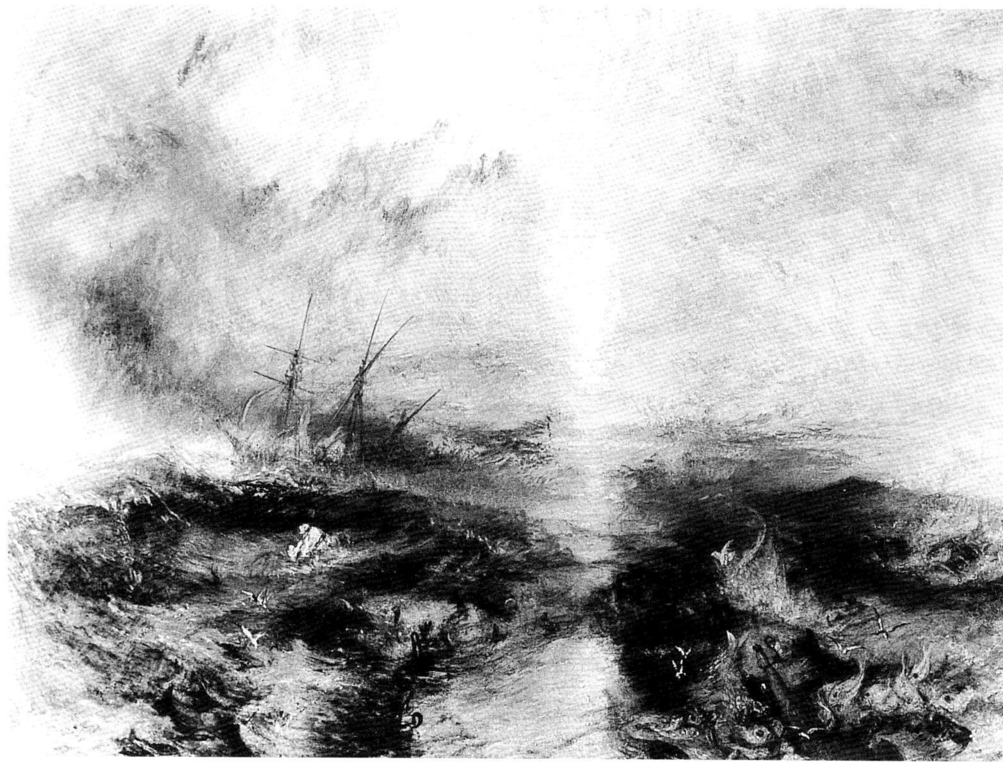

13 William Turner, *Sklavenschiff. Sklavenhändler werfen Tote und Sterbende über Bord; ein Taifun kommt auf,* 1840. Boston, Museum of Fine Arts

Turner legte den Finger in eine offene Wunde der Gesellschaft seiner Zeit, wenngleich er ein historisches Beispiel für die Ungeheuerlichkeit des Menschenhandels wählte. Als Quellen verwendete er T. Clarksons *History of the Abolition of the Slave Trade* von 1808 (2. Auflage 1839), in der die Geschichte des Schiffes *Zong* erzählt wird. Auch die Lebensbeschreibung von William Wilberforce, dem unermüdlichen Kämpfer gegen die Sklaverei, beeindruckte Turner. Den aktuellen Anlaß bot die erste öffentliche Rede, die Prinzgemahl Albert am 1. Juni 1840 zur Eröffnung der Anti-Slavery-League Conference hielt. Folgende Fakten lagen dem Bild Turners zugrunde: 1781 geriet Kapitän Luke Collingwood mit den Versicherern in Streit, weil diese sich weigerten, für den „Verlust der Fracht" aufzukommen. Es galt das Prinzip, daß die Versicherung aufzukommen hatte, wenn Frachtgut über Bord geworfen wird, um den Rest der Ladung bzw. das Schiff selbst zu retten. Im Falle der *Zong* bestand die ins Meer geworfene Fracht aus 132 Sklaven. Kapitän Collingwood rechtfertigte sich damit, daß das Trinkwasser knapp geworden war; er habe die Kranken und Schwachen ausgewählt, um wenigstens den Rest lebend über den Ozean zu bringen. Das Gericht entschied zunächst für den Schiffseigner gegen die Versicherer. Lord Mansfield legte Berufung ein: Es gebe ein höheres Gesetz, das der Menschlichkeit. Nach neuer Verhandlung wurde der Versicherung rechtgegeben.[30]

Hinter diesem Fall stand eine damals mit Selbstverständlichkeit massenhaft geübte Praxis. Nach neueren Forschungen wurden gegen 10 Millionen Sklaven vom 16. bis zum 19. Jahrhundert im transatlantischen Handel verschifft (Abb. 12). Infolge von Verlusten durch die mörderischen Transportbedingungen muß der Bevölkerungsverlust Schwarzafrikas noch höher, mit etwa 15 Millionen Menschen, angesetzt werden. Ein gut funktionierendes Handelsdreieck etablierte sich: Aus den europäischen Handelsstädten gingen

30 Freuchen 1958, S. 411

Manufakturwaren, Alkohol und billiger Tand auf die afrikanischen Sklavenmärkte, von wo aus die menschliche Ware als Arbeitskraft nach Amerika verschifft wurde. Rohstoffe wie Baumwolle, Zucker und Melasse bildeten die Gegenfracht. Die meisten Sklaven erreichten die Neue Welt im 18. Jahrhundert, als England sich als Frucht seines Sieges im Spanischen Erbfolgekrieg durch den Asiento-Vertrag von 1713 das Monopol des Sklavenhandels nach den spanischen Kolonien sicherte. Nicht allein humanitäre Bedenken, auch die Politik der Anlage von Kolonien und die Durchsetzung der freien Lohnarbeit in der Industrie führten zu zunehmender Kritik an Rechtmäßigkeit und Praxis des Sklavenhandels. Großbritannien untersagte mit der Abolitionsakte von 1807 den Sklavenhandel; 1815 wurde das Thema auf dem Wiener Kongreß durch Lord Castlereagh Gegenstand internationaler Diskussion. 1830 wurden die englischen Kronsklaven freigelassen, am 28. Juni 1833 folgte die Emanzipation der Sklaven in den englischen Kolonien (v.a. Jamaica, gegen Entschädigung der Plantagenbesitzer). Lord Palmerston brachte 1841 den Quintupelvertrag zustande, in dem die Großmächte einander das wechselseitige Anhalte- und Durchsuchungsrecht nach Sklavenfracht zugestanden. Das erhöhte Risiko steigerte freilich auch den Profit des Sklavenhandels – dichter noch wurden die unglücklichen Opfer in die Zwischendecks geschlichtet und gekettet. Spanier und Portugiesen, Abenteurer unter amerikanischer Flagge betrieben weiterhin das lukrative Geschäft mit dem „Schwarzen Elfenbein". Bekanntlich sollte in naher Zukunft die Abolitionsfrage die innere Entwicklung der Vereinigten Staaten von Amerika zutiefst betreffen.

Wie Heines Gedicht *Das Sklavenschiff* wurde Turners Gemälde eine Stimme der Humanität in dieser Auseinandersetzung. *Fallacies of Hope* – nirgendwo sonst war Turners Zweifel an einem Fortschritt der Menschlichkeit so berechtigt wie angesichts der brennenden Schande der Sklaverei. Diese Zeilen gab der Maler seinem Bild mit:

> „Alle Mann an Deck, streicht die Marsstengen und belegt,
> Dort die böse sinkende Sonne und die wildgezackten Wolken
> Verkünden das Nahen des Taifuns:
> Bevor er über eure Decks fegt, werft über Bord
> Die Toten und die Sterbenden – achtet nicht ihrer Ketten.
> Hoffnung, Hoffnung, trügerische Hoffnung! Wo ist jetzt dein Markt ?"[31]

Hoffnung und Scheitern – schon vor Turners Bemühung um die Tragik allen menschlichen Strebens hatte die deutsche Romantik mit Caspar David Friedrich dieses Motiv zu einem bleibenden Symbol verdichtet. Sein Gemälde *Das Eismeer* (1823/24, Hamburger Kunsthalle; Abb. 14) zeigt das Wrack eines zwischen Eisschollen zermalmten Schiffes. In einer verschollenen Fassung trug das Schiff lesbar den Namen ‚Hoffnung' – *Die gescheiterte Hoffnung* wurde auch Titel des erhaltenen Gemäldes.[32] Friedrichs Themenwahl war durch die Lektüre von Kapitän Parrys Bericht von seiner Überwinterung im Polarmeer 1819/20 angeregt worden. Auch Turner verfolgte wie die gesamte europäische Öffentlichkeit die kühnen Vorstöße vorwiegend britischer Seefahrer in die unwirtlichen Regionen der Arktis und Antarktis. 1842 stellte Turner ein bei den allermeisten Zeitgenossen auf Unverständnis stoßendes, von persönlichem Erleben geprägtes Bild aus, in dem das Gegenständliche, ein kleines Dampfschiff, in einem den ganzen Bildraum füllenden Wirbel von sturmgepeitschten Wogen und Wolken zu verschwinden droht. Wie immer gab er dem Gemälde – Kritiker sprachen von „Kalktünche und Seifenlauge" –

31 Bockemühl 1993, S. 92. „Marsstengen" heißen die oberen Teile der Masten; „belegen" bedeutet in der Seemannssprache festmachen.

32 Hamburg 1980, Nr. 517

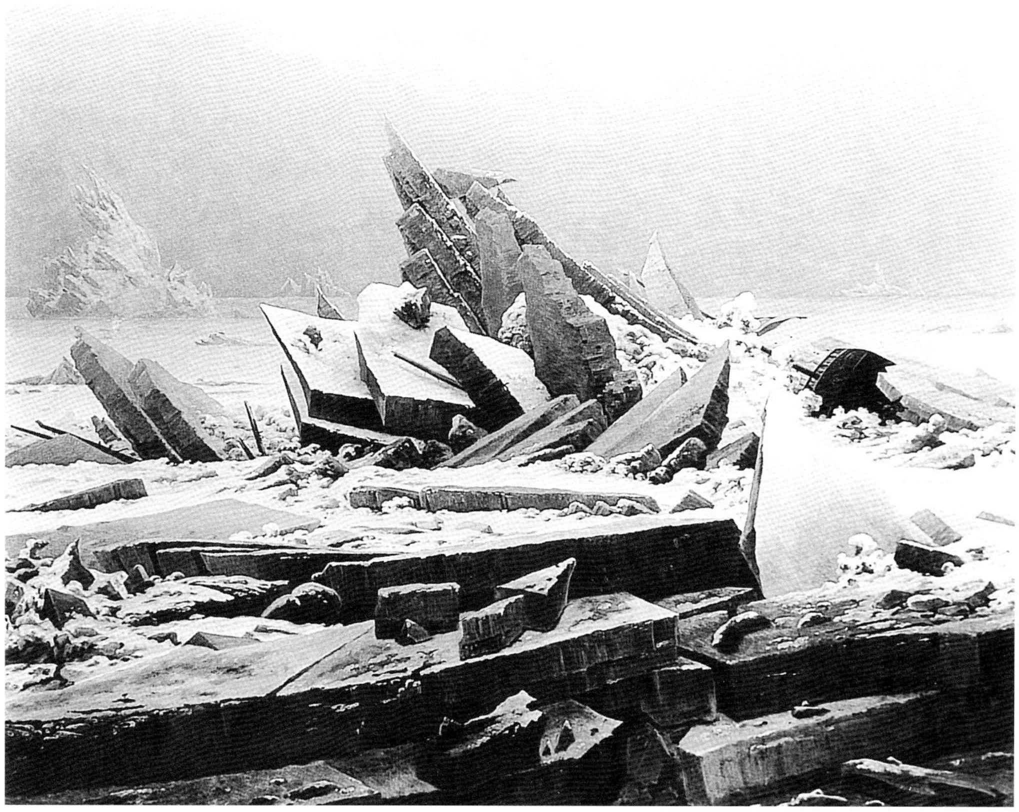

14 Caspar David Friedrich, *Das Eismeer,* um 1823/24. Hamburger Kunsthalle

einen ausführlichen Titel mit, der seine Anwesenheit im Aufruhr der Elemente bezeugen sollte: *Schneesturm – ein Dampfer vor einer Hafeneinfahrt gibt Signale in der Untiefe und bewegt sich nach dem Lot. Der Autor war in diesem Sturm in der Nacht, als die ‚Ariel' aus Harwich auslief* (Tafel 98).

Im Gespräch erläuterte der Künstler, damals schon im hohen Alter von 67 Jahren: „Ich habe es nicht gemalt, damit es verstanden würde, sondern weil ich zeigen wollte, wie solch ein Schauspiel aussieht; ich ließ mich durch die Matrosen am Mast festbinden, um es zu beobachten. Vier Stunden lang war ich angebunden; ich glaubte es nicht zu überleben; aber ich wollte es festhalten, falls ich davonkäme."[33]

Ohne die Beziehung zu den Forschungsfahrten in die Zonen des ewigen Eises bleibt Turners Bild, in dem er formal den entscheidenden Durchbruch zur offenen Form vollzog, unverständlich. Auf seine Art demonstrierte „Admiral Booth", daß er keine Strapazen und Gefahren scheute, um auch extreme Naturphänomene am eigenen Leib kennenzulernen.

Nur angedeutet werden kann hier ein wichtiges Thema: Inwiefern reagierte Turners dramatischer Stil auf die Darstellungen der Entdeckungsfahrten des 19. Jahrhunderts, die die „Schrecken des Eises und der Finsternis" in die Bürgerstuben brachten?[34] Die britische Admiralität hatte 1745 eine Prämie von 20.000 Pfund ausgesetzt, um das Problem einer nördlichen Durchfahrt vom Atlantik zum Pazifik zu lösen, eine Frage, an der die Seefahrer des 16. und 17. Jahrhunderts wie Frobisher, Hudson und Baffin gescheitert waren. Auch auf den fraglichen Südkontinent richtete sich das Interesse: James Cook passierte 1773 als erster den südlichen Polarkreis; sein Versuch, nach der großartigen Erkundung des Stillen Ozeans, 1778, auf seiner letzten Fahrt, von der nordamerikanischen Westküste her einen

33 Bockemühl 1993, S. 69. Der *Punch* scherzte über Turners Ausdrucksstil: „Ein Taifun entsteht plötzlich in einem Samum über dem Strudel des Mahlstroms, Norwegen; mit einem brennenden Schiff, einer Finsternis und der Wirkung eines Mondregenbogens." Hirsh 1973, S. 170

34 Als Beispiel für die Übernahme Turnerscher Bildmotive sei auf ein Gemälde des Seeoffiziers Beechey hingewiesen, der an Ross' Antarktisexpedition 1842 teilgenommen hatte. Abb. (mit unrichtiger Einordnung) bei Mountfield 1978, S. 72. Zum folgenden siehe Houben 1927; Samhaber 1955

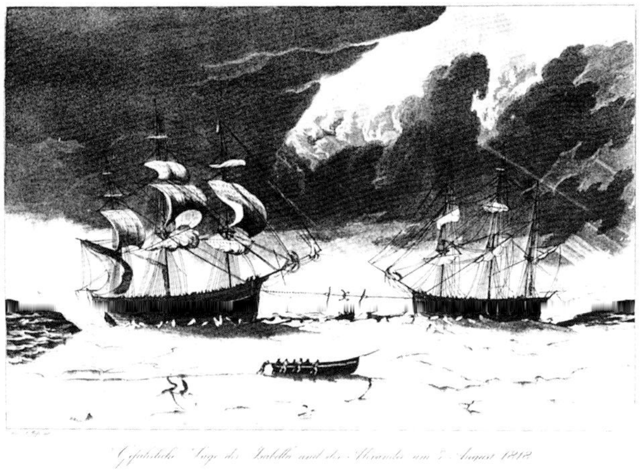

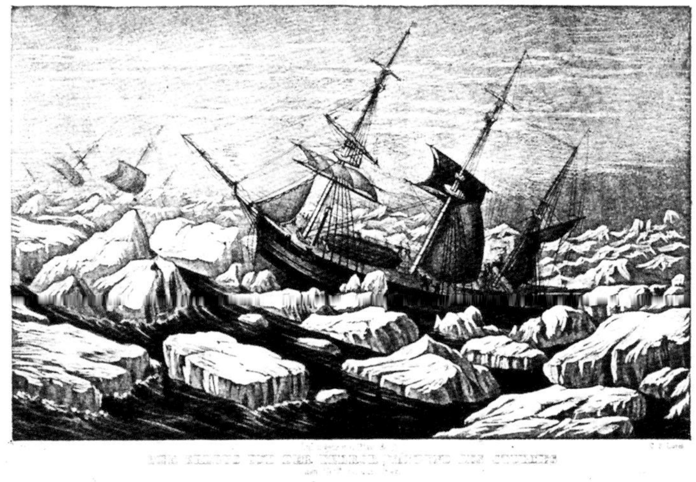

15 *Die gefährliche Lage der „Isabella" und des „Alexander" am 7. August 1818,* aus: John Ross, *Entdeckungsreise nach dem Nordpol im Jahre 1818*

16 *Der „Erebus" und der „Terror" während des Sturmes,* aus: Sir James Clark Ross, *Entdeckungsreise nach dem Süd-Polar-Meere in den Jahren 1839-1843*

Zugang zu einer Durchfahrt zu finden, mußte aufgegeben werden. In der ersten Hälfte des 19. Jahrhunderts wurden diese Bemühungen mit großer Energie wieder aufgenommen. Die Nordwestpassage wurde für die Briten doppelt interessant, nachdem Pioniere der Vereinigten Staaten den Kontinent zu Land gequert hatten (Clark-Lewis Expedition 1804/06) und Pelzhandelsgesellschaften sich an die Durchdringung Kanadas machten.

1818 stieß John Ross mit den bald selbständige Fahrten unternehmenden Kapitänen Parry und Franklin in den Lancaster-Sund vor. 1819 erreichte Parry 110° W und überwinterte in der Polarzone; weitere Fahrten dieses kühnen und umsichtigen Kommandanten folgten. Die Expedition von John Ross von 1829/33 brachte mit der Entdeckung des magnetischen Nordpols auf Boothia Felix durch seinen Neffen James Clark Ross (27. Mai 1831) einen für Wissenschaft und Nautik bedeutsamen Erfolg. John Franklin, der schreckensvolle Überwinterungen am Nordsaum des amerikanischen Kontinents hinter sich gebracht hatte, kam vom Polarmeer nicht los: Mit den beiden wohlausgerüsteten Schiffen *Erebus* und *Terror* brach er 1845 zu jener Reise auf, die ihn und seine ganze Mannschaft in den Tod führte. Die zahlreichen, noch viele Jahre später zur Suche nach der verschollenen Franklin-Expedition ausgesandten Schiffe klärten die komplizierte Geographie des nördlichsten Amerika auf – 1850 fand dabei McClure die so lange gesuchte Nordwestpassage, die sich gleichzeitig als praktisch unbrauchbar erwies. Noch im Jahre 1907 wurde das in einem Eisberg eingeschlossene geisterhafte Wrack des *Terror* gesichtet.

Im äußersten Süden hatten Walfänger um 1820 Festland entdeckt. 1841/42 rückte J.C. Ross mit *Erebus* und *Terror*, die den Vulkanen im ewigen Eis die Namen der Schrecken der Unterwelt gaben, der Antarktis zu Leibe. Es ist interessant zu sehen, wie sowohl die Expeditionsberichte, ausgehend von sehr nüchternen, logbuchartigen Aufzeichnungen, als auch die vielfach von den Kapitänen selbst angefertigten Zeichnungen mehr und mehr an Dramatik gewinnen. John Ross' Darstellung: *Die Gefährliche Lage der Isabella und des Alexander am 7. August 1818* (Abb. 15) etwa bleibt zurückhaltend, während die Zeichnung seines Neffen der Gefährdung von *Erebus* und *Terror* zwischen Eisbergen wesentlich bewegter ist (Abb. 16).[35] Ein Titelkupfer zu Parrys *Voyages* greift offenkundig ein Turner-Motiv auf. In der populärwissenschaftlichen Literatur tendierten

35 Eine Passage aus Ross 1847, S. 281f. verdeutlicht die Szene: „Bald nach Mitternacht befanden sich die Schiffe in einem Meere rollender Eismassen, hart, wie schwimmende Granitfelsen, welche, von den Wellen getrieben, mit solcher Gewalt gegen uns anprallten, daß die Masten zitterten, als wollten sie bei jedem neuen Schlage herabstürzen; die Vernichtung der

die Darstellungen der Gefahren der polaren Seefahrt bisweilen zu phantastischer Übertreibung. Für die Beurteilung dieser Ausdrucksformen bedarf es der Kenntnis der Wechselwirkung von Kunst und Literatur.[36] Schon der Untertitel von Samuel Taylor Coleridges Dichtung *Der alte Seemann* (1797/98) deutet die Beziehungen zu den Entdeckungsreisen an: „Wie ein Schiff, das den Äquator passiert hatte, von Stürmen in das kalte Land nahe dem Südpol verschlagen wurde; und wie es von dort seinen Kurs in die tropischen Breiten des Großen Stillen Ozeans nahm; und von den unerhörten Begebenheiten, die widerfuhren." Wir zitieren aus dem nachmals von Gustave Doré kongenial illustrierten Poem:

> „Und durch das Geweh sandten Klippen von Schnee
> Unheimliches Gegleiß:
> Nicht Mann noch Tier erkannten wir –
> Zwischen hier und dem Himmel von Eis.
>
> Das Eis war hier, das Eis war dort,
> Das Eis war überall.
> Es kracht und stöhnt und kreischt und höhnt,
> Wie einer Ohnmacht Schall."

Die Befruchtung von Malerei und Poesie war jedenfalls wechselseitig.[37] Nur als Anstoß sei auf Heines *Nordsee*-Zyklus hingewiesen:

> „Hoffnung und Liebe! Alles zertrümmert!
> Und ich selber, gleich einer Leiche,
> Die grollend ausgeworfen das Meer,
> Lieg ich am Strande,
> Am öden, kahlen Strande."
>
> *Der Schiffbrüchige, Nordsee* II, 3

> „Es murmeln die Wogen ihr ew'ges Gemurmel,
> Es wehet der Wind, es fließen die Wellen,
> Es blinken die Sterne gleichgültig und kalt,
> Und ein Narr wartet auf Antwort."
>
> *Fragen, Nordsee* II, 7

Und Rimbaud dichtete sein *Trunkenes Schiff* in Farbhalluzinationen, die im Leser geradezu Turnersche Kompositionen evozieren:

> „Ich sah die Sonne tief voll mystisch grauser Flecken,
> Wie sie mit langen starren Strahlen violett
> Festlich erleuchtete, gleich alter Dramen Recken,
> Die Fluten, rollend weit ihr schauernd' Rosenbett.
>
> Ich hab geträumt die grüne Nacht: Schnees Grelle,
> Langsame Meeresküsse auf der Augen Lid,
> Das Kreisen unerhörter Säfte auf der Welle
> und das Erwachen, gelb und blau, im Phosphorlied."

Noch eine Szenerie versinkender Größe hat Turner in goldenem Licht verwoben: Venedig.[38] Der Untergang der Serenissima im Ansturm Bonapartes (1797) gab Wordsworth, Shelley und Byron Anlaß zu elegischen Versen. Es scheint, daß Turner auf seinen zahllosen Gemälden und Zeichnungen der geliebten Lagunenstadt kein einziges „modernes" Schiff dargestellt hat, obwohl Venedig im Vormärz Hafen der österreichischen

Schiffe schien wegen der gewaltigen Stöße, die sie erhielten, unvermeidlich ... Obgleich wir viele Meilen tief in das Packeis gedrängt wurden, ließ sich doch keine Abnahme der Dünung bemerken und unsere Schiffe rollten und krachten mitten unter den schweren Massen zermalmender Berge, über welche das Meer mit seinen gigantischen Wellen tobte, eine große Masse über die andere thürmte und sie dann wieder tief unter seine schäumenden Wogen begrub, mit fürchterlicher Gewalt sie aneinander schmetternd und zermalmend. Die schauerliche Erhabenheit einer solchen Scene kann weder gedacht noch beschrieben werden, noch viel weniger lassen sich die Gefühle der Zuschauenden nachfühlen."

36 Eine Untersuchung der Entwicklung der maritimen Literatur, in der die Robinsonaden seit Defoe eine Sonderstellung einnehmen, fehlt. Der eigentliche Begründer der Gattung, Frederick Marryat (1792–1848), Zeitgenosse Turners, war selbst Marineoffizier und entwickelte einen Signalcode für die Flotte (*Mr. Midshipman Easy).* Auf Robert Louis Stevenson, Joseph Conrad und in unserem Jahrhundert Cecil Scott Forester, der wieder auf die Zeit Nelsons zurückgriff (*Hornblower*), sei in dieser auch in die Jugendliteratur führenden Entwicklungslinie zumindest hingewiesen. Auch die Verarbeitung romantischer Seemotive in der deutschen Literatur, von Hauffs Märchen bis zu Storms *Schimmelreiter,* bedarf noch zusammenhängender Untersuchung.

37 Wichtige Hinweise bei Hüttinger 1970

38 Siehe Plant 1996, S. 145ff.

Adriaflotte war. Daß die venezianische Revolution von 1848 im Arsenal mit der Ermordung des verhaßten Kommandanten Marinovich begann und die Kriegsflotte zu einem erheblichen Teil auf die Seite der italienischen Nationalbewegung überging, macht diese Ausblendung des zeitgenössischen Venedig in Turners Bildern erst recht deutlich. Es sei erwähnt, daß die Stadt, die aufs neue die Markusrepublik proklamiert hatte, als eines der letzten Bollwerke der Revolution 1849 von der österreichischen Armee ausgehungert, ja sogar im ersten Luftangriff der Kriegsgeschichte von Luftballons aus bombardiert wurde. Wie der ‚Bucintoro' war die Macht der Lagunenstadt versunken. Auch hier also Scheitern und Verfall einstiger Größe – was blieb, war die in das berückende Spiel farbigen Lichts getauchte Schönheit eines großen Sonnenuntergangs.

Kunst, Literatur und Wissenschaft – Wechselwirkungen der Wahrnehmung der Moderne

John Ruskin ging in der Analyse der *Modern Painters*, seinem seit 1843 in fünf Bänden erschienenen ästhetischen Hauptwerk, von Turner aus, um immer wieder zum verehrten Meister zurückzukehren. Die „Einbildungskraft", erläuterte Ruskin, sei „die allergenaueste und Wahrheit-verkündende Fähigkeit, die dem Menschen gegeben ist. ... Alle mathematische, arithmetische und allgemeine wissenschaftliche Wahrheit ist im Vergleich damit oberflächlich, eine Wahrheit der harten Rinde. Nur die Wahrheit der einbildungsfähigen Erkenntnis ist tief und kostbar." Ruskin folgerte weiter, „daß es unmöglich ist, die Natur ganz wie in einem Spiegel wiederzugeben" und meinte, „daß die Topographie Turners die einzige ist, auf die man sich verlassen kann".[39] An diese Aussage schließt sich ein Vergleich einer selbst angefertigten photographischen Aufnahme mit einer Zeichnung desselben Objekts.[40] Wir wissen, daß auch der alte Turner sich mit dem neuen Medium der Photographie intensiv auseinandersetzte.[41]

Gerade das Beispiel der Photographie kann lehren, worum es hier geht. Wissenschaft und Kunst formulierten an der Schwelle zur Moderne aufs neue die alte Frage nach Wesen und Erscheinung der Dinge in ihrem Verhältnis zum forschenden und formenden Menschen. Nicht nur die Kunst, auch die Literatur sah sich mit diesem Problem von Abbild und Bild konfrontiert, das sich vor dem Hintergrund der wissenschaftlichen, technischen und gesellschaftlichen Revolution des 19. Jahrhunderts stellte und von den Kategorien des Idealismus und Realismus allein nicht abgedeckt werden konnte.

Merkwürdig ist, daß der Schritt der Literatur in die Moderne, gerade was Turners Themen betraf, nicht in Europa, sondern in den aufstrebenden, von keiner Tradition belasteten Vereinigten Staaten von Amerika getan wurde. Edgar Allan Poes scheinbar realistischer, zutiefst mystischer Reisebericht *Seltsame Erlebnisse des Arthur Gordon Pym aus Nantucket* (1838) wurzelt in der „schwarzen" Spielart der Romantik, stößt aber radikal zur modernen Ausgesetztheit des Individuums vor. Das sich steigernde, physische wie metaphysische Grauen verstört durch die Nüchternheit des den zeitgenössischen Reisebeschreibungen der Arktis- und Antarktisforscher angeglichenen Stils. Die Spannung zwischen

39 Ruskin Bd. 4 1903, S. 39f.

40 Türme von Freiburg in der Schweiz. Ebd., Tafel 24–25

41 Wilton 1987, S. 226, 235. Äußerungen des englischen Photopioniers Talbot in seinem *Pencil of Nature* (1844/46) über die „einzigartige Schönheit der von der Natur gemalten Bilder", „magische Bilder, Schöpfungen eines Augenblicks, dazu bestimmt, sich ebenso rasch wieder zu verflüchtigen", konnte Turner, der rastlose Zeichner vorübergleitender Reiseeindrücke, wohl zustimmen. Honour/Fleming 1992, S. 494f.

„Wahrhaftigkeit" und „Einbildungskraft" wird im Vorwort des fiktiven Herausgebers angesprochen. Kein Schrecken der See und der Schiffahrt bis hin zum Kannibalismus fehlt in dem Bericht, dessen Untertitel dem Leser alle „Abenteuer" der Entdeckungsreisen verheißt: „Einzelheiten über eine Meuterei und ein grauenvolles Gemetzel an Bord der amerikanischen Brigg *Grampus* auf ihrer Fahrt nach der Südsee im Juni 1827 nebst einem Bericht, wie das Schiff von den Überlebenden zurückerobert wurde; wie sie Schiffbruch erlitten und entsetzliche Hungerqualen ausstanden; wie sie durch den britischen Schoner *Jane Guy* befreit und gerettet wurden; wie dieses Schiff kurze Zeit im antarktischen Ozean kreuzte, wie es erobert und seine Mannschaft bei einer Inselgruppe am vierundachtzigsten Grad südlicher Breite hingeschlachtet wurde; mitsamt den unglaublichen Abenteuern und Entdeckungen, deren Anlaß dieses jammervolle und entsetzliche Unglück war." Die Imagination des Dichters ließ seine Reisenden nahe dem Südpol nach dem Durchqueren der Eismassen warmes Meer und Vulkane finden – wenige Jahre vor der Entdeckung von *Erebus* und *Terror* durch Kapitän J. C. Ross. In die „düstere Finsternis" der „milchtrüben Tiefen des Ozeans", durch „weißen Aschenregen" geht die Fahrt ihrem Ende entgegen, hinein in „gewaltige, aber lautlose Sturmwinde, die mit ihrem Wehen den entflammten Ozean aufwühlten", und kippt jäh in das jenseitige Mysterium des Nichts: „Die Finsternis war nunmehr dichter geworden, und nur der Widerschein des weißen Vorhangs vor uns auf dem Wasser erhellte noch das Dunkel. Immer wieder flogen riesige, fahlweiße Vögel durch den Schleier, und während sie unserem Gesichtskreis entschwanden, drang unaufhörlich ihr schrilles 'Tekeli-li!' an unsere Ohren. ... Und jetzt schossen wir in die Umarmungen des Kataraktes hinein, der einen Spalt auftat, um uns zu empfangen. Aber im selben Augenblick richtete sich vor uns auf unserem Weg eine verhüllte menschliche Gestalt auf, weit größer in allen ihren Ausmaßen, als es je ein Bewohner der Erde gewesen ist. Und die Farbe der Haut war von makellos reinem, schneeigstem Weiß ...". Fast ist man versucht, an einen geheimnisvollen Rapport zwischen unabhängig voneinander entstehenden Kunstwerken zu glauben: Das Schiff, auf dem Poes Held sein erstes Abenteuer erlebt, trägt den Namen des Engels ‚Ariel' – wie Turners Dampfer im Schneesturm, und Turner nannte eine späte, apokalyptische Vision eines von Vogelschwärmen durchzogenen geheimnisvollen Lichtwirbels: *Der Engel, der in der Sonne steht* (1846, London, Tate Gallery; BJ 425).

In Turners Todesjahr 1851 erschien der zu seiner Zeit erfolglose, erst in unserem Jahrhundert entdeckte grandiose Roman Herman Melvilles, *Moby Dick*. Entwicklungsstränge bündeln sich: Als Melville 1841 auf dem Walfänger *Acushnet* Kap Hoorn umrundete, vollendete Richard Wagner den *Fliegenden Holländer* und erlebte Turner den Schneesturm auf dem Dampfer *Ariel*. Im Auftrag des Reeders Elkanan Bicknell schuf Turner eine Reihe von Bildern, die den Walfang zum Gegenstand haben, allerdings nicht die Zufriedenheit Bicknells fanden.[42] Thomas Beales *Natural History of the Sperm Whale* war wie für Melville Turners Quelle für seine Kenntnis vom Walfang, der damals in der Südsee mit ungeheuren Profiten vor allem von amerikanischen Schiffen auf den Pottwal betrieben wurde. Das Fett der riesigen Tiere, besonders der Walrat (Spermacet) war begehrter Rohstoff für die Beleuchtung (mit der Einführung des Petroleums seit den fünfziger Jahren brach der Walfangboom zusammen); Ambra war ein kostbares Nebenprodukt. Turner verschaffte sich detaillierte Kenntnisse vom gefahrvollen Harpunieren und Aufbereiten; auch beim Auskochen des Specks („boiling Blubber") werden die Whalers gezeigt. Melvilles Roman lebt

42 *Walfänger*, 1845, BJ 414; *Walfänger im Packeis,* 1846, BJ 426; *Hurrah für den Walfänger Erebus! Ein weiterer Fisch,* 1846, BJ 423 (alle: London, Tate Gallery); *Walfänger*, 1845, BJ 415, New York, Metropolitan Museum

aus der Spannung realistischer Beschreibung und der Vision unfaßbarer Naturkraft, die sich im Weißen Wal verkörpert – „eine verhüllte Erscheinung, ungeheuer wie ein weißer Schneeberg im Äther". Kapitän Ahabs dämonische Jagd führt ihn und sein Schiff *Pequod* in den Untergang: „Kreischend schwirrten die Möwen über dem gähnenden Schlund; gegen seine steilen Wände brandete brausend die weiße Gischt. Dann stürzte alles in sich zusammen, und das weite Leichentuch des Meeres wallte fort wie seit fünftausend Jahren."

Auch in der französischen Literatur finden sich merkwürdige Parallelen zu Turners Werk. Die Spannung zwischen moderner Technik und den Monstern des Meeres verdichtete Victor Hugo in den *Arbeitern des Meeres* (1866), und man muß Jules Vernes Romane in ungekürzter Fassung lesen, um zu verstehen, wie tief der große Utopist um die Diskrepanz zwischen technischer Beherrschbarkeit der Natur und menschlichem Glücksstreben wußte.

Das Verhältnis von Wissenschaft und Kunst im 19. Jahrhundert bedarf noch intensiver Grundlagenforschung. Am Beispiel von Turners Kollegen John Constable, der 1836 durch Vermittlung Faradays, bei dem sein Sohn studierte, in der Royal Institution Vorträge hielt, sei diese Wechselwirkung angedeutet. „Malerei ist eine Wissenschaft und sollte wie ein Forschen nach Naturgesetzen betrieben werden. Warum sollte dann Landschaftsmalerei nicht wie ein Zweig der Naturphilosophie betrachtet werden, wobei die Bilder dann die Experimente darstellen?"[43] Auch Turner, der mit Faraday bekannt war, verstand sein Schaffen als Forschung: „Turners Verdienst", schrieb Ruskin, „besteht darin, daß er von seinem zehnten bis zum siebzigsten Jahr nie einen Tag und selten eine Stunde vergehen ließ, ohne sich genaue Kenntnis von einem bedeutenden Naturvorgang zu verschaffen."[44] In Constables und Turners Zeit begann jene permanente Revolution der Naturwissenschaften, in der wir noch heute stehen. Ihre theoretische Zusammenführung und Vereinheitlichung schritt Hand in Hand mit der stürmischen Entwicklung ihrer technisch-praktischen Anwendung voran. Faradays Forschungen und Experimente stellten den Zusammenhang zwischen Magnetismus und Elektrizität her (Induktion, 1831) und sprengten die Grenzen zwischen Physik und Chemie (Elektrolyse, 1833). Joule und Julius Robert Mayer ermittelten empirisch und theoretisch die Äquivalenz von Wärme und Arbeit (1842), und 1845 postulierte Faraday eine letzte Einheit der Naturkraft, die Wärme, Licht und Elektrizität zugrunde liege. Faradays Vorstellung vom Feld als Modell für das Wirken der Gravitation, des Magnetismus und des elektrischen Stromes im Raum wurde zur Grundlage des modernen physikalischen Weltbildes. Finden wir nicht eine Parallele in den von der Dynamik des Lichtes und der Farben durchwalteten Bildräumen Turners?

Auch die Entwicklung der Meteorologie wäre für diesen Parallelismus heranzuziehen. Ist es nur ein Zufall, daß Constable mit Vorliebe Quell- und Haufenwolken studierte und malte, während Turners Inspiration von Cirrusformationen kam, die weitreichende Veränderungen in hohen Schichten der Atmosphäre ankündigen? An den Phänomenen des Himmels hat Goethe lebhaften Anteil genommen, dessen von Turner intensiv studierte *Farbenlehre* das Erkenntnis- und Darstellungsproblem von Wissenschaft und Kunst gleichermaßen umspannt: „Denn eigentlich unternehmen wir umsonst, das Wesen eines Dinges auszudrücken. Wirkungen werden wir gewahr, und eine vollständige Geschichte dieser Wirkungen umfaßte wohl allenfalls das Wesen jenes Dinges."[45]

43 Hirsh 1973, S. 149; Schultze 1970, S. 63

44 Zit. nach Hirsh 1973, S. 185

45 Zit. nach Hofmann 1987, S. 43

Goethe beschäftigte sich zeitlebens mit Fragen der Geologie, für die wir auch bei Turner Interesse voraussetzen dürfen. Der große, in weltanschauliche Bereiche führende Streit zwischen Anhängern der Katastrophenlehre und des Aktualismus, des Vulkanismus und Neptunismus, an dem sich englische Geologen wie Hutton oder Lyell maßgebend beteiligten, und der Turner bekannt war, spiegelt sich auch in Turners Naturverständnis – Fragen, die letztlich als Dialektik von Revolution und Evolution an die Probleme der Menschheitsentwicklung rührten. Goethes Summe (*Faust II, Klassische Walpurgisnacht*) steht wie ein Motto zu Turners Bemühungen um Aufruhr und Versöhnung der Elemente:

> Sirenen:
> „Heil dem Meere! Heil den Wogen,
> Von dem heiligen Feuer umzogen!
> Heil dem Wasser! Heil dem Feuer!
> Heil dem seltnen Abenteuer!
>
> All-Alle:
> Heil den mildgewognen Lüften!
> Heil geheimnisvollen Grüften! Hochgefeiert seid allhier
> Element' ihr alle vier!"

Immer wieder kehrte Turner in seinem Schaffensprozeß zu den Ursprüngen zurück, in Bilder, die Untergang, Hoffnung und Rettung beschworen. Es ist das Gesamtkunstwerk des Schiffes, Symbol der gesellschaftlichen Organisation und der Beherrschung der Natur, das im Zentrum von Turners Werk steht. Der Künstler wußte aber auch, daß dieses differenzierteste Produkt der Zivilisation zur Zerstörung, selbst um den Preis eigener Vernichtung dienen konnte. Er stellte die Frage nach den Kosten der Siege, die die Schlachtschiffe der Menschheitsgeschichte erkämpften. So entzieht sich Turner einer Eingliederung in die Ereignisgeschichte der Historienmalerei. Seine Bilder vergegenwärtigen das Ganze der Geschichte, Anbeginn wie Zukunft. Die ewige Begegnung des Menschen mit dem Meer und seiner Unendlichkeit gipfelt hier und jetzt. Von den hochbordigen Schiffen und den Irrfahrten des göttlichen Dulders Odysseus der Homerischen Epen und den Argonauten führt der Weg zum Sehnsuchtsruf „Thalatta, Thalatta" der Griechen Xenophons und zu dem Chor aus der *Antigone* des Sophokles, der vor der Hybris des Menschen warnt:

> „Der Welt Gewalten sind so viel,
> Der Mensch gewaltiger als sie alle.
> Das graue Meer auf gebrechlichem Kiel durchkreuzt er
> Und trotzt dem schäumenden Schwalle,
> Im rasenden Südsturm kommt er gezogen
> Und nimmt seinen Weg durch die brausenden Wogen ..."

Auch unser zu Ende gehendes 20. Jahrhundert fand mit Schiffen und Seefahrt gültige Symbole. Vom Dreadnought-Programm der Vorbereitung des Ersten Weltkrieges und dem Untergang der für unsinkbar gehaltenen *Titanic* (1912) zu Einsteins *Panzerkreuzer Potemkin*, Hemingways *Der alte Mann und das Meer* und B. Travens *Totenschiff* spannt sich ein gewaltiger Bogen der Größe und Nichtigkeit menschlichen Strebens und Tuns. Wir sind Kosmonauten geworden und beginnen unsere große, kleine Erde als gefährdetes Raumschiff im All zu erkennen. In einer denkwürdigen Formulierung gab Ruskin einem Kapitel der *Modern Painters* die Überschrift *Die Moral der Landschaft.*[46] Turners Bilder vom Meer und seinen Schiffen können uns lehren, diesen Sinn zu verstehen.

46 Ruskin Bd. 3, 1906, Kap. XVIII

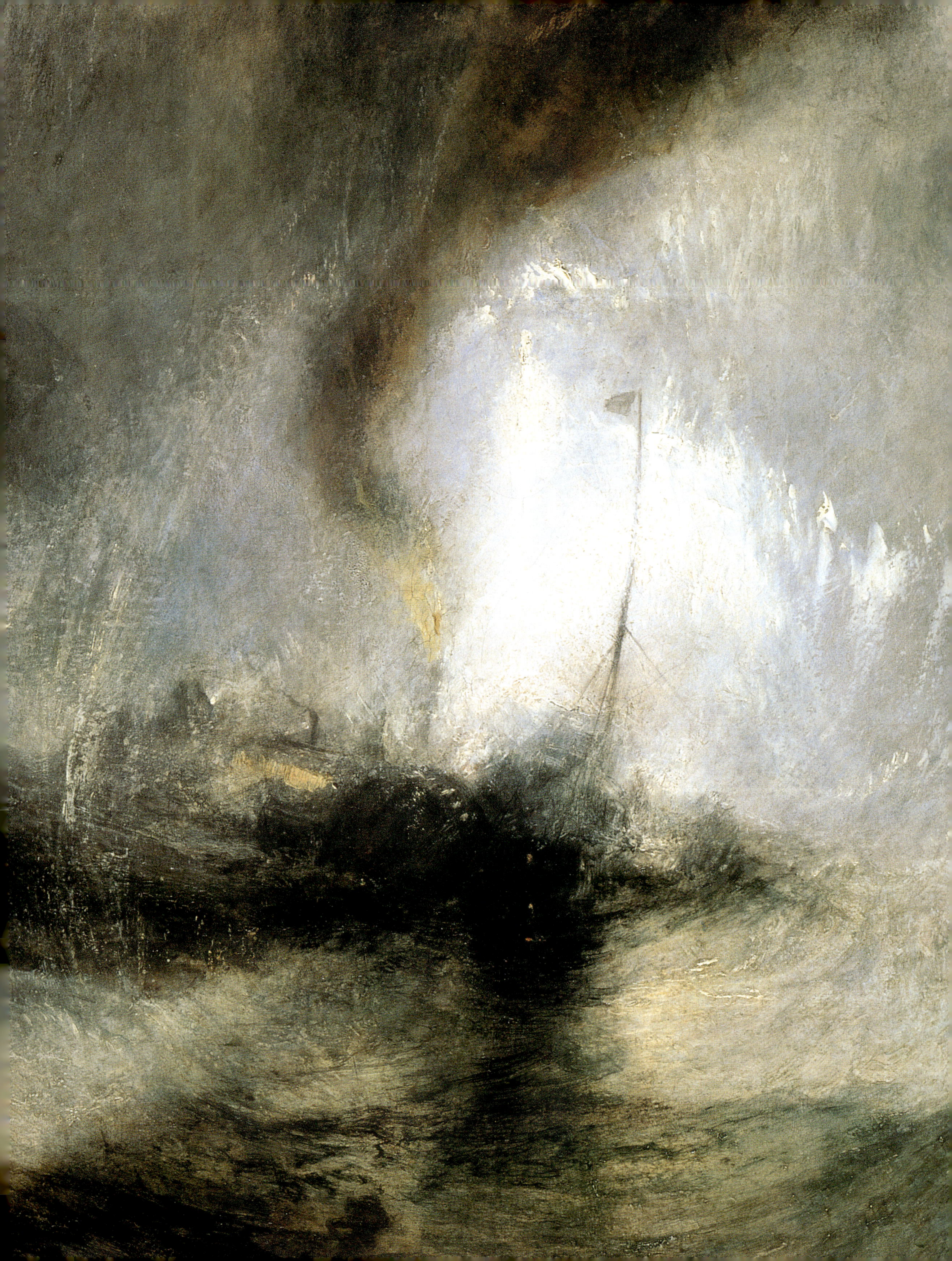

Andrea Winklbauer

Sturm, Dampf und Licht

Über Turners Landschaftswahrnehmung

„Der Künstler ist nur derjenige, der diesen formenden Akt des Anschauens und Fühlens mit solcher Reinheit und Kraft vollzieht, daß er den gegebenen Naturstoff völlig in sich einsaugt und diesen wie von sich aus neu schafft."

Georg Simmel, 1913[1]

Ein graubrauner Farbwirbel. Im Zentrum, leicht nach rechts verschoben, ein sehr dunkler Fleck, darüber ein Etwas, das in Weiß zu zerstäuben scheint. Alles ist in Bewegung, nur der fast schwarze Fleck bietet einen scheinbaren Ruhepol. Er ist die Achse, um die das Chaos sich dreht.

William Turner, *Schneesturm – ein Dampfschiff vor einer Hafeneinfahrt gibt Signale in einer Untiefe und bewegt sich nach dem Lot* (Ausschnitt aus Tafel 98)

Als Turner 1842 das beschriebene Bild (Tafel 98) in der Royal Academy ausstellte, gab er mit dem Titel eine ausführliche Erklärung dessen, was er denn eigentlich gemalt habe: *Schneesturm – Ein Dampfschiff vor einer Hafeneinfahrt gibt Signale in einer Untiefe und bewegt sich nach dem Lot. Der Autor war in diesem Sturm in der Nacht, als die ‚Ariel' aus Harwich auslief.* Diese Erläuterung war unabdingbar notwendig: Turners Zeitgenossen fiel es schwer, mit dem Bild auch nur das Geringste anzufangen. Sie waren mehrheitlich nicht imstande, darin das zu erkennen, was der Maler ihnen mit Worten beschrieben hatte. Turner hatte ihr Wahrnehmungsvermögen mit diesem Werk vielfach überfordert. Ein Kritiker schrieb damals, der *Schneesturm* sei mit Seifenlauge und Tünche gemalt.[2] Ein anderer formulierte: „Dieser Herr hat bei früheren Gelegenheiten mit Sahne oder Schokolade, Eigelb oder Johannisbeergelee zu malen beliebt – hier bietet er sein ganzes Arsenal an Küchengerät auf. Wo das Dampfboot ist – wo der Hafen beginnt oder endet – was die Signale sind und welches der Autor auf der *Ariel* ist ... dies alles ist leider nicht herauszufinden."[3]

Der heutige Betrachter ist durch Werke der Kunst von den Impressionisten bis zur Abstraktion bereits geschult, er ist daher imstande, in dem annähernd schwarzen Fleck rechts von der Bildmitte den Bug des Dampfers auszumachen, erkennt das Schaufelrad und einen Mast mit Wimpel. Daß der sehr helle Fleck darüber das weißglänzende Magnesiumlicht einer Signalrakete ist, leuchtet nach gegebener Erklärung ebenfalls ein. Man erkennt die aufgewühlten Wogen, erhält eine Vorstellung von dem tobenden Schneesturm und den zerfetzten Wolken am tief herab hängenden Himmel. Turner hat dies alles selbst miterlebt. „Ich veranlaßte die Seeleute, mich an den Mast zu binden, damit ich sie (die stürmische See, Anm.) beobachten konnte: ich war vier Stunden lang angebunden, und erwartete nicht, mit dem Leben davonzukommen; aber ich fühlte mich verpflichtet, die Szene festzuhalten, falls ich überlebte."[4] Am Mast festgebunden, das hieß dem Sturm, der über die Reling spritzenden Gischt, dem Schnee und der Kälte hilflos

1 Simmel 1990, S. 79

2 Zit. nach Wilton 1987, S. 231

3 Zit. nach Wilton 1987, S. 230

4 Zit. nach Roters 1995, S. 51

ausgeliefert sein. Vier Stunden lang. Turner nahm die Gefahr für seine Gesundheit, sogar für sein Leben in Kauf, um das Toben der Elemente studieren zu können. Er muß es gründlich in sich eingesaugt haben: Das verspottete Bild stellt Wasser, Wolken, Sturm und Schnee nicht einfach dar, es verschmilzt all das zu einem einzigen großen Aufruhr, mitten darin das Dampfschiff, das zur Metapher des Ausgeliefertseins des Menschen gegenüber der Gewalt der Natur wird. Doch nicht ganz: Die *Ariel* kämpft erfolgreich gegen Sturm und Wellen an, bahnt sich ihren Weg durch das Chaos mittels Dampfkraft, Senkblei und Leuchtraketen. Moderne Technik versus Urgewalt.

Obwohl es die Zeitgenossen nicht erkennen konnten, ist der scheinbar alles in sich auflösende, zentrifugale Wirbel sehr wohl einem ordnenden Prinzip unterworfen. Im Dampfschiff materialisiert sich das Zentrum der Komposition, deren Kreisbewegung im vorderen Teil der *Ariel* ihren Ruhepunkt findet. Der scheinbar formlose Rest wird durch Helligkeitsabstufungen strukturiert. Im exakten Bildmittelpunkt, etwas über dem Schaufelrad, ruht ein hellgrauer Fleck. Die Komposition funktioniert, wenn auch nach Prinzipien, die außer Turner nur wenigen Zeitgenossen deutlich geworden sein dürften.

Die Neuartigkeit dieser Naturdarstellung muß kaum hervorgehoben werden. Sie hat eine lange Vorgeschichte.

Um einen Ausschnitt aus der den Menschen umgebenden Natur als Landschaft im ästhetischen Sinn wahrnehmen zu können, müssen bestimmte Voraussetzungen erfüllt sein. Zum einen darf sich der Mensch weder in direkter Abhängigkeit von seiner unmittelbaren Umgebung befinden, wie es bei der Landwirtschaft der Fall ist, noch darf er ihr schutzlos ausgeliefert sein. Je unabhängiger er sich von den Zufällen der Natur fühlt, je mehr er ihre Ursachen und Gesetze erforscht und versteht, desto eher ist er in der Lage, diese Natur als Gegenstand ästhetisch zu betrachten.[5] Erst ein gewisser Abstand zur Natur macht es möglich, Landschaft zu erleben. Zum anderen ist gerade die Landschaftswahrnehmung unwissentlich und unbewußt ein komplexer wahrnehmungspsychologischer Vorgang.

Unser Wahrnehmungsvermögen ist nämlich ständig auf der Suche nach wiedererkennbaren Strukturen, die es ermöglichen, die Fülle der Eindrücke zu ordnen. Erst dadurch wird das Gesehene auch zugänglich. „Solange wir eine einfache, regelmäßige Form – ein Viereck zum Beispiel – ansehen, wird diese gestaltende Wirkung der Wahrnehmung nicht offenkundig. Die Viereckigkeit scheint in der Reizfigur wörtlich vorgegeben. Wenn wir aber die Welt gut definierter, künstlicher Formen verlassen und uns in einer echten Landschaft umschauen, was sehen wir dann? Vielleicht ein wirres Durcheinander aus Bäumen und Gestrüpp. Einige der Baumstämme und Äste mögen in bestimmte Richtungen weisen, an die sich das Auge klammern kann, und das Gesamtbild eines Baumes oder Busches zeigt oft eine klar erkennbare Kugel- oder Kegelform. Wir mögen auch die Belaubtheit oder das Grün als Gesamtstruktur erkennen, aber es gibt vieles in der Landschaft, das unsere Augen einfach nicht erfassen können. Und nur in dem Ausmaß, in dem das verworrene Panorama als eine Konfiguration eindeutiger Richtungen, Größen, geometrischer Formen, Farben oder Oberflächenstrukturen gesehen werden kann, darf es als tatsächlich wahrgenommen gelten."[6] Indem unser Wahrnehmungsvermögen unter den gebotenen Formen, Farben und Richtungen auswählt, erzeugt es selbst die Strukturen, die uns dabei helfen, das vor uns Liegende zu interpretieren. Rudolf

5 „Der Naturgenuß und die ästhetische Zuwendung zur Natur setzen so die Freiheit und die gesellschaftliche Herrschaft über die Natur voraus. Wo Natur zu der Gewalt wird, die ihre Ketten zerbricht und den Menschen, den schutzlos Gewordenen, fortreißt, da waltet im Furchtbaren der Schrecken, der blind ist. Freiheit ist Dasein über der gebändigten Natur. Daher kann es Natur als Landschaft nur unter der Bedingung der Freiheit auf dem Boden der modernen Gesellschaft geben." Ritter 1990, S. 40

6 Arnheim 1978, S. 49

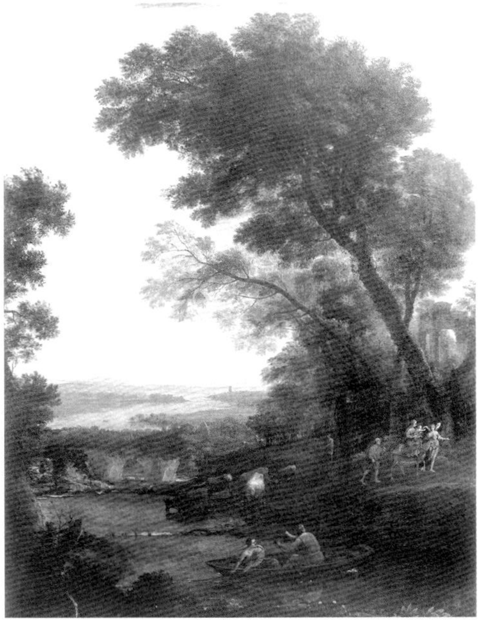

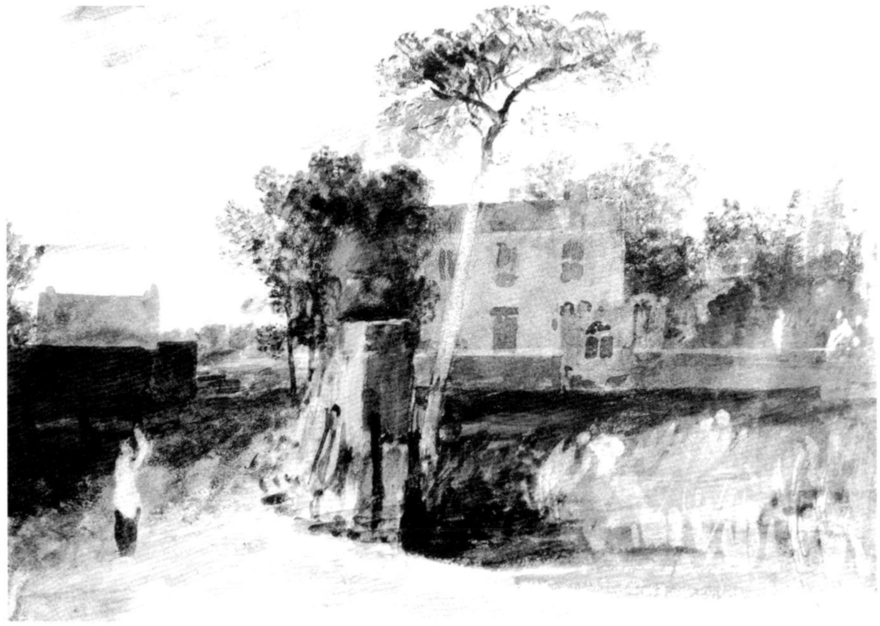

1 Claude Lorrain, *Landschaft mit der Flucht nach Ägypten*, 1663. Lugano, Sammlung Thyssen-Bornemisza

2 William Turner, *Isleworth, Bilderstudien-Skizzenbuch*, 1804/05. London, Tate Gallery

Arnheim bezeichnet die Leistung der Wahrnehmung auf der sinnlichen Ebene als vergleichbar mit dem, was im Bereich des Denkens Verstehen genannt wird.[7] Die Verwandtschaft dieses strukturierenden Sehens mit der bildenden Kunst liegt auf der Hand: „Die Landschaftsvorstellung läßt sozusagen bruchlos ihre künstlerische Verwertung zu", stellt Werner Flach fest. „Sie ist ihrer fundamentalen ästhetischen Wertigkeit wegen eine den künstlerischen Zugriff herausfordernde Vorstellung."[8] Die Beteiligung der Kunst an der Wahrnehmung der Landschaft ist selbstverständlich keine Einbahnstraße. Um mit Oscar Wilde zu sprechen: „Die Dinge sind, weil wir sie sehen; was und wie wir sehen, hängt von den Künsten ab, die uns beeinflußt haben."[9] Die bereits vorhandenen Landschaftsinterpretationen der Kunst werden beim Betrachten einer Landschaft wirksam und lenken unser Sehen.

An der Landschaftswahrnehmung sind aber noch weitere Faktoren beteiligt. So ist es ebenfalls der Betrachter, der dem vor sich liegenden Stück Erde ein vereinheitlichendes Element hinzufügt. Georg Simmel nennt es die „Stimmung" der Landschaft.[10] In der Art und Weise, wie der Mensch die Natur wahrnimmt, spiegelt sich die Summe seiner Erfahrungen und ein guter Teil seiner selbst. Was er ist und was er kennt, bestimmt wie und was er sieht. Landschaft sehen ist daher – wie alle Wahrnehmung – niemals objektiv.

Als Turner anfing, sich für die Landschaft zu interessieren, war er noch sehr jung. Angeblich soll sein Vater, ein Barbier und Perückenmacher, bereits von dem Knaben gesagt haben, es sei beschlossen, er solle einmal Künstler werden. Die Berührungspunkte mit der Kunst waren gegeben, gehörten doch auch Maler zur Kundschaft des Seniors. Bereits im jugendlichen Alter von zehn Jahren soll William Turner nicht nur Vögel, Blumen und Bäume gezeichnet, sondern gegen Honorar schon topographische Stiche aus dem Werk von Henry Boswell, die *Picturesque Views of the Antiquities of England and Wales*, koloriert haben. Seine ersten signierten und datierten Zeichnungen stammen aus dem Jahr 1787; er war zwölf Jahre alt. Turners frühe Jahre als angehender Künstler sind

7 Arnheim 1978, S. 50

8 Flach 1986, S. 22

9 Zit. nach Smuda 1986, S. 65

10 „Sollte nicht wirklich die Stimmung der Landschaft und die anschauliche Einheit der Landschaft eines und dasselbe sein, nur von zwei Seiten betrachtet? Beides das eine, nur doppelt ausdrückbare Mittel, durch das die betrachtende Seele aus jenem Nebeneinander von Stücken eben Landschaft, diese jeweils bestimmte Landschaft zustande bringt?" Simmel 1990, S. 76

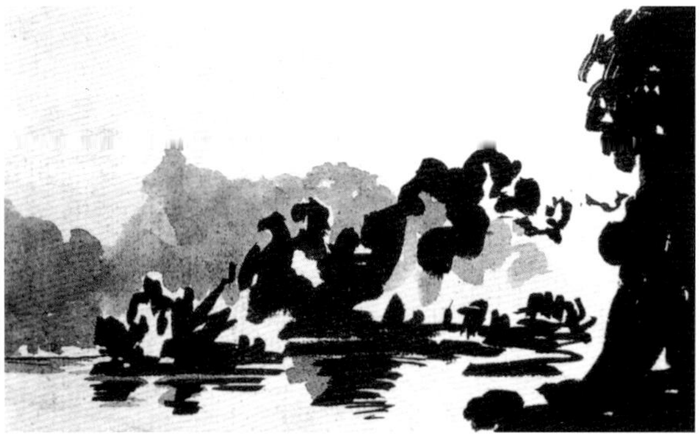

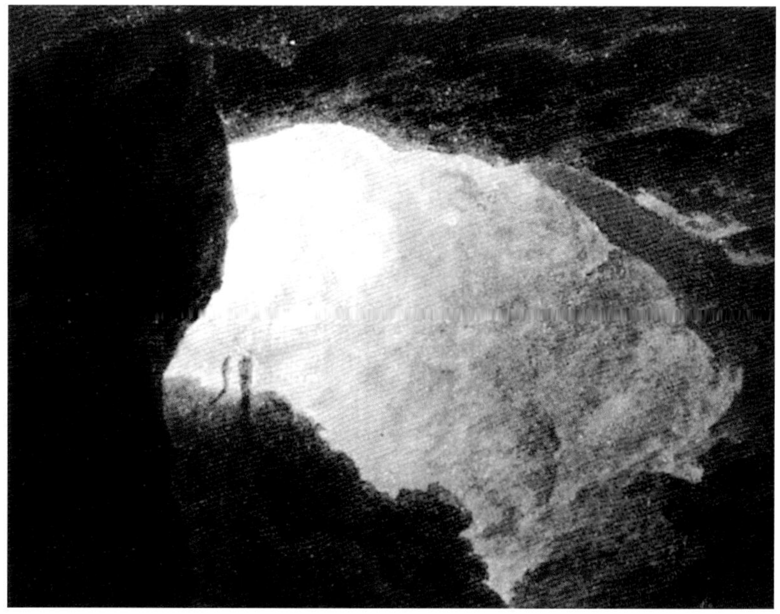

3 Alexander Cozens, *See-Ufer*, Tusche-Studie, 2. Hälfte 18. Jahrhundert. London, British Museum

4 John Robert Cozens, *Höhle in der Campagna*, 1778. London, Victoria and Albert Museum

geprägt von zwei parallelen Faktoren: Dem Studium der Natur, das er bald auf seinen vielen Reisen durch England vorantrieb, und dem Kopieren von Aquarellen beziehungsweise Kolorieren von Stichen nach Werken anderer Künstler, unter anderem in der sogenannten „Akademie" des Dr. Monro, wo er im Winter 1794/95 zu arbeiten begann. An den Freitagabenden trafen sich dort regelmäßig junge, talentierte Künstler, um gegen (geringen) Lohn Zeichnungen und Aquarelle für den Nervenarzt Dr. Monro zu kopieren. Die Schulung durch Kunst hat Turners Landschaftswahrnehmug vorgeprägt.

Da es weder möglich noch notwendig ist, die vielen Einflüsse detailliert zu analysieren, sollen einige gezielt ausgewählte Beispiele veranschaulichen, in welcher Weise Turner das Sehen anderer übernimmt, aber auch, was er schon sehr bald selbst daraus entwickelt.

Die Landschaftsbilder Claude Lorrains (1600–1682) erfreuten sich im England des 18. und frühen 19. Jahrhunderts großer Beliebtheit. Von Claude (Abb. 1) übernahm Turner den weiten Blick auf eine sanft geformte Landschaft. Der Ausblick von einer staffierten Vordergrundbühne auf eine meist flache, tiefe Ebene wird durch Architekturen, einzelne Bäume oder Baumgruppen zu beiden Seiten gerahmt, der Blick des Betrachters dadurch vom Maler gelenkt. Turner imitiert diese Kompositionsweise in seinem 1803 ausgestellten Bild *Das Winzerfest zu Beginn der Weinlese in Macon* (Tafel 23) und in vielen anderen Werken. Seine – unter anderem – von Claude Lorrain übernommene Vorliebe für weite Landschaftsausblicke mit hochgelegenem Betrachterstandpunkt hält bis zu seinen späten Reiseaquarellen an. Um dafür den richtigen Standpunkt zu finden, muß der Künstler mit geschultem Blick die Natur absuchen. Welche Rolle dabei die Phantasie spielen kann (und wie sehr Turner Claude aufgegriffen hat), beweist ein Blatt aus dem *Isleworth, Bilderstudien*-Skizzenbuch (Abb. 2), das um 1804/05 entstanden ist. Dabei hat Turner die Umrisse einer flüchtig festgehaltenen Hafenszene auf der gegenüberliegenden Seite in eine ideale Landschaft uminterpretiert: Aus einer belebten Hafendarstellung mit Booten und Segelschiffen, Architektur und Staffage wird eine einsame Flußlandschaft

11 Cozens hat 1785, ein Jahr vor seinem Tod, seine letzte Schrift *New Method of Assisting the Invention in Drawing Original Compositions of Landscape* veröffentlicht.

mit Bäumen und einer Brücke. Daß Turner aus der Hafenskizze ohne große Umstände eine vollendete Ideallandschaft machen kann, zeigt, wie sehr sein Bild-schaffendes Sehen von diesem Schema determiniert ist. Es ist in der Hafendarstellung bereits ab dem Moment angelegt, ab dem die Wahl des Betrachterstandpunkts, und damit die Anordnung der einzelnen Elemente, getroffen wurde.

Indem Turner seine Imagination bemüht, um gesehene Naturelemente umzuformen, folgt er der Methode des Zeichenlehrers Alexander Cozens (1717–1786). Bereits um die Mitte des 18. Jahrhunderts befaßte sich Cozens, der mehr Theoretiker als Maler war, mit der Kreation erfundener Landschaften. Seine neue Methode geht von willkürlich auf ein Blatt gesetzten Klecksen aus, die unter Zuhilfenahme der Phantasie zu Landschaften ausgeformt werden (Abb. 3).[11] Cozens' Methode arbeitet mit der gestaltenden Kraft des Sehens, die auch für die Wahrnehmung von Landschaft verantwortlich ist. Wer sich damit beschäftigt, lernt diesen Vorgang selbst bewußter zu erleben – und auch einzusetzen. Turner, der sich von Anfang an für Vorläufer und Konkurrenten ebenso interessierte wie für die Wissenschaften, die ihm hilfreich sein konnten, hat Alexander Cozens' Methode gekannt.

Durch die Akademie des Dr. Monro kannte er auch die Landschaftsdarstellungen von John Robert Cozens (1752–1797), Alexander Cozens' Sohn. Das Blatt *Höhle in der Campagna* (1778, Abb. 4) ist das direkte Ergebnis eines bewußt gestaltenden Sehens. Der Künstler hat sich einen Standpunkt in der Höhle ausgesucht, der ihm einen Ausblick auf ein kleines Stück Himmel bietet, gerahmt von den Silhouetten der Felsen. Die Linien, zu denen Cozens das Höhlengebilde zusammenfaßt, sind sanft geschwungen. Sie verlaufen in verschiedene Richtungen und vermitteln dem Betrachter dabei das Gefühl des Umschlossenseins. Nebenbei ergibt sich eine diagonale Bewegung vom hellen Tageslicht ins Dunkel der Höhle. Es ist dies eine die Bildmitte betonende Anordnung, weil dort der Ausgleich zwischen den beiden Extremen hergestellt wird, so wie in der anderen Diagonale die Bildmitte eine hellere zwischen zwei dunklen Flächen ist. Mit dem Kopieren der Aquarelle John Robert Cozens' hat Turner die Fähigkeit, eine Landschaft bereits struktu-

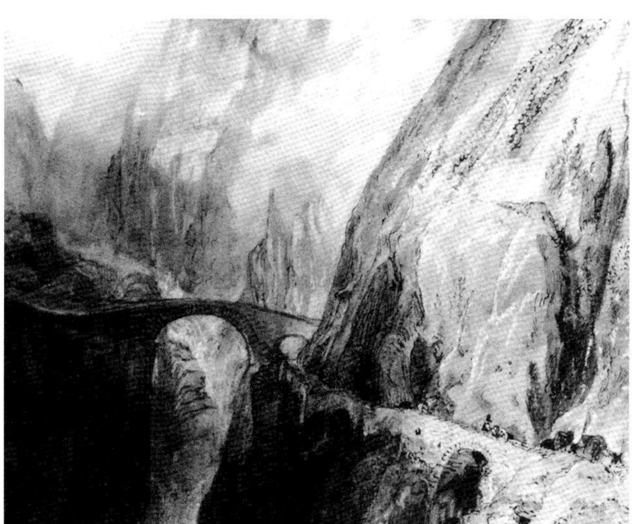

5 William Turner, *Teufelsbrücke am St. Gotthard,* Aquarell für das *Liber Studiorum*, um 1806/07.

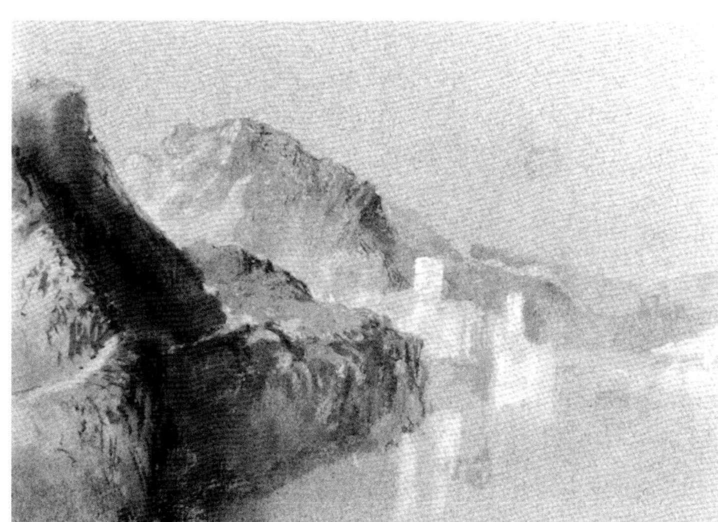

6 Willam Turner, *Die Leyen-Burg in Gondorf,* um 1839. London, Tate Gallery

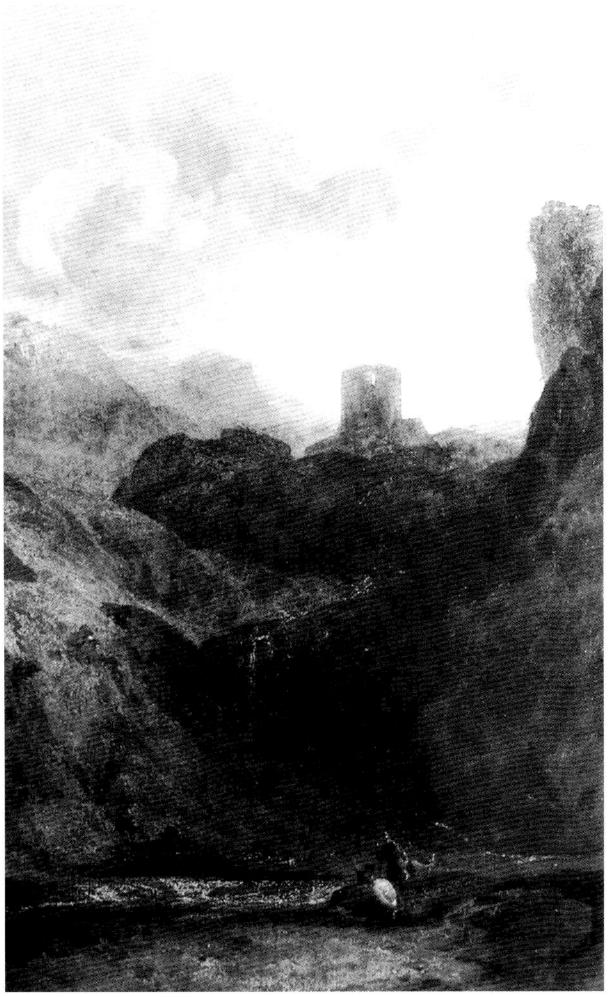

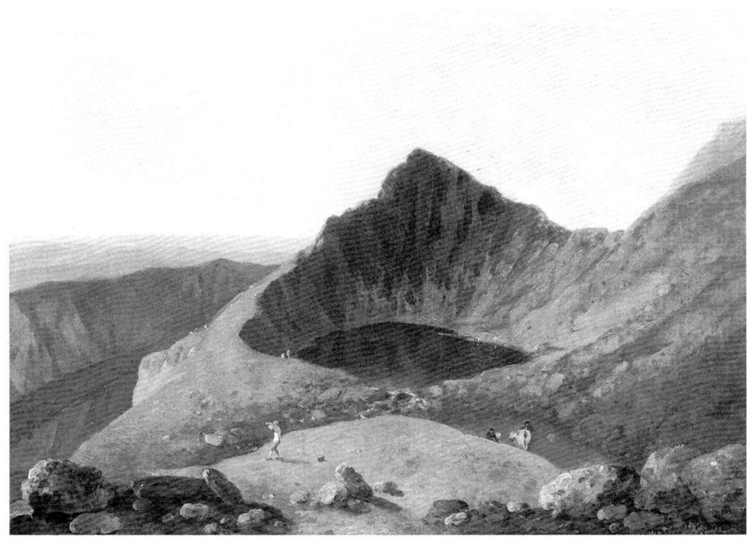

8 William Turner, *Dolbadarn Castle, Nord-Wales,* 1800. London, Royal Academy of Arts

7 Richard Wilson, *Der Berg Cader Idris und der Llyn-Y-Cau-See,* um 1765/68. London, Tate Gallery

riert und als Komposition wahrzunehmen, trainiert. Ein der Kompositions– und Sichtweise der *Höhle* Cozens' vergleichbares Werk ist ein Aquarell für das *Liber Studiorum*, die *Teufelsbrücke am St. Gotthard* (um 1806/07, Abb. 5). Der Betrachterstandpunkt des Künstlers ist so gewählt, daß Turner die Silhouetten des Steilhanges, der Brücke und der gemauerten Straße zu einer Komposition aus großen Linien zusammenfassen kann. Die drei unterschiedlichen, leicht geschwungenen Bewegungen weisen, ergänzt durch Helligkeitseffekte, ebenfalls auf das Bildzentrum hin. Turners Aquarelle der späteren Kontinentreisen zeigen die Vervollkommnung der von den beiden Cozens erlernten Prinzipien (siehe Abb. 6, *Die Leyen-Burg in Gondorf*, um 1839). Der Verweis auf die Mitte ist bereits bei dem Bild *Schneesturm – Ein Dampfschiff vor einer Hafeneinfahrt gibt Signale in einer Untiefe und bewegt sich nach dem Lot. Der Autor war in diesem Sturm in der Nacht, als die ‚Ariel' aus Harwich auslief* (Tafel 98) aufgefallen, in dem zwar das Zentrum der Komposition nach rechts verschoben war, die Bildmitte aber durch einen hellgrauen Farbfleck markiert wurde.

Richard Wilson (1714–1782) war der Vorläufer Turners als Maler der englischen Landschaft. Von ihm lernte Turner die Vereinfachung und Vereinheitlichung der Natur-

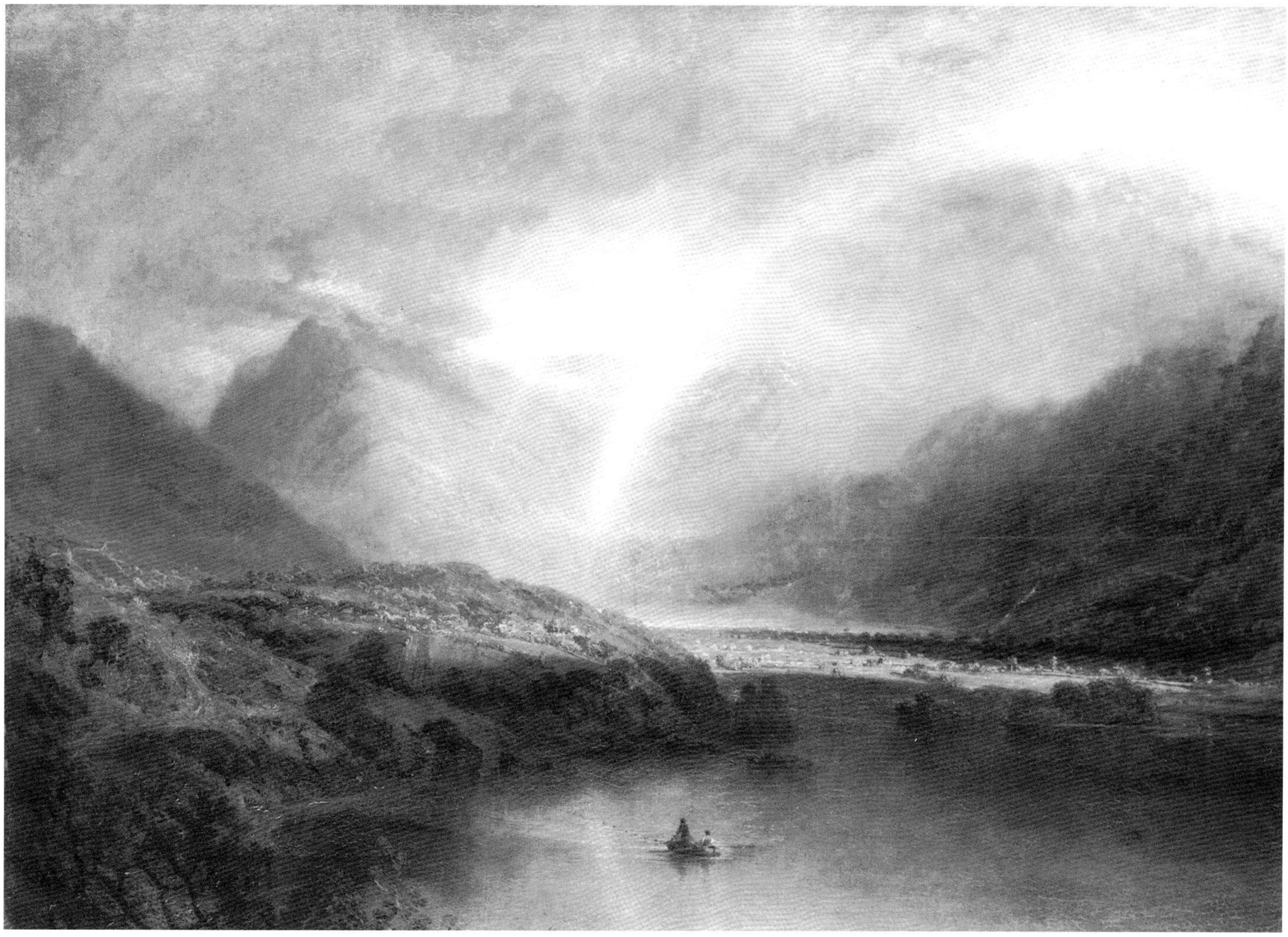

9 William Turner, *Buttermere Lake*, 1798.
London, Tate Gallery

elemente durch große Formen und erdige, dunkle Farbtöne (Abb. 7, *Der Berg Cader Idris und der Llyn-Y-Cau-See).* Turners walisische Ansichten der Jahre 1798 bis 1800 sind davon geprägt (Abb. 8, *Dolbadarn Castle, Nord-Wales,* 1800). Vereinfachung und Gleichfarbigkeit erzeugen unter anderem jene „anschauliche Einheit" der Landschaft, in der Georg Simmel ihre „Stimmung" begründet sieht.[12] Parallel dazu fügt Turner seine eigenen Beobachtungen des Wetters hinzu, dem er bei seinen Fußwanderungen durch die Natur begegnet war: mit Wolken zugezogene Himmel, Regenschauer, Nebel, Feuchtigkeit und ein Regenbogen. Ein Bild wie der 1798 ausgestellte *Buttermere Lake* (Abb. 9) ist deshalb als wichtiger Schritt zur Auffassung von *Schneesturm – Ein Dampfschiff vor einer Hafeneinfahrt gibt Signale in einer Untiefe und bewegt sich nach dem Lot. Der Autor war in diesem Sturm in der Nacht, als die ‚Ariel' aus Harwich auslief* (Tafel 98) zu betrachten. Originellerweise besteht eine verblüffende Übereinstimmung in den Kompositionslinien und in der Verteilung der Massen. Der Regenbogen scheint die kreisende Bewegung des Schneesturms vorwegzunehmen.

John Constable meinte in einem Vortrag über die englische Landschaft: „... durch eine nahe Beobachtung der Natur entdeckt der Künstler in ihr Eigenschaften, die früher noch

12 Vgl. Anm. 10

13 Zit. nach Badt 1960, S. 85

niemals wiedergegeben worden sind."[13] Während des 18. Jahrhunderts hatte sich die Beobachtung der Natur vervielfältigt, wobei die ästhetische Erforschung durch wandernde Künstler nur einen geringen Teil ausmacht. Interessierte Laien stellten Naturbeobachtungen an, die sie gelegentlich auch veröffentlichten. Diese autodidaktische Erforschung der Natur und ihrer Erscheinungen nahm oft bereits wissenschaftliche Formen an. So verfaßte beispielsweise ein Mann namens Luke Howard eine Klassifikation der unterschiedlichen Wolkenformen, deren Benennungen zum Teil heute noch Gültigkeit haben. Das Naturstudium der Landschaftsmaler ist nur eine Facette dieses neuen Phänomens.

Vor Turner haben bereits John Robert Cozens und Richard Wilson ihre Landschaften „erwandert", ältere Anschauungen mit dem neu erwachten Interesse an der Natur verbindend. Beide haben durch ihre Versuche, eine nicht-italienische, nicht-klassische Landschaft künstlerisch zu erschließen, Turners Sicht auf die englischen Landschaften vorbereitet. Für ihn war das Reisen von größter Bedeutung. Er mußte viel sehen,
dabei ständig die vor ihm liegende Natur mit der erlernten künstlerischen Anschauung verschmelzend. Turner war auf den vielen Reisen durch England, das er fast vollständig gesehen hat, und am Kontinent jahrzehntelang fast ausschließlich zu Fuß unterwegs.

Dieser Umstand, der auf seine extreme Sparsamkeit zurückgeführt wurde, läßt vermuten, daß er dabei der Natur auf eine Weise begegnet ist, die bei einer bequemeren Form des Reisens nicht möglich gewesen wäre. Den Wechselfällen des Wetters ausgeliefert befindet sich der Künstler dabei in ständigem Kontakt mit seinem Hauptgegenstand, der Natur. Wandernd hat Turner die Natur studiert, ihre Erscheinungen und Wirkungen in sich aufgenommen. Seine Wahrnehmung der Natur geht über das Sichtbare weit hinaus. Durch das Begehen der Landschaften, die er darstellt, erweitert er seine Erfahrungen. Die Natur durchstreifend erobert er Stück für Stück jene Landschaften, die er in seinen Skizzenbüchern und in seinem Kopf als Bilder speichert. Wie Zeitgenossen berichten, war Turner unerschrocken und zeichnete noch unter den widrigsten Bedingungen. Ein Journalist, der eine Zeit lang Turners Reisebegleiter war, berichtet: „Einmal fuhren wir die Küste entlang ... und als wir vom Land wegkamen, ging die See höher, bis es vor Stokes Point stürmisch wurde. Der Künstler genoß die Szene. Er saß im Heck und beobachtete konzentriert das Meer, nicht im geringsten erregt durch dessen Aufgewühltheit. ... in Nachdenken versunken äußerte er nicht eine Silbe." Und etwas später kletterte Turner „mit einem Bleistift auf den nahen Gipfel der Insel und schien mehr zu schreiben als zu zeichnen. ... Wahrscheinlich beobachtete er etwas am Aussehen der See, das er vorher noch nicht bemerkt hatte."[14] Auch andere Zeugen schildern Turners Begeisterung für außergewöhnliche und heftige Naturerscheinungen. Einer seiner Freunde erinnert sich, wie Turner ein Gewitter beobachtete: „Die ganze Zeit über machte er sich auf der Rückseite eines Briefes Notizen von seiner Form und Farbe. Ich schlug ihm vor, einen Zeichenblock zu nehmen; er meinte aber, es gehe auch so. Er war absorbiert – er war wie in Trance. Das Gewitter rollte und fegte dahin und sandte seine Blitze über die Hügel von Yorkshire. Dann war der Sturm vorbei und er hörte auf zu zeichnen."[15] Das Erlebnis an Bord der *Ariel* war somit

14 Zit. nach Wilton 1987, S. 104

15 Zit. nach Wilton 1987, S. 84

kein Zufall, Turner suchte den intensiven Kontakt mit der Natur und ihren Kräften. Das Gewitter über Yorkshire kehrte übrigens als Schneesturm in dem 1812 ausgestellten Bild *Schneesturm: Hannibal und seine Armee überqueren die Alpen* (Tafel 29) wieder. Das wüste Toben der Naturkräfte geht hier über festem Boden vor sich, während das dreißig Jahre später entstandene *Dampfschiff* von allen Seiten davon bedrängt wird.

Turners Begeisterung für gewaltige Naturschauspiele wurzelt im Denken des 18. Jahrhunderts: in der Idee des Erhabenen. 1757 hatte Edmund Burke seinen Traktat *A Philosophical Enquiry into the Origin of our Ideas of the Sublime and the Beautiful* veröffentlicht. Das Erhabene erscheint als Gegensatz zum Schönen, das als „social quality" definiert ist. Es besteht in dem Schaudern, das der aufgewühlte Ozean, die Nacht, das Gewitter, hohe, schroffe Gebirge und Ähnliches im menschlichen Gemüt hervorrufen. Das Sublime zieht zunächst vornehmlich den Zivilisationsflüchtling an.[16] Es handelt sich dabei selbstverständlich nicht um eine absolute Größe, die in der Natur vorgegeben ist, sondern um einen bestimmten Motivschatz und eine Qualität der Wahrnehmung. Der Mensch, der dabei war, die Natur zu bändigen, sich zunehmend sicherer fühlte und immer mehr auf sich selbst vertraute, begann auch die gewalttätige Seite der Natur ästhetisch zu betrachten. Die Wahrnehmung des Erhabenen ist die Projektion ästhetischer Vorstellungen auf die bis dahin ausschließlich als erschreckend und bedrohlich empfundenen Seiten der Natur.

Turners genaues Studium der Naturerscheinungen, seine Versuche, sie zeichnend festzuhalten, wird von Zeugen als ein „Mitschreiben" geschildert. Er forscht nach den der Natur innewohnenden Kräften, doch spielt die Natur in seinen Landschaften nicht die alleinige Hauptrolle. Turners Interpretation des Schneesturms auf See ist kein wörtliches Abschreiben der vom Sturm bewegten Schneeflocken und Wogen, sondern eine Evokation der Wirkung der Naturkräfte auf die Materie. Seine übertrainierte künstlerische Phantasie läßt ihn auch in der amorphen atmosphärischen Erscheinung eines Unwetters bereits Strukturen aus Formen und Farben, Licht und Bewegung erkennen.

Die Wahrnehmung der Landschaft führt von der Kunst über die Natur zur Kunst zurück, ein sich ständig vor jedem neuen Motiv wiederholender Vorgang. Kunstvorbilder und Naturerfahrung befinden sich in ständiger Reibung miteinander. Über diesen höchst bewußten, alle Bereiche des Wissens widerspiegelnden, persönlichen und künstlerischen Akt versuchte Turner Phänomene zu erfassen, die bis dahin zu flüchtig schienen, um greifbar zu sein. Darin war er seinen Zeitgenossen weit voraus. Auf diese Weise kreierte er ein Bild der Natur, das so vor ihm noch niemand gesehen hatte.

16 Hofmann 1989, S. 182

Tafeln

Die Kommentare zu sämtlichen Werken aus der Tate Gallery in London stammen von David B. Brown. Die Kommentare zu den restlichen Exponaten (Nrn. 3, 16, 17, 21, 23, 44, 68, 93, 96, 97, 100) stammen von Evelyn Benesch.

BJ
bezeichnet die entsprechende Nummer im Verzeichnis der Ölgemälde William Turners von Martin Butlin und Evelyn Joll 1977, *The Paintings of William Turner*, New Haven/London 1984, (2. Auflage).

W
bezeichnet die entsprechende Nummer im Verzeichnis der Arbeiten auf Papier William Turners von Andrew Wilton, *J. M. W. Turner. His Art and Life*, London/Fribourg 1979.

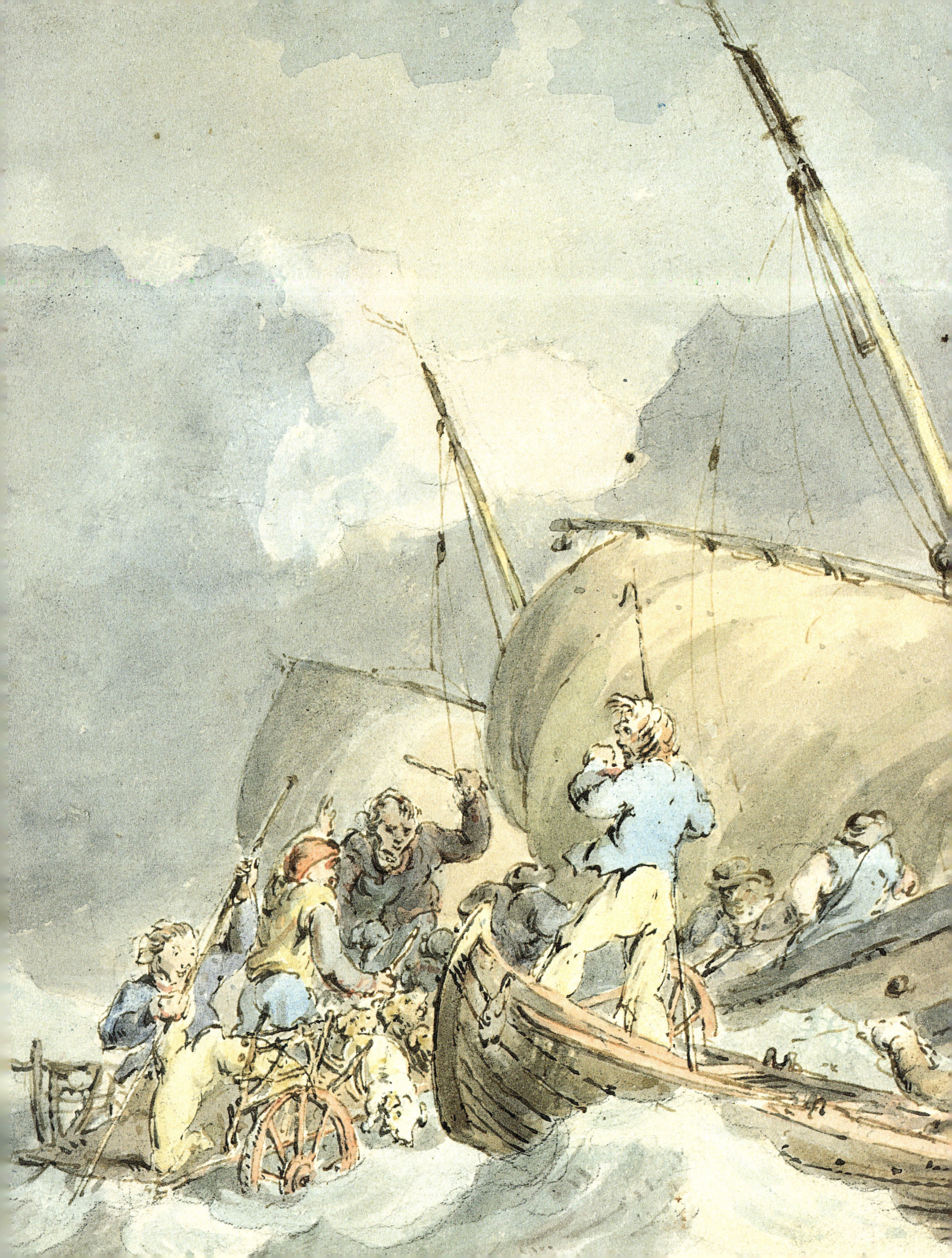

FRÜHE JAHRE: VOM AQUARELL ZUM ÖLBILD

Turner begann seine Karriere als Zeichner und Aquarellist. Seine erste Ausbildung erhielt er im Architekturzeichnen. Einige Jahre lang bezog er sein Haupteinkommen aus dem Erlös topographischer Ansichten historischer Denkmäler und pittoresker Landschaften, die vorerst den Konventionen des Zeitstils folgten; viele von ihnen waren als Stichvorlagen konzipiert, doch ab den späteren neunziger Jahren erhielt Turner erstmals auch Aufträge zu autonomen Aquarellen von einigen führenden Mäzenen, die sein außergewöhnliches Talent und seine zunehmend eigenständigen Interpretationen erkannt hatten. In diesen Jahren begann Turner mit seiner lebenslang beibehaltenen Gewohnheit, im Sommer und Herbst während ausgedehnter Reisen seine Bildmotive zu suchen; im Winter darauf arbeitete er in London an den Bildern und Aquarellen, die zu den Frühjahrsausstellungen fertig gestellt sein mußten. Der Ausbruch der Napoleonischen Kriege bedeutete eine Beschränkung seiner Reisen auf Großbritannien, doch waren sie nach wie vor ausgedehnt und wurden zunehmend genauer vorbereitet. Reisen nach Wales (1789, 1799) und Schottland (1801) öffneten ihm die Augen für die Qualitäten der reinen Landschaft und der Naturerscheinungen, die er nun in seiner Arbeit effektvoll umsetzte. Zu diesem Zeitpunkt war sein Landschaftskonzept weit über seine frühen topographischen Studien hinaus fortgeschritten, seine meisterliche Beherrschung des Mediums Aquarell zeichnete sich ab.

1789 wurde Turner als Student an die Schule der Royal Academy aufgenommen; im folgenden Jahr stellte er dort sein erstes Aquarell aus. Obwohl die Akademie die wichtigste Ausbildungsstätte für Maler war, bot sie wenig praktischen Unterricht; Turner begann sich erst in der Mitte der neunziger Jahre ernsthaft mit der Ölmalerei zu beschäftigen und Werke dieses Mediums auszustellen. Mit seinem ersten präsentierten Gemälde, einem Seestück (Tafel 8), kündigte sich sein lebenslanges Interesse für Marine-Sujets an. Während seiner Reisen an die Küste hatte er bereits lebendige Zeichnungen von Hafenarbeiten, Seeleuten und Strandszenen angefertigt, mit denen er den Zwängen des topographischen Genres zu entkommen vermochte.

Zu Ende des Jahrhunderts war Turner als der herausragende neue Künstler seiner Generation anerkannt. 1799 wählte man ihn zum „Associate Member“ der Royal Academy, 1801 wurde er deren Vollmitglied.

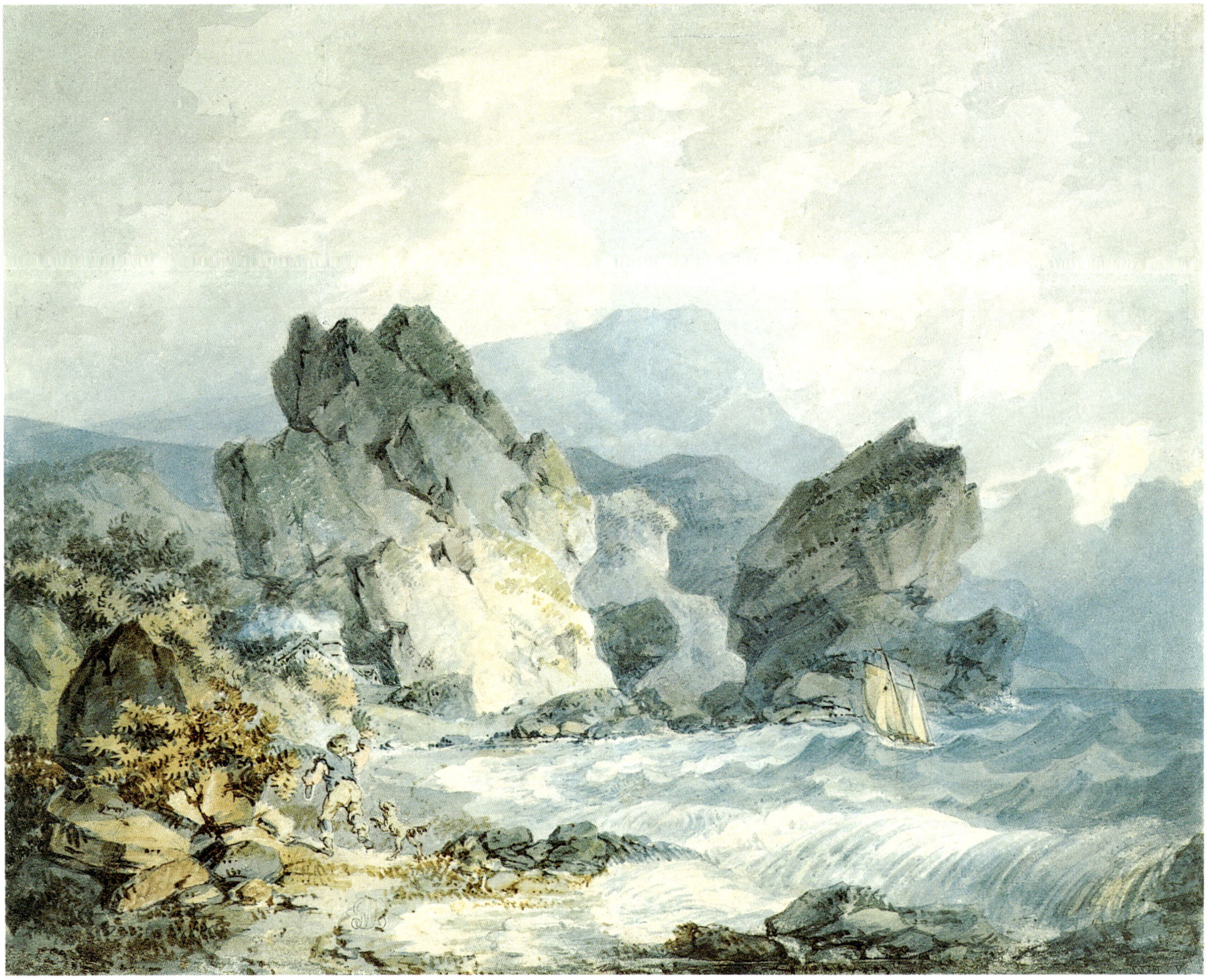

1 Bucht an einer Felsküste

A Bay on a rocky Coast, with a Man running

1792/93
Bleistift und Aquarell, 213 x 272 mm
London, Tate Gallery
Turner Bequest XXIII V, D 00396

Eine der vielen Studienreisen, die Turner außerhalb Londons führten, unternahm er 1792 nach Wales. Nach seiner Rückkehr schuf er in einer spontanen und experimentellen Technik eine Aquarellserie, bei der er Elemente der walisischen Landschaft oder phantasiereich komponierte Küstenstriche mit belebten Figuren und sturmgepeitschten Booten kombinierte. Diese Aquarelle zeigen den starken Einfluß von Philip James (Philippe-Jacques) de Loutherbourg (1740–1812), einem elsässischen Künstler, der zu dieser Zeit in London lebte und Turner später Unterricht im Ölmalen geben sollte. In diesem Blatt erinnern die hellen, frischen Farben, der Windeffekt und die bizarr geformten Felsen des Meeresufers an Werke Loutherbourgs, der 1786 Wales besucht hatte.

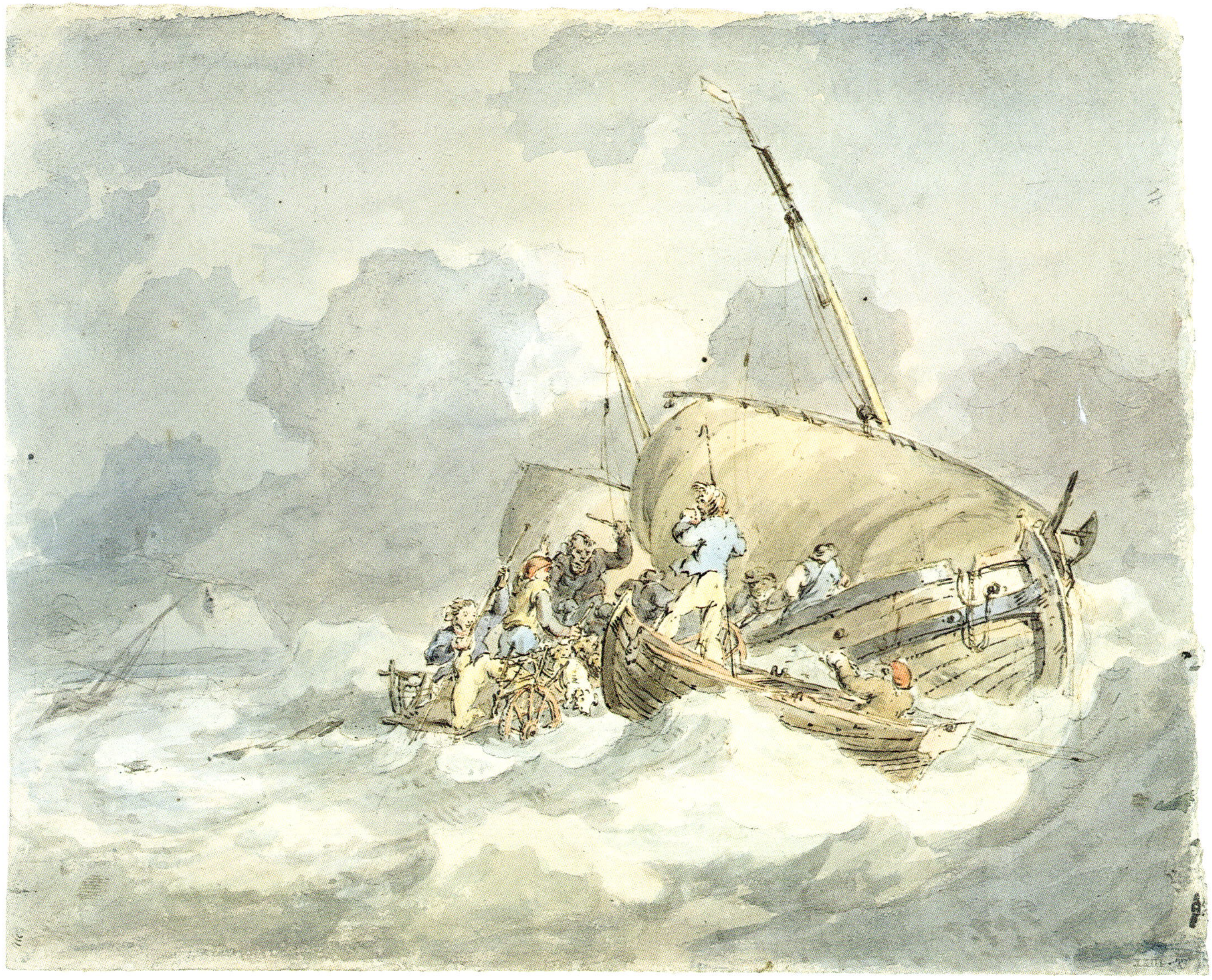

2 Seeleute hieven Schweine an Bord
Sailors getting Pigs on Board

1792/93
Bleistift und Aquarell, 216 x 275 mm
London, Tate Gallery
Turner Bequest XXIII T, D 00394

Dieses Blatt gehört wohl zu einer Gruppe von Aquarellen, die nach Turners Wales-Reise von 1792 entstanden ist. Seestürme lieferten Turner später einige seiner eindrucksvollsten hochdramatischen oder tragischen Themen, die sich an den zeitgenössischen Geschmack für das Erhabene richteten. Die komische Erzählweise des vorliegenden Blattes zielt jedoch eher auf den Sinn für das Lächerliche. Seeleute versuchen, einige Schweine von einem ins Meer gerollten Wagen auf einen Zweimaster zu verladen, der möglichst nah ans Ufer gebracht worden ist. Die See ist rauh, ein Sturm kommt auf, die Schweine sind widerborstig und drohen zu entkommen. Im scharfen Federstrich und in den lebendigen Tönen der Lavierungen zeigt sich hier einmal mehr der Einfluß Loutherbourgs; hingegen erinnert das eher bemüht humorvolle Thema an den zeitgenössischen Karikaturisten Thomas Rowlandson (1756?–1827), dessen Aquarelle und Graphiken sehr populär waren.

3 Das Innere von Tintern Abbey in Monmouthshire

Inside of Tintern Abbey, Monmouthshire

1794 in der Royal Academy ausgestellt
Aquarell, 321 x 251 mm
London, Victoria and Albert Museum
Inv. Nr. 1683–1871
W 57

Im Sommer 1793 besuchte Turner auf seiner Reise durch Wales auch die Ruinen der spätgotischen Abtei von Tintern im Tal des Wye. Er fertigte dort eine Anzahl präzise angelegter, topographisch genauer Bleistiftzeichnungen an, nach denen er in London mehrere große Aquarelle ausführte, darunter auch das vorliegende. Turner hatte sie zum Teil zur Ausstellung an der Royal Academy geplant; andere Blätter waren vermutlich Auftragswerke, deren Besteller heute nicht mehr zu bestimmen sind (Wilton 1979, S. 36, W 57).

Das Innere von Tintern Abbey zeigt einen Blick auf den östlichen Bereich der Abteikirche. In der traditionellen Ausführungsart einer Architekturzeichnung legte Turner erst die Konturen in Bleistift fest und lavierte danach sparsam Licht- und Schattenzonen sowie einzelne Details mit Aquarellfarbe. Vorbereitende Zeichnungen zu diesem Blatt sind im Turner Bequest der Tate Gallery erhalten (TB XXIII-A, TB XII-E).

Das monumentale Aquarell dokumentiert Turners Anfänge als topographischer Zeichner, zu dem er bei dem auf Architekturzeichnungen spezialisierten Thomas Malton ausgebildet worden war (siehe auch Tafel 4). Von Malton übernimmt Turner die Anlage des Blattes mit der übersteigerten Perspektive und dem außergewöhnlichen niedrigen Blickwinkel.

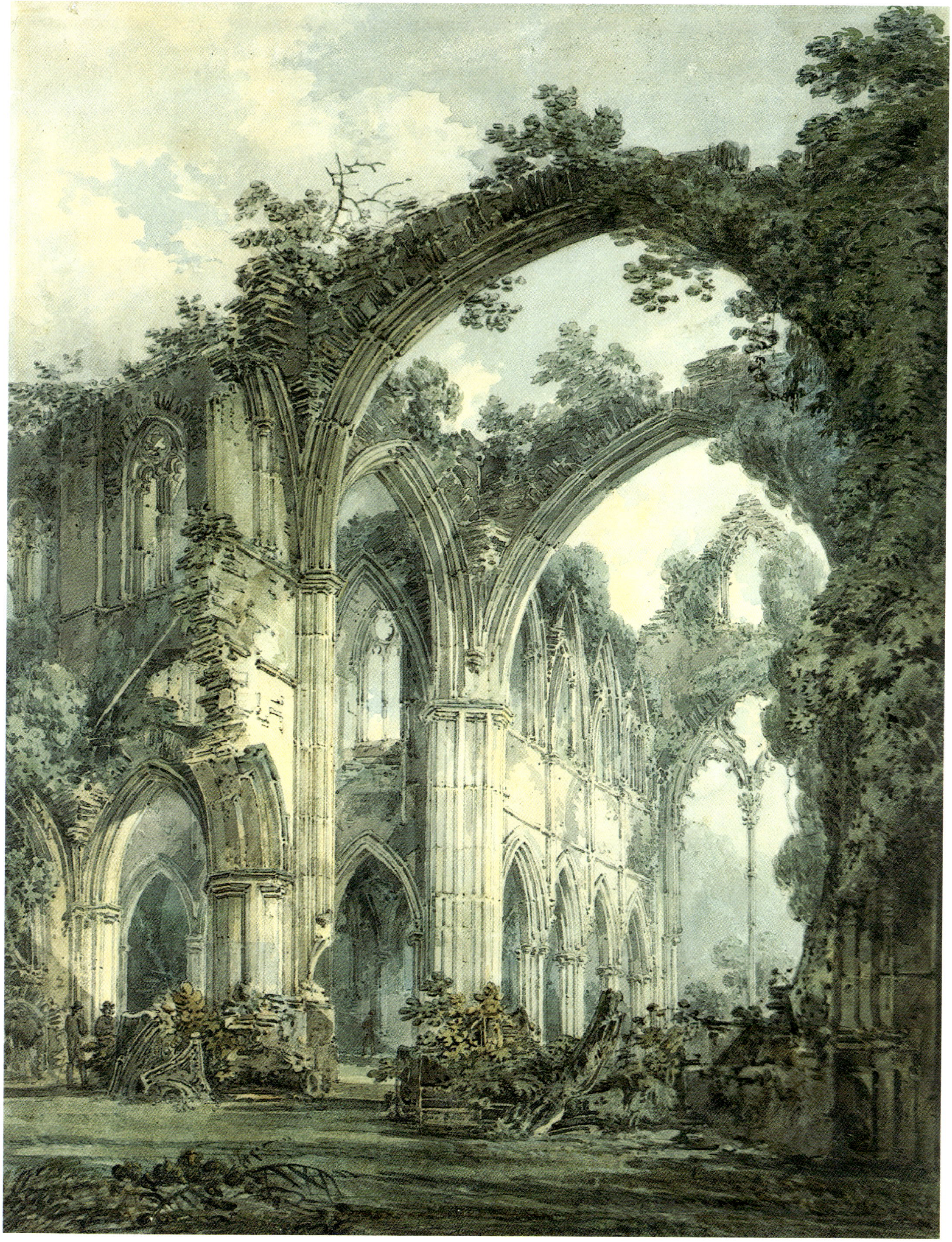

4 London: Die Schleuse von York House mit den Wasserwerken der York Buildings

London: York House Watergate, Westminster with York Buildings Waterworks

1794/95
Bleistift und Aquarell, 298 x 419 mm

London, Tate Gallery
Turner Bequest XXVII W, D 00684

Obwohl er gebürtiger Londoner war und den Großteil seines Lebens in der Hauptstadt verbrachte, schuf Turner verhältnismäßig wenige Ansichten der Stadt; selbst als junger Mann zog er es vor, die malerischen und historischen Motive in der Provinz zu erforschen. Dennoch hatte er seine früheste formale Ausbildung von Londoner Architekten und Architekturzeichnern erhalten. Er war noch nicht 20 Jahre alt, als er im Zeichenbüro des Architekten Thomas Hardwick (1752–1829) arbeitete, wo er lernte, Entwürfe zu kolorieren und Aufrisse zu zeichnen; daneben studierte er auch bei dem auf Londoner Veduten spezialisierten Künstler Thomas Malton (1748–1804). Bald beherrschte er die klare, scharfe Linie, die Perspektive und die zurückhaltende, ja monochrome Palette, die in der Architekturtopographie verlangt war; schließlich begann er, seine Motive mit Figurengruppen und mit flüchtigen Licht- und Schatteneffekten zu beleben.

In dieser unvollendeten Studie, die Gebäude im kommerziellen Zentrum Londons, von der Themse gesehen, zeigt, sind die Bauten mit sorgfältiger Präzision gezeichnet, jedoch im Maßstab effektvoll übersteigert. Mit blauen Lavierungen wurde die Grundlage bei Aquarellen dieser Art gelegt; zugleich suggerieren diese Lavierungen Masse und Schatten. Durch mit einem feinen Pinsel aufgebrachte Ergänzungen in helleren Lokalfarben wäre das Blatt vollendet worden. Von den hier dargestellten Bauten existiert heute nur mehr die barocke Schleuse des Old York House, die 1626 von Nicholas Stone errichtet worden war.

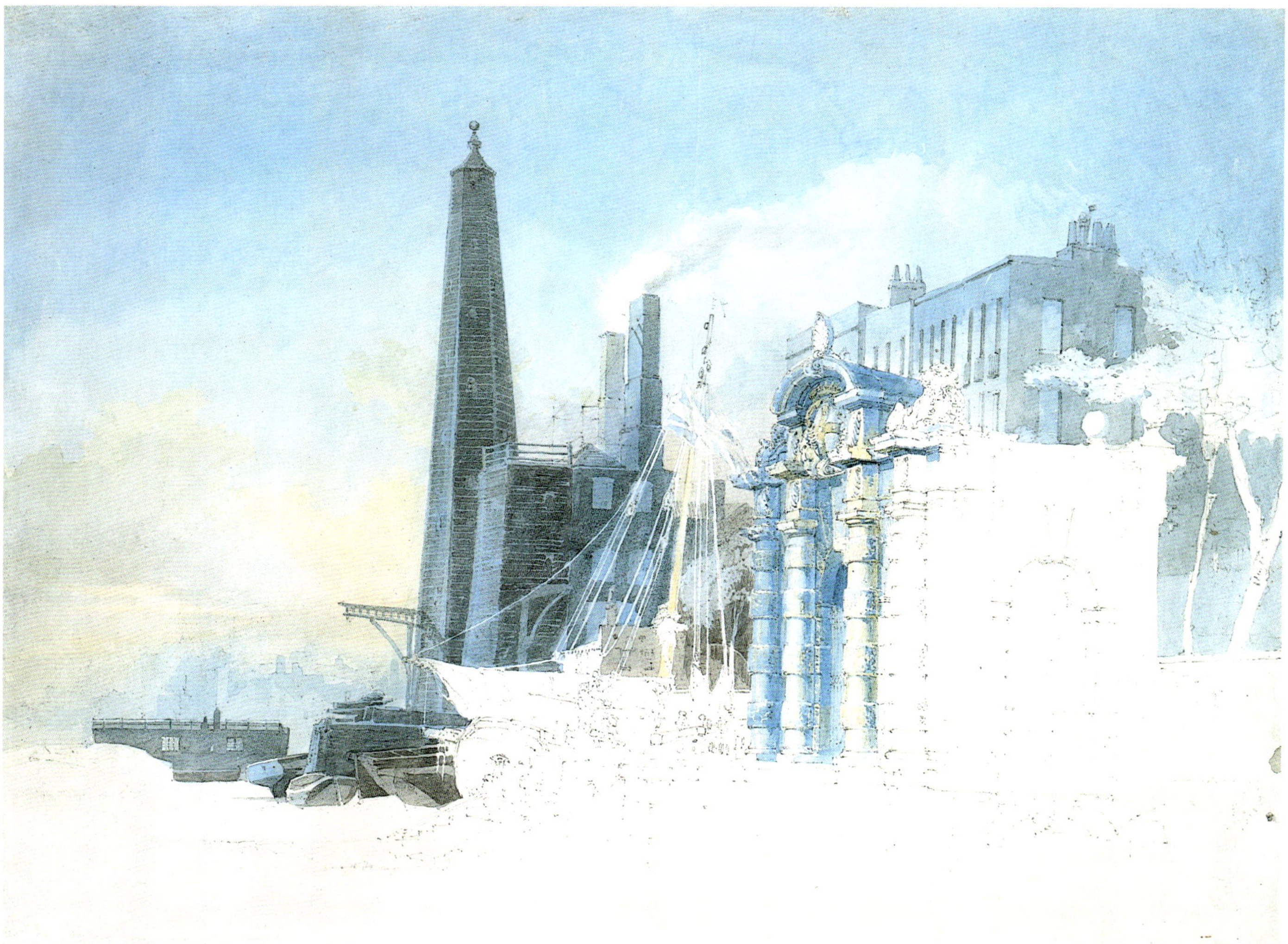

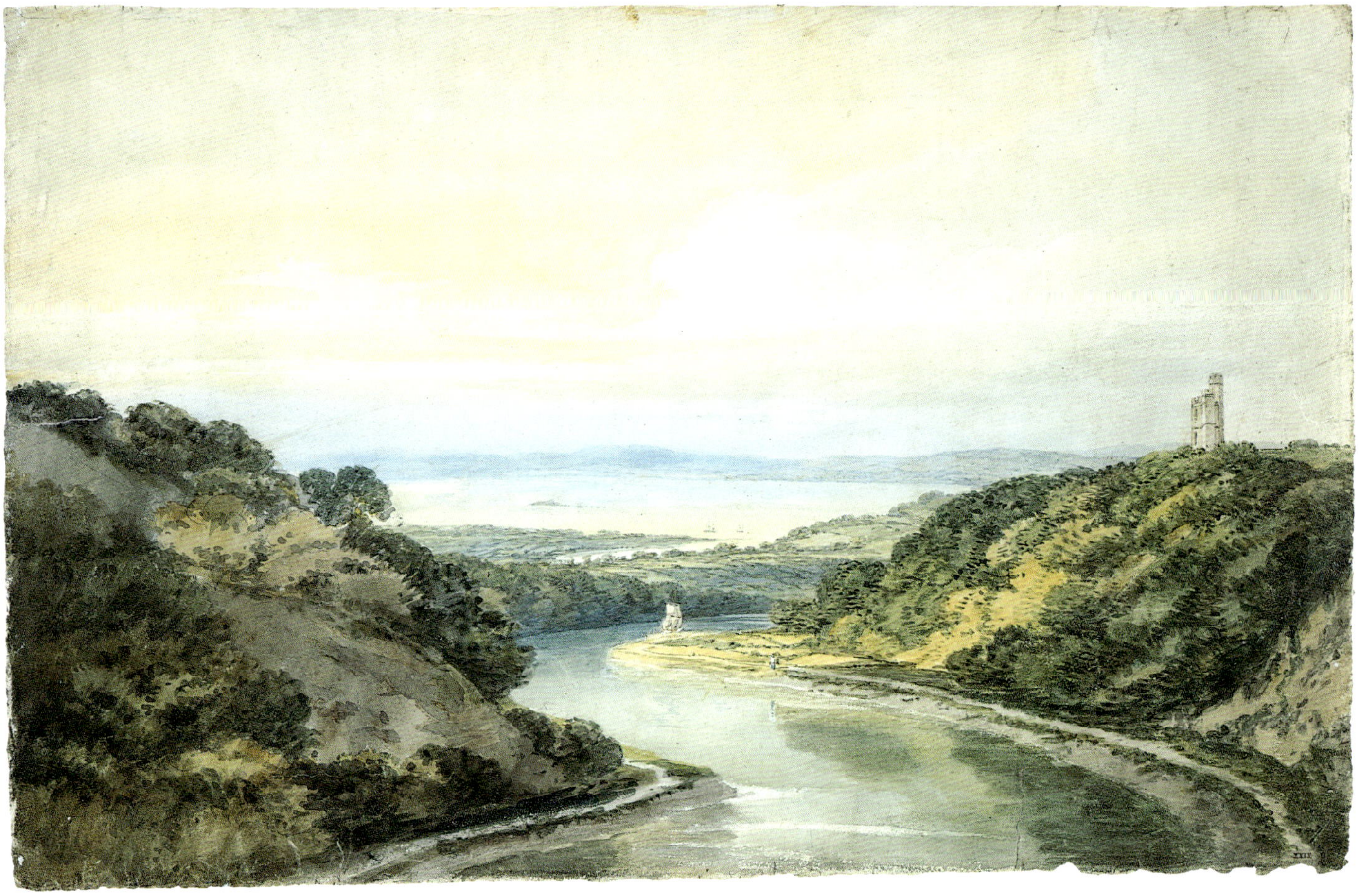

5 Die Avon-Schlucht gegen den Kanal von Bristol mit „Cooks Folly“

The Avon Gorge looking towards Bristol Channel, with Cooks Folly

Um 1795
Bleistift und Aquarell, 307 x 483 mm

London, Tate Gallery
Turner Bequest XXIX U, D 00726

Im Jahr 1791 hielt sich Turner in Bristol bei der mit seinem Vater befreundeten Familie Narraway auf; ein weiteres Mal möglicherweise im Jahr 1795, als Bristol Ausgangspunkt für eine intensive und sorgfältig vorbereitete Rundreise durch Wales war. Die Reise sollte Material für topographische Ausstellungen und Aufträge liefern, welches in Skizzenbüchern und, wie hier, auf größeren Einzelblättern festgehalten wurde. Das pittoreske Element des Avon mit seinen bewaldeten Steilhängen und Fernblicken auf den Kanal von Bristol hatte den Künstler vom ersten Moment an inspiriert. Die Narraways nannten ihn den „Prinzen der Felsen“, da er so viel Zeit damit zubrachte, dort zu skizzieren. Er dachte sogar daran, seine früheren Aquarelle zu sammeln und als Stichvorlagen für eine Serie der *Zwölf Ansichten des Avon* zu verwenden. Das breite und stimmungsvolle Panorama der Schlucht mit dem lebhaften Spiel des Sonnenlichts entstand während oder nach der Reise von 1795 und zeigt einen großen Fortschritt in Entwurf und Ausführung.

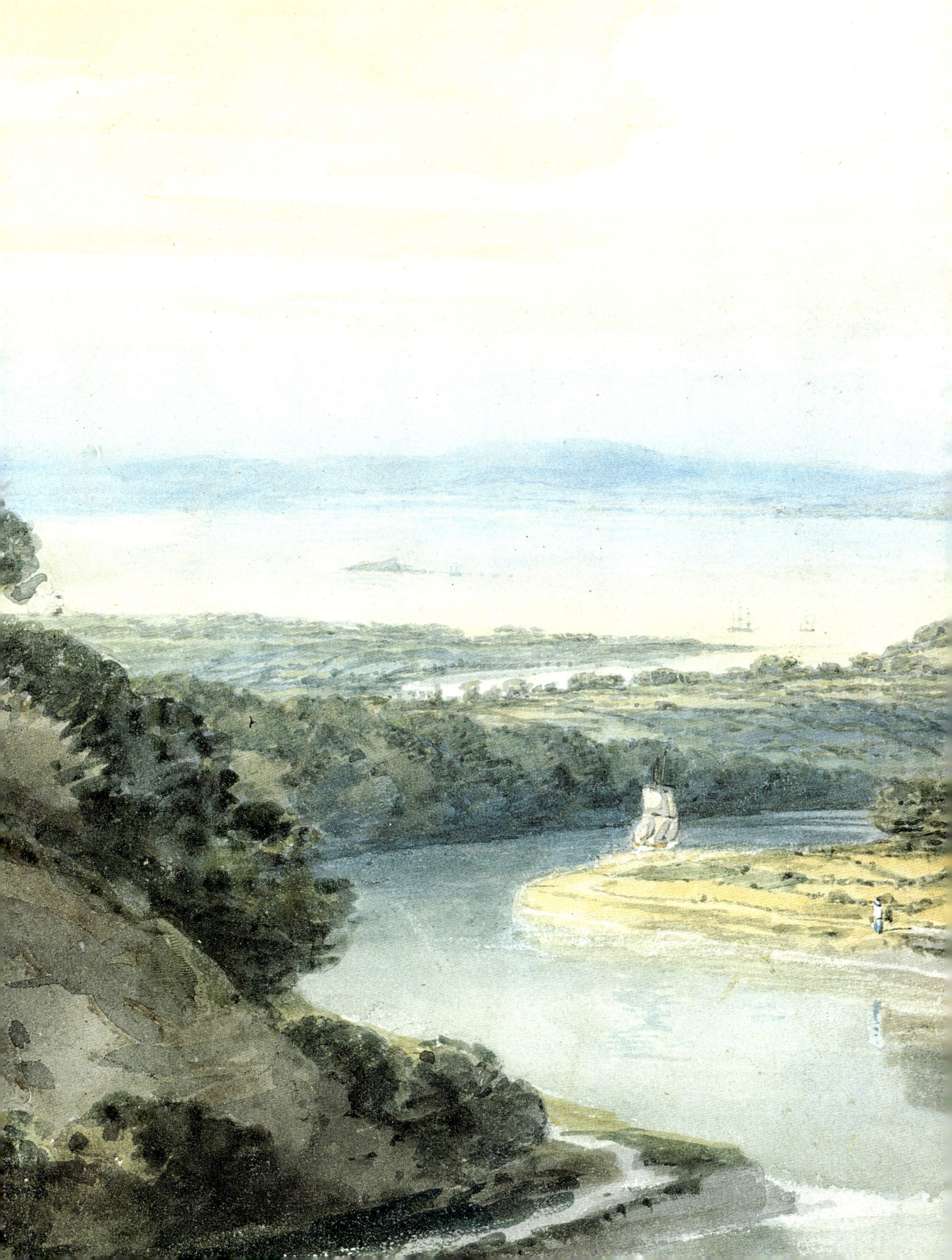

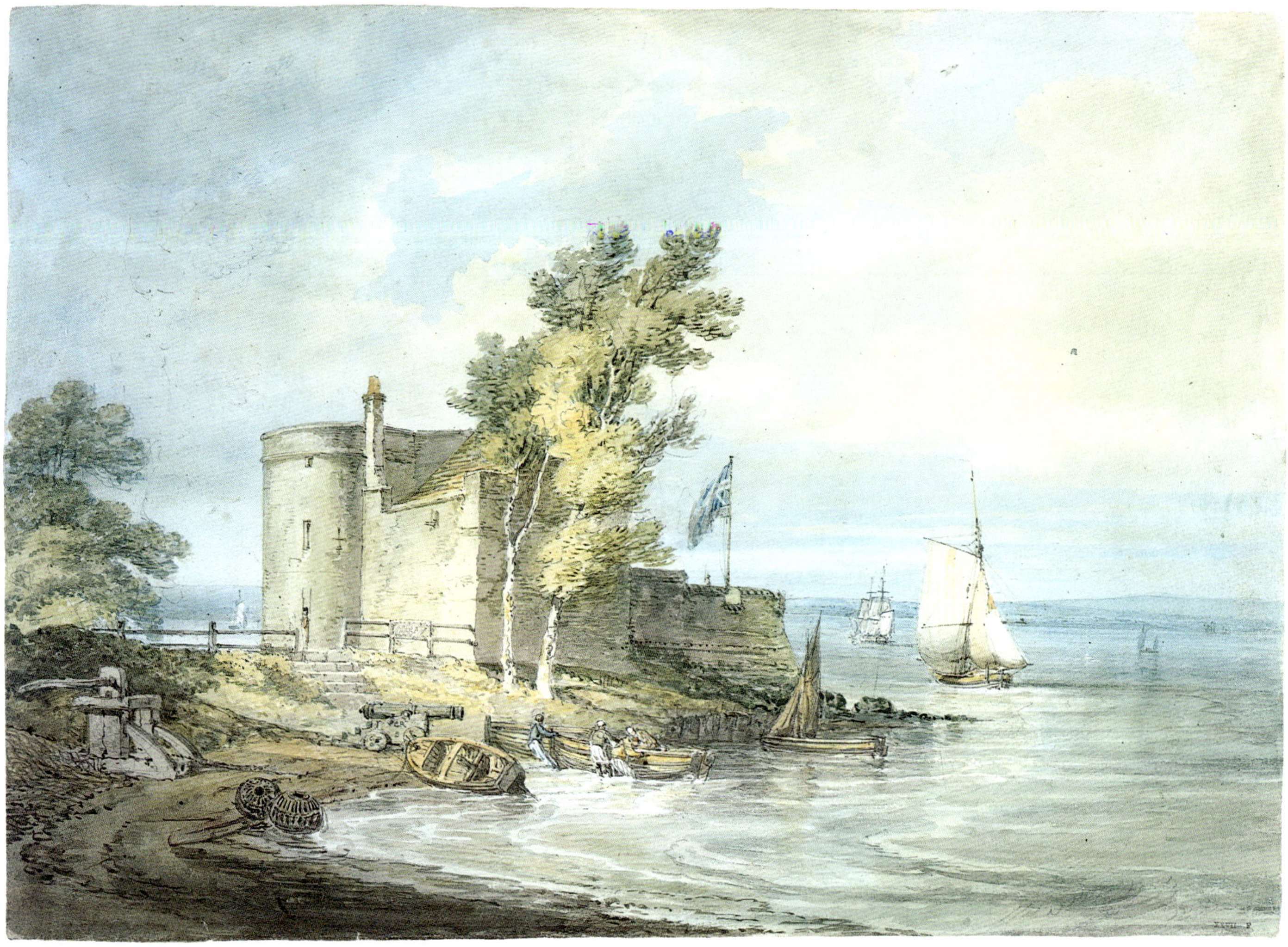

7 Cowes Castle auf der Isle of Wight
Cowes Castle, Isle of Wight

1795/96
Bleistift und Aquarell, 304 x 431 mm
London, Tate Gallery
Turner Bequest XXVII F, D 00667

Im Sommer 1795 besuchte Turner die Isle of Wight. Die herausragenden, der Südwestspitze der Insel vorgelagerten Felsen sollten erstmals in seinem ersten ausgestellten Ölgemälde des folgenden Jahres erscheinen (Tafel 8); ein weiteres Ergebnis dieser Reise war eine Gruppe von sechs topographischen Zeichnungen für den Stecher John Landseer (1769–1852). Landseer jedoch stellte die Drucke nie fertig noch veröffentlichte er sie; die Zeichnungen gelten als verloren. Bei einer von ihnen handelte es sich um eine Ansicht von Cowes. Das vorliegende Blatt zeigt den für Turner damals typischen Zugang zur Architekturtopographie und ist überdies sorgfältig ausgeführt; möglicherweise war es für die Landseer-Serie geplant. Turners Ansicht hat Ähnlichkeit mit einem Stich Paul Sandbys von 1778 für *The Virtuosi's Museum. Antiquities of England and Wales* (ebd., Tafel LXXXI).

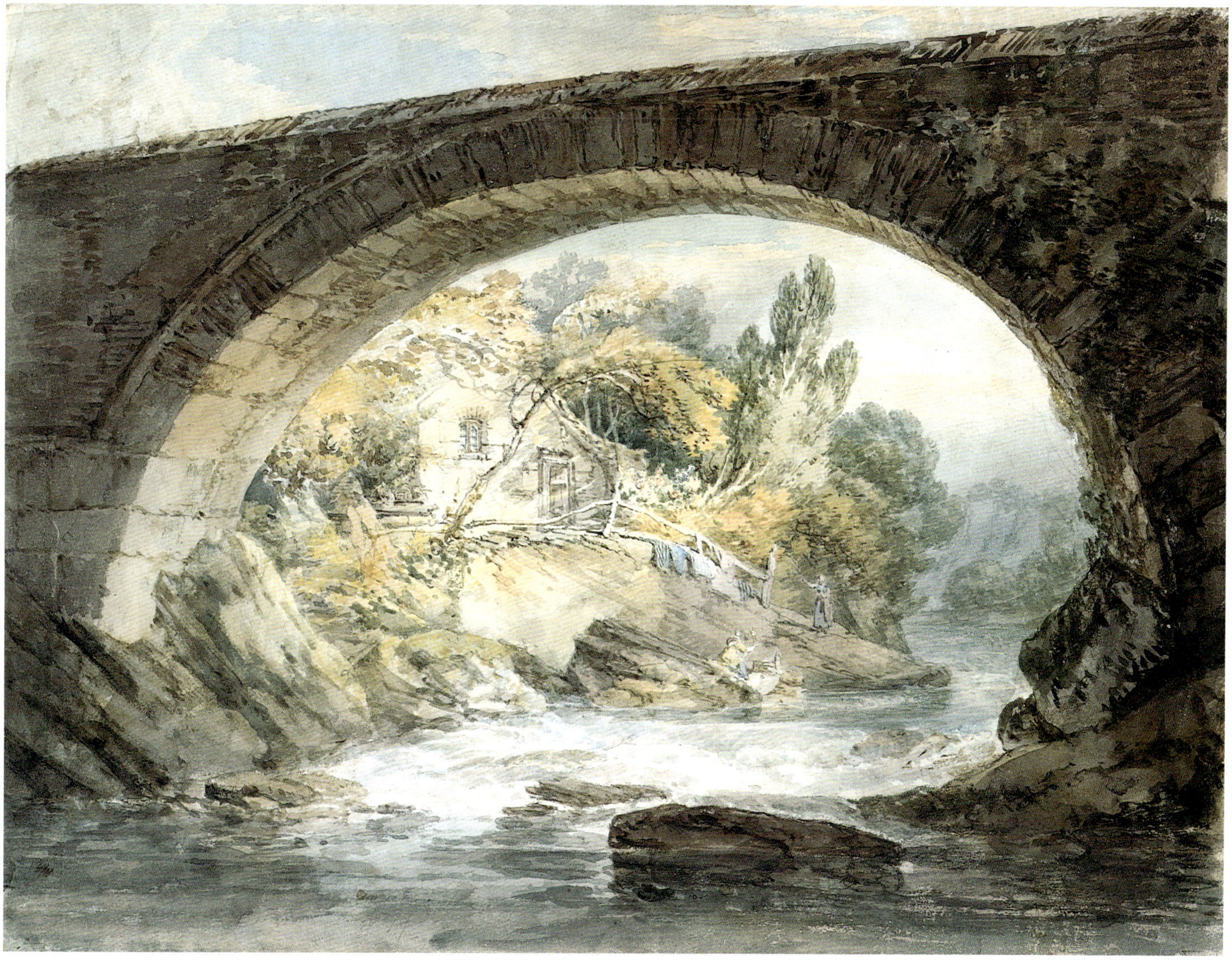

6 Die Rhayader-Gwy Brücke über den Wye

Rhayader Gwy Bridge on the River Wye

1795/96
Bleistift und Aquarell, 331 x 443 mm
London, Tate Gallery
Turner Bequest XXVIII T, D 00705

Turners frühe Beherrschung der topographischen Zeichnung entstand in enger Nachbarschaft zu anderen auf diesem Gebiet tätigen Künstlern. Bei den Besuchen, die er mit seinem Kollegen Thomas Girtin dem Londoner Haus des Dr. Thomas Monro abstattete, studierte und kopierte er Werke topographischer Aquarellisten wie Thomas Hearne und Edward Dayes und assimilierte so Aspekte ihrer Arbeitsweise.

Das malerische, von Bäumen überwachsene Haus am Ufer und das belebende Element der waschenden Frau sind dramatisch in den Rahmen der Brücke gesetzt: Dieses Aquarell Turners unterscheidet sich von jedem seiner anderen zeitgleichen Werke. Es ist nicht vergleichbar mit den viel genauer ausgeführten Arbeiten Turners, die nach der Wales-Reise von 1795 in London entstanden sind; vielmehr scheint dieses Blatt eine Stilübung in der Manier von Dayes zu sein, frei nach einem Aquarell im National Museum of Wales (W 81), das wohl von Dayes selbst stammt, obwohl es eine Turner-„Signatur" trägt.

8 Fischer auf See

Fishermen at Sea

1796 in der Royal Academy ausgestellt
Öl auf Leinwand, 91,4 x 122,2 cm
London, Tate Gallery
Inv.Nr. TO 1585 (erworben 1972)
BJ 1

Bei diesem nächtlichen Seestück handelt es sich um das erste ausgestellte Gemälde Turners. Das Laternenlicht der auf der Brandung tanzenden Fischerboote kontrastiert dem kälteren Mondlicht. Die Szene ist vor der Isle of Wight bei den als „Needles" bekannten Felsen angesiedelt; Turner hatte die Insel 1795 besucht. Das Ölgemälde war sein einziges 1796 in der Royal Academy präsentiertes; es wurde gemeinsam mit zehn seiner Aquarelle gezeigt. Auch in den Ausstellungen der nächsten Jahre überwogen die Aquarelle gegenüber den Gemälden. Während die 1796 vorgelegten Blätter hauptsächlich topographische Studien historischer Denkmäler beziehungsweise pittoreske Landschaften waren, mit denen er sich einen Namen gemacht hatte, zeugt die Wahl eines Seemotivs für das erste Ölgemälde von Turners Absicht, die thematische Bandbreite und die Publikumswirksamkeit seiner Werke zu erweitern. Wie von einer großen Seemacht zu erwarten, hatte England eine Vorliebe für die Marinemalerei. Das Meer, die Schiffahrtsindustrie und die Verteidigung der See- und Küstengrenzen prägten zu Kriegszeiten das nationale Bewußtsein angesichts der realen Möglichkeit einer Invasion durch das Napoleonische Frankreich. Die Vorliebe für Seestücke wurde unter wohlhabenden Kunstkennern weiters dadurch verstärkt, daß in der Folge der französischen Revolution eine große Zahl von Gemälden niederländischer Meister des 17. Jahrhunderts auf den Londoner Kunstmarkt gelangte.

Jahre später, beim Anblick eines Mezzotinto-Druckes nach einem Werk des holländischen Marinemalers Willem van de Velde, bemerkte Turner einem Freund gegenüber: „Dies machte aus mir einen Maler." Selbst unter Berücksichtigung dieser von Turner im Nachhinein geäußerten Worte ist die grüne Tonalität von *Fischer auf See* erstaunlich, während die Komposition stark der Tradition Van de Veldes verpflichtet ist. Die unmittelbare Quelle Turners war jedoch wahrscheinlich Loutherbourg, bei dem er Unterricht in Ölmalerei genommen hatte. Dieser war selbst auf Marinemalerei spezialisiert und zeigte eine Vorliebe für Kontraste von natürlichem und künstlichem Licht, wie Turner sie hier erforscht; sein Einfluß auf Turners frühere Zeichnungen von Küsten- oder Seemotiven wurde bereits erwähnt (siehe Tafeln 1, 2).

Im Unterschied zu den meisten Arbeiten Turners in der Tate Gallery verblieb dieses Werk nicht beim Künstler, und gelangte damit nicht in dessen Nachlaß. Turner verkaufte das Bild an einen gewissen General Stewart.

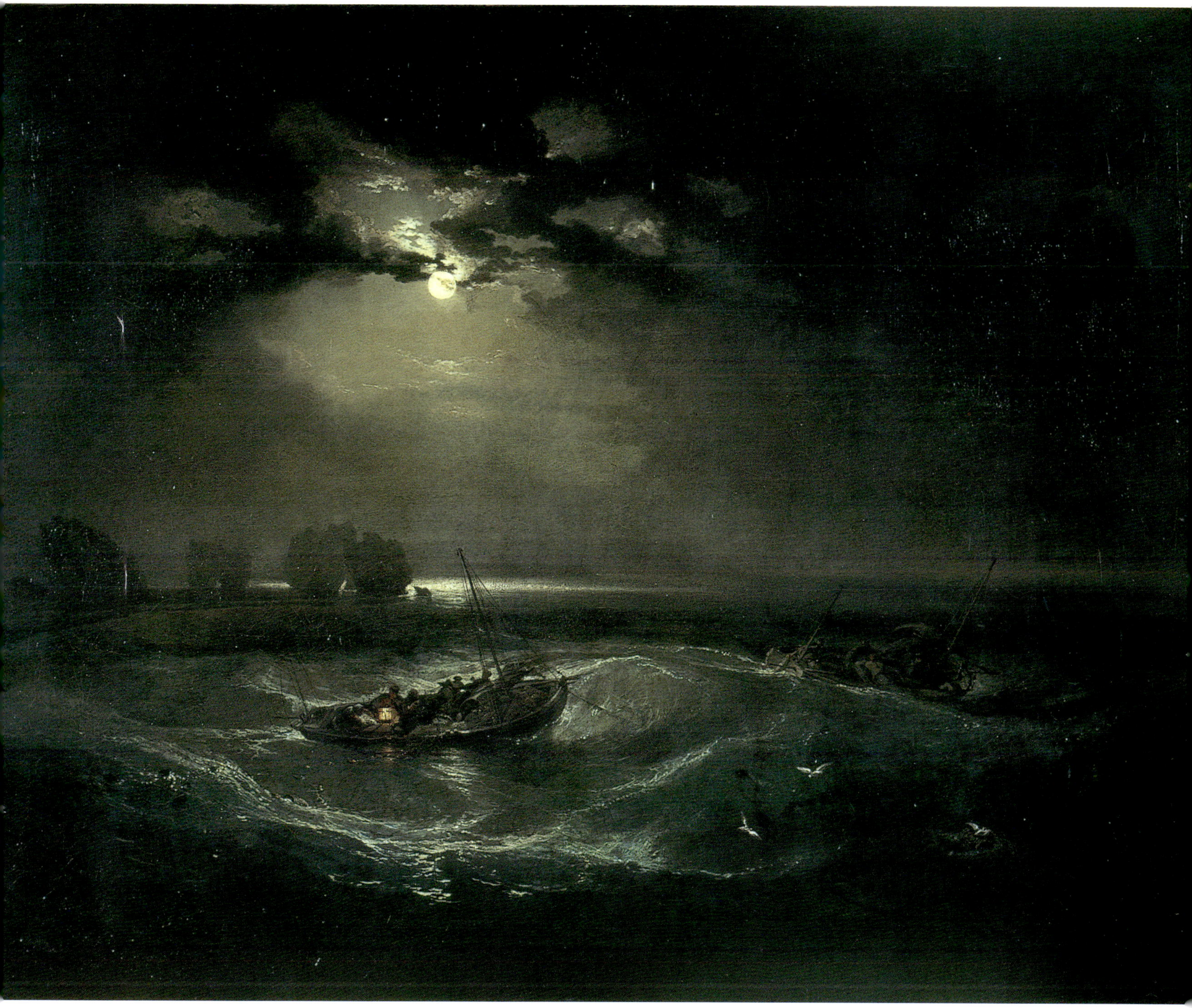

9 Ansicht einer Stadt

View of a Town

Um 1798
Öl auf Leinwand, 24,1 x 32,5 cm
London, Tate Gallery
Turner Bequest N 00475
BJ 31

Während seiner frühen Jahren als Maler, in denen er sich um die Beherrschung des Mediums bemühte, schuf Turner eine Anzahl kleiner Gemälde und Ölskizzen im Stil und in der Technik anderer Künstler; sie sind im Turner-Nachlaß erhalten und sind ein wertvolles Zeugnis seines Lernprozesses sowie jener kunsthistorischen Vorbilder, die er am lehrreichsten fand. In den späten neunziger Jahren des 18. Jahrhunderts interessierte er sich besonders für das Werk Richard Wilsons (1713–1782). Der breite Farbauftrag und der malerische Stil, die subtilen Lichteffekte und die Verbindung von klassischer Komposition mit neuen und naturalistischen Elementen hatten Wilson zum erfolgreichsten britischen Landschaftsmaler seiner Generation gemacht. In seinen letzten Jahren litt Wilsons Ruf unter seinem körperlichen wie beruflichen Niedergang, doch sein Andenken und sein Vorbild wurden von den zahlreichen Schülern lebendig gehalten und gegen Ende des Jahrhunderts flammte das Interesse an seinem Werk neu auf. Turner fand Wilson besonders dabei hilfreich, ihn vom glatten kontinentaleuropäischen Stil wegzuführen, den er zuerst von Loutherbourg gelernt hatte (siehe Tafel 1), und ihn zu einer kräftigeren „britischen“ Manier hinzuleiten. Dieses kleine Ölbild schließt sich eng an Wilsons Stil und Malweise an. Es handelt sich möglicherweise um eine Ansicht in Wales oder am Wye. Zu bescheiden, um für eine Ausstellung gedacht zu sein, zeigt es dennoch attraktive Effekte im leuchtenden Himmel und im Sonnenlicht, das auf dem vom Horizont abgesetzten Turm glitzert oder durch die Bäume gefiltert wird.

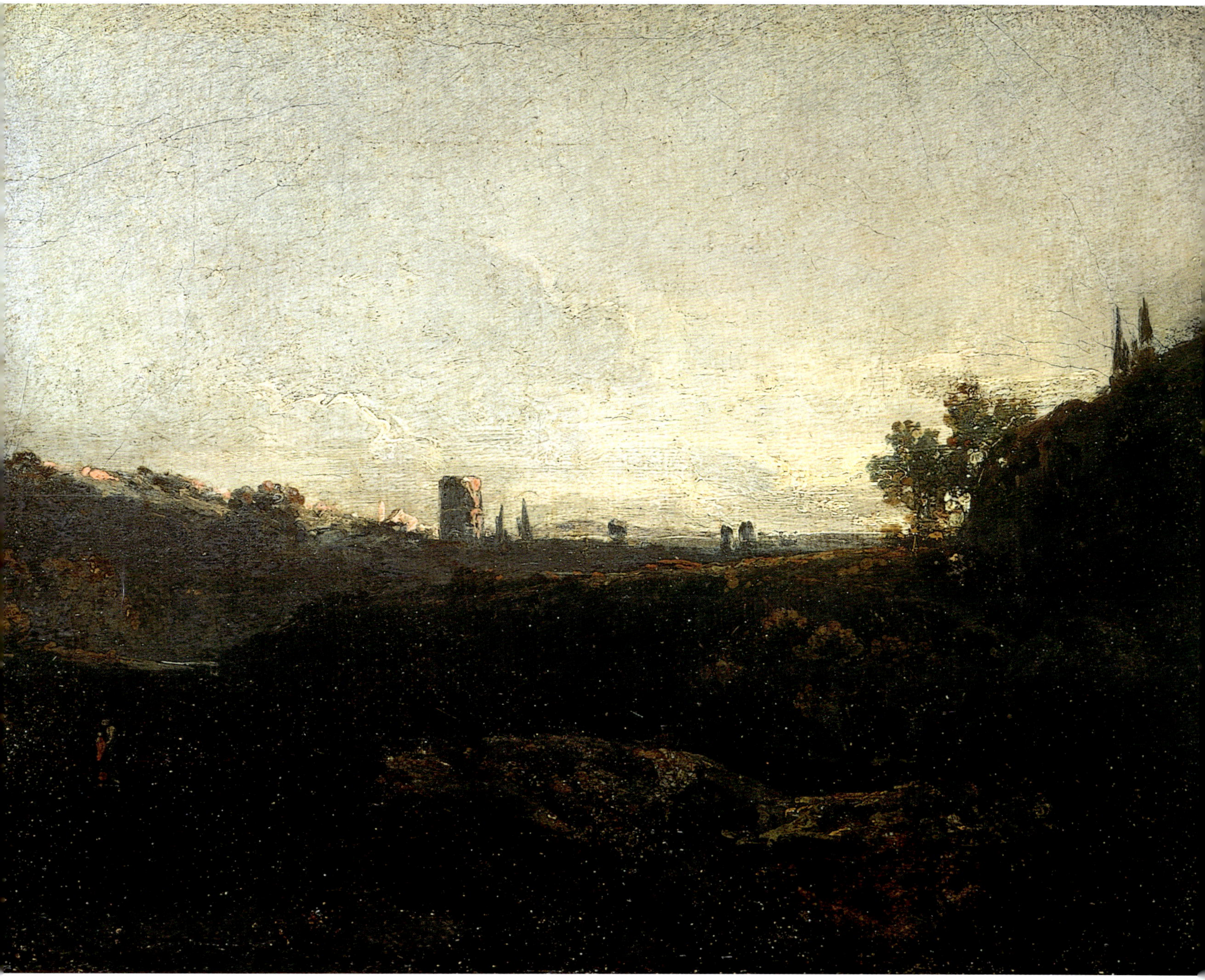

10 Ein Landhaus

A Country Cottage

Um 1799
Bleistift und Aquarell, 195 x 277 mm
London, Tate Gallery
Turner Bequest XXXIII G, D 00878

Turner schuf viele Ansichten von Landgütern, Häusern und Gärten, die er besuchte. „Country-House-Portraits“ der eigenen Besitzungen gehörten zu den frühesten Aufträgen, die Turner von der vornehmen oder aristokratischen Klientel erhielt. Er malte aber auch intimere und persönlichere Erinnerungen an Orte, an denen er sich mehr zu Hause fühlte; der bekannteste darunter war Petworth (Tafeln 55 – 60).

Diese frühe Studie eines Landhauses und seines hübschen Gartens ist sorgfältig durchgearbeitet, was vermuten läßt, daß es sich um eine Auftragsarbeit oder ein Geschenk – wahrscheinlich an den Besitzer – handelte. Das Gebäude ist typisch für die Gegend südlich von London. Das gepflegte und absichtlich malerisch gestaltete Haus gehört offensichtlich wohlhabenden Leuten. Möglicherweise handelt es sich um den Landsitz der mit Turner befreundeten Familie Wells in Knockholt in Kent. William Frederick Wells (1762–1836) war ein erfolgreicher Landschaftsaquarellist und Zeichenlehrer sowie Sammler von Zeichnungen. 1804 gründete er die Old Watercolour Society, die seinen Aquarellistenkollegen ihren ersten unabhängigen Ausstellungsraum verschuf. Turner traf den Künstler erstmals als Student an der Royal Academy. Wells unterhielt ein Londoner Stadthaus unweit der Harley Street, wo sich Turner 1799 niederließ. Etwa zu dieser Zeit, als Turner als Folge der geistigen Umnachtung seiner Mutter eine familiäre Krise erlebte, aber auch in späteren Jahren, lud Wells den jüngeren Künstler zu sich nach Hause. Es war das Landhaus von Knockholt, wo Turner erstmals die Idee zu seinem *Liber Studiorum* (siehe Kommentar zu den Tafeln 40 und 41) entwarf. Wells' Tochter Clara bemängelte zwar, daß Turner „unter den unvermeidlichen Folgen einer mangelhaften Erziehung litt“, erinnerte sich jedoch seiner Besuche mit Herzlichkeit: „In seinem jungen Leben war meines Vaters Haus sein zweites Heim, ein Hafen der Zuflucht von den vielen häuslichen Schicksalsschlägen, die zu unsagbar sind, um daran zu rühren. Turner liebte meinen Vater mit der Hingabe eines Sohnes. Für mich war er ein älterer Bruder.“ Als Wells starb, hätte ihr Turner eröffnet, daß dieser „der beste Freund war, den ich je im Leben hatte“.

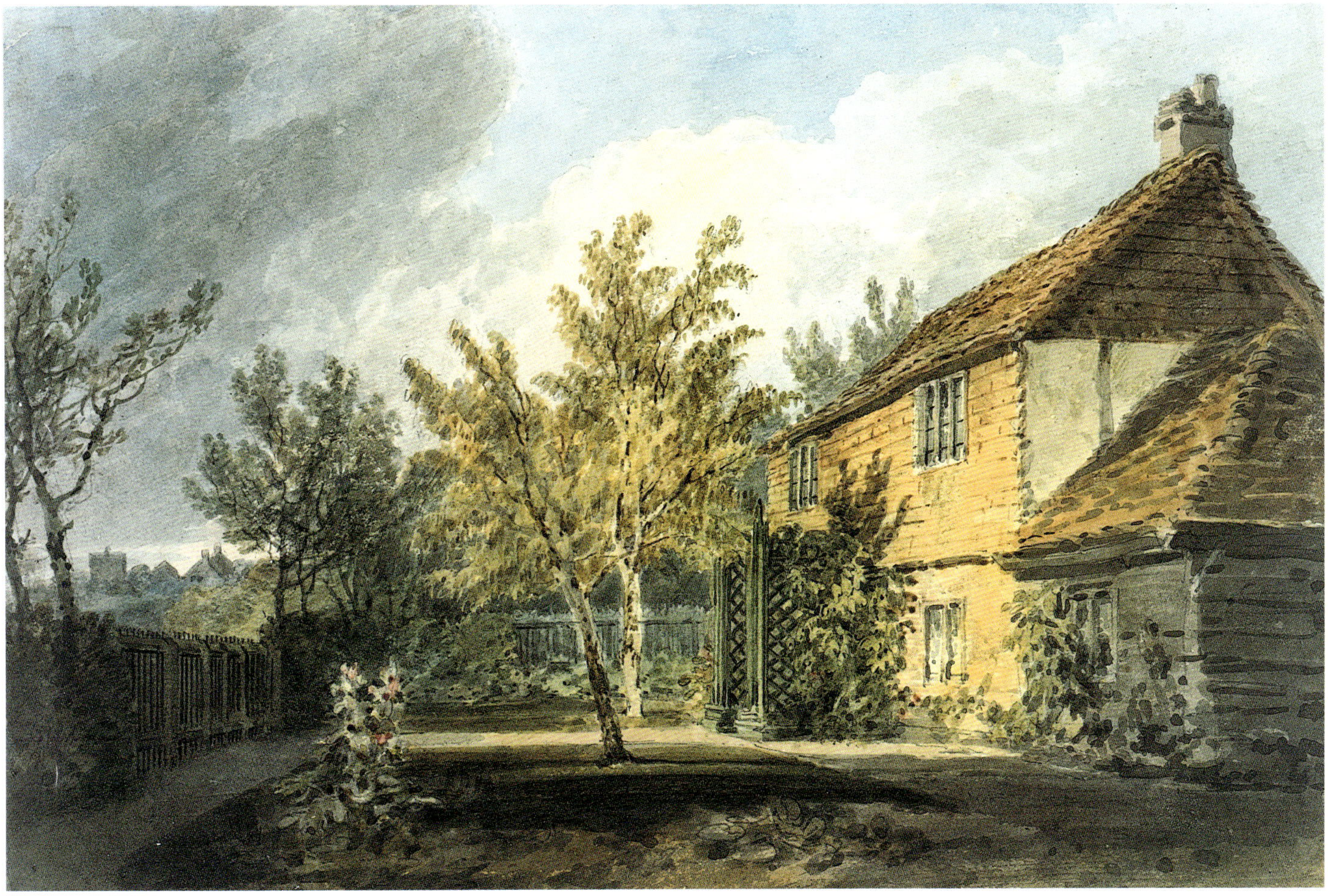

11 Fonthill: Ein umgestürzter Baum am Seeufer

Fonthill: A fallen Tree beside a lake

1799
Bleistift und Aquarell mit Auskratzung,
327 x 468 mm
Bezeichnet mit der Nr. „100“
London, Tate Gallery
Turner Bequest XLVII 48, D 02225

Um 1800 war Turners Ruf als Topographiezeichner gefestigt, was ihm Aufträge der führenden Sammler einbrachte. Sie luden Turner zu Gast und bestellten Ansichten ihrer Häuser und Besitzungen, der umliegenden Landschaft oder von historischen Denkmälern. Auch seine anspruchsvolleren Werke in Öl begannen sie zu sammeln. Vom späten August des Jahres 1799 an hielt sich Turner in Wiltshire auf Fonthill, dem Landsitz des immens reichen Exzentrikers William Beckford (1760–1844), auf und sammelte Material für fünf Ansichten, die er im folgenden Jahr in der Royal Academy (W 335–339) zeigte. Beckford war gerade dabei, anstelle des originalen Hauses eine weitläufige gotische „Abtei“ zu errichten; Tag und Nacht wurde am Bau gearbeitet. Der Architekt war James Wyatt, für den Turner bereits einige Zeichnungen, darunter zwei von Fonthill, angefertigt hatte. Eine davon wurde 1789 in der Royal Academy (W 333) als Wyatts Werk ausgestellt. Bei einem gemeinsamen Aufenthalt in Fonthill im Jahr 1799 muß Wyatt Turner hinsichtlich der Darstellung der Abtei beraten haben, da sie noch nicht fertiggestellt war und ihr berühmter Turm noch fehlte.

Turners vollendete Blätter für Beckford zeigten die Abtei hauptsächlich aus der Distanz in einer weitläufigen bewaldeten Landschaft zu verschiedenen Tageszeiten. Nach Beckfords Einschätzung hatte Turner das Motiv zu sehr idealisiert, doch war dieser offensichtlich davon inspiriert, was ihm als wesentlicher Charakter der Parklandschaft von Fonthill ins Auge sprang. Als eine seiner Ansichten in William Angus' *Seats of the Nobility and Gentry in Great Britain* gestochen wurde, beschrieb der Begleittext den Besitz als „eine der allergrößten Baum- und Waldlandschaften in England“. Bei diesem Blatt handelt es sich um eine der diversen vor Ort entstandenen Baumstudien, die Turner in seinem *Fonthill*-Skizzenbuch angelegt hatte und die seine Interpretation beeinflußt haben mußten.

Der Präsident der Royal Academy, Benjamin West, und ein anderer Künstler, Henry Tresham, waren im Sommer 1799 ebenfalls Gäste auf Fonthill. Beide waren Historienmaler, und Beckford sollte bald Turners eigene Ambitionen in diese Richtung fördern, indem er im folgenden Jahr Turners Bild *Die fünfte Plage Ägyptens* (Indiana, The Indianapolis Museum of Art; BJ 13) um die enorme Summe von 150 Guineen erwarb. Bereits in der Akademie-Ausstellung von 1799 war ihm Turners heute verlorenes Gemälde *Die Schlacht am Nil* aufgefallen; nun plante er im Jahr 1800 in Fonthill ein großes Fest zu Ehren Lord Nelsons, des Siegers vom Nil. Zu diesem Zeitpunkt war Turners Gemälde des altägyptischen Themas bereits im Haus aufgehängt.

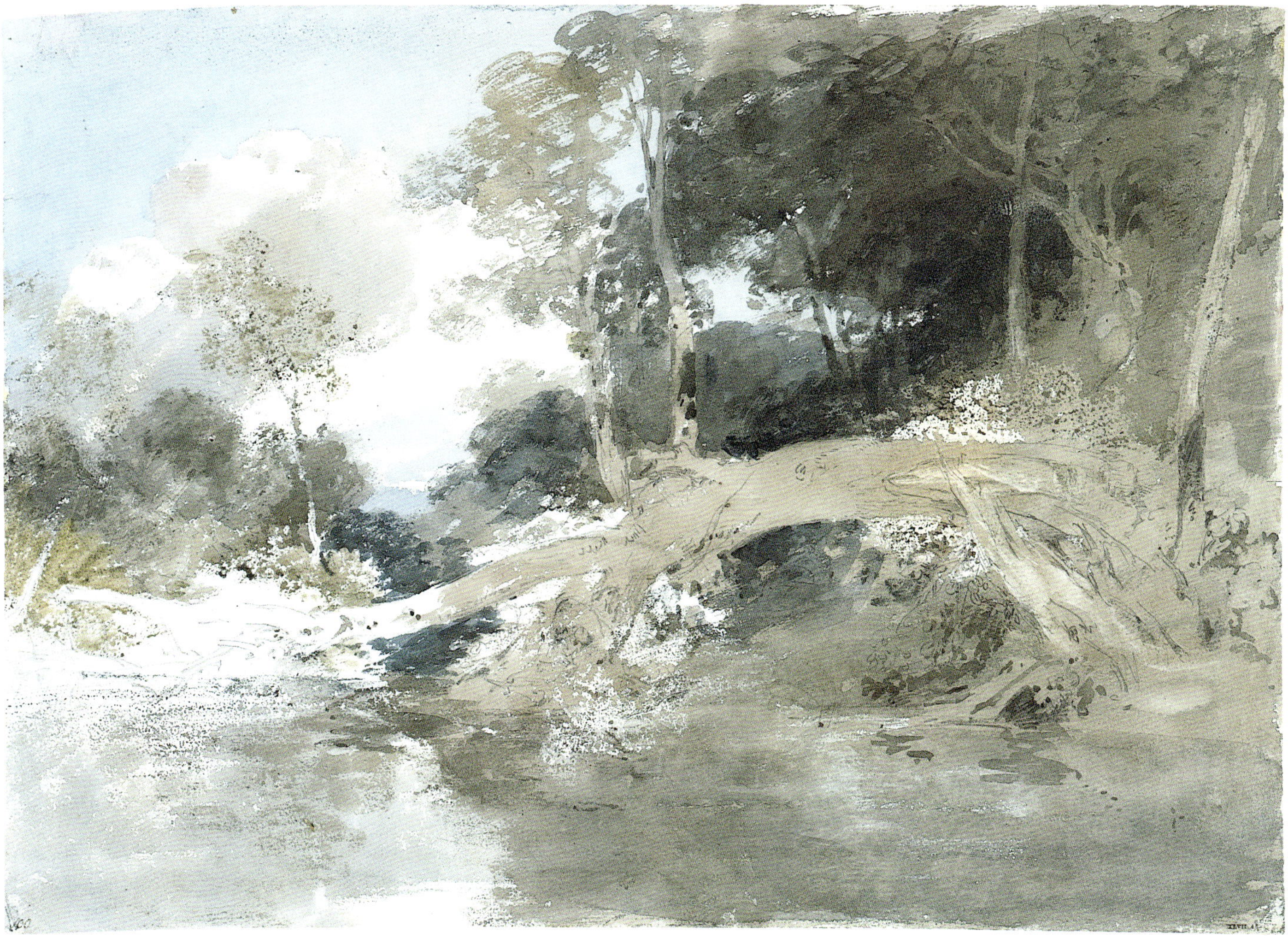

12 Dolbadarn Castle von oberhalb des Llanberis Passes

Dolbadarn Castle from above the Llanberis Pass

1799
Bleistift und Aquarell, 555 x 762 mm
Bezeichnet mit der Nr. „51"
Wasserzeichen 1794/J WHATMAN

London, Tate Gallery
Turner Bequest LXX Z, D 04177

In den Jahren 1798 und 1799 bereiste Turner Nordwales. Inspiriert von der Berglandschaft und deren Erhabenheit, revidierte er seine Aquarelltechnik und entwickelte sie weiter in Hinblick auf ihre spektakulären Effekte. Er arbeitete vor Ort in Farbe und auf großen Papierbögen; später, zurück in London, entwickelte er die Entwürfe weiter, um ihre malerische Grandiosität zu betonen. Obwohl Turner nur wenige dieser großen Aquarelle vollendete, sind sie insgesamt bemerkenswert auf Grund der Wucht des Entwurfs und der experimentellen Techniken, die neue Malmittelkombinationen und Methoden umfaßten, etwa die Verstärkung der Lichter durch Auskratzen der feuchten Lavierungen. Nicht weniger wirkungsvoll sind die dramatischen Wettereffekte, die Turner in diesen Kompositionen einführte.

Einige dieser großformatigen Blätter widmete Turner dem Studium von Dolbadarn Castle, dessen „majestätische Einsamkeit" ihn beeindruckte. Das unterhalb der Berge Snowdonias neben dem See von Llanberia gelegene Dolbadarn war zur Verteidigung der alten Straße von Caernavon ins Conway-Tal angelegt worden und war eine Festung des walisischen Prinzen Llywelyn des Großen. Später war es Schauplatz einer berühmten Episode der walisischen Geschichte, als Owain Goch von seinem älteren Bruder, Llywelyn dem Letzten, bis zur Befreiung durch die Armee des englischen Königs Edward I. gefangengehalten wurde. Solche historischen Assoziationen waren Turners Publikum vertraut, ein Umstand, der wesentlich zum Erfolg der von Turner verfaßten und ausgestellten Sujets beitrug.

Als Turner 1800 in der Royal Academy ein Ölgemälde von Dolbadarn präsentierte, fügte er einige von ihm verfaßte Gedichtzeilen hinzu, die auf die alte Fehde zwischen Owain und Llywelyn anspielten. Das Bild wurde 1802 der Akademie als Diplomarbeit vorgelegt, als Turner zum Mitglied der Royal Academy gewählt wurde.

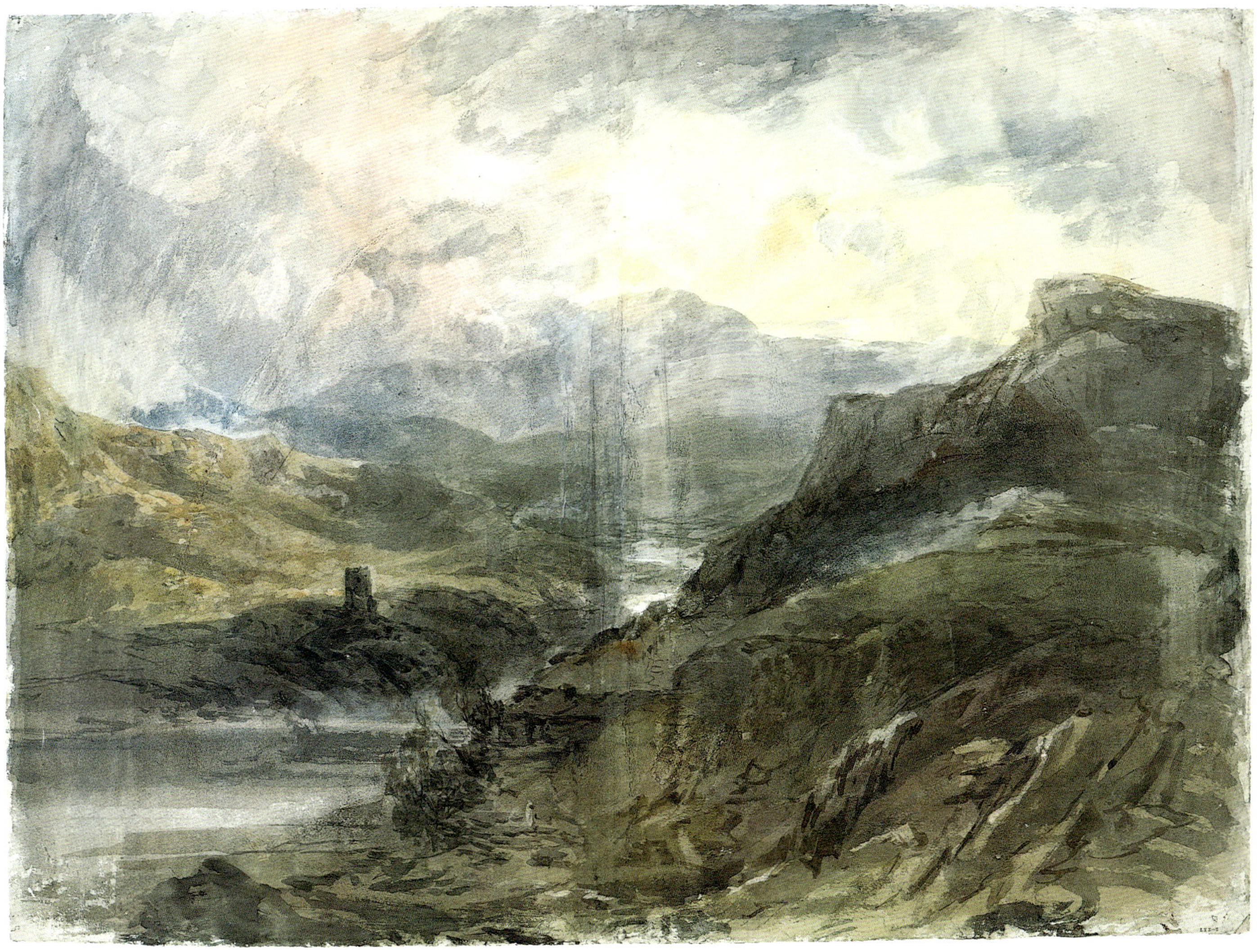

13 Conway Castle von Südosten

Conway Castle from the South East

1799
Bleistift und Aquarell, 550 x 770
Bezeichnet mit der Nr. „52"
Wasserzeichen L. WHATMAN 1794

London, Tate Gallery
Turner Bequest LX(a) K, D 03652

Obwohl diese große Farbstudie eindeutig zu der Serie gehört, die Turner nach seiner Wales-Reise von 1799 ausarbeitete und sie wie viele dieser Zeichnungen von ihm selbst numeriert wurde, unterscheidet sie sich von den anderen durch die Konzentration auf ein Architekturmotiv und nicht auf eine Berg- oder Seenlandschaft bei unterschiedlichen Wetter- und Beleuchtungsverhältnissen. Um der Komposition klassische Ausgewogenheit zu verleihen, wird das Schloß von eleganten Baumgruppen gerahmt; die Vordergrund-Ebene ist deutlich ausgeprägt, wohl um hier später Figurengruppen zu plazieren: All dies deutet darauf, daß Turner auf ein vollendetes Aquarell narrativen oder historischen Inhalts hinarbeitete. Turner schuf beziehungsweise begann einige sehr große Aquarelle zum Thema der alten walisischen Dichter und der englischen Besatzung, wobei er hauptsächlich von Thomas Grays berühmtem Gedicht *The Bard* inspiriert wurde. Es basierte auf der – mittlerweile bezweifelten – Legende von der Unterdrückung der alten walisischen Kultur und Dichtung durch den englischen König Edward I. Diese großen Formate zeugen von Turners Absicht sowohl im Aquarell als auch in der Ölmalerei, Landschaft und Historie zu verschmelzen. Dadurch und durch das Ausschöpfen des erhabenen Charakters der wilden walisischen Landschaft vermochte er die bewegende Kraft der Landschaftskunst noch stärker zur Geltung zu bringen.

Neben dem Ölgemälde von Dolbadarn Castle (siehe vorhergehende Tafel) zeigte Turner in der Akademie-Ausstellung von 1800 ein Aquarell von Caernavon Castle mit einem singenden alten Barden (London, Tate Gallery). In der Komposition unserem Blatt vergleichbar, könnte es sich hier um das thematische Pendant handeln. Auch sie setzt eine idyllische Ansicht des alten Wales – ausgedrückt durch eine dem Wesen nach klassische, ja sogar Claudesche Komposition – in Kontrast zur brutalen Vernichtung der walisischen Barden durch die englische Armee.

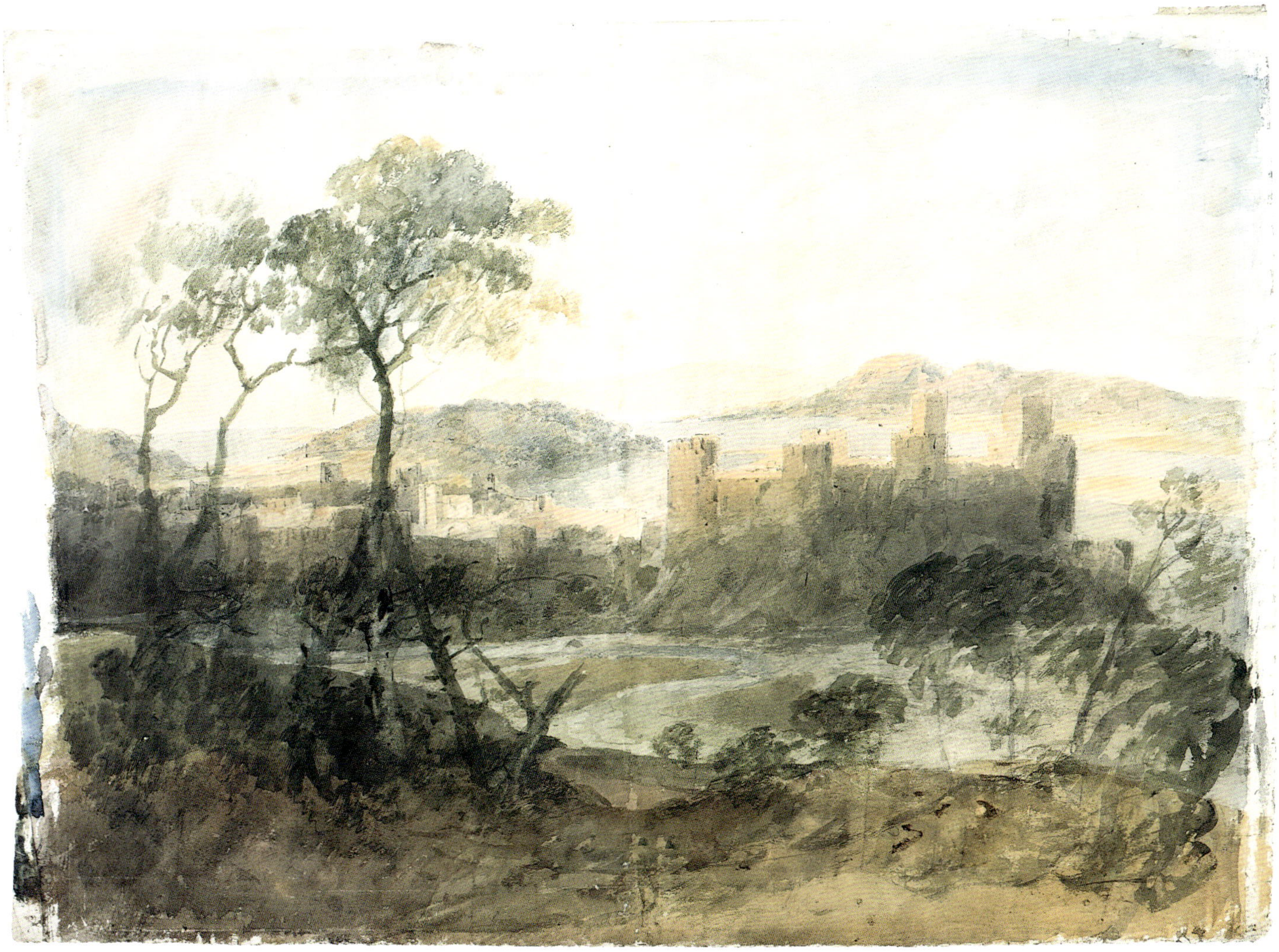

14 Loch Lomond, aus der Nähe von Inveruglas, mit dem Ben Lomond in der Ferne

Loch Lomond from near Inveruglas, with Ben Lomond in the distance

1801
Bleistift und weiße Gouache auf präpariertem Papier, 367 x 483 mm
Wasserzeichen 1794/J WHATMAN
London, Tate Gallery
Turner Bequest LVIII 14, D 03393

1801 bereiste Turner das schottische Hochland. Hatte er Schottland im Jahre 1797 bereits für kurze Zeit besucht, so war diese zweite Reise ausgedehnter und weitaus intensiver. Turner verwendete acht Skizzenbücher und schuf auch eine bemerkenswerte, sehr spezifische Serie von größeren und weiter ausgeführten Zeichnungen, die als *Scottish Pencils (Schottische Bleistiftzeichnungen)* bekannt wurden. Einige darunter wurden aus den Skizzenbüchern weiterentwickelt, andere scheinen vor Ort zumindest begonnen worden zu sein.

Seine jüngsten Touren durch Nordwales hatten Turner zu imposanten Aquarellstudien angeregt, in denen er die Wildheit und Erhabenheit der Berglandschaft auslotete (Tafeln 12, 13); die schottischen Zeichnungen dagegen wurden in Bleistift und mit leichten Weißhöhungen auf einem Papier angelegt, das laut der Erinnerung des Kollegen Joseph Farington „mit Tusche und Tabakwasser gewaschen“ war. Es war mittlerweile weithin anerkannt, daß Turner zunehmend erfinderische und exzentrische Techniken einsetzte, die keiner etablierten Praxis entsprachen und die er für seine Zwecke entwickelte. Wäh-rend seine Bleistift – Notate in den Skizzenbüchern nunmehr oft flüchtig waren – obgleich sie in höchst effizienter Weise die für ihn erforderlichen Beobachtungen festhielten –, zeigten die *Scottish Pencils* Turners Fähigkeit, das Medium zur größtmöglichen Entfaltung zu bringen, indem er Texturen, Farbtöne, das Lichtspiel, oder Wetterverhältnisse – wie feinen Nebel oder Regen – wiedergab. Sie erinnern an die in Italien geschaffenen Bleistift- und Kohlezeichnungen seines Vorläufers Richard Wilson, der monochrome Techniken als für seine Zwecke völlig adäquat erachtete und in der Farbe nur ein unvollkommenes Hilfsmittel sah. Bezeichnenderweise war der Wilson-Schüler Farington unter den Künstlern, die die *Scottish Pencils* am meisten bewunderten, als Turner sie in London seinen Kollegen zeigte. Gesteigert wurde Faringtons Hochschätzung durch die klassische Symmetrie der Seen- und Berglandschaft der *Scottish Pencils* – eine Parallele zu Wilsons italienischen Zeichnungen. Wie Turner Farington erklärte, empfand er, daß sich in Schottland „ein stärker pittoreskes Land studieren ließe als in Wales ... die Linien der Berge sind feiner, die Felsen massiger“; und viele Zeichnungen der Serie stünden in scharfem Gegensatz zum wilden und „sublimen“ Charakter seiner jüngsten walisischen Ansichten. Turner montierte die Zeichnungen in einem Album und hielt sie als Serie zusammen, zweifellos in der Absicht, sie potentiellen Käufern und Künstlerkollegen zu zeigen. Einige darunter bildeten später die Basis für Werke in anderen künstlerischen Medien.

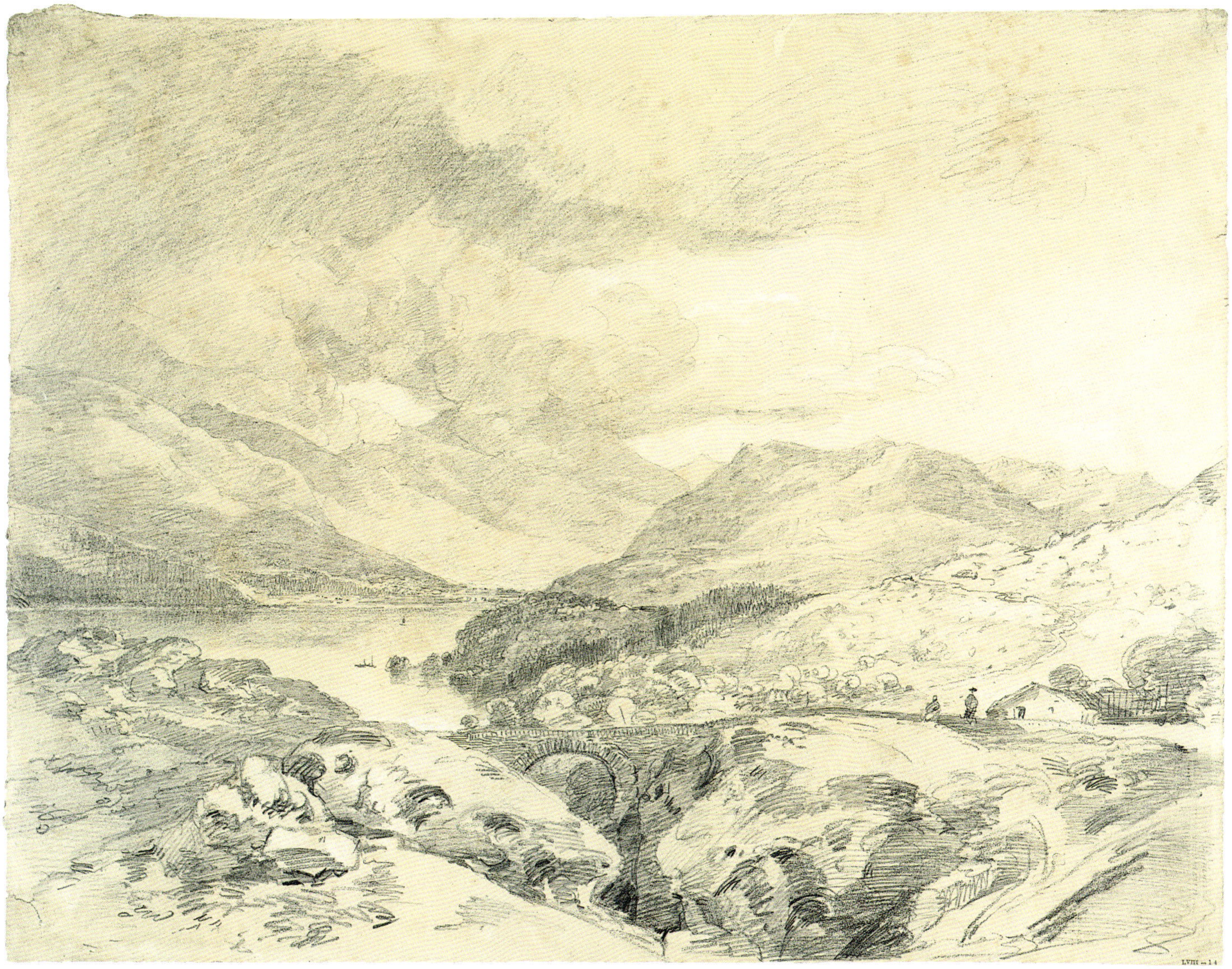

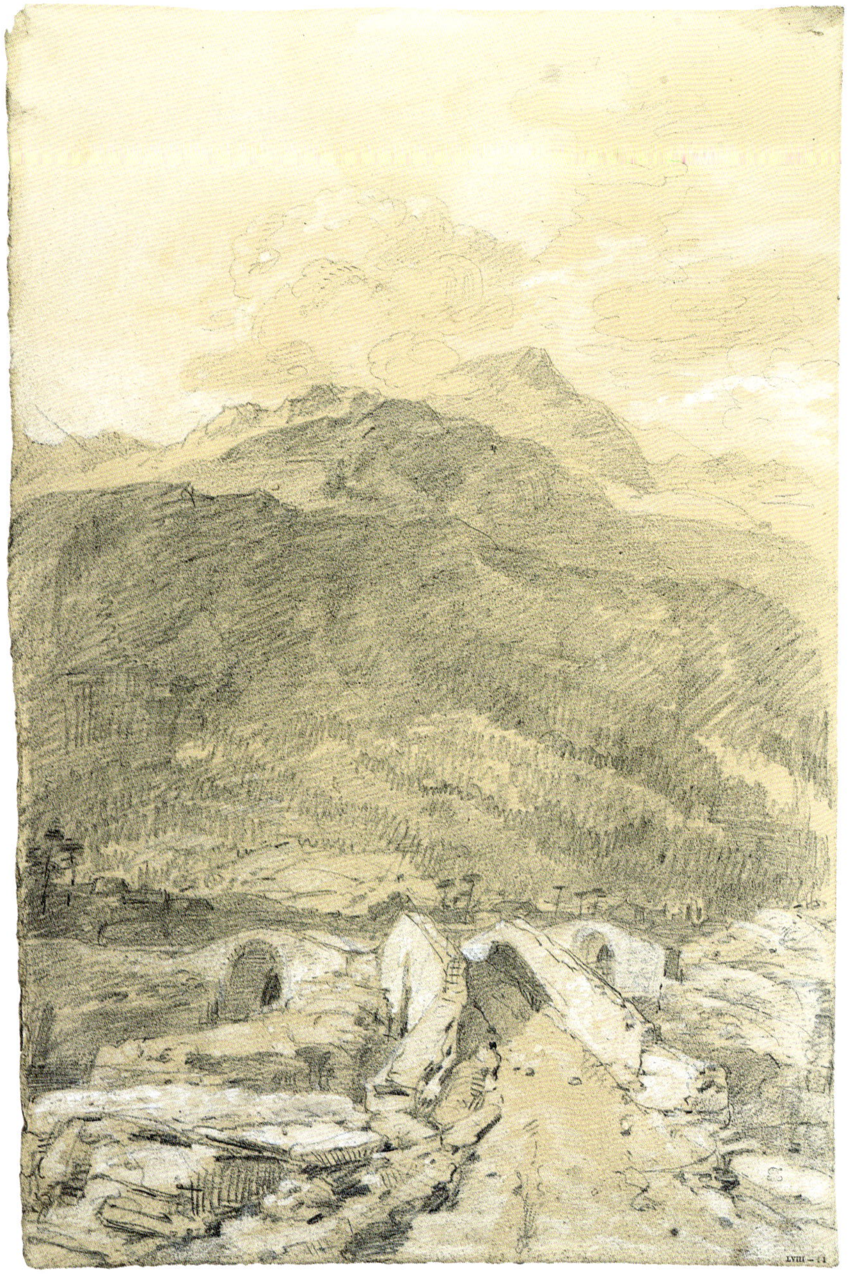

15 Die Brücke über die Dochart-Fälle jenseits des Ben Lawers

The Bridge over the Falls of Dochart with Ben Lawers beyond

1801
Bleistift und weiße Gouache auf präpariertem Papier, 430 x 289 mm
London, Tate Gallery
Turner Bequest LVIII 41, D 03420

In diesem weiteren Blatt der *Scottish Pencils* verleiht die vertikale Komposition dem Bergmotiv erhabene Größe. Die unterschiedlich stark aufgebrachten Bleistiftschraffuren geben auf subtile Weise die bewaldeten Abhänge des Ben Lawers wieder, der sich in Wolken und Nebel verliert. Die Zeichnung wurde aus flüchtigen, vor Ort angefertigten Skizzen in Turners *Tummel Bridge*-Skizzenbuch (Tate Gallery, Turner Bequest LVII) weiterentwickelt.

16 Schottland: Kilchern Castle mit den Cruchan Ben Bergen zu Mittag

Kilchern Castle, with the Cruchan Ben mountains, Scotland: Noon

1802 in der Royal Academy ausgestellt
Aquarell, 533 x 772 mm
Plymouth City Museum and Art Gallery
Inv. Nr. 1955-44
W 344

Dieses Blatt stellt einen Übergang zwischen Turners frühen Anfängen als topographischer, also rein beschreibender Zeichner und seinem aufkommenden Interesse an den Phänomenen der Natur dar, hier exemplifiziert anhand einer romantischen Stimmungslandschaft: Ein großer Regen-

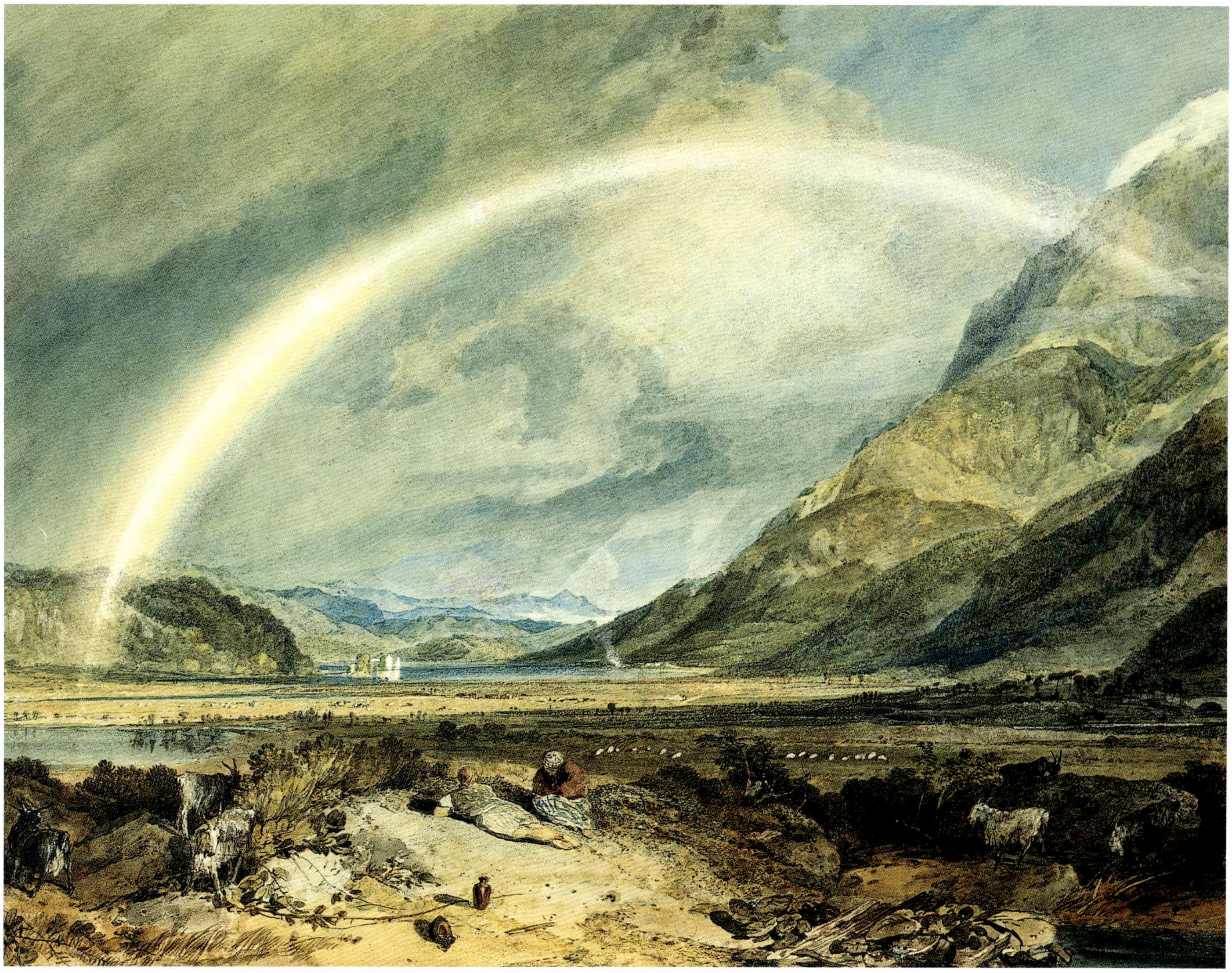

bogen überspannt die weite, offene Ebene, an deren rechten Rand sich ein mächtiges Bergmassiv steil in die Höhe entwickelt. In der „erhabenen" Szenerie der Cruchan Ben Berge in Schottland macht Turner atmosphärische Erscheinungen, Momente der „Augenblickslandschaft" (Hofmann 1996, S. 690), zum eigentlichen Motiv.

Turner wird sich zeit seines Lebens mit Naturphänomenen, ihren wechselhaften Erscheinungen, den Möglichkeiten ihrer Meßbarkeit, das heißt ihrer Erfassung durch die Naturwissenschaften, und den Möglichkeiten ihrer Darstellung in der Malerei beschäftigen. Durch Kontakte und Freundschaften mit bedeutenden Wissenschaftlern – vor allem im Kreis der Royal Academy und der British Institution – wurden diese Interessen gepflegt. Turner hatte so die Möglichkeit, immer auf dem aktuellen Stand der Wissenschaft und der Forschung zu sein.

Das vorliegende Blatt ist eines der bildmäßig ausgeführten großen Aquarelle, die Turner im Frühjahr 1802 an der Royal Academy nach seiner Reise in das schottische Hochland im Sommer 1801 präsentierte. Vorlagen für das Aquarell finden sich unter Zeichnungen der Ben Chruchan Berge und von Loch Awe im *Schottischen Seen-* Skizzenbuch der Tate Gallery (Turner Bequest LVI).

17 Blick vom Kreuzgang im Süden auf Salisbury Cathedral

South view from the cloisters, Salisbury Cathedral

Um 1802
Bleistift und Aquarell, 680 x 496 mm
London, Victoria and Albert Museum
Inv. Nr. 502-1883
W 202

Dieses monumentale Blatt gehört zu einer Serie von Ansichten der Kathedrale und der Stadt Salisbury. Turner führte die Veduten zwischen 1795 und 1805 für den Historiker und Sammler Sir Richard Colt Hoare aus. Colt Hoare, anerkannter Spezialist für die Antike und die Alte Geschichte Englands, plante einen Band mit der Geschichte des Wiltshire herauszugeben, für dessen Illustrationen er Turner verpflichtete. Vermutlich umfaßte der Auftrag, über den wir durch ein loses Blatt im Turner Bequest der Tate Gallery informiert sind, etwa dreißig Aquarelle. Turner führte zwei Serien von Zeichnungen aus: zehn kleinere mit Ansichten des Ortes und der Umgebung und zehn weitere große Blätter mit Ansichten der Kathedrale. Nicht alle Blätter sind erhalten, vermutlich wurden auch nicht alle vollendet – genausowenig wie Hoare seinen Anteil an dem Projekt, das Verfassen des Textes, abgeschlossen hat.

Wie zu den meisten seiner Auftraggeber entwickelte Turner auch zu Colt Hoare nähere persönliche Beziehungen; er suchte ihn 1797 auf seinem Landsitz in Stourhead im Wiltshire auf. In Hoares Auftrag entstand um 1798 Turners erste „klassische" Landschaft: *Aeneas und die Cumäische Sibylle. Der Avernersee* (London, Tate Gallery; BJ 34). Das Gemälde war von Colt Hoare als Pendant zu einem Gemälde Richard Wilsons vorgesehen – wurde letztlich aber von ihm nicht gekauft.

Das vorliegende Blatt mit seinen präzise ausgeführten Details und seiner sparsamen Kolorierung zeichnet sich durch einen ungewöhnlichen Blickpunkt, eine geschickt eingesetzte dramatische Lichtführung und extreme Maßstabsprünge zwischen dem Kreuzgang und der Kathedrale aus. Die damit auf den ersten Blick verunklärten Größenverhältnisse mögen durch die *Capricci* Piranesis angeregt sein, die Turner bei Colt Hoare in Stourhead 1797 kennengelernt hatte (Wilton 1979, S. 93 und W 202; Gage 1987, S. 205f.).

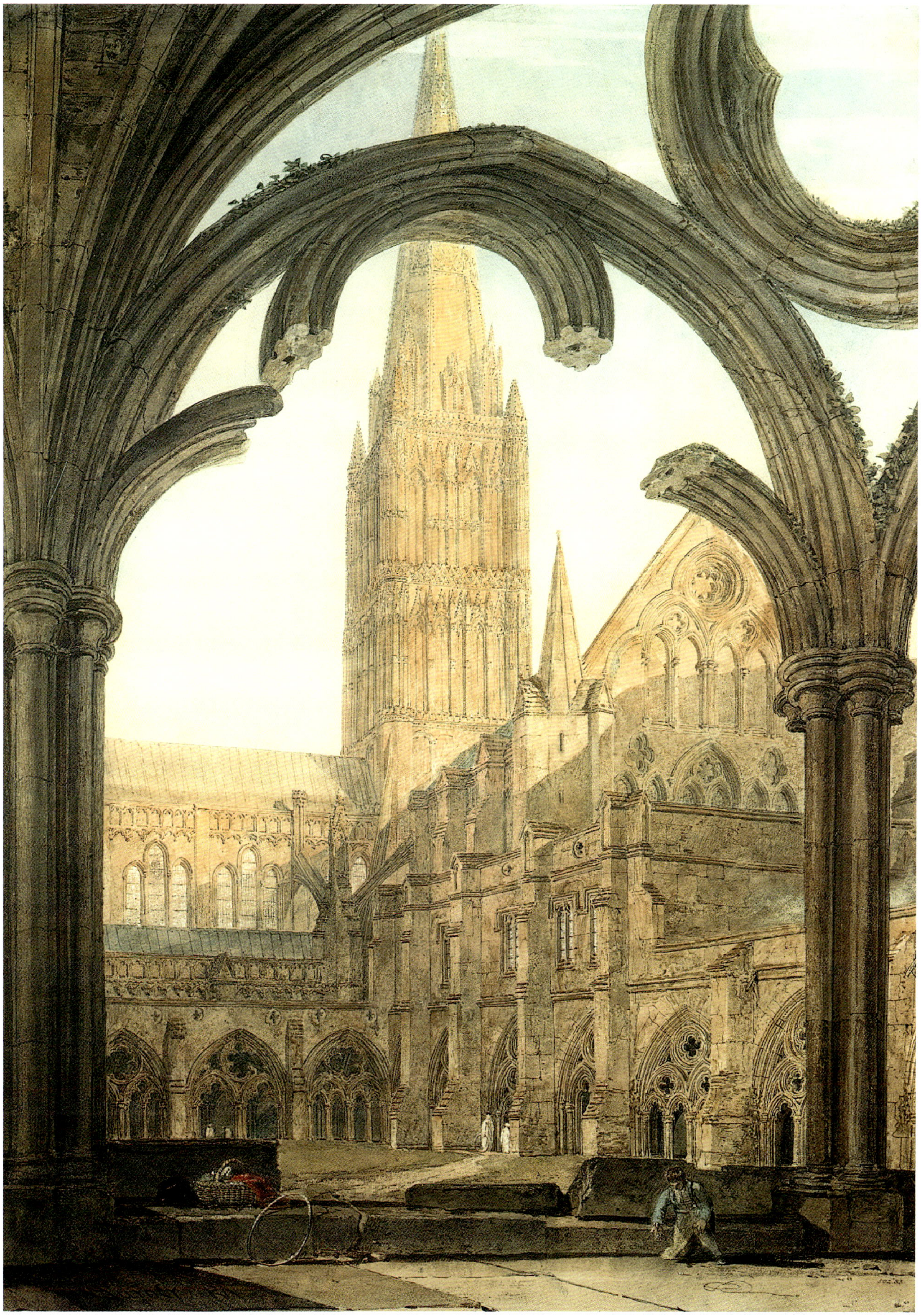

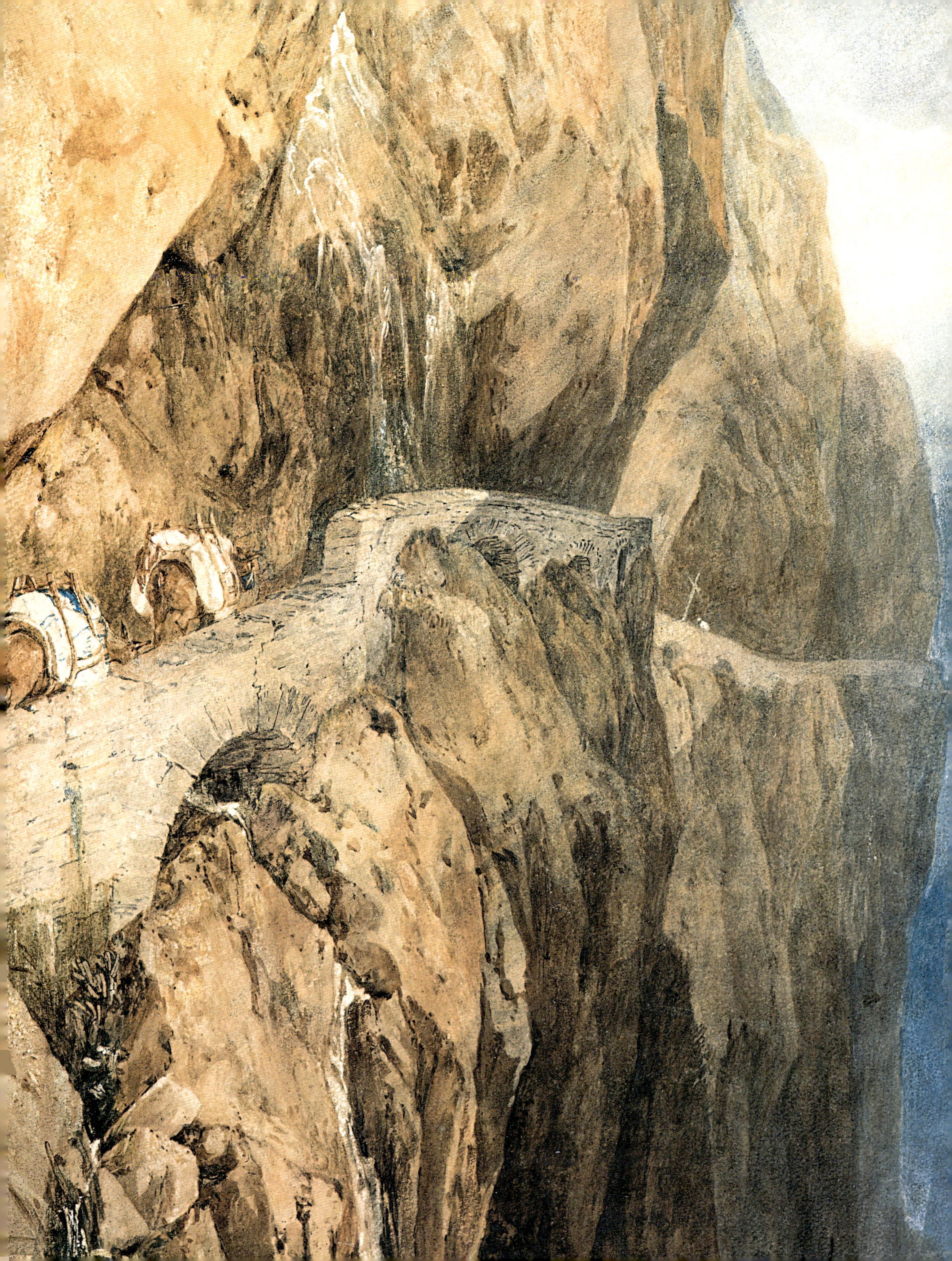

DIE ERSTE REISE AUF DEN KONTINENT 1802

Als 1802 der Friede von Amiens eine Unterbrechung der Napoleonischen Kriege bescherte, war Turner unter den vielen Briten, die während des Sommers den Kanal nach Frankreich überquerten (allein in Paris waren nach Schätzungen der Britischen Botschaft mindestens 5.000 Briten). Zahlreiche Künstler unternahmen diese Reise, hauptsächlich um die großartigen Kunstsammlungen des Louvre zu besichtigen, der durch die von Napoleon in ganz Europa geplünderten Schätze zum größten Museum der damaligen Welt angewachsen war. Turners eigene Studien im Louvre sollten bald Niederschlag in einer Serie wichtiger Ausstellungsbilder finden, die er in der Tradition der alten Meister konzipierte. Doch das Hauptziel seiner Reise von 1802 war es, möglichst viel von den Bergen der Schweiz und Savoyens zu sehen - eine logische Fortsetzung seiner vorhergehenden Expeditionen ins walisische und schottische Hochland.

In den Alpen vermochte Turner seine Vision der „Erhabenen Landschaft" mit neuer Kraft und Überzeugung umzusetzen. Ein gutes Stück des Weges reiste er mit Neweby Lowson, einem Landbesitzer aus Yorkshire, der zusammen mit Anderen bei der Finanzierung dieser Reise behilflich war. So konnte Turner sowohl ein gewisses Maß an Komfort wie auch die Annehmlichkeit eines Schweizer Bergführers genießen; seine späteren Reisen unternahm er lieber allein.

Während dieser scheinbar sehr hastigen Reise schuf er ein beachtlich umfangreiches Werk in diversen Techniken, wobei er seine Zeichnungen oft weiter ausführte, als bei folgenden Touren. Zurück in London berichtete er seinem Kollegen Farington, daß die Landschaft „sehr romantisch und berückend grandios ..." gewesen sei. Er „litt große Müdigkeit vom Wandern und erlebte oft schlechte Umstände und Unterkünfte"; in den Bergen habe es „sehr schöne Gewitter" gegeben.

18 Der Untere Gletscher in Grindelwald mit dem Eiger

The Lower Glacier, Grindelwald, with the Eiger

1802
Bleistift, Gouache und Kreide auf präpariertem Papier, 210 x 282 mm
London, Tate Gallery
Turner Bequest LXXIV 44, D 04537

Während der Schweizer Reise unternahm Turner eine sorgfältige Kategorisierung seines Werkes. Seine Wahl der Malmittel und der Papiergröße wurde bestimmt von der Art des Motivs, vom Ausmaß der festzuhaltenden Informationen und von der weiteren Funktion der Zeichnung. Er verwendete seine Skizzenbücher ausgiebig, doch fertigte er auch Serien von größeren Zeichnungen auf Einzelblättern an, die er mit Kreide und in Aquarell ausarbeitete. Im Bewußtsein seines ersten Auslandsaufenthaltes und mit einem ortskundigen Führer zu seiner Verfügung verwendete er große Sorgfalt auf das Notieren der Namen der dargestellten Orte - was er leider in seinem eigenen schlechten phonetischen Französisch erledigte. Er war offenbar darauf aus, sich mit einem Grundstock von Arbeitszeichnungen zu versorgen, den er seinen Auftraggebern als Vorlagen für folgende Bestellungen zeigen könnte.

Diese kraftvolle Studie gehört zu einer Serie auf französischem Papier - vermutlich Teil eines *Grenoble*-Skizzenbuches -, das mit grauer Tusche präpariert wurde. Die meisten Zeichnungen wurden in Bleistift angelegt und dann mit Kreide oder weißer Gouache überarbeitet; diese Arbeitsweise entspricht den früheren *Scottish Pencils*, doch ist die technische Behandlung jetzt schärfer, ja aggressiv, wie es dem wilderen Charakter der Motive entspricht. Einige der *Grenoble*-Zeichnungen waren auch koloriert. Zusammen mit anderen Schweizer Themen band Turner die *Grenoble*-Zeichnungen in ein mit topographischen Details beschriftetes Album, das er Kunden und anderen Künstlern zeigte.

In diesem Blatt stellt Turner die zerklüfteten Zinnen des Eiger dar, der sich hinter geknickten Nadelhölzern neben dem Gletscher von Grindelwald erhebt. Die Zeichnung fußt auf einer flüchtigeren Bleistiftskizze (Tate Gallery, Turner Bequest LXXVII 29), in der die toten Baumstümpfe im Vordergrund fehlen. Diese Motive existierten sicherlich, beschrieb doch Lord Byron, der sich einige Zeit später in Grindelwald aufhielt, „ganze Wälder verwitterter Tannen – alle verdorrt – die Stämme bloßgelegt & rindenlos – die Äste leblos." Trotzdem Turner solche Details hier hervorhob, erzählte er Farington bei seiner Rückkehr in London, daß „die Schweizer Bäume schlecht für einen Maler sind." In diesem Zusammenhang scheint es bezeichnend, daß Turner diese Komposition nicht weiter ausarbeite, um sie auszustellen oder zu verkaufen.

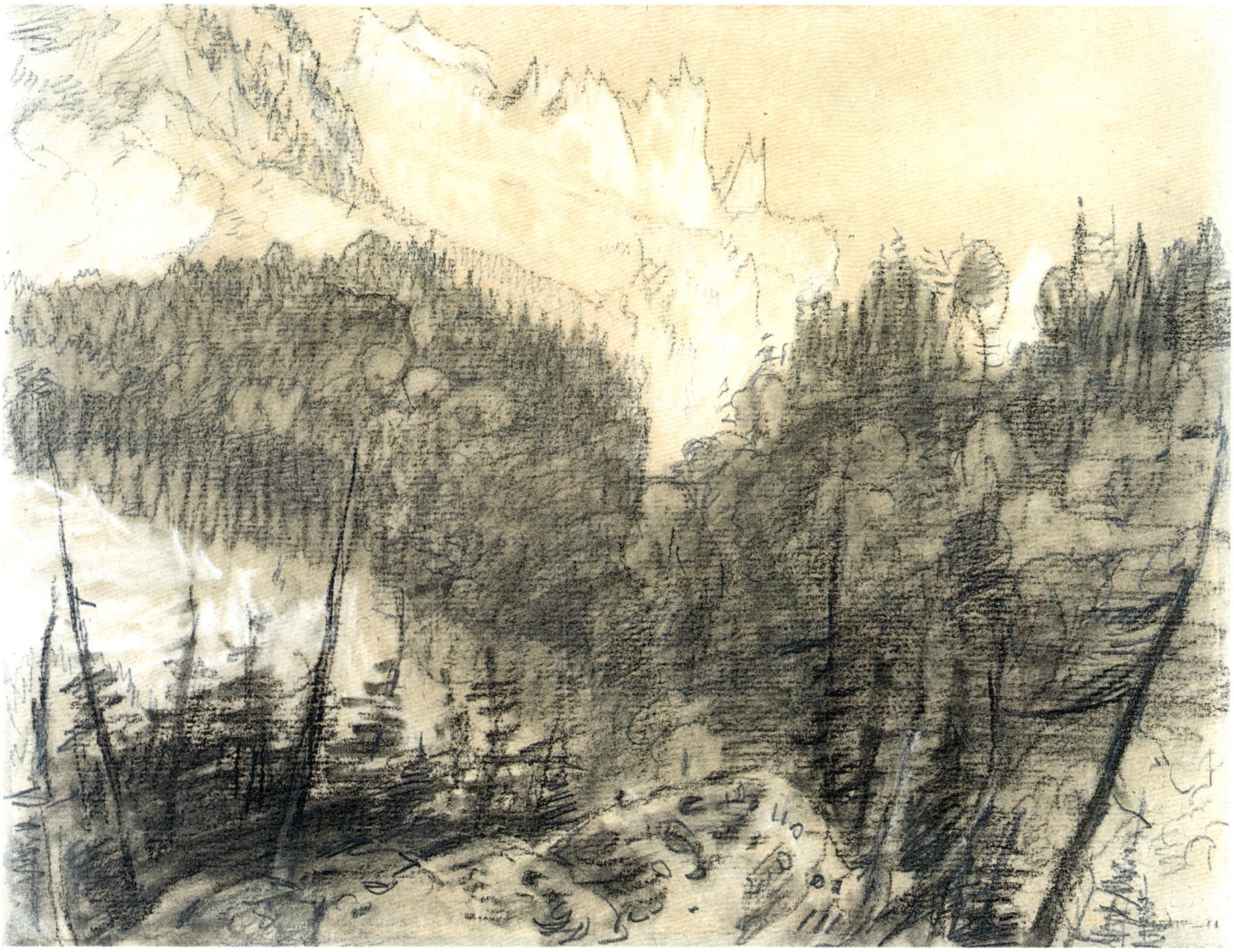

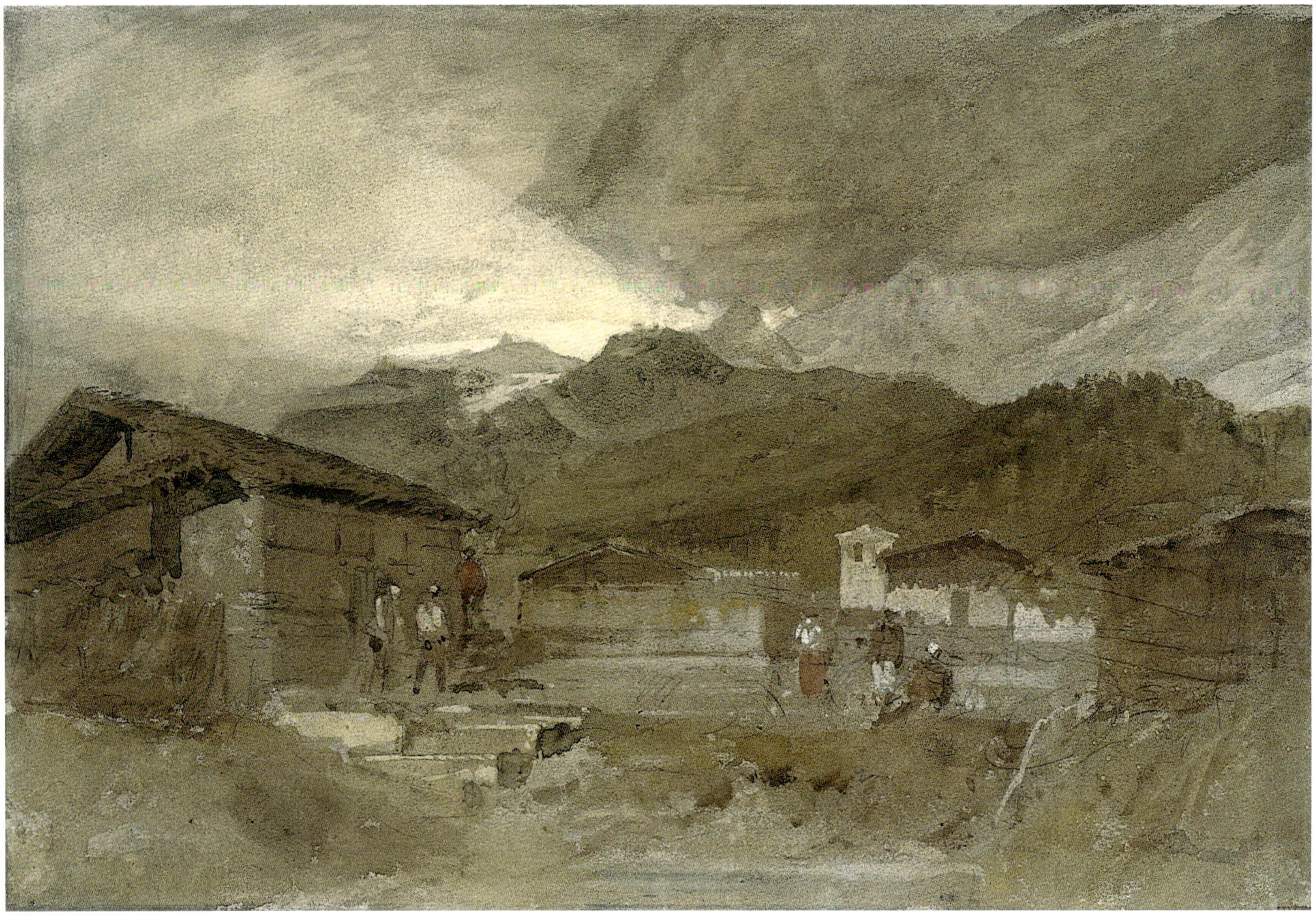

19 Les Contamines: Morgendämmerung gegen St. Gervais und den Mont Blanc

Les Contamines, Dawn: Looking towards St. Gervais and Mont Blanc

1802
Bleistift, Gouache und Aquarell auf getöntem Papier, 320 x 475 mm
London, Tate Gallery
Turner Bequest LXXV 24, D 04616

Hier handelt es sich um ein weiteres Blatt aus dem *St. Gotthard und Mont Blanc*-Skizzenbuch. Nur wenige von Turners Schweizer Zeichnungen des Jahres 1802 sind stärker von Wirklichkeitssinn und vom tatsächlichen Reiseerlebnis durchdrungen als diese. Dramatisch dringt der Strahl des Abendlichts hinter dem Mont Blanc hervor, das Arrangement der Chalets und Personengruppen folgt einer klassischen Geometrie, die fast eines Poussin würdig ist. Dennoch scheint das Hauptziel des Künstlers weniger die Bildkomposition gewesen zu sein; es ging ihm eher darum, die Stimmung eines bestimmten Augenblicks einzufangen, als er bei trübkaltem Wetter zeitig aufstand, um trotz drohender Wetterverschlechterung den beschwerlichen Aufstieg zu Fuß über den Col du Bonhomme von Chamonix nach Courmayeur fortzusetzen. Er verbrachte die Nacht wohl in einem der Chalets, die hier dargestellt sind.

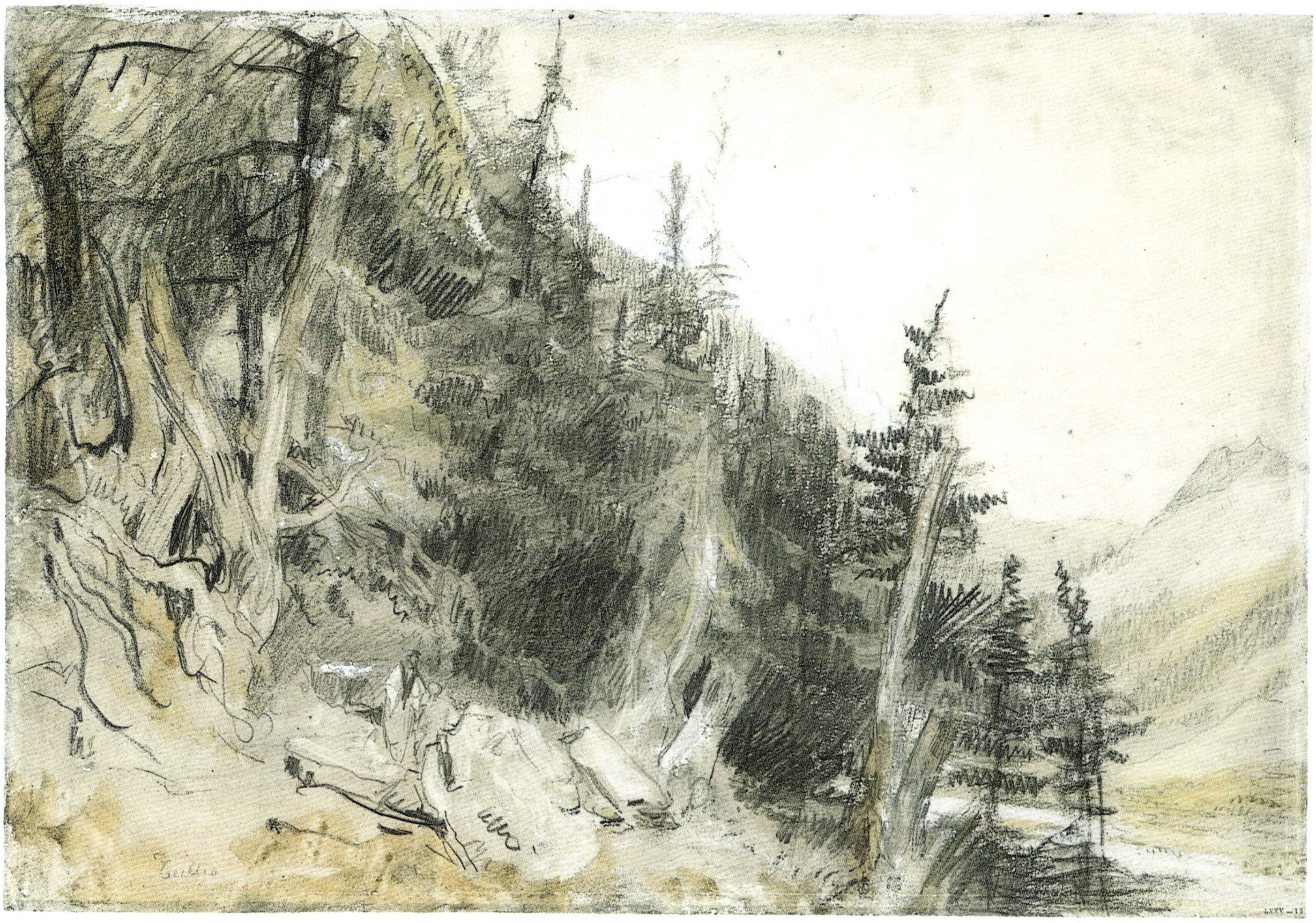

20 Der Mont Blanc von Chamonix aus

Mont Blanc from Chamonix

1802
Bleistift, Aquarell und Gouache auf getöntem Papier, 320 x 475 mm
London, Tate Gallery
Turner Bequest LXXV 15, D 04607

Dieses Blatt stammt aus dem größten Skizzenbuch, das Turner 1802 in den Alpen benützte. Es trägt die Beschriftung „St. Gotthard und Mont Blanc". Er verwendete das Buch, dessen im Jahr zuvor produziertes, weißes englisches Papier mit grauer Tusche getönt wurde, für eindrucksvolle und ausführlich kolorierte Kompositionsstudien der spektakulärsten Landschaften um den Mont Blanc, um den St. Gotthard-Paß und im Chamonix- und Aostatal. Zurück in London montierte Turner einige der besten Zeichnungen in ein großes Album und beschriftete sie. Viele davon dienten als Vorlagen für ausgeführte Aquarelle. Wenn es die Umstände zuließen wurden die Blätter vielleicht manchmal vor Ort begonnen, später jedoch mit nachdrücklicheren Akzenten in Bleistift, Kreide oder Aquarell versehen; zahlreiche Arbeiten zeigen Turners charakteristisches Auskratzen des Papiers, das die Schlaglichter heraustreibt.

21 Der Paß über den St. Gotthard von der Teufelsbrücke aus

The passage of Mount St. Gothard, taken from the centre of the Teufels Broch (Devil's Bridge), Switzerland

1804 in Turners Gallery ausgestellt
Aquarell mit Auskratzungen, 985 x 685 mm
Kendal, Abbot Hall Art Gallery
Inv. Nr. 1010/72
W 366

Von der Reise in die Schweizer Alpen zurückgekehrt, schuf Turner in London eine Reihe großformatiger bildmäßig ausgeführter Aquarelle nach Skizzen, die im sogenannten *St. Gotthard und Mont-Blanc*-Skizzenbuch enthalten sind (Tafeln 19, 20). In den großen Aquarellen veranschaulicht Turner die Monumentalität, die Öde und das „Erhabene" der alpinen Bergwelt, eine Auseinandersetzung, die für ihn mit *Schneesturm. Hannibal und seine Armee überqueren die Alpen* (Tafel 29) einen ersten Abschluß finden sollte.

Die Besteigung des St. Gotthard und mit ihr die Querung der als besonders gefährlich geltenden Teufelsbrücke gehörten schon seit dem späten 18. und vor allem im 19. Jahrhundert zum klassischen Programm einer Reise durch die Schweiz. In diesen steilen, bedrohlichen Formationen sah man das „Erhabene" der Natur in hohem Maße verwirklicht.

Die Schrecken des Gebirges, die Bedrohung, die es für den Menschen darstellen kann, gleichermaßen aber auch die von ihm ausgehende Faszination, ist in diesem monumentalen Blatt gültig zum Ausdruck gebracht. Turner zeigt keine Menschen, verweist aber durch den in den steilen Bergabhang gehauenen schmalen Steg links auf ihre Tätigkeit – in all ihrer relativen Nichtigkeit. Das außergewöhnliche Format des Blattes, seine fast sparsame, klare, auf Blaugrün- und Brauntöne beschränkte Farbgebung, und die extreme Vertikale der Komposition bestimmen in ihrer Strenge und Spröde den Bildcharakter. In einem Brief Johann Wolfgang von Goethes von seiner zweiten Reise in die Schweiz 1797 scheint die Stimmung des Aquarells vorweggenommen: „Teufelsbrücke. Rechts ungeheure Wand, Sturz des Wassers, Stieg, Sonne, Nebel, starker Stieg, Wandsteile der ungeheuren Felsen, Enge der Schlucht. Drei große Raben kamen geflogen. Die Nebel schlugen sich nieder ..." (zit. nach Beutler 1949, S. 202).

Turner verkaufte das Aquarell zusammen mit dem *Großen Fall des Reichenbaches* (auch zu dieser Gruppe gehörig) 1804 an Walter Fawkes. Möglicherweise hatten sich Turner und Fawkes bereits auf dieser Reise getroffen, möglicherweise war auch Fawkes einer von Turners Geldgebern für diese Tour. Sicher ist ihr erstes Zusammentreffen jedoch erst für das Frühjahr 1803 dokumentiert, als Fawkes – der später ein bedeutender Sammler und enger Freund Turners wurde – zum ersten Mal ein Aquarell von ihm erworben hat (Wilton 1976, S. 96; Gage 1987, S. 42; siehe dazu auch Hill, 1992, S. 13ff. und 157ff.).

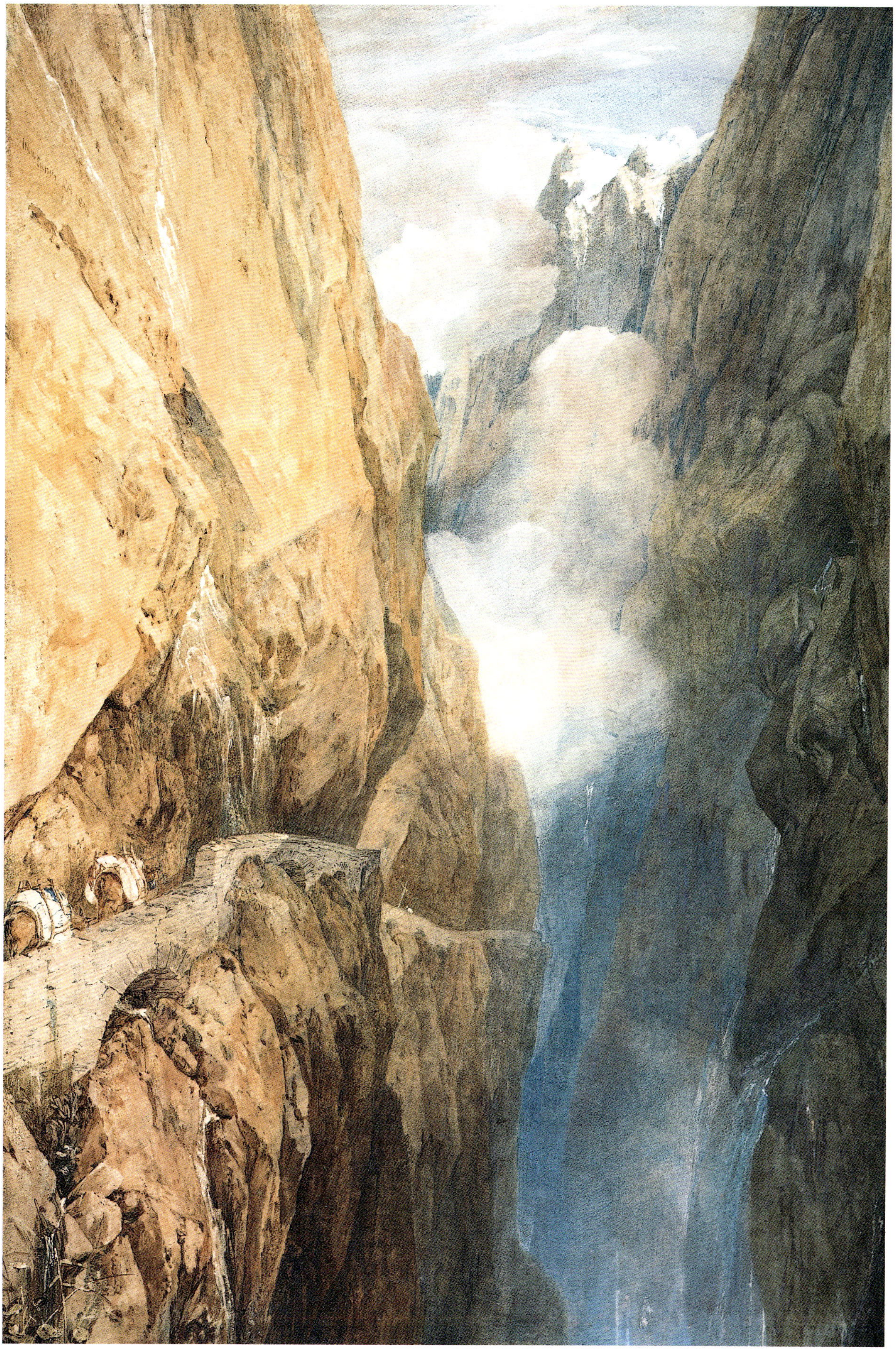

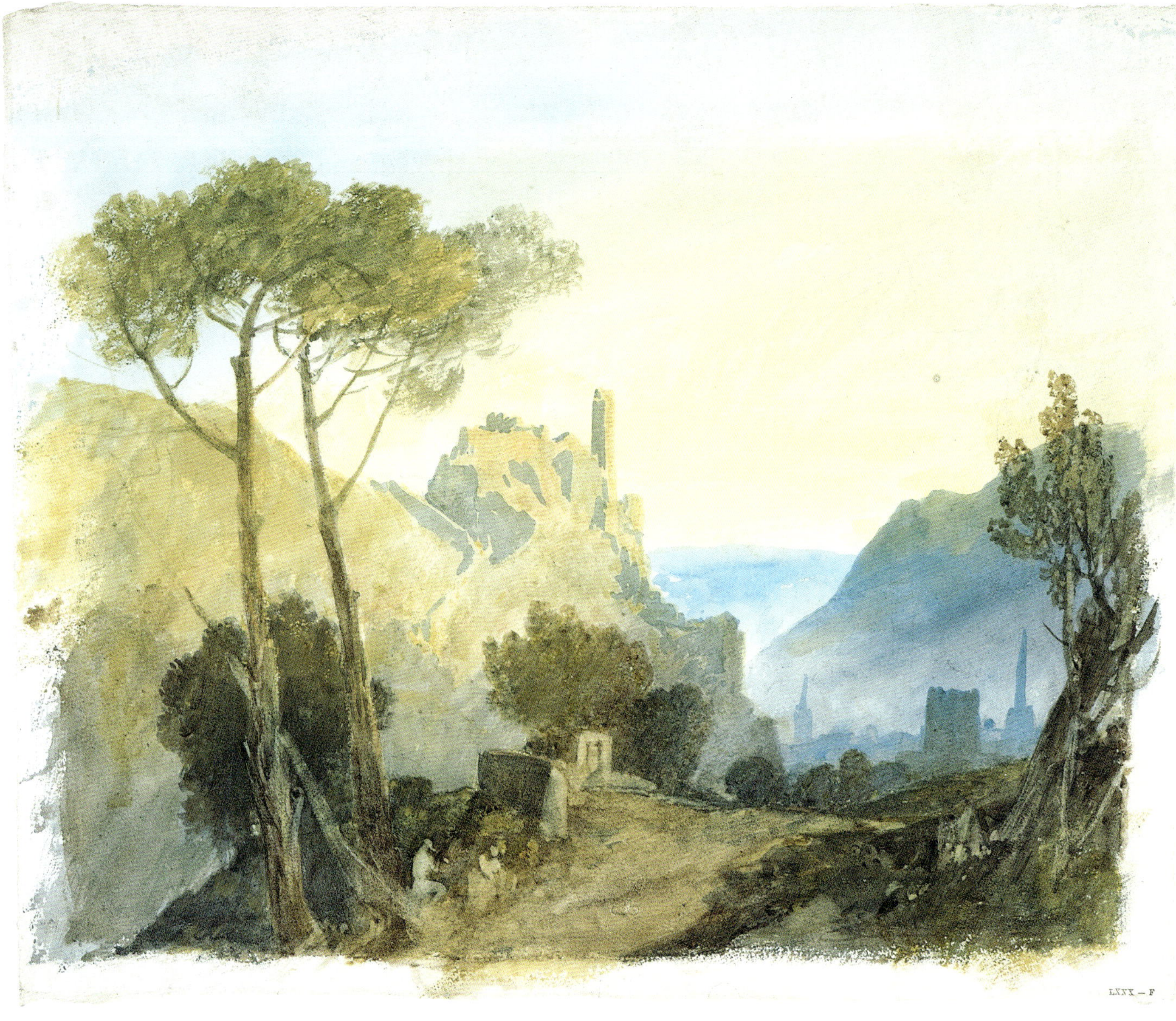
LXXX – F

22 Baden

Baden

Um 1809
Aquarell, 273 x 332 mm
London, Tate Gallery
Turner Bequest LXXX F, D 04899

Wahrscheinlich war es einige Jahre später, daß Turner mehrere Farbstudien nach den 1802 entstandenen Zeichnungen anfertigte, die er dann für ausgeführte Aquarelle verwendete. Er hatte die Kurstadt Baden gegen Ende seiner Reise besucht und einige Bleistiftskizzen in seinem *Thuner See*-Skizzenbuch (London, Tate Gallery, Turner Bequest LXXVI) festgehalten. Seine liebste Ansicht schien die hier wiedergegebene zu sein: der Blick von der Züricher Straße im Südosten über das tiefe Tal hinweg, in dem der Großteil der Stadt liegt, hin zum Felsvorsprung der Burg Stein. Neben dieser Farbstudie schuf er ein weiteres vollendetes Aquarell, ebenfalls von der Züricher Straße aus, doch unter leicht verschobenem Blickwinkel und mit variiertem Vordergrund (Privatsammlung). Solche Farbstudien als Zwischenschritt von der Zeichnung zum vollendeten Werk dienten offensichtlich dazu, die Verteilung der Farbmassen und die Tonverhältnisse anzulegen; sie sollten ein zunehmend wichtiges Element in Turners Malpraxis werden.

23 Das Winzerfest zu Beginn der Weinlese in Macon

The Festival upon the opening of the Vintage at Macon

1803 in der Royal Academy ausgestellt
Öl auf Leinwand, 146 x 237,5 cm
Sheffield Arts and Museums Collections
Inv. Nr. 3 129
BJ 47

Nach der Rückkehr von seiner ersten Reise auf den Kontinent führte Turner in der Royal Academy 1803 die gesamte Bandbreite seiner künstlerischen Möglichkeiten vor. Die Kritik nannte als Höhepunkte dabei *Das Winzerfest zu Beginn der Weinlese in Macon,* eine große klassische Landschaft in der Art Claude Lorrains und, gleichsam als Gegenstück, ein monumentales Seestück in der Art der alten Holländer, i.e. Salomon Ruysdaels, *Mole in Calais mit französischen Fischerbooten, die ausfahren wollen; Ankunft eines Englischen Paketbootes* (London, National Gallery; BJ 48).

Das Winzerfest zu Beginn der Weinlese in Macon, Turners erste großformatige Hommage an Claude Lorrain, zeigt eine klassische Landschaft, die sich von hohen Baumgruppen gerahmt, ruhig und weit ins Unendliche erstreckt. Auf einer Terrasse über der Biegung eines in die Ferne ziehenden Flusses wird das Winzerfest mit Weinausschank, Tanz und Musik gefeiert, ein Zink und ein Tamburin liegen bereit.

Turner orientiert sich in der Komposition des *Winzerfestes* an Claudes *Landschaft mit Jakob, Laban und seinen Töchtern* (1654), die seit dem späten 17. Jahrhundert in Petworth House aufbewahrt wird. Ob Turner das Petworther Bild im Original bereits 1803 kannte, ist nicht sicher, da er aller Wahrscheinlichkeit nach erst 1809 zum erstenmal nach Petworth House kam. Claude Lorrains Gemälde war ihm jedoch sicherlich durch William Wolletts Stich von 1783 beziehungsweise dem *Liber Veritatis* vertraut (Röthlisberger 1977, No. 202; LV 143; Kitson 1983, S. 7). Turner übernimmt von Claude die Grundstruktur des Bildaufbaus mit dem von einer Brücke überspannten Fluß, der in die Tiefe des Bildes führt, und den rahmenden Baumgruppen. Er erhöht jedoch den Standpunkt des Betrachters, wodurch sich die Landschaft tiefer in den Raum zu erstrecken scheint. Er stellt die Sonne als Lichtquelle in die Mitte des dominierenden Himmels und ersetzt damit das diffuse gleichmäßige Licht Claudes durch starkes Gegenlicht. Für die Stadt rechts hinten verwendet Turner eine Ansicht aus dem *Frankreich-Savoy-Piemont*-Skizzenbuch – er benützte es auf seiner Europareise 1802 –, die er irrtümlich mit „Macon" bezeichnete, tatsächlich aber Tournus darstellt (Hill 1992, S. 27f.). In der Ausführung wird auch dieses topographische Detail im Sinne Claude Lorrains idealisiert.

Diese Landschaftskulisse verwendet Turner später auch in anderen Bildern, etwa in *Apulia auf der Suche nach Apulius* aus dem Jahre 1814 (London, Tate Gallery; BJ 128), wo das Petworther Bild Claudes fast identisch übernommen ist.

Die erste Begegnung Turners mit Claude Lorrains Bildern hatte spätestens 1799 stattgefunden, als die Bilder der Sammlung Altieri (*Landschaft mit dem Opfer des Vaters der Psyche an Apollo,* 1663, und *Die Landung des Aeneas)* in den Besitz William Beckfords nach London kamen (heute: Angelsey Abbey). Im gleichen Jahr konnte Turner auch den *Hafen mit der Einschiffung der Königin von Saba* der Sammlung Angerstein sehen, jenes Bild des Franzosen, das ihn am nachhaltigsten beeindruckte und dem er seine eigene Hafenansicht *Dido erbaut Karthago* als Gegenstück bestimmte. Unter der Bedingung, *Dido erbaut Karthago* immer neben der *Einschiffung der Königin von Saba* zu zeigen, vermachte Turner sein Bild der 1824 gegründeten National Gallery, wo mittlerweile auch die Bilder der Sammlung Angerstein aufbewahrt wurden.

Auffallend bei Turners Bewunderung für Claude Lorrain ist, daß Turner bei seinem ersten Besuch des Louvre 1802 kein einziges Gemälde Claudes kopierte. Vielleicht war seine gute Kenntnis der ausgezeichneten Auswahl an Bildern Claudes in englischen Sammlungen der Grund dafür, daß Turner beschloß, sich in Paris auf das zu konzentrieren, was er weniger kannte: Rubens, Poussin, Ruysdael, Correggio, Tizian. Vielleicht waren es aber auch die schlechten Lichtverhältnisse in der Grande Galerie des Louvre – seit dem späten 18. Jahrhundert sollte dort eine neue Decken-belichtung installiert werden, um das unangenehme Streiflicht durch Oberlicht zu ersetzen –, die Turner dazu bewogen, sich eher mit Gemälden mit starken Helldunkelkontrasten und intensiver Farbigkeit auseinanderzusetzen, da die zarten Lichteffekte und Farbvaleurs der Claudeschen Landschaften für die Besucher kaum wahrnehmbar waren. Tatsächlich kopierte Turner bei seinem nächsten Besuch im Louvre, 1821, nachdem die Beleuchtungssituation verbessert worden war, mindestens fünf Gemälde Claude Lorrains (dazu Gage 1969, S. 152).

Eine Reverenz an Claude Lorrain durfte dennoch bei einer Präsentation der künstlerischen Möglichkeiten Turners in der Royal Academy nicht fehlen. Turner verkaufte *Das Winzerfest zu Beginn der Weinlese in Macon* 1804 an Lord Yarborough – einer der Financiers seiner Europareise – um den stolzen Preis von 300 Guineen.

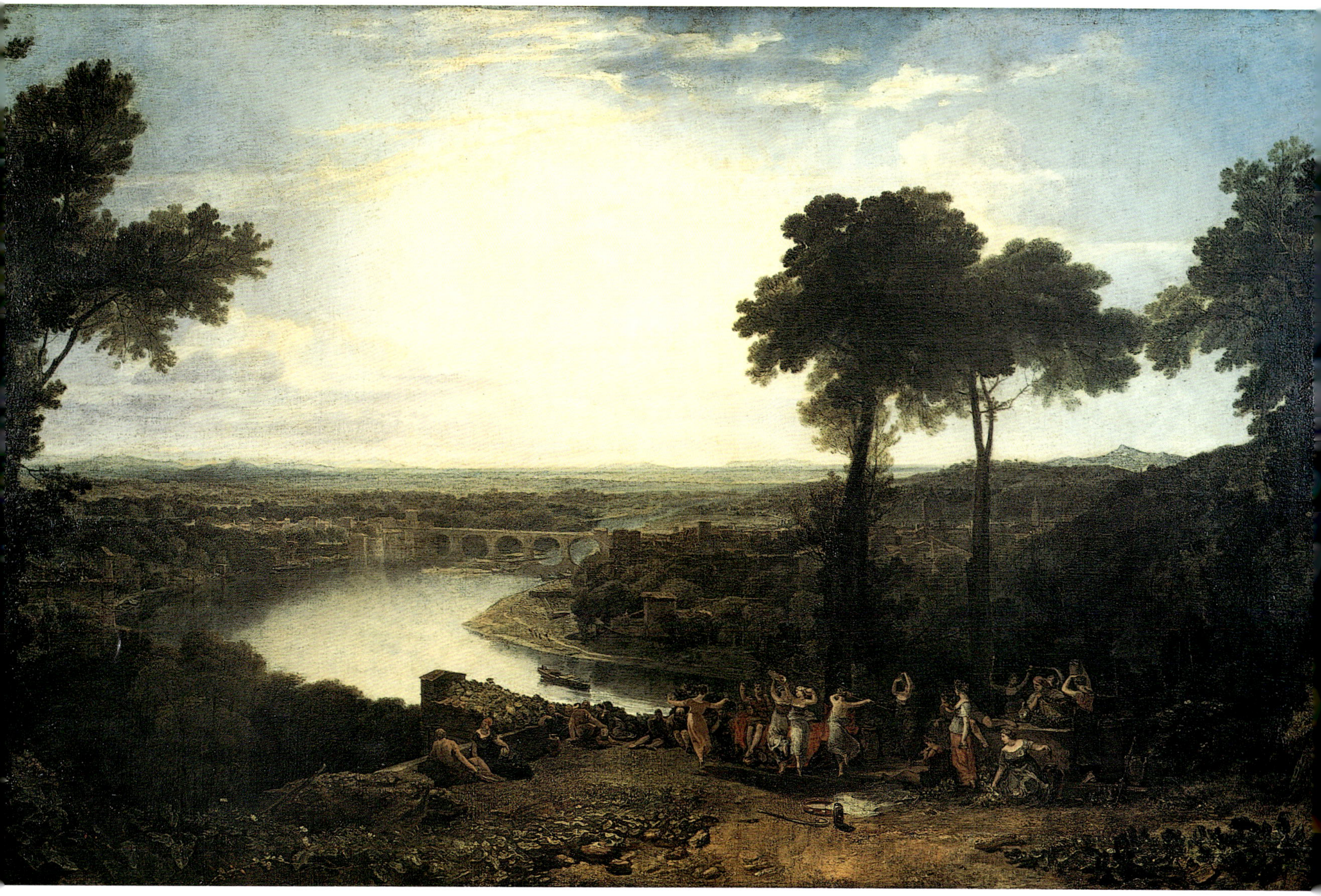

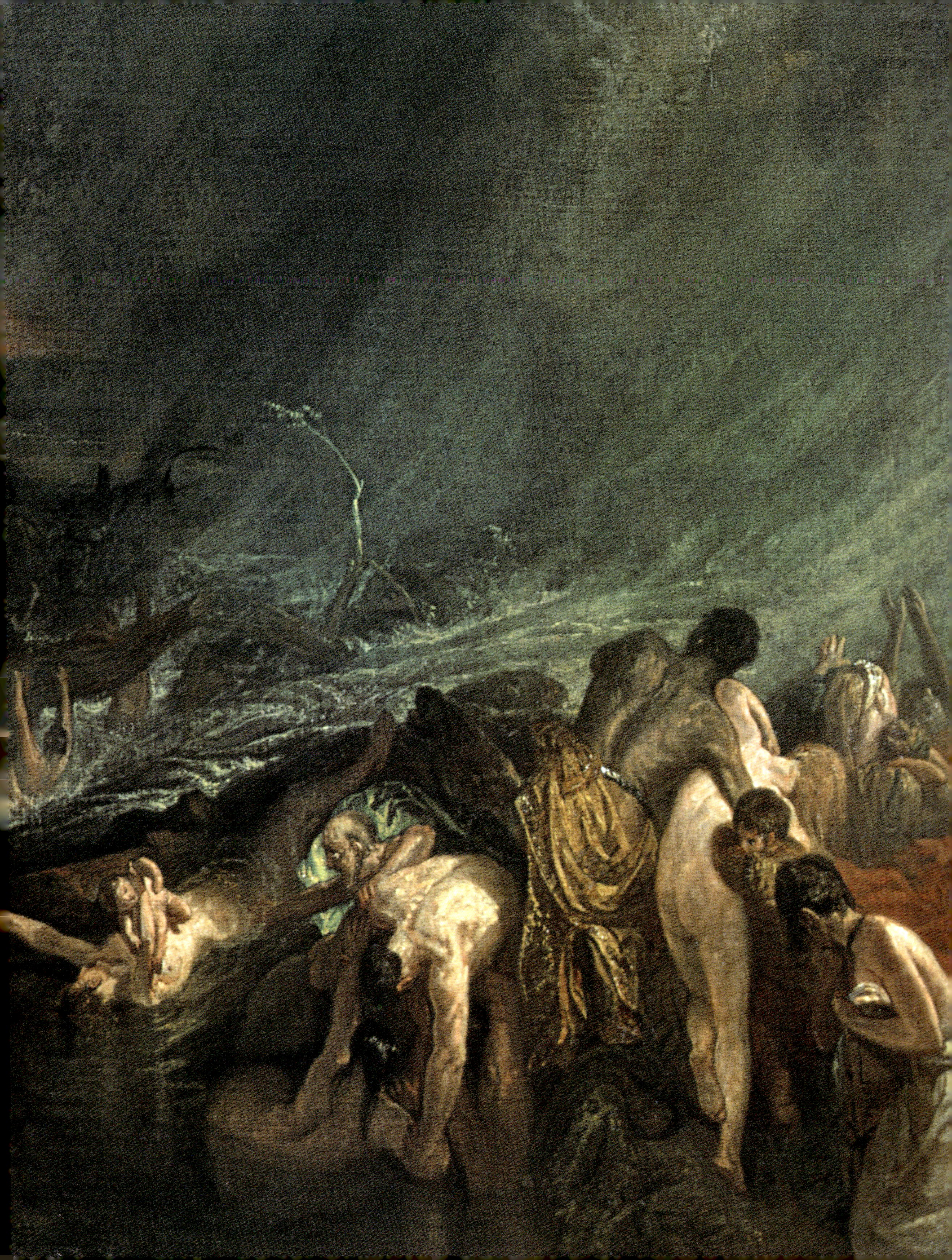

HISTORIENMALEREI

Im Jahr 1800 sandte Turner sein erstes Historienbild an die Royal Academy: ein biblisches Thema, *Die fünfte Plage Ägyptens,* in der Art Nicolas Poussins. Erworben wurde das Gemälde von William Beckford, der im Vorjahr auch Turners zeitgenössisches Thema *Die Schlacht am Nil* (siehe Kommentar zu Tafel 11) gekauft hatte. An der Royal Academy hatte Turner die vom ersten Akademiepräsidenten Sir Joshua Reynolds etablierte hierarchische Klassifizierung der Gattungen kennengelernt: Historienmalerei – die Darstellung bedeutender Ereignisse aus Vergangenheit und Gegenwart sowie der Literatur oder Mythologie – wurde wegen ihrer didaktischen moralischen Qualitäten als höchste Kunstform erachtet. Als eine die Natur nachahmende Kunstgattung besaß die Landschaft zusammen mit der Porträtmalerei einen niedrigeren Status. Auch Turners Ehrgeiz war es, geschichtliche Themen, in Form der „historischen Landschaft" in Angriff zu nehmen, wie sie die Alten Meister – Poussin, Claude, Tizian oder Rosa – oder sein jüngerer britischer Vorläufer Wilson gepflegt hatten. Bereits 1797 füllte Turner ein Buch mit Skizzen nach historischen Kompositionen Wilsons und dessen französischem Zeitgenossen Claude-Joseph Vernet.

Im Unterschied zu Reynolds vertrat Turner jedoch die Ansicht, daß die Landschaftsmalerei der Historie bei entsprechender Auffassung an Bedeutung und Ernst durchaus gleichkommen könnte. Turners erste ausgestellte Gemälde übersteigern das Spiel des Lichts und der Elemente, als müßten sie beweisen, daß die Wirkung der Naturkräfte ebenso bewegend und lehrreich sein könne, wie die Geschichte der Menschheit. Das Spiel der Elemente und die Kräfte der Natur avancierten zu Turners Hauptthemen. In den frühen großformatigen Gemälden, mit denen sich Turner in den Akademieausstellungen einen Namen machte, begleiteten sie jedoch kontrapunktartig die historischen Episoden aus der Bibel, aus der Antike oder der klassischen Mythologie: eigenständige Kommentare zum Schicksal der Bildfiguren oder zur conditio humana selbst.

24 Seelandschaft

Landscape with a Lake and fallen Tree

Um 1800
Öl auf Leinwand, 39,1 x 60,6 cm
London, Tate Gallery
Turner Bequest N 03557
BJ 39

Hier handelt es sich entweder um eine Ölskizze oder um ein unvollendetes Gemälde. Die liegende oder tote Aktfigur läßt vermuten, daß Turner hier eine Historie konzipierte; sie ist möglicherweise in Zusammenhang mit dem 1800 ausgestellten Bild *Die fünfte Plage Ägyptens* (Indiana, Indianapolis Museum of Art; BJ 13) zu sehen, in dem eine ähnliche Figur dargestellt ist. Die Farbgebung ist auffallend hell; in jeder vollendeten Fassung hätte Turner die Töne passend zum düsteren Thema gedämpft, um den koloristischen Konventionen der Historienmalerei zu entsprechen. Einige Details, besonders die Vordergrundfigur und der Wolkenturm links oben, scheinen auf *Die Vernichtung von Niobes Kindern,* Richard Wilsons damals berühmteste, heute verlorene Historienlandschaft, zurückzugehen. Obwohl Reynolds an diesem Gemälde Wilsons kritisiert hatte, daß es das tragische Drama „zu nahe an der gemeinen Natur" ansiedelte, wurde es von Turner und anderen Künstlern als „epochal für die Englische Schule" bewundert.

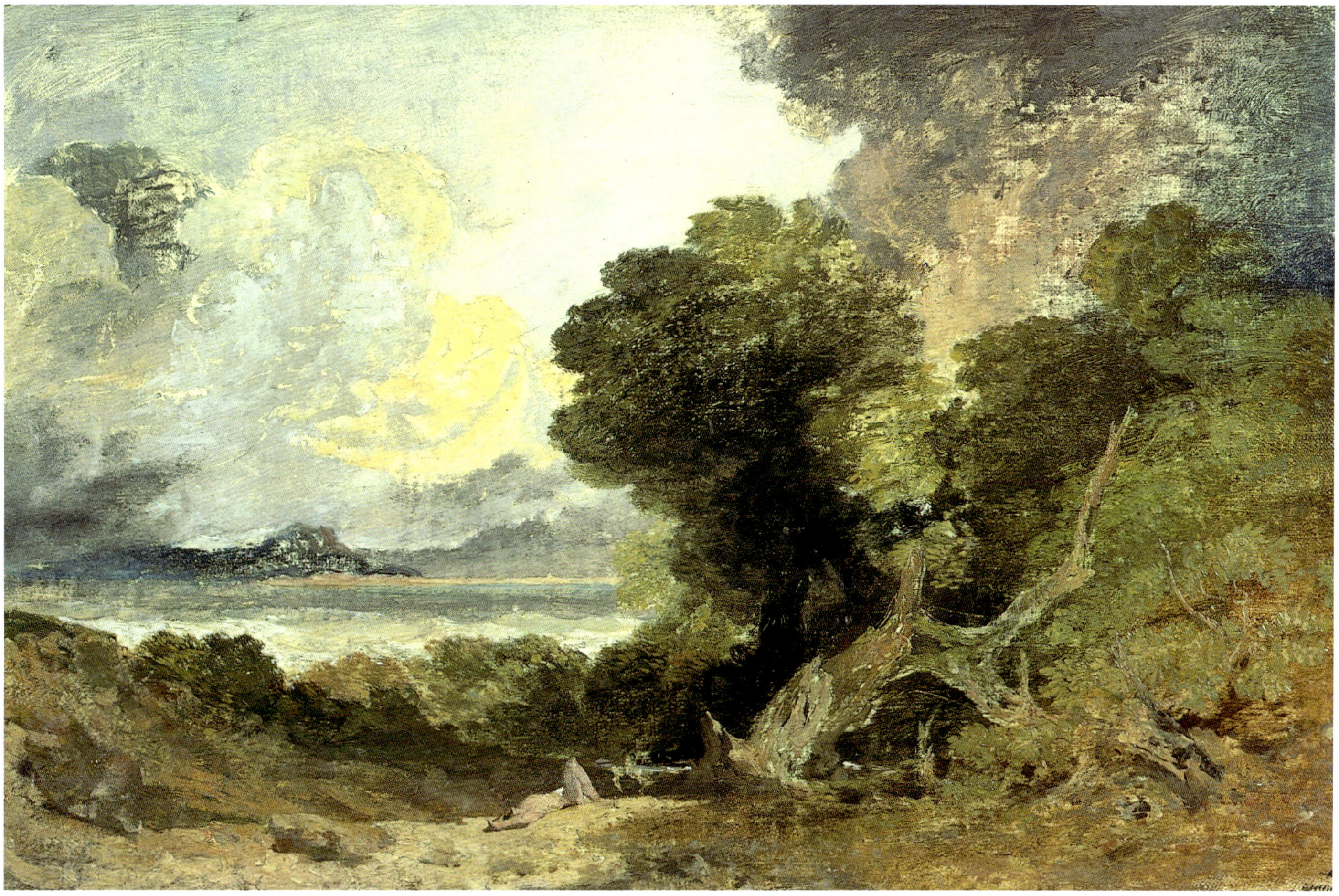

25 Jason

Jason

1802 in der Royal Academy ausgestellt
Öl auf Leinwand, 90 x 119,5 cm
London, Tate Gallery
Turner Bequest N 00471
BJ 19

Jason war Turners erstes ausgestelltes Gemälde eines Themas aus der klassischen Mythologie. Nachdem er bereits Bilder in der Art Nicolas Poussins und Claude Lorrains gemalt hatte, galten Turners kunsthistorische Anleihen nun deren neapoletanischem Zeitgenossen Salvator Rosa, dessen Darstellungen der Wildnis mit ihren kantigen Felsen und zerklüfteten Bäumen im Gegensatz zum klassischen Landschaftsstil standen und eine entscheidende Quelle für die herrschende Vorliebe für das Schrecklich-Erhabene bildeten. Turners unter seinen Kollegen einzigartige „Dialoge" mit den Alten Meistern, die er in den Ausstellungen der Royal Academy führte, hatten bereits Aufmerksamkeit erregt. Sie machten sein Werk besonders für wohlhabende oder aristokratische Kunden und Kenner attraktiv, die selbst Alte Meister sammelten und unter den modernen Gemälden jene bevorzugten, die problemlos neben den alten hängen konnten. Obgleich offensichtlich Hommagen an die Vergangenheit, leisteten Turners Bilder mehr als das reine Pasticcio und erschlossen damit der Landschaftskunst seiner Zeit neue Perspektiven. Rosas *Jason zähmt den Drachen* – das Bild wurde 1789 aus der Sammlung des Londoner Händlers Michael Bryan verkauft und befindet sich heute in Montreal – mochte zwar als spezifische Quelle gedient haben, doch steigerte Turner dieses Drama in Hinblick auf die romantische Phantastik ins Extreme. Er erweiterte die Naturszenerie und versperrte mittels eines sich drohend auftürmenden Felsens Jason jeden Fluchtweg aus der endgültigen Konfrontation mit dem Drachen. Der Held schleicht sich vorsichtig an die eingerollte Schlange heran, deren volle Größe weder er noch der Betrachter erkennen können, da die Kreatur in ihrem Felsspalten-Versteck fast zur Gänze verborgen liegt und von gestürzten Bäumen verdeckt wird. Das Skelett eines früheren Opfers unterstreicht die Todesgefahr, der Jason gegenübersteht. Turners schreckenerregendes Bild lehnt sich stark an den klassischen Text der *Argonautica* des Apollonius Rhodius, dessen englische Übersetzung er besaß. Die *Argonautica* war wohl Turners literarische Hauptquelle, auch wenn er 1806, als er das Gemälde neuerlich ausstellte, auf die *Metamorphosen* des Ovid verwies. Wie auch immer, *Jason* ist mehr als die bloße Illustration eines antiken Texts oder als die Nachahmung eines kunsthistorischen Vorbildes. Das Bild steht für das umfassendere Interesse am Kampf zwischen Mensch und Natur, zwischen Licht und Dunkel, zwischen dem Rationalen und Irrationalen, das nun Turners Kunst zu beherrschen begann. Der psychologische Bedeutungsgehalt dieser Themen zu einer Zeit, als Großbritannien den enormen und unvorhersehbaren Gefahren des Napoleonischen Frankreich gegenüberstand, konnte weder Turner noch seinem Publikum entgangen sein. So ist es vielleicht nicht überraschend, daß dieses beunruhigende Bild keinen Käufer fand.

Das Gemälde ist in den dunklen und düsteren Farben gemalt, die man als der Historienmalerei angemessen empfand. Lediglich rote und goldene Akzente durchbrechen die Düsternis. Als Turner um 1806/07 die Komposition für einen Stich des *Liber Studiorum* noch einmal zeichnete, klärte er die Bildkonstruktion, indem er die Szene stärker ins Licht rückte: Ein Lichtstrahl fällt durch die Bäume über den Felsen, ein Wassertümpel wird im linken Vordergrund deutlicher sichtbar; auch der Drache ist klarer umrissen.

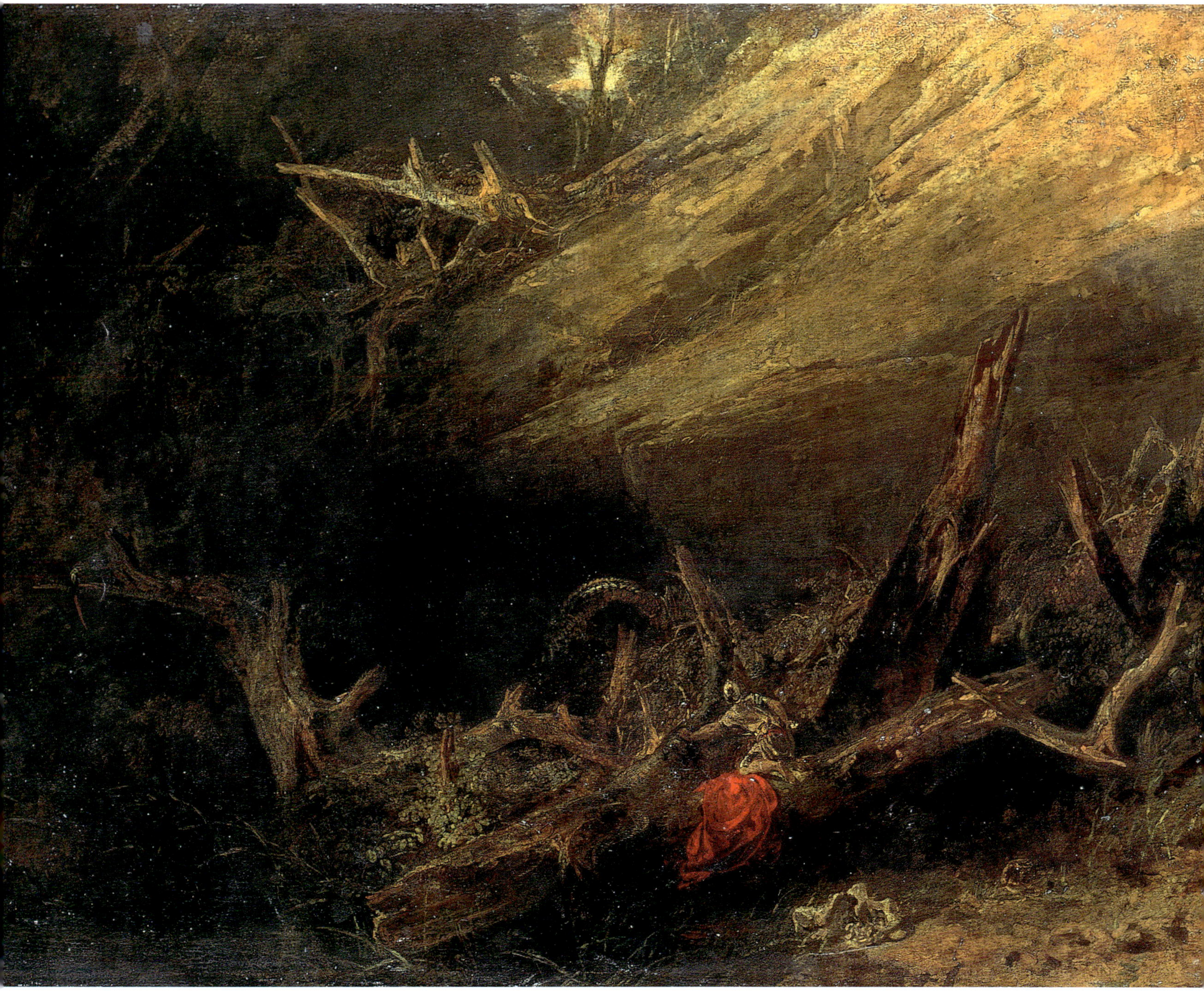

26 Die Sintflut

The Deluge

1805 in Turners Gallery (?) ausgestellt
Öl auf Leinwand, 142 x 235 cm
London, Tate Gallery
Turner Bequest N 00493
BJ 55

Als Turner 1802 im Louvre Poussin aus nächster Nähe studieren konnte, hatte er bereits einige Gemälde im Stil dieses Meisters geschaffen. Tatsächlich stand er Poussins Behandlung der biblischen Sintflut im Gemälde *Winter* kritisch gegenüber. Zwar bemerkte er „die Farbgebung ist sublim", doch wäre das Bild auch „absurd" und die Einführung der Figuren nicht überzeugend. Diese ambivalente Einschätzung muß Turner angespornt haben, es besser zu machen als sein Vorbild; aber vielleicht hatte er das Sujet bereits im Kopf entworfen: Zeichnungen, die er in seinem eigenen Bild der *Sintflut* verwendet zu haben scheint, können bis vor das Jahr 1802 zurückverfolgt werden. Im Mai 1804 kündigte ein Londoner Journal an, daß „Mr. Turner mit einem sehr großen Gemälde der Sintflut beschäftigt ist, das er im kommenden Jahr auszustellen plant." Etwa zur selben Zeit vermerkte Turner in einer Kundenliste John Joshua Proby, 1st Earl of Carysfort, als den potentiellen Käufer eines „historischen" Gemäldes zum Preis von 300 Pfund. Da die *Sintflut* 1828 gestochen und dem mittlerweile verstorbenen Carysfort gewidmet wurde, ist es wahrscheinlich, daß das Gemälde für ihn bestimmt war. Darüber hinaus scheint die augenfälligste Szene des Bildes, die einen Schwarzen zeigt, der um die Rettung der ertrinkenden Frauen rechts vorne kämpft, bewußt an die Sensibilität Lord Carysforts zu appellieren, der sich bekanntermaßen für die Abschaffung der Sklaverei engagierte. Im Endeffekt konnte Turner das Bild jedoch nicht verkaufen.

Ganz im Sinne seiner kritischen Anmerkungen zu Poussins Bild im Louvre ist Turners *Sintflut* vor allem in der Figurendarstellung weiterentwickelt. Turners oft kritisierte Figuren sind hier groß, elegant komponiert und in warmen Couleurs gemalt – in der Art Veroneses, den er in Paris ebenfalls studiert hatte. Sie sind völlig in die Komposition eingebunden, sind Teil des organischen Ganzen der Erde, die soeben von Sturm und Flut verschlungen wird.

Dies würdigte auch der erste französische Kritiker des Bildes, Amedée Pichot, der es 1828 im Louvre mit Girodets *Sintflut* verglich; er beobachtete, daß Girodet ähnlich wie Poussin leidende Individuen dargestellt hatte, während Turner den Betrachter mit der Gefährdung der gesamten Menschheit („le danger de toute la race humaine") konfrontiere und in das Geschehen involviere. Pichot hatte das Bild 1825 in Turners Londoner Galerie gesehen, wohin es gebracht worden war, nachdem es in zwei Ausstellungen unverkauft geblieben war. Fast sicher hatte Turner es 1805 in der ersten Ausstellung in seiner Galerie präsentiert, und zwar Seite an Seite mit *Der Schiffbruch* (London, Tate Gallery; BJ 54), einem dramatischen Katastrophengemälde zeitgenössischen Themas. Turner sandte *Die Sintflut* 1813 an die Royal Academy, wobei er im Katalog Zeilen aus Miltons *Paradise Lost* zitierte, die er dem biblischen Text vorzog. In der Zwischenzeit hatte er eine ziemlich vereinfachte Version der Komposition als Illustration im *Liber Studiorum* geschaffen.

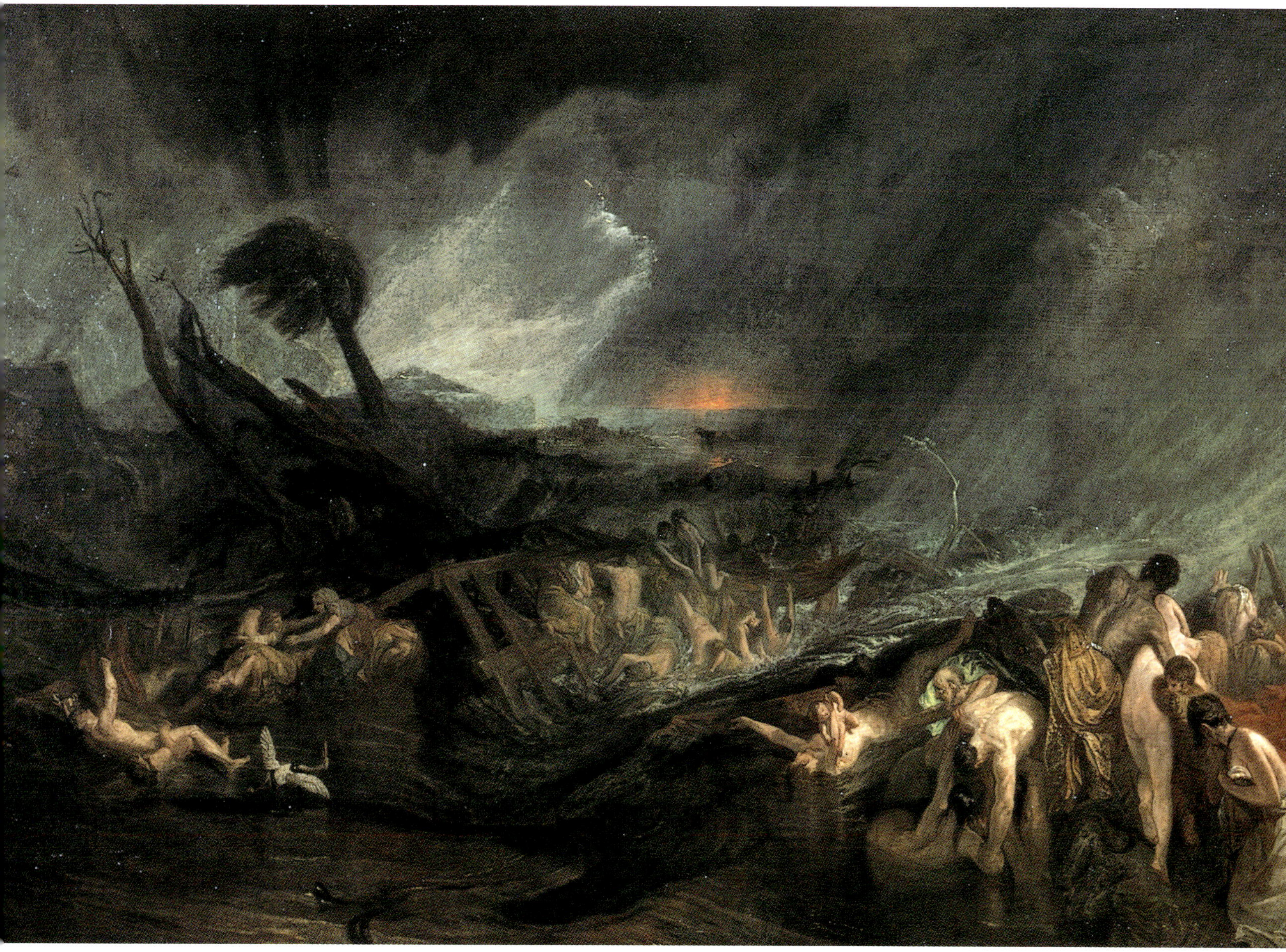

27 Die Schlacht von Trafalgar, von den Steuerbordwanten der „Victory“ aus beobachtet

The Battle of Trafalgar as seen from the Mizzen Starboard Shrouds of the Victory

1806 in Turners Gallery, 1808 in der British Institution ausgestellt
Öl auf Leinwand, 171 x 239 cm
London, Tate Gallery
Turner Bequest N 00480
BJ 58

Zu den Aufgaben des Historienmalers gehörte nicht nur die Darstellung der Vergangenheit, sondern ebenso die großer Ereignisse der Gegenwart als Dokument für die Zukunft. In Turners Fall waren es die großen Seeschlachten des Napoleonischen Krieges, die ihn erstmals zu dieser Art zeitgenössischer Reportage anspornten. 1799 stellte er *Die Schlacht am Nil* (Verbleib unbekannt) aus, mit der er Nelsons Sieg über die französische Flotte in der Bucht von Aboukir feierte, durch den Napoleons Armee in Ägypten abgeschnitten wurde. Nelsons größter und endgültiger Sieg vor Kap Trafalgar an der spanischen Südküste am 21. Oktober 1805 war ein noch wichtigeres und anspruchsvolleres Thema: Zugleich Ruhmestat als auch Tragödie, da Nelson in dem entscheidenden Moment der Schlacht getötet wurde. In seiner Eitelkeit hatte er darauf bestanden, seine Medaillen und seine juwelenbesetzte Kokarde auf dem Hut zu tragen, während er an Deck seines Schiffes *Victory* auf und ab ging; die Auszeichnungen erregten die Aufmerksamkeit eines Scharfschützen an Bord der französischen *Redoutable,* worauf Nelson erkannt und getroffen wurde.

Turners Bild war eines der ersten vielen Gedenkstücke an Lord Nelson, die von Bildern bis zu Volksliedern reichten. Das Gemälde beruhte auf detaillierten Recherchen. Als im Dezember 1805 die *Victory* Nelsons Leichnam heimbrachte und in Sheerness andockte, erhielt Turner Zutritt zum Schiff, um Zeichnungen anzufertigen und Seeleute zu befragen. In den folgenden Monaten wurden ihm beim Malen des Bildes die Grenzen der konventionellen Ikonographie bewußt und er beschloß, diese zu überwinden. Der Tod eines Helden, dessen Opfer für ein hehres Ziel zum Vorbild wurde, bildete eines der traditionellen Historiensujets und wurde üblicherweise in einer idealisierten Einzeldarstellung abgehandelt. Eine Seeschlacht wurde üblicherweise aus einer bestimmten Entfernung beobachtet, sodaß Position und Identität der beteiligten Schiffe klar definiert waren. Während sich andere britische Künstler mit wechselndem Erfolg an der Darstellung von Nelsons Tod versuchten, der nicht an Deck eintrat, sondern in der beengten und schäbigen Umgebung der Schiffskajüte, wohin man den Verwundeten gebracht hatte, zeigte Turner den Augenblick des tödlichen Schusses inmitten des Schlachtgetümmels. Man sieht deutlich, wie Nelson auf dem Achterdeck der *Victory* niederbricht, während der Scharfschütze mit noch rauchendem Gewehr rechts, hoch im Mast der *Redoutable,* steht. Die zwei Schiffe sind einander so nah, daß sich ihre Masten und Wanten ineinander verkeilt

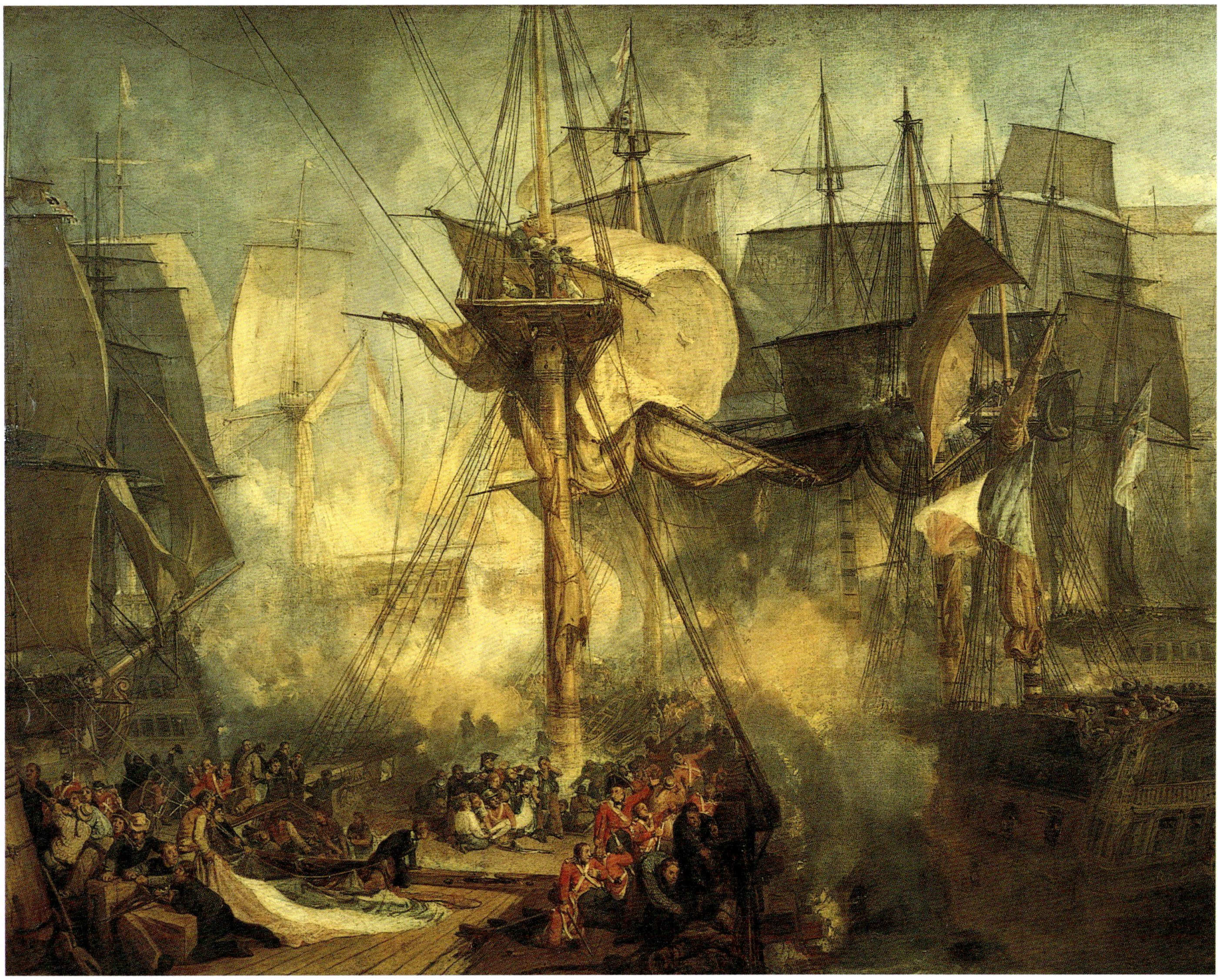

haben. Rundum nimmt die Schlacht ihren Fortgang, doch das Ende zeichnet sich bereits ab; das Heck der *Redoutable* ist geborsten, ihr Kapitän holt als Zeichen der Kapitulation die Fahne ein, und an Deck der *Victory* wird symbolisch die Trikolore ausgebreitet. All das beobachtet Turner von oben, von einem Aussichtspunkt hoch in einem der Masten der *Victory*.

Turner war offenbar in solcher Eile, sein Bild dem Publikum zu präsentieren, daß es noch nicht richtig vollendet war, als er es 1806 in seiner Galerie zeigte. Er hatte sogar eine Erklärung und eine Handlungsbeschreibung vorbereitet, in der er die dargestellten Schiffe, Flaggen und Manöver ausführte, doch wurde das Gemälde anfangs negativ aufgenommen. Ein Künstlerkollege beschrieb es als „eine sehr rohe, unvollendete Leistung, die Figuren erbärmlich schlecht." Dennoch zeigte Turner das Bild – beträchtlich überarbeitet und verbessert – neuerlich im Jahr 1808 an der British Institution, einer kurz zuvor gegründeten Organisation mit speziellem Interesse an der Historienmalerei und an Themen nationaler Bedeutung. Obgleich Turner das mit 400 Pfund angesetzte Bild nicht verkaufte, waren die Kritiken nun viel wohlmeinender. Ein Ausstellungsbesucher, John Landseer (siehe Kommentar zu Tafel 7), hatte Turners diverse Verbesserungen an dem Bild bemerkt und befürwortete dessen spezifische Auffassung des Themas. Er befand, Turner hätte das „erste britische epische Gemälde ... das erste der Art, das unseres Wissens je ausgestellt wurde", geschaffen. „Mr. Turner ... stellte detailliert den Tod seines Helden dar, während er gleichzeitig die gesamte große siegreiche Seeschlacht angedeutet hat; unserer Überzeugung nach wurde das nie zuvor – falls es überhaupt je versucht wurde – erfolgreich in einem einzigen Bild geleistet."

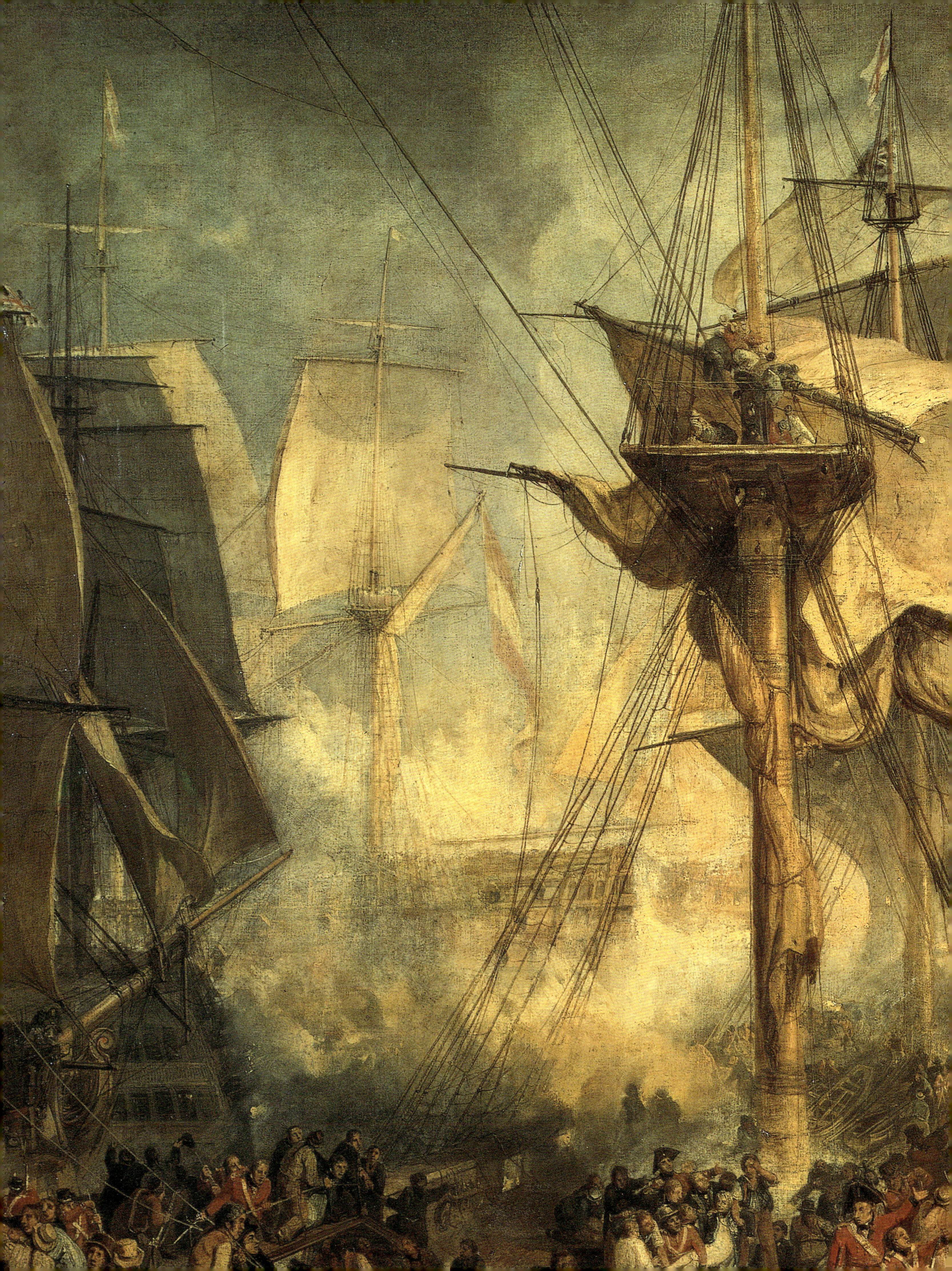

28 Spithead: Die Crew lichtet den Anker

Spithead: Boat's Crew recovering an Anchor

1808 in Turners Gallery ausgestellt
Öl auf Leinwand, 171,4 x 233,7 cm

London, Tate Gallery
Turner Bequest N 00481
BJ 80

Wie *Die Schlacht von Trafalgar* war auch dieses Gemälde als patriotisches Jubelwerk gedacht und offensichtlich als solches 1808 in Turners Galerie, mit einem umfassenden erklärenden Titel und einer Beschreibung versehen, ausgestellt. Es zeigt zwei dänische Schiffe, die *Drei Kronen* und die *Dänemark*, die nach Kapitulation der dänischen Flotte von den Engländern am 7. Dezember 1807 bei Kopenhagen nach Spithead eskortiert wurden. Turner war nach Portsmouth gefahren, um die Ankunft der Flotte zu zeichnen, doch hatte sich diese wegen Schlechtwetter verzögert und erfolgte erst am Monatsende. Die Umstände der dänischen Kapitulation waren äußerst umstritten. In den ersten Jahren des Napoleonischen Krieges war Dänemark neutral geblieben und genoß so die Vorzüge des Seehandels zu Kriegspreisen. 1807 überdachte Dänemark allerdings diese Position, als seine Handelsaktivitäten durch die Kontinentalsperre - die totale Blockade der britischen Häfen, die Napoleon im Vorjahr verhängt hatte - beschnitten wurden und es durch die mächtigeren Allianzen in seinem Umfeld zunehmend bedroht wurde. Obwohl Napoleon die Dänen als natürliche Verbündete betrachtete, hatten sich diese noch nicht entschieden; dennoch, irgendwie erreichte den britischen Sekretär für auswärtige Angelegenheiten die falsche Nachricht, die Dänen hätten sich tatsächlich den Franzosen angeschlossen. Eine britische Expedition wurde ausgesandt, um die dänische Flotte zur Aufgabe zu zwingen, ehe sie in irgendeine kriegerische Aktion eingreifen könnte. Als die Dänen die Übergabe ihrer Schiffe verweigerten, bombardierten die Briten Kopenhagen und erbeuteten die Schiffe. Bald stellte sich heraus, daß dieser aggressive Akt kein Anlaß zum Feiern war. Es erhob sich nicht nur ein Sturm moralischer Entrüstung in Großbritannien, auch die faktischen Ergebnisse waren nachteilig. Im Gegenzug schloß sich Dänemark tatsächlich Napoleon an; Österreich trat der Kontinentalsperre bei, die Napoleon nun rücksichtslos verschärfte, um Großbritannien auszuhungern; schließlich erklärte auch Rußland, das sich erst kurz zuvor mit den Franzosen verbündet hatte, den Briten den Krieg. Es ist daher wenig erstaunlich, daß Turner das eigentliche Thema dieses Bildes zurücknahm, als er es ein Jahr später in der Royal Academy neuerlich zeigte, und den harmlosen und unspezifischen Titel *Die Crew lichtet den Anker* wählte. Allerdings ist interessant, daß er die dänischen Flaggen nicht übermalte, die zum Zeichen der Kapitulation unter den britischen auf Halbmast wehen; zufällig oder absichtsvoll wurden sie von den Kritikern übersehen, die das Gemälde als Marinestück wohlwollend rezensierten. Einer von ihnen, Anthony Pasquin, bemerkte, daß „Mr. Turner, wenn er will, der beste Marinemaler der Welt werden könnte."

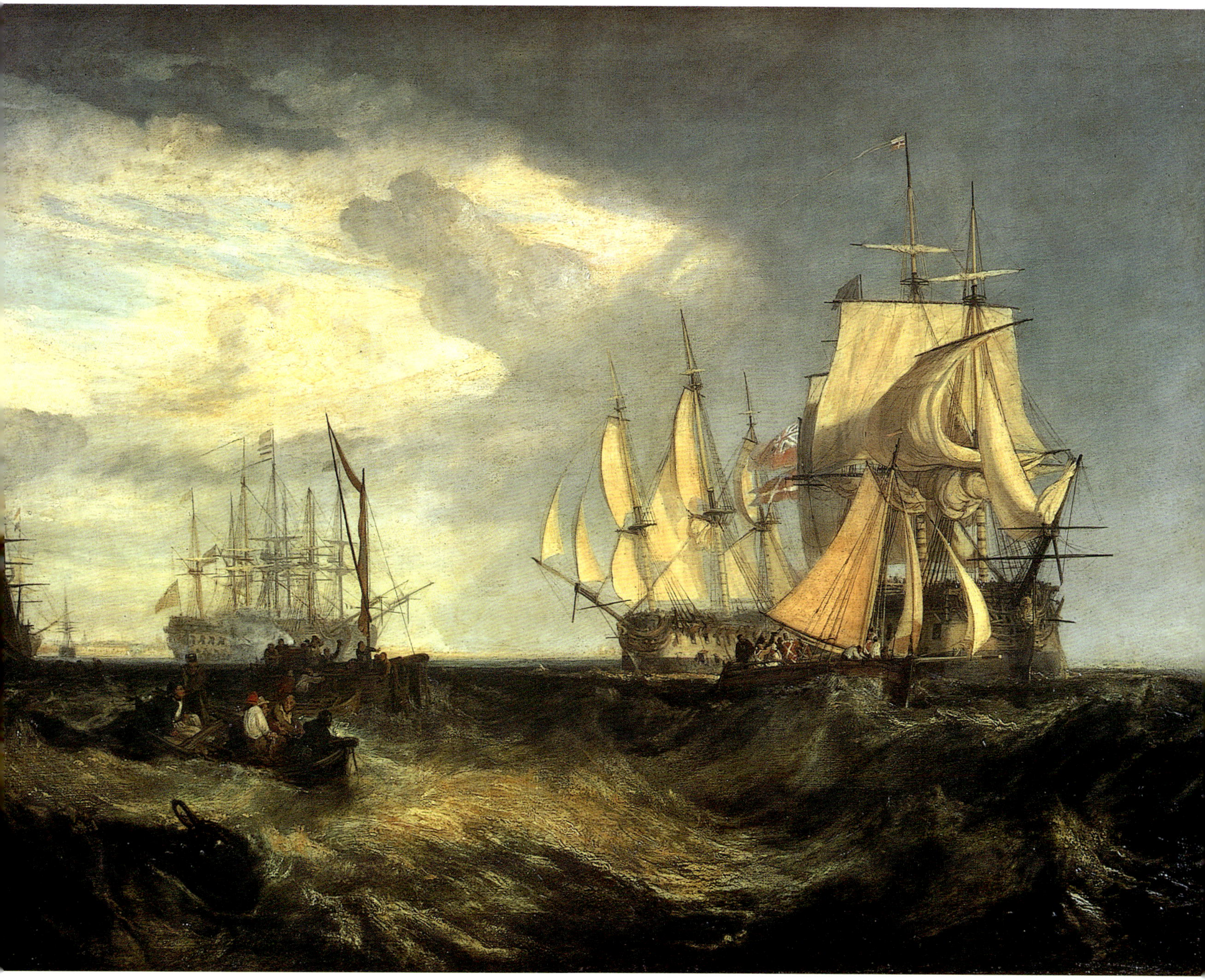

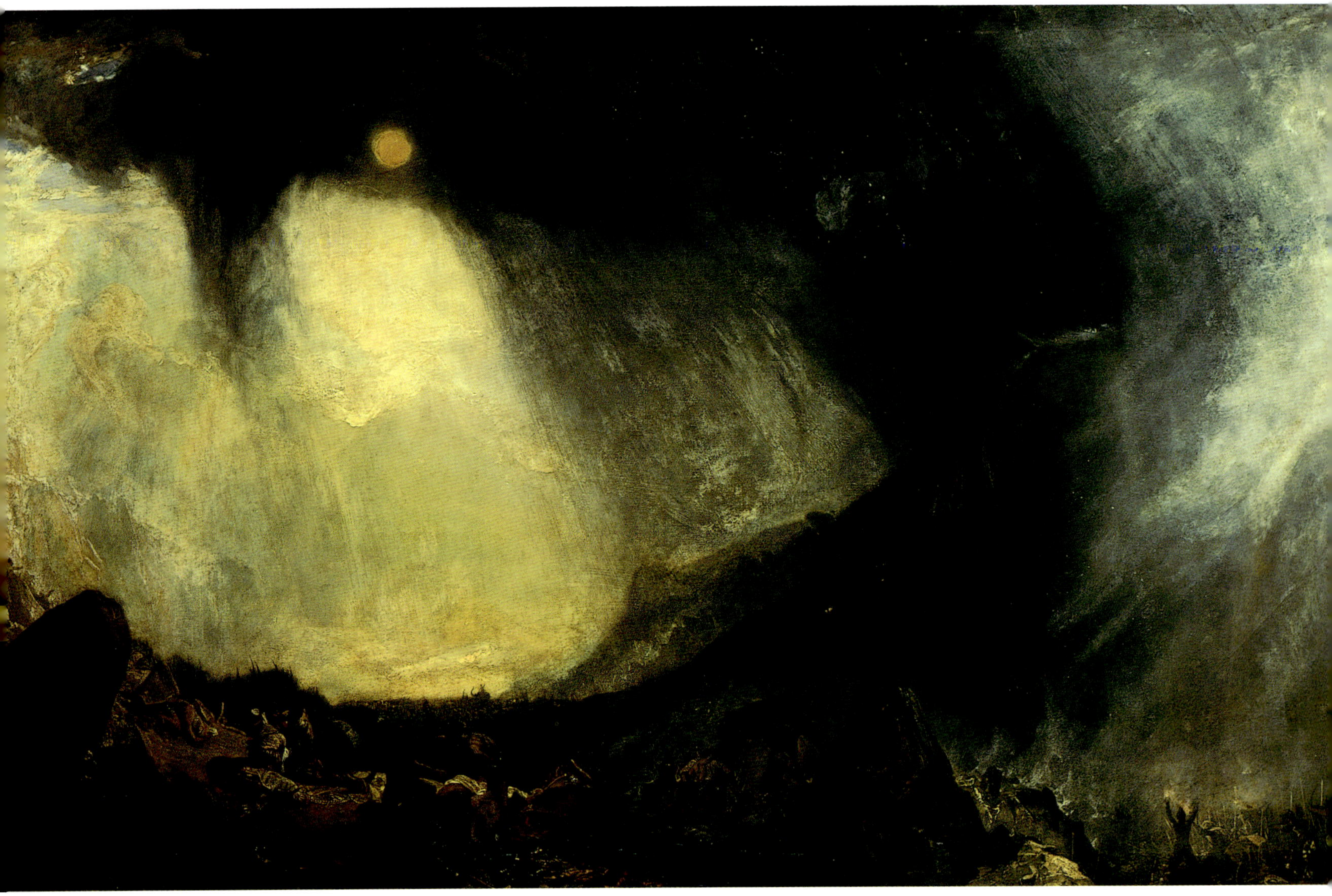

29 Schneesturm: Hannibal und seine Armee überqueren die Alpen

Snow Storm: Hannibal and his Army crossing the Alps

1812 in der Royal Academy ausgestellt
Öl auf Leinwand, 146 x 237,5 cm

London, Tate Gallery
Turner Bequest N 00490
BJ 126

Mit diesem berühmten Bild beschloß Turner die Serie der epischen Historienkompositionen von erhabener oder apokalyptischer Wirkung, die er seit 1800 an der Royal Academy gezeigt hatte; zugleich verlieh er mit diesem Werk dem Begriff „Historienlandschaft" („historic landscape") eine völlig neue Bedeutung. Ungeachtet des historischen Themas ist es der die Sonne verhüllende Schneesturm, der die Berghänge hinuntertost und die einen Alpenpaß querende Armee Hannibals verschlingt, der unsere Aufmerksamkeit in Bann schlägt. Ein Besucher der Ausstellung – der als Verfasser eines Tagebuchs und empfindsamer Kommentator über Kunst und Künstler bekannte Henri Crabb – beschrieb das Gemälde als „die wunderbarste Landschaft, die ich je sah ... ich werde sie nie vergessen."

Hannibal überquerte die Alpen mit seiner Armee und seinen Elefanten im Jahr 218 v. Chr. in Richtung Italien und stieß dabei auf den Widerstand der einheimischen Stämme, wie auch Turner zeigt. Zeichnungen, die mit dem Gemälde in Zusammenhang stehen, datieren bis etwa acht oder zehn Jahre vor Entstehung des Bildes. 1802 war außerdem ein Bild gleichen Themas von John Robert Cozens, dessen Werk Turner in seiner Jugend bewundert hatte, in einer Londoner Auktionshalle aufgetaucht. Doch in Turners Gemälde sind letztendlich viele Ideen und Assoziationen eingeflossen: Ebenfalls im Jahr 1802 hatte Turner nach seiner Alpenreise in Paris Jacques-Louis Davids *Napoleon auf dem St. Bernhard* im Atelier des Künstlers gesehen. David hatte Napoleon als modernen Hannibal dargestellt; zu dieser Zeit war es weit verbreitet, Analogien zwischen dem Krieg zwischen Großbritannien und dem Napoleonischen Frankreich und den Punischen Kriegen zwischen dem alten Rom und Karthago herzustellen. Napoleon hatte selbst die Schweiz eingenommen, und im Jahr 1809 besuchte eine Tiroler Delegation London, um britische Hilfe für ihre Widerstandsbewegung zu erbitten. Während David und die Franzosen ihren Führer mit Hannibals Kühnheit und Wagemut in Verbindung brachten, konzentrierten sich die Briten lieber auf Hannibals letztendliches Scheitern und seine Niederlage als historischen Präzedenzfall für den Untergang ihres Feindes. Zweifellos war es ein bemerkenswerter Zufall, daß gerade im Jahr 1812, in den Monaten nach der Präsentation von Turners Bild, Napoleon sich mit dem Rußlandfeldzug schicksalshaft übernahm und seine Armee auf dem Rückzug von Moskau im Schnee untergehen sah.

Turner zeigt Hannibals Truppen als winzig kleine Figuren, und falls deren Anführer überhaupt dargestellt ist, dann wohl als die kleine Figur auf einem Elefanten links der Mitte. Auf diese Weise verweist Turner auf die Sinnlosigkeit von Hannibals Ehrgeiz angesichts der so viel größeren Macht der Elemente. Die außergewöhnliche Idee des Sturmes verdankte Turner angeblich der Erinnerung an einen Blizzard, den er 1810 während eines Aufenthalts bei seinem Förderer Walter Fawkes in Yorkshire erlebt hatte. Anscheindend fertigte er damals eine Skizze und sagte zu Fawkes Sohn, „in zwei Jahren wirst du das wieder sehen und es „Hannibal überquert die Alpen" nennen." In Versen, die das Bild im Akademiekatalog begleiteten – der erste Vers ist Turners Gedicht *The Fallacies of Hope* entnommen – lenkte Turner die Aufmerksamkeit sowohl auf die zerstörerische Wirkung des Sturms als auch auf Übergriffe der alpinen Stämme auf die karthagische Armee. Turner bestand darauf, das Bild in der Akademieausstellung so niedrig zu hängen, daß sich die Ebene des Vordergrundes in Augenhöhe des Betrachters befand und dieser gleichsam den Eindruck gewann, der Sturm fege über ihn hinweg.

30 Tod auf einem fahlen Pferd

Death on a pale Horse

Um 1825/30
Öl auf Leinwand, 59,7 x 75,6 cm
London, Tate Gallery
Turner Bequest N 05504
BJ 259

Sowohl die makabre Ikonographie als auch die stilistische Behandlung dieses Bildes sind einzigartig in Turners Werk. In mancher Hinsicht erscheint die Thematik in den großen historischen oder biblischen Bildern erhabenen Charakters, die Turner in seiner früheren Karriere geschaffen hatte, angelegt, und zum Teil antizipiert sie auch die apokalyptischen Visionen seiner letzten Jahre; doch unterscheidet sich dieses Bild von allen anderen durch die Isolation des Sujets, das ohne Landschaft oder natürlichen Kontext präsentiert wird. Das Thema identifizierte man üblicherweise als „Tod auf einem fahlen Pferd", entsprechend dem 8. Vers des sechsten Kapitels der *Offenbarung* des Johannes:

> „Da sah ich ein fahles Pferd; und der, der auf ihm saß, heißt „der Tod"; und die Unterwelt zog hinter ihm her. Und ihnen wurde die Macht gegeben über ein Viertel der Erde, Macht zu töten durch Schwert, Hunger und Tod und durch die Tiere der Erde."

Das Thema war wichtig für die Künstler der englischen Romantik. Eine von John Hamilton Mortimer (1740-1827) gemalte Version wurde 1784 als Druck aufgelegt und inspirierte später Baudelaire zu ein Gedicht. William Blake (1757-1827) und Loutherbourg hatten das Thema ebenfalls dargestellt; Benjamin West (1738-1820) malte mehrere Fassungen; die frühesten, 1784 und 1796 ausgestellte Werke, entstanden im Zusammenhang mit einer Reihe von Vorschlägen zu Offenbarungsthemen für die King George III's Chapel in Windsor Castle. Turner hatte Wests Version von 1796 (Detroit Institute of Arts) gesehen, die 1802 im Louvre und 1806 in der British Institution in London gezeigt wurde. Später traf er in der Sammlung Lord Egremonts in Petworth neuerlich auf das Gemälde; und es mögen Egremonts generelles Interesse an der Historienmalerei wie sein Besitz an Werken Wests und Blakes gewesen sein, die Turner zum Experimentieren mit diesem Thema anregten. Jedenfalls scheint die Skizze etwa aus den mittleren bis späten zwanziger Jahren des 18. Jahrhunderts zu stammen, als Turner den Kontakt zu Egremont wieder aufnahm. Nicht wirklich vergleichbar mit einem anderen Werk aus Turners Schaffen ist jedoch die technische Behandlung des Bildes mit ihrer eigenartigen Mischung aus Reibe- und Kratzverfahren und einem sehr dünnen Farbauftrag, der dem Aquarell näher steht als der Ölmalerei.

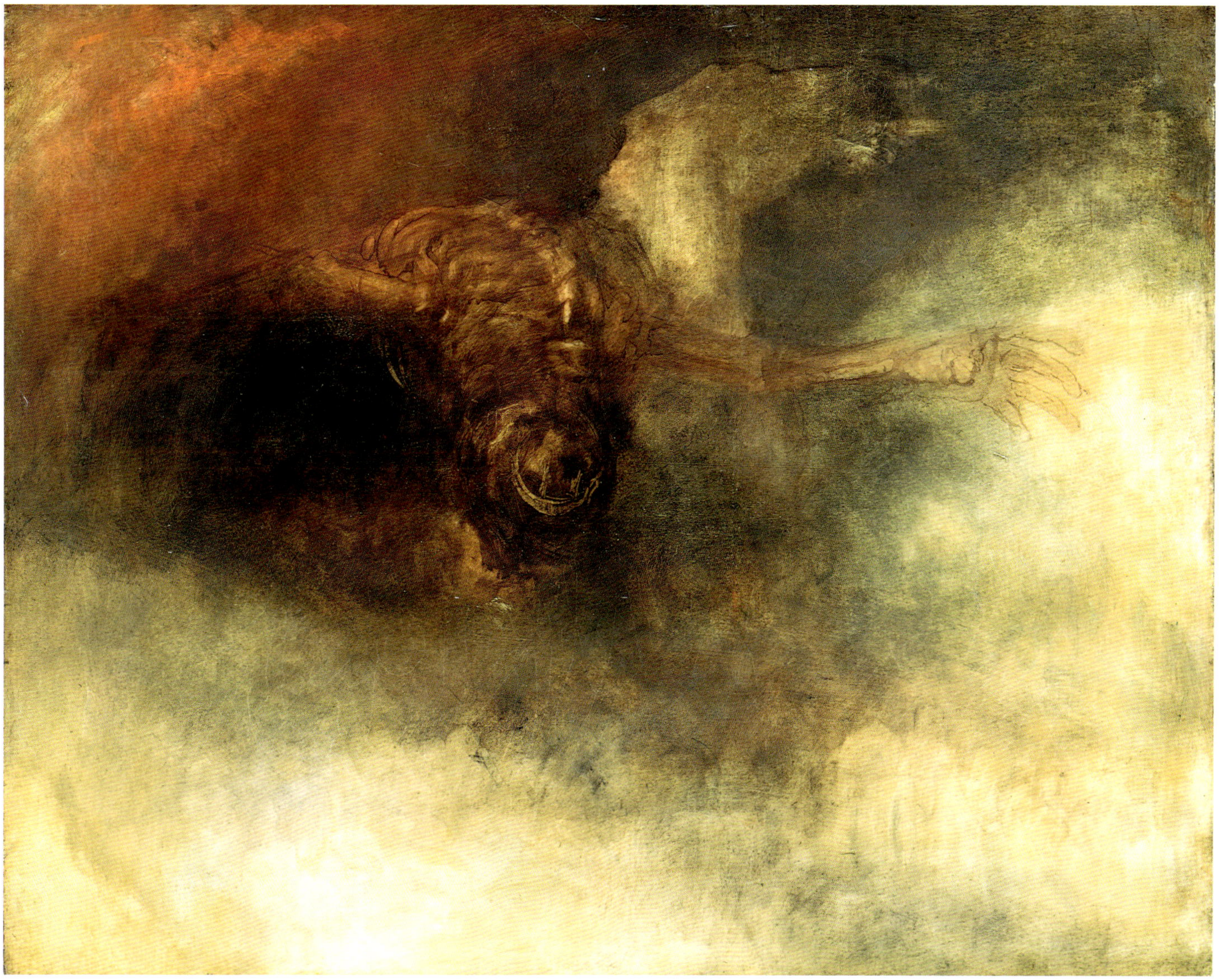

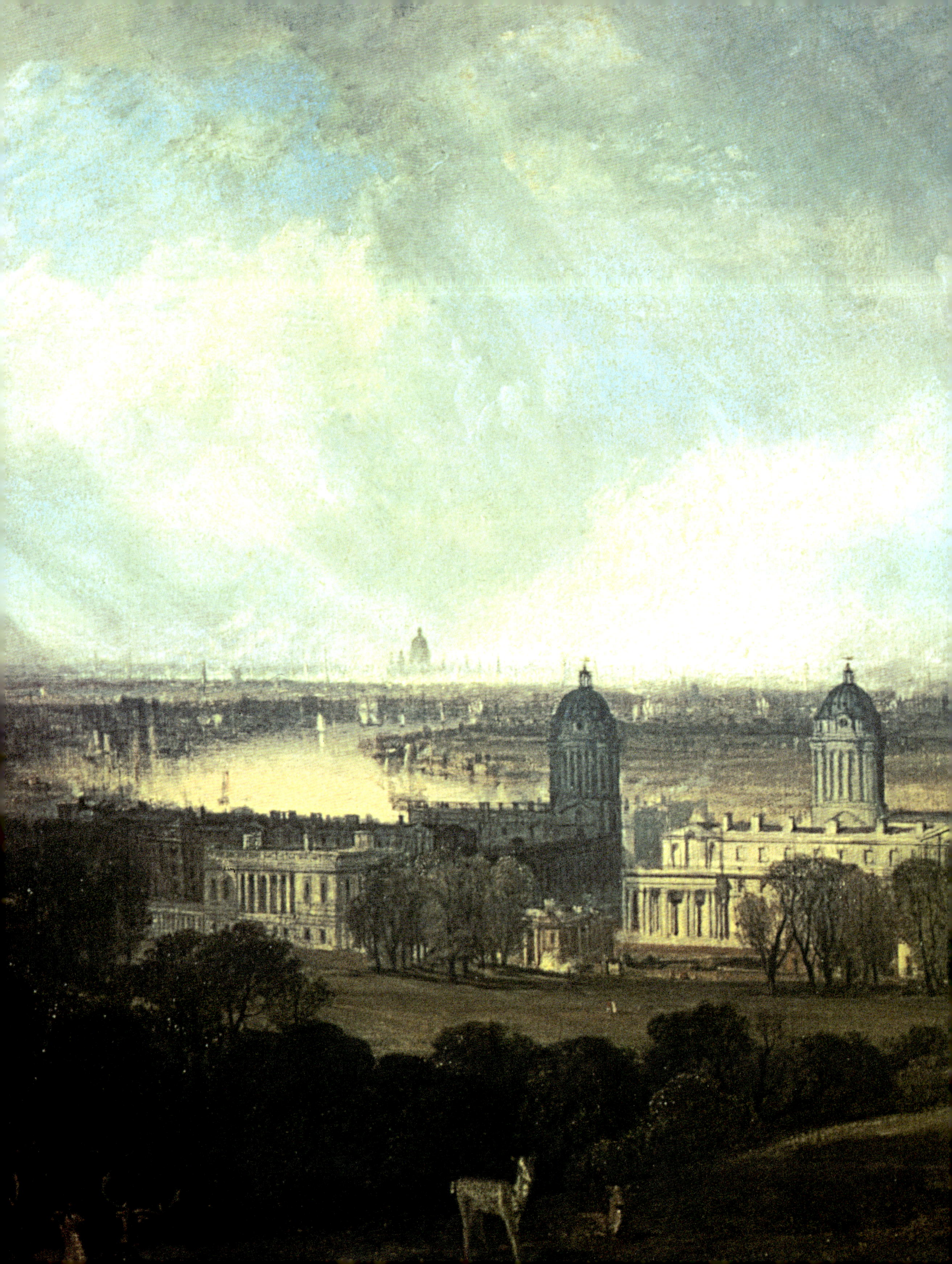

ENGLISCHE THEMEN 1805-1813

Die Eröffnung einer eigenen Galerie in seinem Londoner Haus im Jahr 1805 ermutigte Turner, seinen Stil noch mehr zu diversifizieren. Während er weiterhin im „großen Stil" gemalte Historien – und andere Figurenbilder zu den Ausstellungen der Royal Academy sandte, begann er nun in seiner Galerie ruhigere und besinnlichere englische Landschaften und Marinebilder zu zeigen. Ebenso wie die Akademiebilder reflektierten diese den Einfluß der Alten Meister – holländischer Marinemaler des 17. Jahrhunderts hinsichtlich der Komposition oder ihres Zeitgenossen Aelbert Cuyp bezüglich der subtilen Lichtführung und der atmosphärischen Effekte. Doch auch ein neuer Realismus und die unmittelbare Beobachtung fanden Ausdruck in Turners Bildern. Er interessierte sich zunehmend für die reine Landschaft und naturalistische Effekte und experimentierte im Aquarell sowie in der Ölmalerei mit der aktuellen Mode der Freiluftmalerei. Nun hatte er auch direkteren Zugang zur ländlichen Szenerie oder zur Flußlandschaft, da er seit Mai 1805 einen zweiten Wohnsitz in Isleworth an der Themse westlich von London hatte. Im Verlauf dieses Jahres verlegte er seinen Landsitz in ein oberhalb des Flusses gelegenes Haus in Hammersmith. Dieses behielt er bis 1811; 1813 beendete er den Bau eines Hauses nach eigenem Entwurf in Twickenham.

Im Jahr 1895 oder bald danach schuf er etliche Öl- und Aquarellstudien der ländlichen Themse und ihres Nebenflusses, des Wey, wobei er in beiden Medien gleichermaßen eine direkte, improvisierte Technik und eine helle, transparente Palette einsetzte. Einige Ölstudien entstanden auf Holztafeln – sie zeigen Landschaftsdetails in der üblichen Art der Ölskizze –, doch arbeitete er auch auf Leinwand. Der Sohn eines Freundes erinnerte sich, daß er „ein Boot in Richmond hatte ... Von seinem Boot aus malte er auf eine große Leinwand direkt nach der Natur. Du weißt nichts von Turners Fähigkeiten, ehe Du diese Skizzen gesehen hast." Eine Serie dieser Skizzen war auf Leinwand in einer der für Ausstellungen verwendeten Standardgrößen gemalt, was darauf hinweist, daß er möglicherweise Darstellungen nach der Natur zu Ausstellungsgemälden ausarbeiten wollte. Die etlichen als Skizzen belassenen Beispiele zeigen, daß er auf weißem Grund arbeitete, um der Farbe Helligkeit und Leuchtkraft zu verleihen; die zunehmend blasse und zarte Palette vollendeter Gemälde dieser Zeit trug ihm den Namen „der weiße Maler" ein. Aus dem Mund von Kritikern und Kennern, die an die dunkleren Töne verblaßter oder gedunkelter Altmeister-Gemälde gewöhnt waren, war dies nicht unbedingt als Kompliment gemeint. Anderseits erwiesen sich Lord Egremont und Walter Fawkes dieser neuen Richtung in Turners Arbeit gegenüber sehr aufgeschlossen. Die direkte Naturbeobachtung im Freien nimmt die Impressionisten vorweg; es ist bezeichnend, daß Monet jenes Gemälde bewunderte, das vielleicht das Meisterstück dieser Richtung ist – *Frostiger Morgen* (Kat.Nr. 39).

31 Das Syon-Fährhaus in Isleworth bei Sonnenuntergang

Syon Ferry House, Isleworth: Sunset

Um 1805/30
Bleistift und Aquarell, 260 x 369 mm
London, Tate Gallery
Turner Bequest XCV 48, D 05952

Für das Skizzenbuch *Themse, von Reading bis Walton* fertigte Turner etliche sehr kühne und freie Aquarellstudien an, bei denen er ein verblüffendes Aufgebot spontaner malerischer Effekte zum Einsatz brachte – dicke Lasuren, die er mit dem Pinsel aufbrachte, mit dem Pinselstiel oder Fingernagel auszog oder zerkratzte und mit dem Zeigefinger oder Daumen verrieb oder vertupfte. Bereits 1799 hatte Farington beobachtet, daß „Turner keinen festgelegten Arbeitsprozeß hat, sondern die Farben treibt bis die Idee in seinem Kopf Ausdruck gefunden hat.“ In den pastoralen Darstellungen dieses *Themse*-Skizzenbuchs schaffen seine unkonventionellen Methoden zusammen mit seinem feinen Farbsinn Bilder von lyrischer Schönheit. Wie erstmals David Hill (1993, S. 48ff.) beobachtete, zeigt dieses Blatt aus dem Buch mit ziemlicher Sicherheit das Syon-Fährhaus, wo Turner ab 1805 einige Zeit lang lebte und das er als Ausgangspunkt für seine Zeichentouren entlang der Themse benützte. In diesem Fall würde die Mauer links zum Friedhof von Isleworth gehören. Hill schlägt weiters vor, daß das Gartenhaus mit dem Bogenfenster, das entlang der Gartenmauer des Hauses sichtbar wird, Turners Standpunkt für einige andere Aquarelle des Skizzenbuchs gewesen sein könnte. Von dort aus hätte er direkt nach dem Motiv malen können und dennoch Schutz vor Regen gefunden.

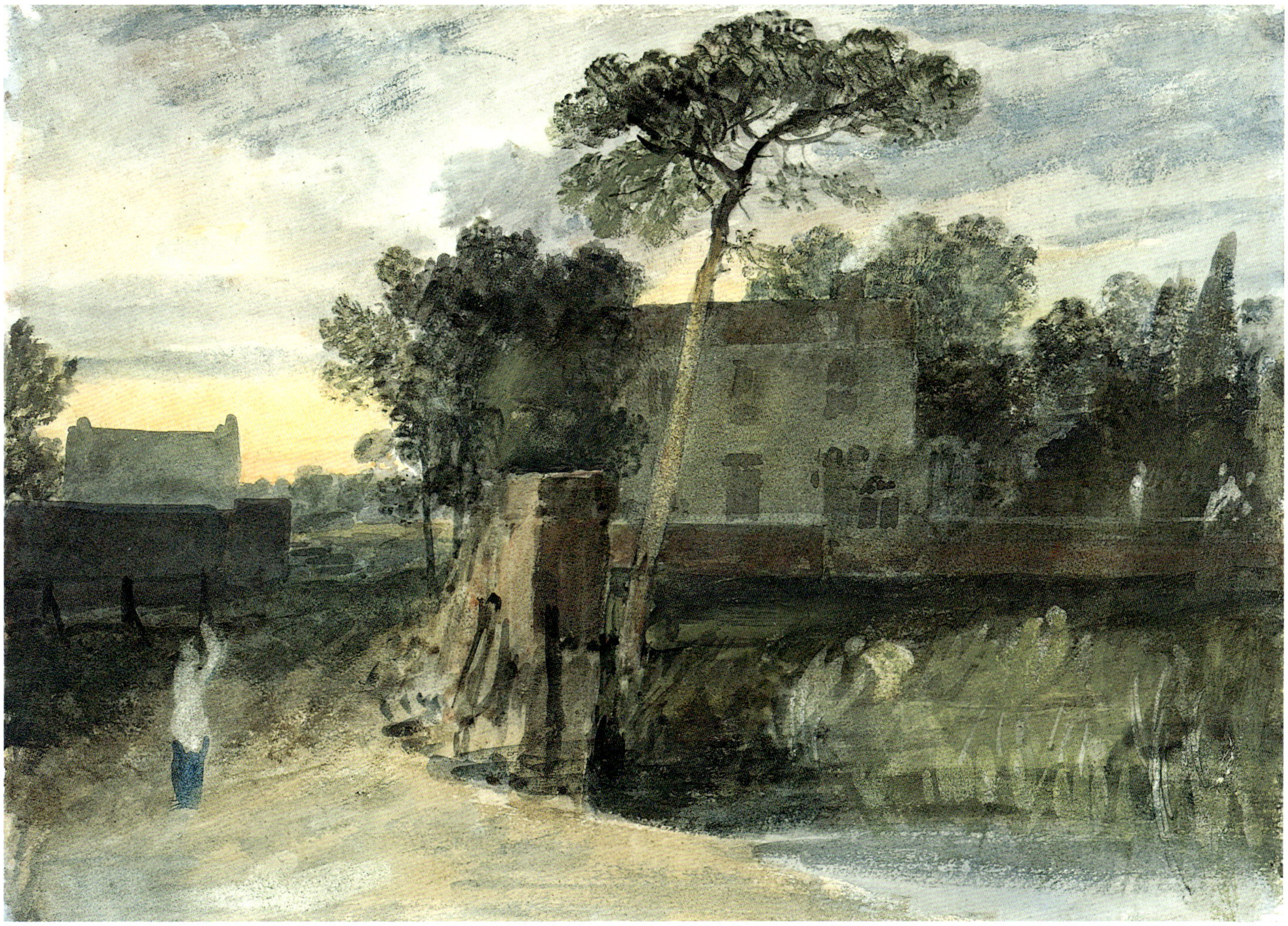

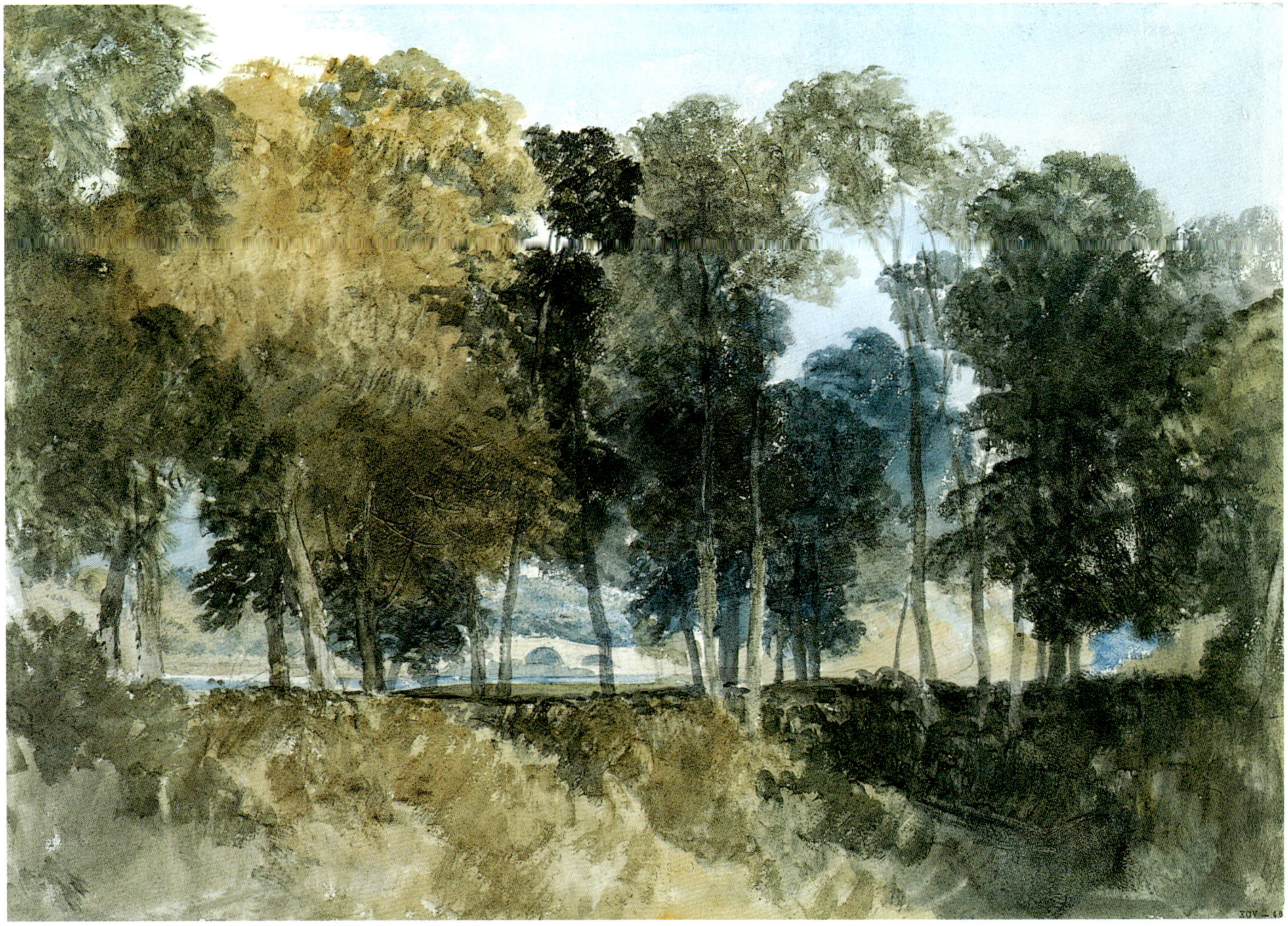

32 Bäume an der Themse: Die Richmond-Brücke in der Ferne

Trees by the Thames: Richmond Bridge in the Distance

Um 1805
Bleistift und Aquarell, 257 x 368 mm
Wasserzeichen J.WHATMAN

London, Tate Gallery
Turner Bequest XCV 46, D 05950

Dieses weitere Blatt aus dem Skizzenbuch *Themse, von Reading bis Walton* erkannte David Hill (1993, S. 48ff.) als Blick zur Richmond-Brücke vom Middlesex-Flußufer aus. Turner hielt fast die gleiche Ansicht in einer ebenfalls in der Tate Gallery befindlichen Ölskizze fest. Turners Hauptinteresse gilt hier jedoch dem Rhythmus der Bäume, die im leichten Sommerwind erzittern, und den Schattenmustern, die sie an diesem Sonnentag werfen. Wie alle Blätter im Skizzenbuch *Themse, von Reading bis Walton,* ist die vorliegende Studie kühn in der malerischen Behandlung und von subtiler, auf wenige Töne gestimmte Farbgebung; Turners Fingerabdrücke sind deutlich sichtbar.

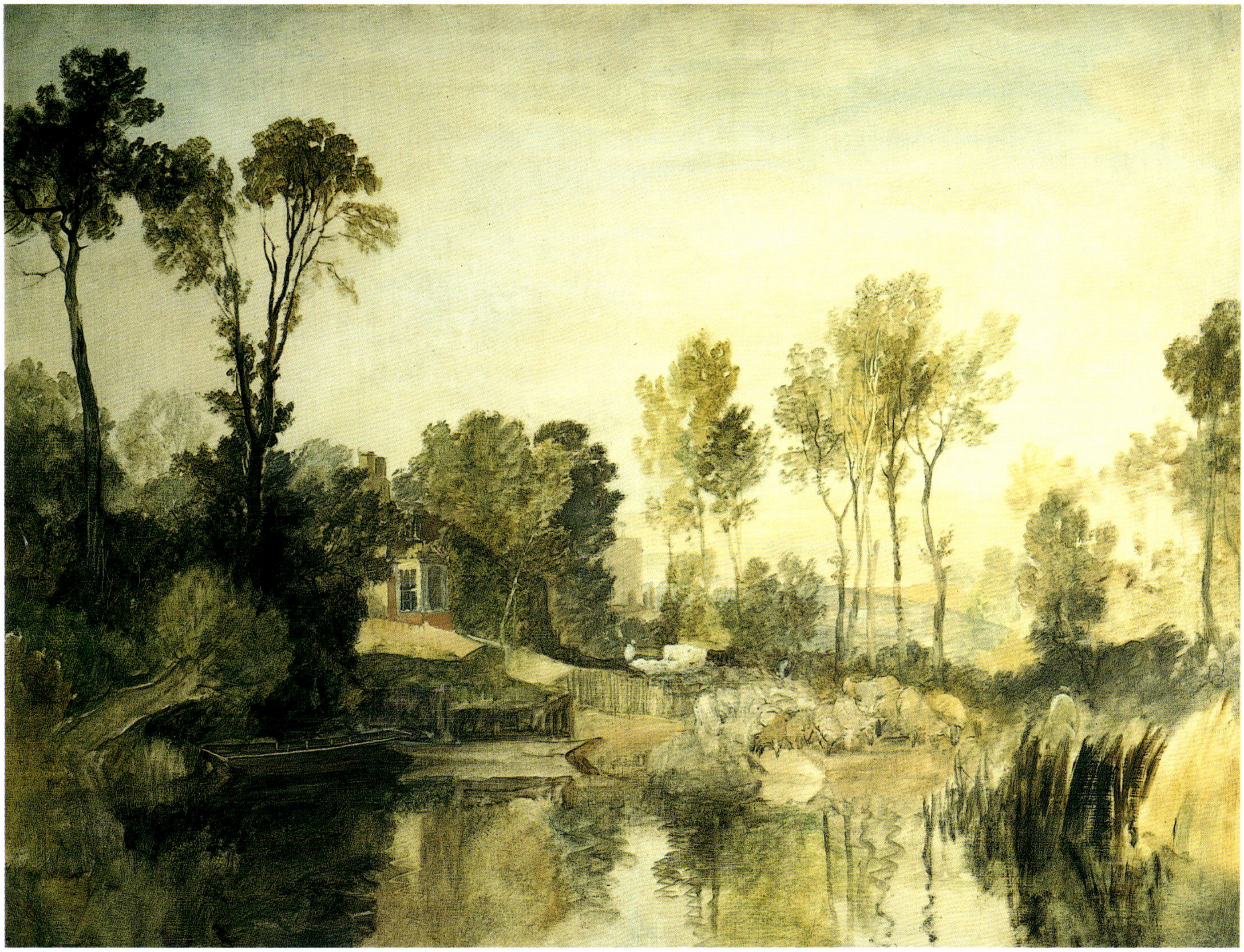

33 Haus am Fluß mit Bäumen und Schafen

House beside a River, with Trees and Sheep

Um 1805
Öl auf Leinwand, 90,5 x 116,5 cm
London, Tate Gallery
Turner Bequest N 02694
BJ 166

Dies ist eines der schönsten und am weitesten ausgearbeiteten Beispiele aus der Gruppe der großen Ölskizzen auf Leinwand, die mit Turners Aufenthalt an der Themse um 1805 in Verbindung gebracht werden. Der Künstler verwendete klare, mager angeriebene Farben auf weißem Grund, um die Wirkung von Helligkeit und Frische zu erzielen. Er könnte durchaus im Freien gemalt haben, obwohl er die Motive eher effektvoll komponierte, als sich einen zufälligen Ausschnitt vorzunehmen. Das Haus ist nicht identifiziert, doch handelt es sich eindeutig um einen reichen Landsitz am grünen Ufer am Oberlauf der Themse.

34 Schiffahrt an der Themsemündung

Shipping at the Mouth of the Thames

Um 1805/07
Öl auf Leinwand, 85,7 x 116,8 cm
London, Tate Gallery
Turner Bequest N 02702
BJ 175

Turners gleichzeitige Ölskizzen auf weiß grundierter Leinwand konnten durchaus nach der Natur gemalt sein. Hier muß es sich jedoch um ein Atelierwerk handeln, dürfte der Künstler doch kaum bei stürmischem Wetter im Boot eine Leinwand bearbeitet haben. Trotzdem vermittelt das Gemälde mit seinem Windeffekt und dem durch die Wolken brechenden Sonnenlicht ein Gefühl von Spontaneität und Unmittelbarkeit. Es ist eng verwandt mit einer Gruppe von Marinebildern von der Themsemündung, die 1807 bis 1809 hauptsächlich in Turners Galerie gezeigt wurden und – als Ausstellungsbilder – ein hohes Maß an technischer Vollendung aufweisen konnten. In seinem unvollendeten Zustand ist das Gemälde ein glänzendes Beispiel für den spontanen Pinselstrich und die lebhafte Palette, die der Künstler nun aus seiner Aquarellpraxis in die Ölmalerei übertrug.

Turners im ersten Jahrzehnt des 19. Jahrhunderts neu erwachtes Interesse an Marinebildern – besonders von der Themse und von der englischen Südküste – wies eine stark patriotische Dimension auf. Die kommerzielle und militärische Bedeutung von Themse und Ärmelkanal war nie zuvor größer als während der Napoleonischen Kriege. Nore, wo die Themse und die kleinere Medway bei Sheerness – hier an der fernen Küste von der Sonne beschienen – zusammenflossen, war der wichtigste kommerzielle Ankerplatz und der Marinehaupthafen Großbritanniens. Bezeichnenderweise zeigt Turner den Hafen nicht voll von waffenstarrenden Kriegsschiffen – das hätte nur die Gefahr einer französischen Invasion unterstrichen, woran die Leute aber kaum erinnert werden mußten. Stattdessen schildert er Fischerboote und andere kleine Schiffe, die mit der beruhigenden Präsenz der Marine im Hintergrund ihren alltäglichen Aktivitäten nachgehen.

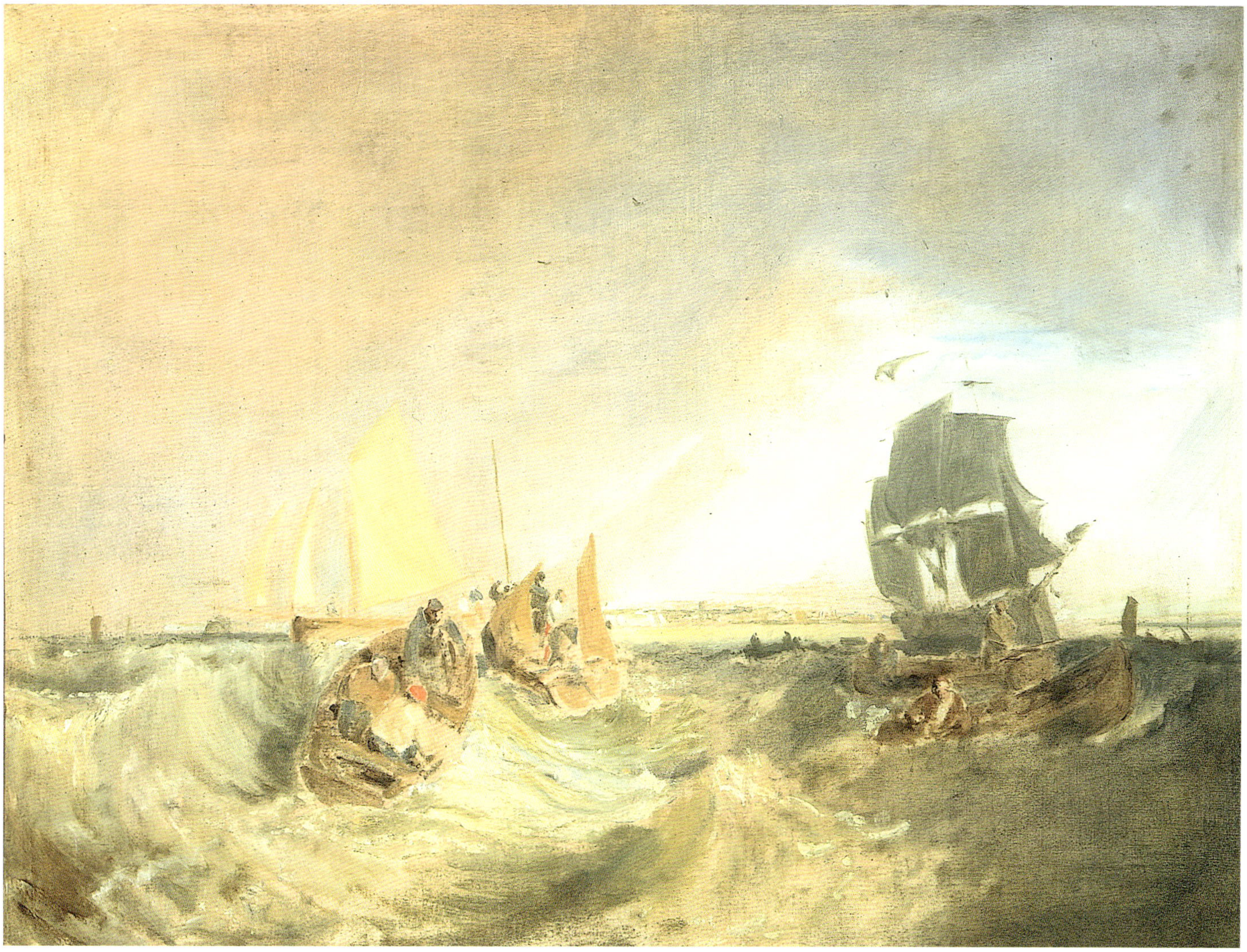

35 Margate bei Sonnenuntergang

Margate, setting Sun

Um 1806/07
Öl auf Leinwand, 85,7 x 116,8 cm
London, Tate Gallery
Turner Bequest N 02700
BJ 174

Dies ist eine weitere um 1806 oder später entstandene Ölskizze auf weißgrundierter Leinwand. Obgleich nicht so weit ausgeführt wie die vorige, ist sie doch ein interessantes Dokument für Turners Bildkompositionen dieser Zeit. Einmal mehr malte er sehr rasch in verdünnter Ölfarbe auf reflektierendem Grund; es gibt keine Unterzeichnung, was im Hinblick auf das verhältnismäßig komplexe Thema mit Figuren, Fischerbooten und den Gerätschaften am Kai vielleicht überrascht. Gleich der vorigen Skizze handelt es sich wohl auch hier um ein halbfertiges Werk, das Turner aus einem nicht bekannten Grund aufgab – doch nicht ehe er die anziehende Wirkung eines ruhigen, sonnendurchstrahlten Abends herausgearbeitet hatte. Das Abendlicht läßt daran denken, daß er ein Gegenstück zur Morgenansicht *Margate* plante, die er 1808 in seiner Galerie ausstellte. Die Morgenansicht, die damals oder zu einem späteren Zeitpunkt von Lord Egremont gekauft wurde und sich noch immer in Petworth befindet (BJ 78), zeigt die Stadt bei windigem Wetter aus einem ähnlichen Blickwinkel und in weiterer Entfernung vom Ufer.

Mit Margate, auf North Foreland am östlichsten Punkt von Kent gelegen, war Turner auf besondere Weise verbunden. Als Knabe war er dort um 1786 bei Verwandten gewesen, hatte die Schule besucht und seine ersten Zeichnungen auslaufender Schiffe gemacht. In den dreißiger und vierziger Jahren des 19. Jahrhunderts besuchte er regelmäßig seine in Margate lebende Bekannte Mrs. Booth. Hier zeigt Turner die Stadt noch vornehmlich als Fischereiort; sie wurde jedoch bereits von Londonern zur Sommerfrische aufgesucht. Nicht zuletzt durch die Linienschiffahrt der Postdampfer aus der Hauptstadt wurde aus Margate in den dreißiger Jahren ein überfüllter Badeort.

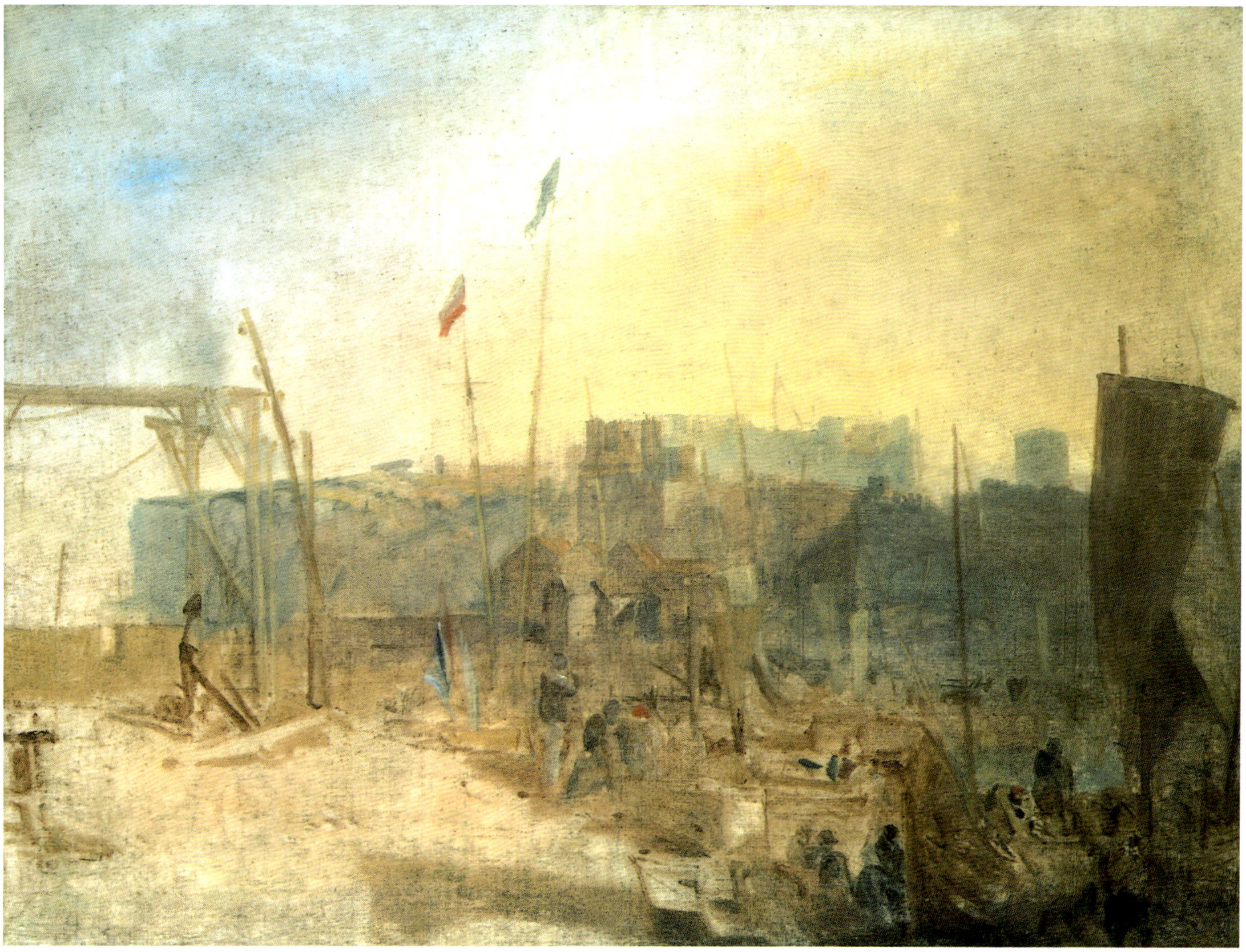

36 London

London

1809 in Turners Gallery ausgestellt
Öl auf Leinwand, 90,2 x 120 cm

London, Tate Gallery
Turner Bequest N 00483
BJ 97

Obwohl er gebürtiger Londoner war, malte Turner nur dieses eine vollendete Ölbild der Stadt; 1809 stellte er es in seiner Galerie gemeinsam mit einer bemerkenswerten Gruppe von Ansichten aus dem Themse-Tal aus. Entsprechend diesem Kontext sticht auch hier die Themse hervor, die in großem Bogen am Royal Naval College mit seinen Zwillingskuppeln vorbeigleitet; London breitet sich entlang des Horizonts aus, eine ferne Erscheinung, verhüllt von der üblichen Rauchglocke und dem charakteristischen Nebel des Themse-Tales, den jedoch die Kuppeln und Türme der St. Pauls Cathedral und der City durchbrechen. Der Betrachterstandpunkt liegt auf den oberen Hügeln des Parks von Greenwich, unterhalb des königlichen Observatoriums. Die von Turner verfaßten Verse zum Bild drücken sowohl seinen Zwiespalt gegenüber der Vaterstadt aus, als auch die Widersprüche und Kontraste, die das metropolitane Leben kennzeichnen. Zu seiner Signatur auf der Leinwand fügte er die Initialen „P. P." hinzu, womit er auf seinen Lehrstuhl als Professor für Perspektive an der Royal Academy anspielte (siehe Kommentar und Vorspann zu den Tafeln 42 und 43). Die präzise Wiedergabe der Greenwich-Bauten, Christopher Wrens Royal Hospital und Inigo Jones' Queen's House, könnte der Zurschaustellung seiner eigenen Meisterschaft in der Perspektive gedient haben; doch der Hauptreiz des Gemäldes liegt gewiß in den subtilen atmosphärischen Effekten der ziehenden Wolken und im schrittweisen Verschwimmen der Formen in Nebel und Dunst. Der Stich nach dem Gemälde in der „Architektur"-Sektion von Turners *Liber Studiorum* von 1811 zeigt, daß es damals im Besitz von Walter Fawkes auf Farnley Hall war. Zu einem späteren Zeitpunkt tauschte es Fawkes mit Turner gegen ein anderes Gemälde.

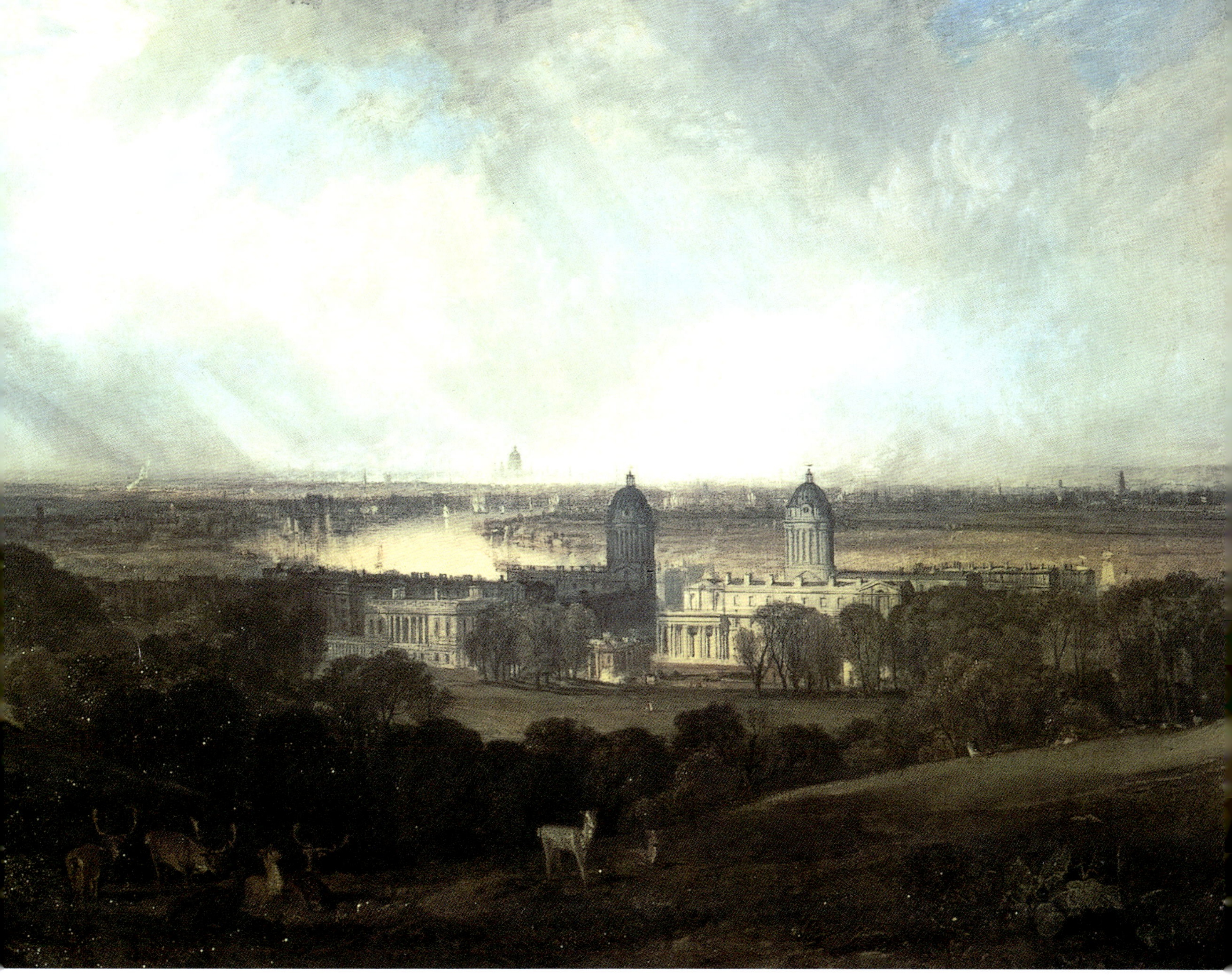

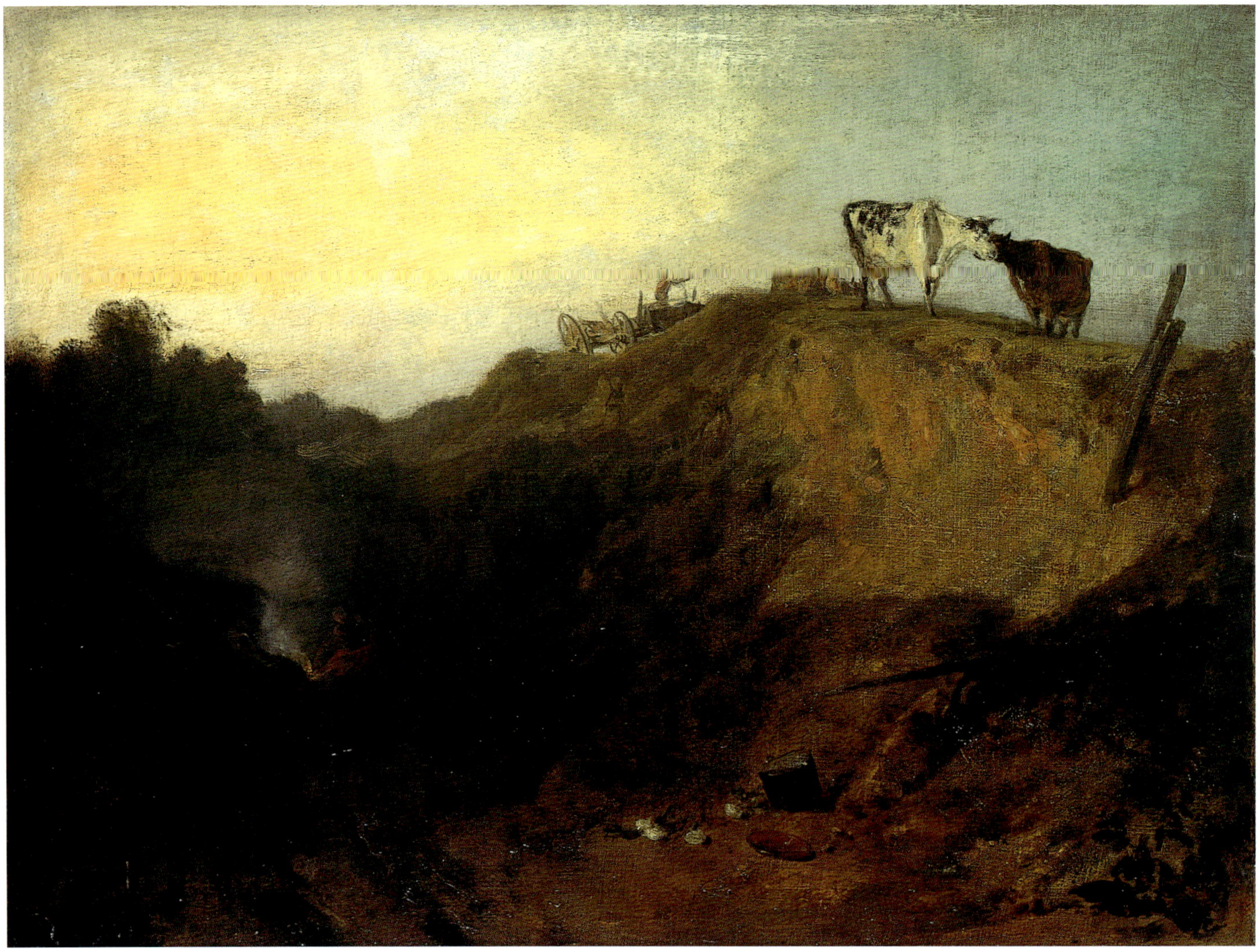

37 Skizze einer Düne
Sketch of a Bank, with Gipsies

1809 in Turners Gallery ausgestellt (?)
Öl auf Leinwand, 61,3 x 83,8 cm

London, Tate Gallery
Turner Bequest N 00467
BJ 82

Das kleine, wohl im Jahr 1809 in Turners Galerie gezeigte Gemälde ist mit Sicherheit ein vollendetes Werk, obgleich Turner es als „Skizze" bezeichnete. Als ein weiteres Beispiel für Turners stilistische und thematische Bandbreite entspricht dieses Werk dem „pittoresken" Geschmack, der zu dieser Zeit unter Sammlern und Kennern Mode war. Als extremer Gegenpol zum „Erhabenen" konzentrierte sich das „Pittoreske" auf vertraute und unpretentiöse Landschaften – mit rauhem, unebenem Boden, unordentlichen und zufälligen Elementen wie Baumstümpfen oder zerbrochenen Zäunen und starken Licht-Schatten-Kontrasten –, die von entsprechend ländlichen Figuren bevölkert werden. Populär wurde das von den niederländischen Malern des 17. Jahrhunderts hergeleitete Genre des „Pittoresken" durch die Schriften der für den Kunstgeschmack tonangebenden Kritiker Uvedale Price, William Gilpin und Richard Payne Knight. Turners Bild ist ein Zugeständnis an diese zeitgenössische Mode; indem er es „Skizze" nannte, bekannte er sich zu einem zweiten Aspekt des „Pittoresken" – der Vorliebe für eine spontane und skizzenhafte Malweise gegenüber dem Effekt des höchst Vollendeten. Die Komposition wurde zusammen mit anderen „pittoresken" Sujets für die „pastorale" Kategorie des *Liber Studiorum* als Stich ausgeführt.

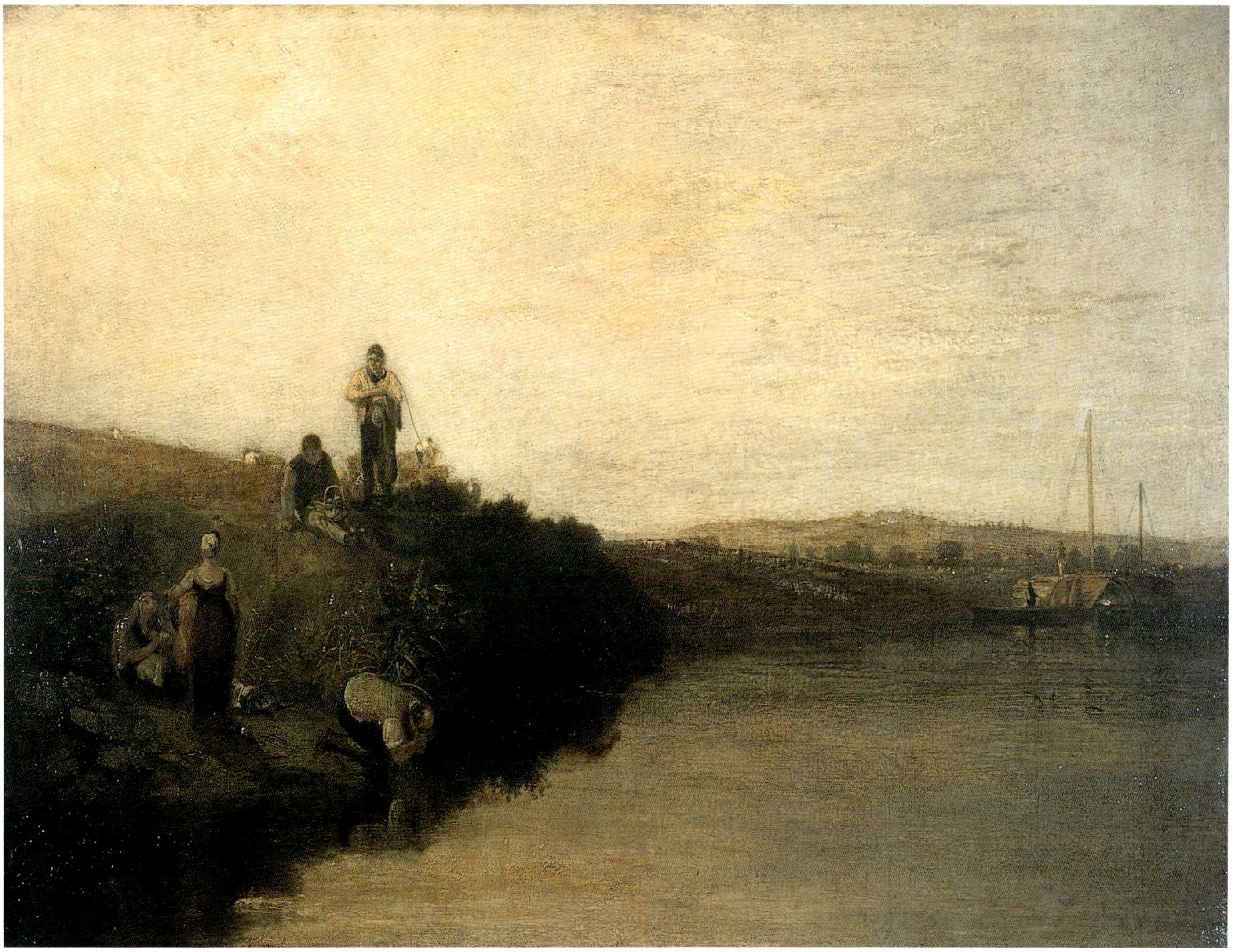

38 Erntemahlzeit am Kingston Ufer

Harvest Dinner, Kingston Bank

1809 in Turners Gallery ausgestellt
Öl auf Leinwand, 90,2 x 121 cm

London, Tate Gallery
Turner Bequest N 00491
BJ 90

Als weiteres von den 1809 in Turners Galerie ausgestellten Themse-Motiven zeigt dieses Gemälde einen ländlichen Flußabschnitt westlich von London, wo Ernteleute sich in der dunstigen Spätsommerhitze zur erfrischenden Rast niedergelassen haben. Die ruhige, unaufdringliche Komposition dient hauptsächlich als thematischer Anlaß für die subtilen atmosphärischen Effekte, die Turner nun durch Naturstudien und durch die Erforschung von Gemälden des damals bei Sammlern sehr populären niederländischen Malers Aelbert Cuyp entwickelt hatte. Wir müssen uns das Bild viel blasser vorstellen, als es sich heute präsentiert. Es waren Werke wie dieses, die Turner seitens der konventionellen Kritiker das Epitheton „der weiße Maler" eintrugen, desgleichen sie von anderen Sammlern und Künstlerkollegen auch sehr bewundert wurden. Der Maler A. W. Callcott erforschte ähnliche atmosphärische Effekte in seinen Landschaften und Seestücken. Zwei andere wichtige junge Künstler, John Sell Cotman und David Cox, kopierten die *Erntemahlzeit* 1809 in Turners Galerie. Turner zeigte das Bild neuerlich 1810 und 1835, als es in der Nähe von *Frostiger Morgen* (Tafel 39) gehängt war, mit dem es der Kritiker des *Spectator* verglich: „Welch einen Kontrast stellt dies dar ... Es braucht nicht den Mann, der sich zum Gesichtwaschen bückt, um eine Vorstellung der schwülen Hitze eines Sommermorgens zu vermitteln. Nichts könnte einfacher sein, als diese Komposition, nichts umfassender, ruhiger und wahrhaftiger als ihre Wirkung."

39 Frostiger Morgen

Frosty Morning

1813 in der Royal Academy ausgestellt
Öl auf Leinwand, 113,7 x 174,6 cm

London, Tate Gallery
Turner Bequest N 00492
BJ 127

Während *Hannibal und seine Armee überqueren die Alpen* (Tafel 29) als das Resümee von Turners früher Serie von Historienlandschaften gelten kann, ist dieses Gemälde die bis dahin umfassendste und komplexeste Aussage des Malers zum Thema der englischen auf Naturstudien basierenden Pastorallandschaft. Wie der Schneesturm in *Hannibal* kann es auf Turners Erlebnisse in Yorkshire während eines Aufenthaltes bei seinem Förderer Walter Fawkes in Farnley Hall zurückgeführt werden. Fawkes begann Turners Aquarelle und Gemälde zu sammeln, kaufte bei Ausstellungen oder gab selbst Aufträge an den Künstler, und bald wurde aus ihrer geschäftlichen Beziehung eine herzliche Freundschaft. Turner hielt sich erstmals 1808 auf Farnley auf; er wurde in die Familie aufgenommen und besuchte Farnley häufig bis zum Tod Fawkes im Jahr 1824. Seine Arbeiten für Fawkes, oft auf Farnley entstanden, besaßen dementsprechend einen intimen und persönlichen Charakter. Der Sohn eines Freundes von Turner erinnerte sich, daß Turner die hier dargestellte Szene eines frühen Morgens beobachtet hatte, „als er mit der Kutsche in Yorkshire reiste und sie auf dem Weg skizzierte. Da gibt es in der Entfernung eine Kutsche, in der befand er sich in diesem Moment." Er fügte hinzu, daß das Pferd vor dem Wagen Turners eigenes war, weswegen der Künstler dieses Gemälde verständlicherweise zu seinen liebsten zählte. Einen weiteren persönlichen Bezug stellt das kleine Mädchen mit einem Hasenfell auf den Schultern dar, eine von Turners unehelichen Töchtern.

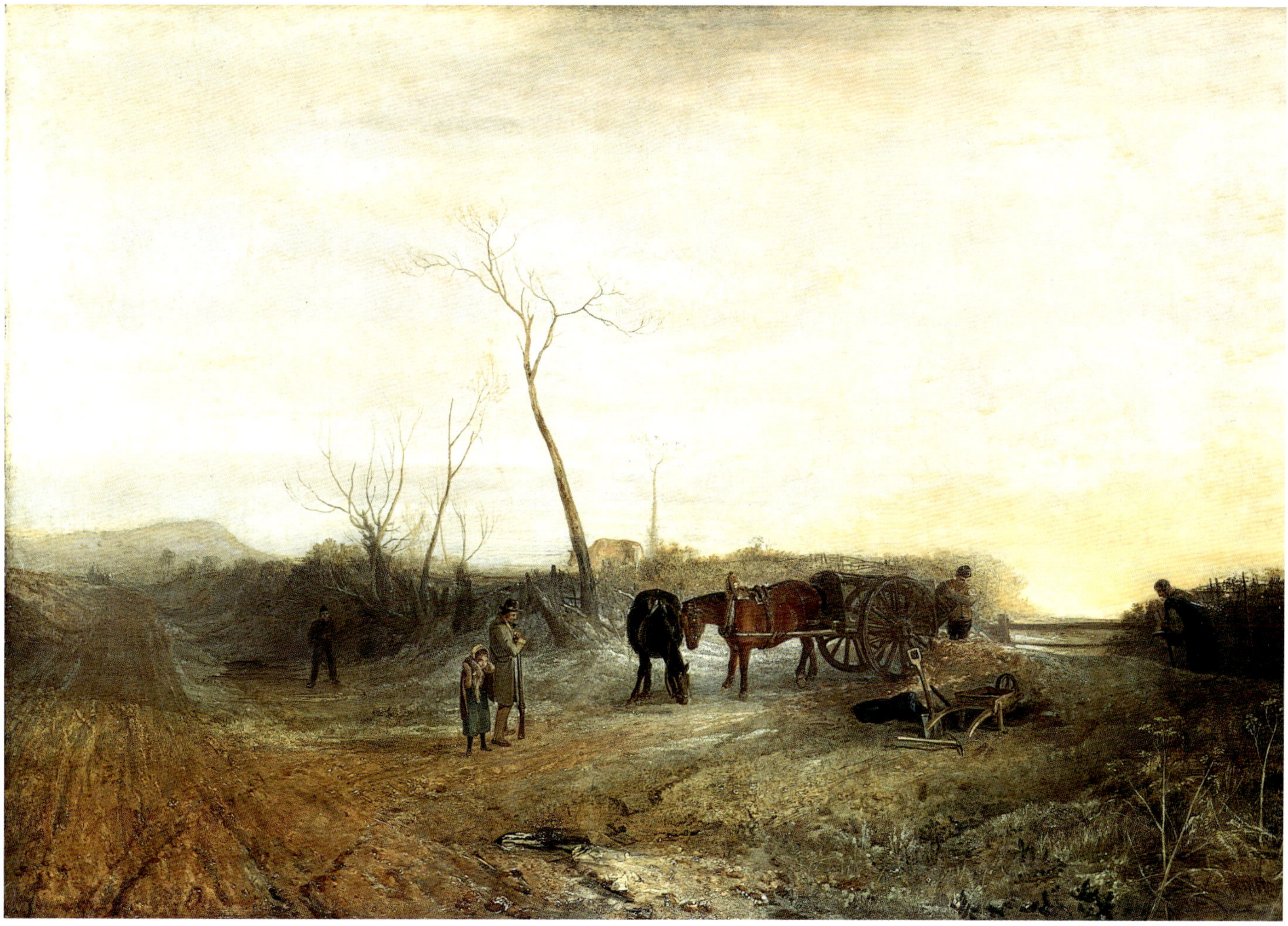

Dieselbe Quelle vermerkt auch, daß das Bild bei der ersten Ausstellung im Jahr 1813 „viel heller war und eine große Sensation hervorrief." Vermutlich ist es heute noch weiter nachgedunkelt, doch ist es nach wie vor eine außergewöhnlich subtile Wiedergabe des Morgenlichts, des sich lichtenden Nebels und des glitzernden Rauhreifs auf dem Boden. Die karge Einfachheit der Komposition betont die Stimmung frühmorgendlichen Frosts.

Unter den ersten Bewunderern des Bildes befand sich der Constable-Sammler John Fisher, der zugab, daß er es Constables in diesem Jahr ausgestellten Werken vorziehe; allerdings fügte er hinzu, daß Constable sich nicht sorgen müsse, er sei „ein großer Mann und nur vom Frost besiegt" – eine Anspielung auf Napoleons eisigen Rückzug aus Moskau im Jahr davor. 1871 sah Claude Monet das Bild in London und erklärte, beeindruckt von dessen Naturalismus, daß Turner es „mit offenen Augen" – „peint les yeux ouverts" – gemalt hätte. Wie bereits erwähnt, hing es im Jahr 1835 ein weiteres Mal in Turners Galerie (siehe Kommentar zu Tafel 38). Freunde und Sammler hatten wiederholt ihr Interesse an dem Gemälde bekundet, das von Turner mit 350 Pfund veranschlagt wurde; doch muß es ihm wohl lieber gewesen sein, ein so persönliches und autobiographisches Werk zu behalten.

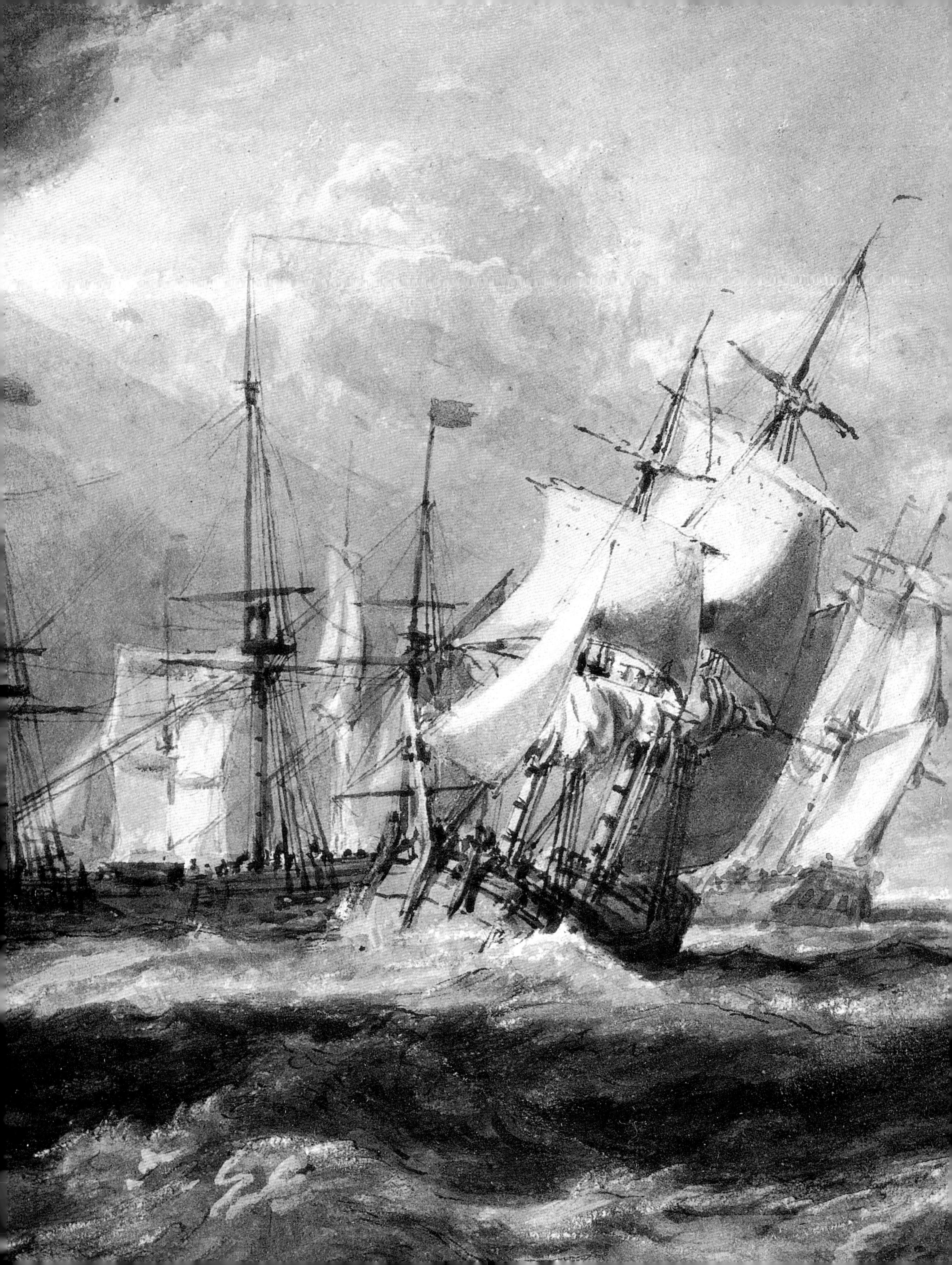

DAS LIBER STUDIORUM

Während eines Aufenthalts bei seinem Freund William Wells in Kent (vgl. Kommentar zu Tafel 10) im Jahre 1806 begann Turner erstmals, über eine Sammlung von Stichen nach eigenen Werken nachzudenken. Der Vorschlag hierzu kam von Wells, zusätzliche Anregung lieferte das *Liber Veritatis* von Claude Lorrain, nach dem Richard Earlom bereits in den siebziger Jahren des 18. Jahrhunderts in England Stiche publiziert hatte. Während es aber Claudes Absicht gewesen war, etwaigen Fälschungen durch ein verbindliches Bildinventar seiner Werke vorzubeugen, wollte Turner vielmehr die Vielseitigkeit seiner eigenen künstlerischen Leistung und besonders die konzeptive Breite seiner Landschaftsmalerei demonstrieren. Seine 1807 herausgegebene Vorankündigung zum *Liber Studiorum* versprach eine „Schilderung der verschiedenen Arten von Landschaftskompositionen, d.h. Historische Landschaften, Gebirgslandschaften, Pastorale, Seestücke und Architektur-Landschaften" („the historic, mountainous, pastoral, marine, and architectural"). 100 von Turner selbst entworfene und radierte Mezzotintoblätter wurden angekündigt. Die Darstellungen sollten in die mit Buchstaben bezeichneten oben angeführten Kategorien unterteilt werden. Hierzu kam noch eine sechste Kategorie, von der man annimmt, daß sie „epischen" oder „erhaben pastoralen" Landschaften gewidmet sein sollte (Turner bezeichnete sie mit den Buchstaben „E. P.", die als Kürzel sowohl für „elevated pastoral" als auch für „epic pastoral" interpretiert werden können). Turner plante eine Veröffentlichung des *Liber* in zwanzig Teilen zu je fünf Drucken, wovon der erste im Juni 1807 erschien. Turner bestimmte eine Reihe von ausgeführten Zeichnungen für diese Veröffentlichung, sowohl einige neue Originalkompositionen als auch Überarbeitungen bereits existierender Gemälde. Die Zeichnungen waren monochrom gehalten, um Farbe und Wirkung der Drucke, die von ihm radiert und von seinem Namensvetter Charles Turner (der nicht mit ihm verwandt war) gestochen werden sollten, nachzuahmen.

Das *Liber* war ein finanzieller Fehlschlag. Trotz der großen Pläne für diese Veröffentlichung war Turner nicht in der Lage, das *Liber* offensiv genug zu verkaufen; das Projekt wurde 1819 aufgegeben, nachdem nur 71 Abbildungen publiziert worden waren. Dennoch stellt es noch heute eine außergewöhnliche Leistung dar, ein Zeugnis sowohl für die Vielfalt und Breite von Turners Kunst in der ersten Hälfte seiner Karriere als auch für seinen didaktischen Ehrgeiz, mit dem er Möglichkeiten und Potential der Landschaftsmalerei zu verteidigen und zu definieren suchte.

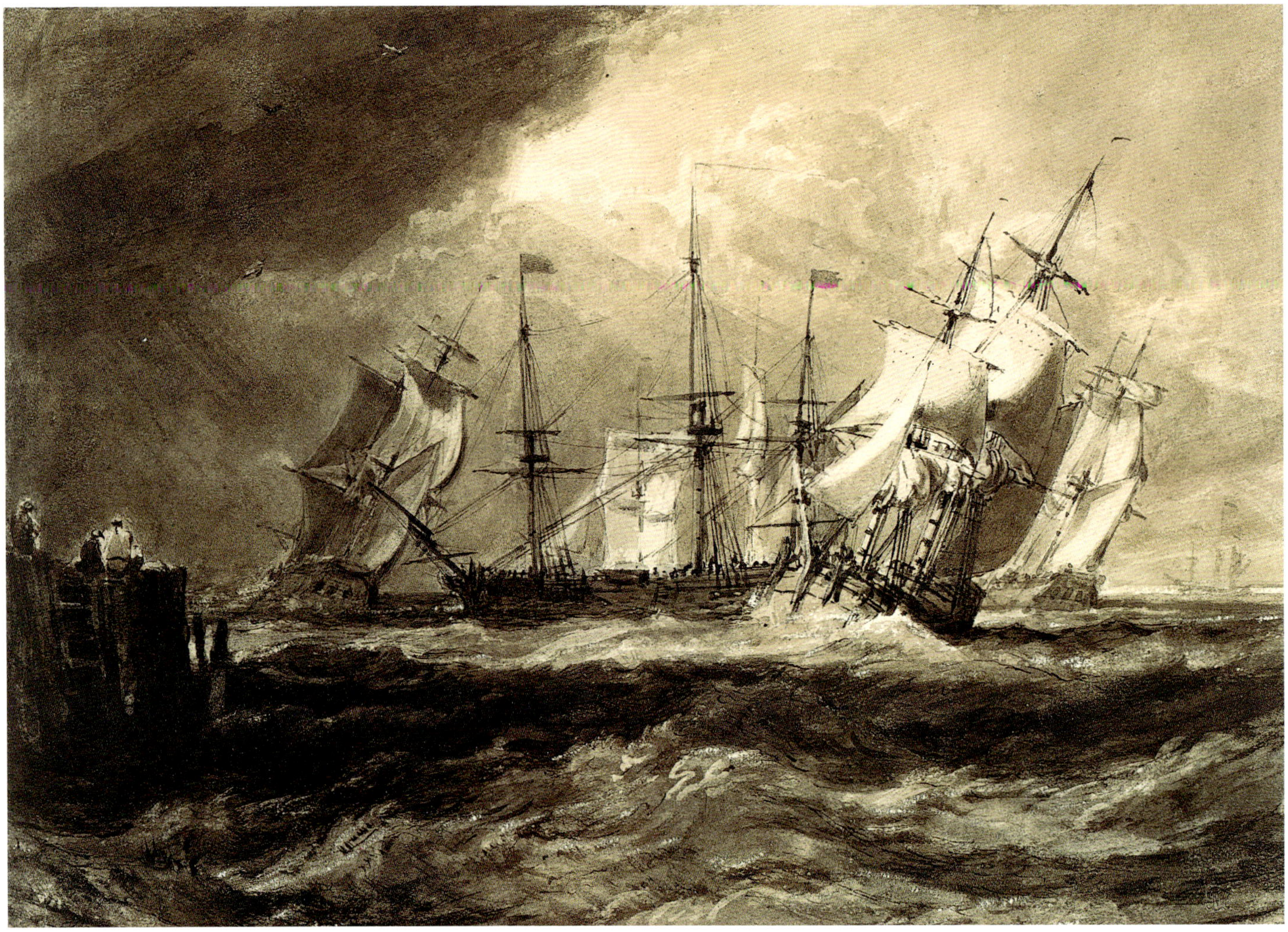

40 Schiffe in einer Brise

Ships in a Breeze

Um 1806/07
Bleistift und Aquarell, 184 x 262 mm
Wasserzeichen J WHATMAN/1801

London, Tate Gallery
Turner Bequest CXVI M, D 08114

Für dieses Seestück des *Liber* überarbeitete Turner sein Gemälde *Schiffe steuern den Ankerplatz an* (London, Tate Gallery, aufbewahrt in Petworth House; BJ 18), das er 1801 in der Royal Academy ausgestellt hatte. Er veränderte die Gruppe der Schiffe und verkürzte die Distanz des Betrachters zu ihnen ebenso wie zur Hafenmauer, während er gleichzeitig die Wetter- und Lichtbedingungen dramatisierte. Dieses Gemälde war das erste, das von Lord Egremont erworben wurde. Auf dem 1808 veröffentlichten Stich, der von Turner radiert und von Charles Turner gestochen wurde, wird Lord Egremont als Besitzer des Gemäldes erwähnt. *Schiffe in einer Brise* sind ein frühes Beispiel für jenes Kompositionsprinzip, das Turner in den zahlreichen, meist in der Themsemündung angesiedelten Seestücken, die er in den Jahren nach 1805 in seiner Galerie zeigte, verwendet hatte.

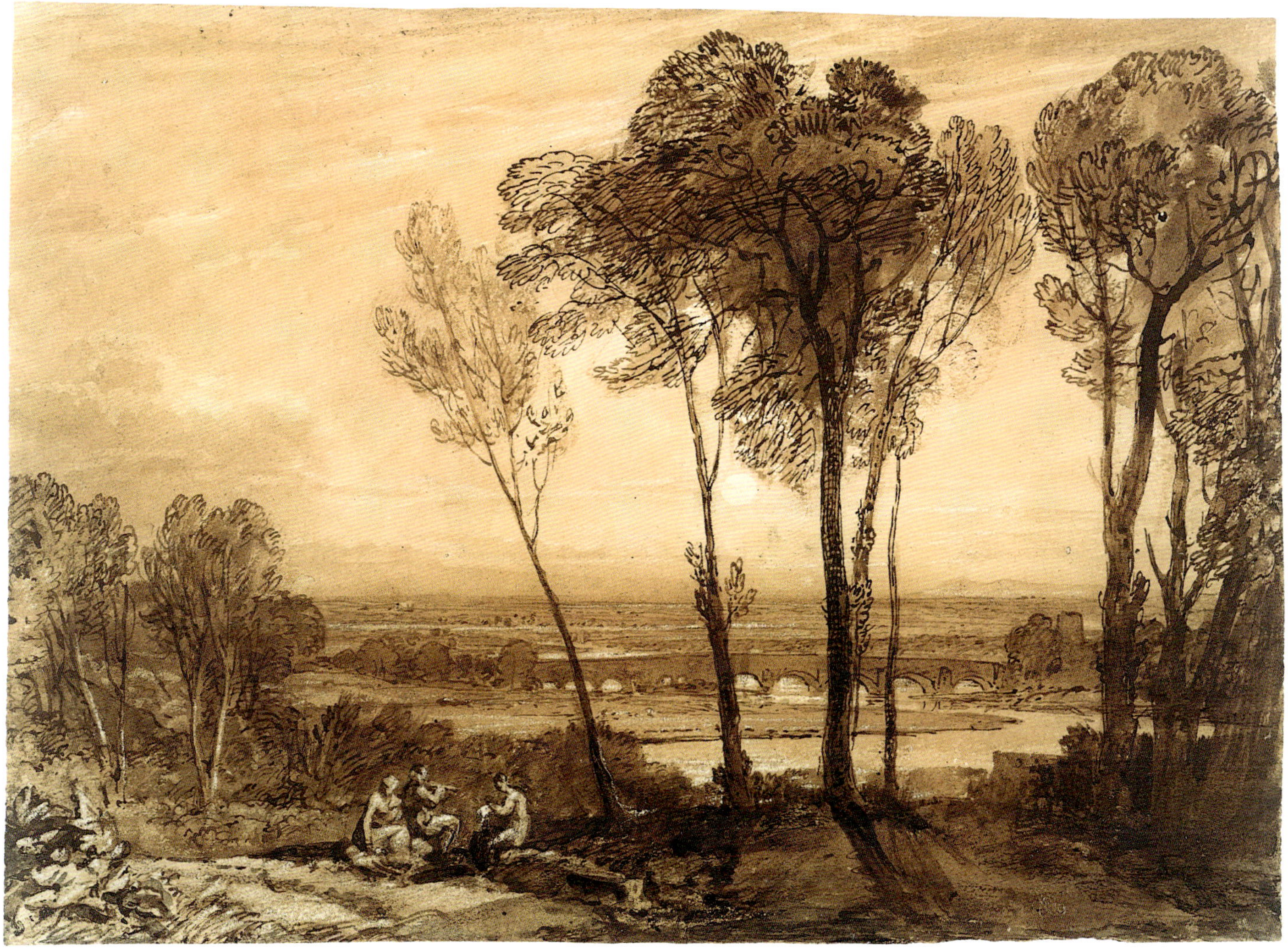

41 Eine Brücke in mittlerer Entfernung
The Bridge in the Middle Distance

Um 1806/7
Feder, Tusche und Aquarell, 181 x 258 mm
London, Tate Gallery
Turner Bequest CXVI P, D 08117

Während Claude Lorrains *Liber Veritatis* - verbreitet durch die Stiche von Richard Earlom – eine der Quellen für das *Liber Studiorum* bildete, wurzelte die europäische Tradition der klassischen Landschaft in Claudes idyllischen, in warmes Licht getauchten, formal geordneten Kompositionen. In diesem Entwurf, der zu den berühmtesten für Turners *Liber* zählt und wohl für die „erhabene" oder „episch pastorale" Kategorie der Serie bestimmt war, gelang ihm eine gültige Formulierung der kompositorischen Elemente und Formen der klassischen Landschaft. Das Thema ist eine idealisierte, italienisierende Ansicht der Themse mit der Walton-Bridge, die Turner auch zweimal als Gemälde ausführte (Loyd Collection; BJ 60, und Melbourne, National Gallery of Victoria; BJ 63). Für die 1808 publizierte Tafel des *Liber* wurde der leuchtende Himmel von Charles Turner in Aquatinta gestochen.

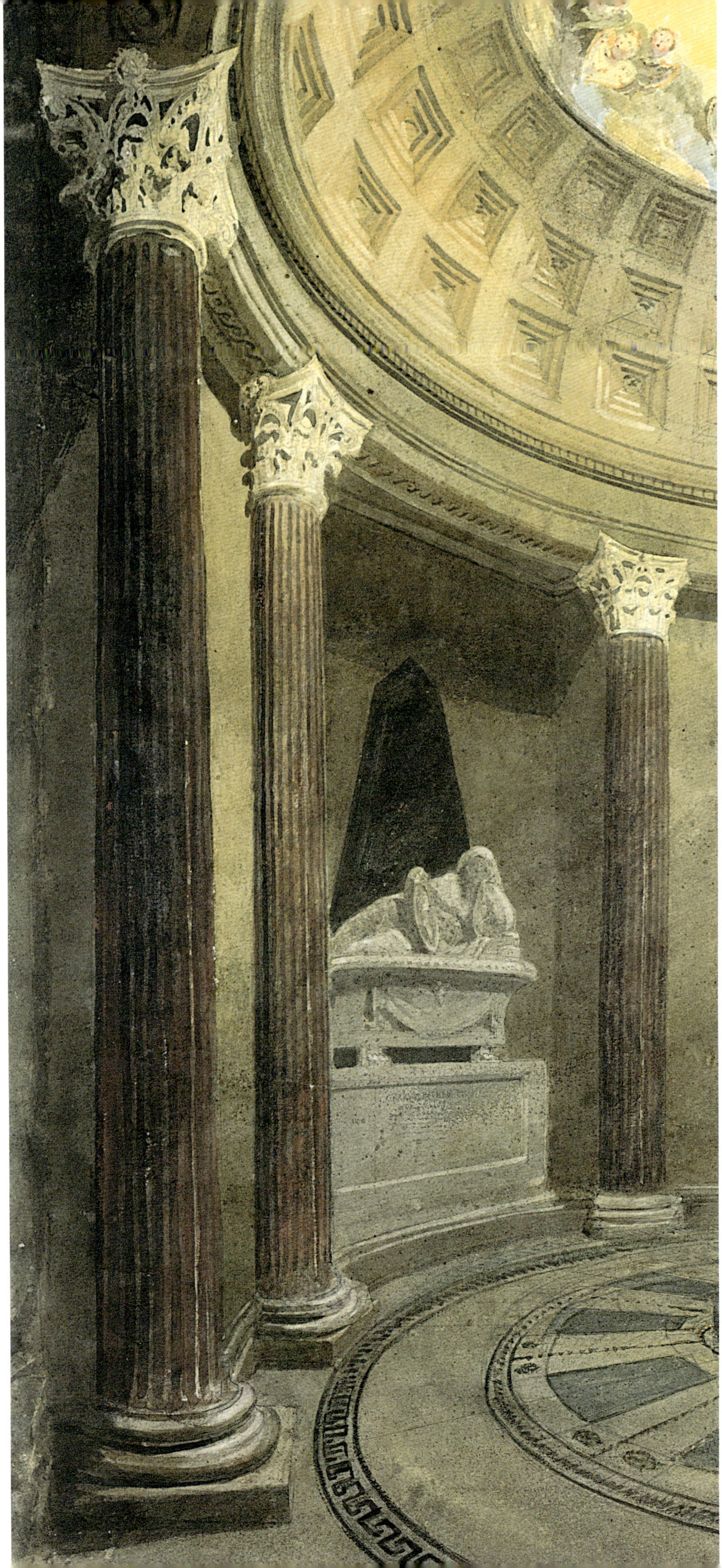

PERSPEKTIVZEICHNUNGEN

Turner, der an den Royal Academy Schools studiert hatte und bereits als junger Mann zum Associate und dann zum ordentlichen Mitglied der Royal Academy gewählt worden war, blieb dieser Institution immer loyal verbunden und war gerne bereit, seine Fähigkeiten als Lehrer und Organisator in deren Dienste zu stellen. Teil des Lehrkörpers der Akademie war auch ein Professor für Perspektive, der verpflichtet war, pro Jahr sechs Vorlesungen über Geometrie, Linear- und Luftperspektive zu halten. Als die Stelle 1806 frei wurde, stellte sich Turner dafür zur Verfügung und wurde im November 1807 gewählt. Neben der tiefen Verehrung, die er für die Akademie empfand, haben ihn wohl auch seine frühe Ausbildung als Architekturzeichner sowie sein wachsendes Interesse an den Auswirkungen von Licht und Atmosphäre auf den Bildraum in seiner Überzeugung bestärkt, für diese Aufgabe besonders geeignet zu sein.

Turner begann seine erste Vorlesungsreihe im Jänner 1811. Zur Illustration verwendete er sehr große farbige oder monochrome Zeichnungen und Schaubilder, die allgemein sehr bewundert wurden. Aber sein schlechter Vortragsstil und seine unbeholfene Ausdrucksweise machten es schwierig, seinen Ausführungen zu folgen. Anders als fast alle seine Kollegen an der Akademie, hat Turner seine Vorlesungen nie veröffentlicht. Trotzdem war er stolz auf seine Stellung und fügte seit dem Zeitpunkt seiner Berufung der Signatur seiner Gemälde häufig die Buchstaben „P. P." (Professor für Perspektive) hinzu. Nachdem er seine Vorlesungstätigkeit fast völlig eingestellt hatte, legte er 1837 die Professur zurück.

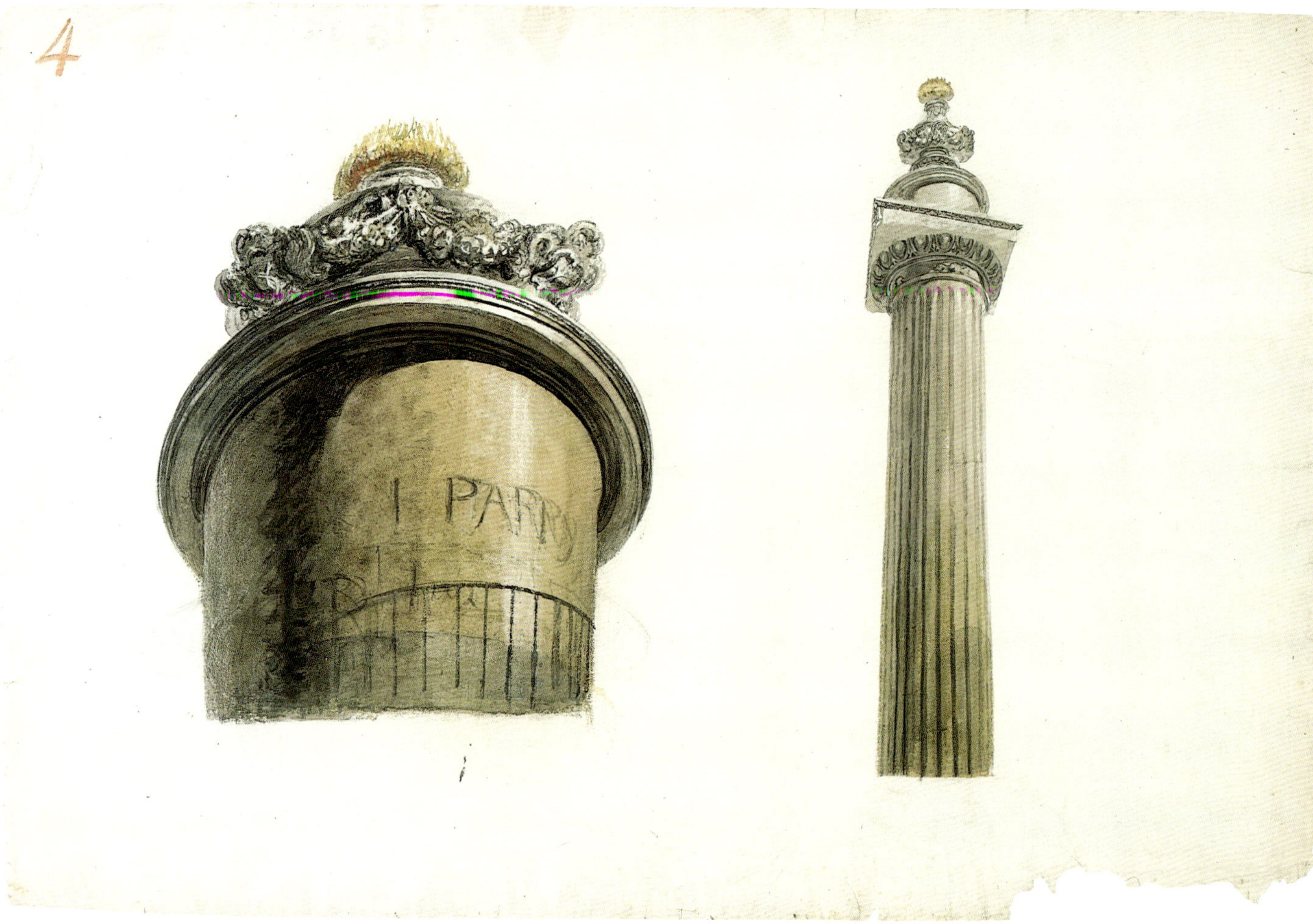

42 Zwei Studien des *Monument*, Ansicht von unten
Vorlesungsschaubild 4

Two Studies of the Monument, seen from below; Lecture Diagram 4

Um 1810
Bleistift und Aquarell, 675 x 1011 mm
Bezeichnet mit der Ziffer „4"
London, Tate Gallery
Turner Bequest CXCV 151, D 17122

Das *Monument* wurde von Sir Christopher Wren entworfen und 1671–77 in der City of London im Gedenken an die große Feuersbrunst, die London 1666 verwüstet hatte, errichtet.

Turner verwendete diese Zeichnung als Illustration zu seiner ersten Vorlesung über die Perspektive am 7. Jänner 1811. Ein Kritiker beschrieb die Vorlesung als „mehr einführend denn fachspezifisch und vor allem darauf angelegt zu zeigen, daß die bedeutendsten Historienmaler, ebenso wie Architekten und Bildhauer, ihren wichtigsten Schöpfungen die Prinzipien der Perspektive zugrunde legten." So sprach Turner etwa auch über den vergoldeten „flammenden Ball", der das *Monument* bekrönt, und erklärte seinen Studenten, wie weit nach seinen eigenen Beobachtungen ein Betrachter von der Basis entfernt sein muß, um den ganzen Ball sehen zu können.

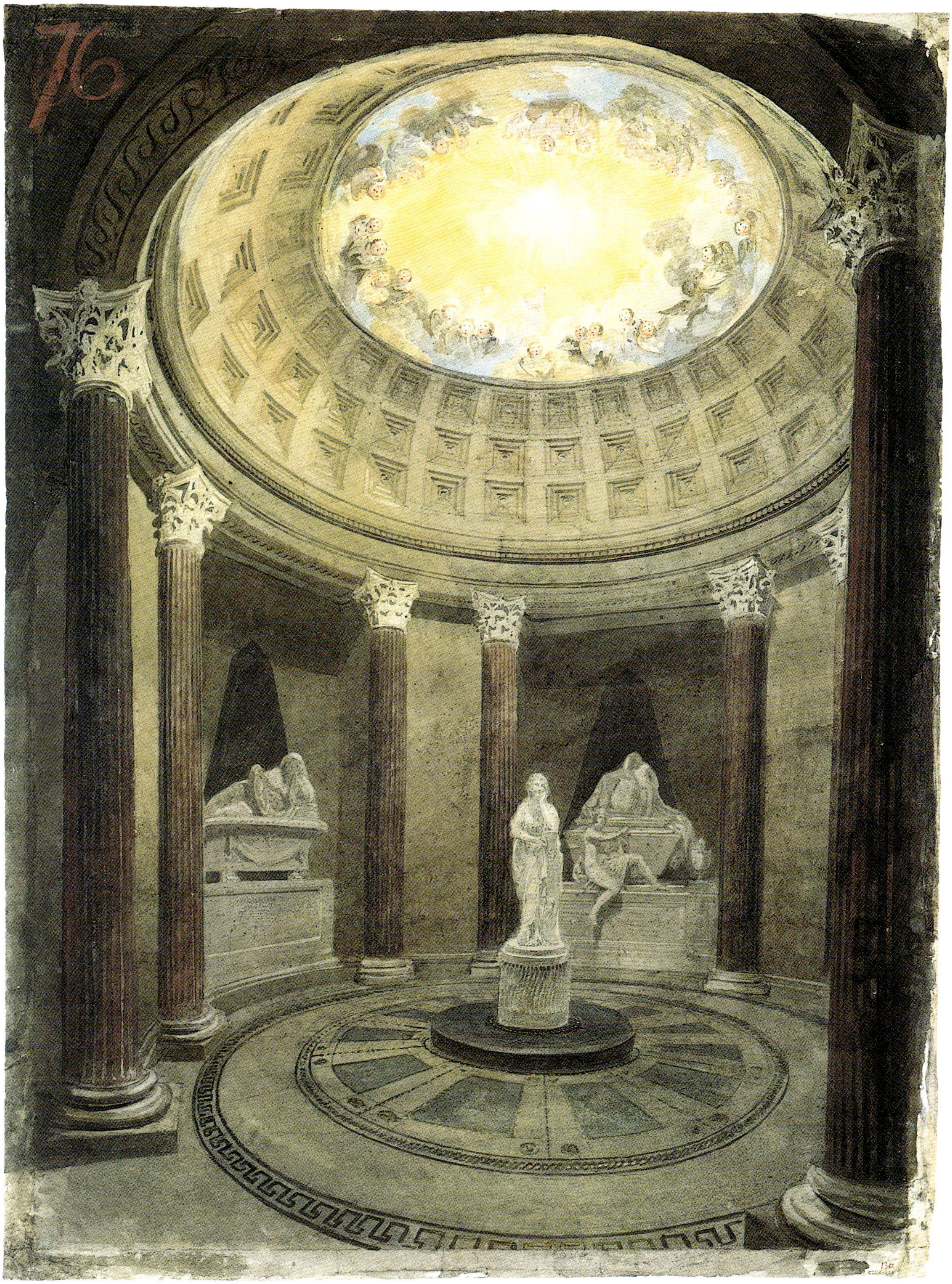
76

43 Innenansicht des Mausoleums in Brocklesby Vorlesungsschaubild 76

The Interior of Brocklesby Mausoleum; Lecture Diagram 76

Um 1810
Bleistift und Aquarell, 640 x 490 mm
Bezeichnet mit der Ziffer „76"

London, Tate Gallery
Turner Bequest CXCV 130, D 17101

Im Jahre 1797 besuchte Turner Brocklesby, den Ansitz des Lord of Yarborough in Lincolnshire; auch weiterhin pflegte er den Kontakt zu diesem Mäzen, der Turner 1802 bei der Finanzierung seiner Reise auf den Kontinent unterstützen und im darauffolgenden Jahr sein *Winzerfest zu Beginn der Weinlese in Macon* (Kat. Nr. 23) erwerben sollte. Das Mausoleum, in dem die Ahnen des Grafen bestattet waren, war als überkuppelter Rundbau mit einem Kranz korinthischer Säulen und einem mit bemalten Glas überdachten Oculus nach Entwürfen von James Wyatt (siehe Kommentar zu Tafel 11) errichtet worden. Turner fertigte diese große Innenansicht unter Verwendung früherer Zeichnungen als Illustration zu seinen Vorlesungen an.

Ungefähr die Hälfte von Turners zahlreichen Schaubildern können mit seinen Vorlesungen des Jahres 1811 in Verbindung gebracht werden, sind jedoch höchstwahrscheinlich bereits im Jahr davor angefertigt worden. Das vorliegende Blatt gehört zu einer Gruppe von Schaubildern, die sich nicht mit den überlieferten Vorlesungen oder erhaltenen Unterlagen in Verbindung bringen lassen. Aufgrund des Umfangs der Gruppe liegt die Vermutung nahe, daß Turner sie gegen Ende der Vorlesungsreihe verwenden wollte.

DIE RHEINREISE 1817

Im August und September 1817 bereiste Turner Holland, Belgien und den Rhein zwischen Köln und Mainz. Diese Reise, die erste überhaupt seit 1802, ist außerordentlich gut dokumentiert – Turner notierte seine Reiseroute im Detail in einem eigenen Skizzenbuch. Er verließ London am 10. August, reiste zuerst nach Belgien, wo er das Schlachtfeld von Waterloo besuchte und von dort aus nach Aachen und Köln. Von Köln brach Turner am 18. August auf, er legte den Großteil der Strecke zu Fuß zurück und hatte nur leichtes Gepäck bei sich, eine Art Rucksack, seine Zeichenutensilien sowie den damals aktuellsten Reiseführer *The Travellers Complete Guide through Belgium and Holland ... with a Sketch of a Tour in Germany* von Charles Campbell. Turners Reise folgte zum Teil den Spuren Junker Harolds nach dem dritten Canto aus Lord Byrons *Childe Harolds Pilgrimage,* der 1816 erschienen war und in dem die romantisch-nationalistischen Gefühle des Helden beim Besuch von Waterloo und entlang des Rheines geschildert werden. Byrons Gedicht – das auch in dem von Turner benützten Reiseführer von Campbell rezipiert wurde – löste einen sentimental orientieren Massentourismus aus.

Drei ledergebundene Skizzenbücher verschiedener Größe, das *Rhein-Reiseroute*-Skizzenbuch, das *Waterloo und Rhein*-Skizzenbuch und das *Rhein und Dort*-Skizzenbuch sind im Turner Bequest der Tate Gallery aufbewahrt. In diesen Skizzenbüchern hielt Turner alle Sehenswürdigkeiten entlang des Mittelrheins zwischen Köln und Mainz fest.

Die Bleistiftzeichnungen inspirierten Turner zu einer Gruppe von 50 Arbeiten in Aquarell und Deckfarbe, die in ihrer flüssigen Ausführung, der hohen Qualität ihrer differenzierten Farb- und Lichteffekte sowie der atmosphärischen Darstellung einen künstlerischen Höhepunkt innerhalb seines gesamten Œuvres bedeuten. Turner führte die Aquarelle unmittelbar nach seiner Rückkehr nach England im Herbst und Frühwinter 1817 aus. Noch im selben Jahr kaufte sein Freund und Mäzen William Fawkes die gesamte Serie um 500 Pfund. Die Blätter blieben bis in das späte 19. Jahrhundert im Familienbesitz, ehe sie in verschiedene Sammlungen verkauft wurden.

44 Ein Blick auf den Rhein – Die Bautsburg

A View on the Rhine – The Bautsburg

1817
Aquarell und Deckfarbe mit Auskratzungen auf weißem, mit grauer Lavierung präpariertem Papier, 227 x 317 mm

London, Victoria and Albert Museum
Inv. Nr. P 10-1945
W 683 und W 640

Aufgrund der im ständigen Wechsel dargestellten Licht- und Wetterverhältnisse, der vielfältig wiedergegebenen Stimmungen und auch der teilweise sehr skizzenhaften Ausführung der Aquarelle nahmen Ruskin und Turners erster Biograph William Thornbury an, Turner habe auch die ausgeführten Blätter vor Ort angefertigt. Die Technik – Aquarell, Gouache und Deckweiß über Bleistiftumrissen mit Pinsellavierungen – verleiht den Blättern insgesamt einen skizzenhaften Charakter; zudem sind sie oftmals nicht detailliert ausgeführt. Inzwischen herrscht jedoch Einigkeit darüber, daß die Rheinansichten nicht vor der Natur entstanden, sondern daß die topographischen Details den Bleistiftskizzen entnommen sind – jedes einzelne der ausgeführten Aquarelle beruht auf mindestens einer oder mehreren der kleinen schnellen und lebhaften Zeichnungen – und die Effekte von Farbe und Atmosphäre aus dem „reichen Fundus von Turners Erinnerung" (Powell 1991, S. 33). Powell weist jedoch auch darauf hin, daß der ungewöhnliche Blickpunkt der Straße im Zentrum der Komposition – Turner wählte ihn des öfteren für seine Rheinansichten – zumindest als Indiz für eine mögliche in situ-Ausführung des Blattes nicht außer acht zu lassen wäre. Allerdings sei das Papier – leichtes kräftig grundiertes Schreibpapier, das Turner für die ausgeführten Blätter verwendete – nicht zu einem Skizzenbuch zusammenrollbar und daher auf einer Reise sehr unpraktisch (Powell 1995, S. 33).

Die Ansicht der Bautsburg – sie wurde kurz nach Turners Besuch abgerissen und durch einen romantisch-historistischen Neubau ersetzt – beruht auf einer Skizze im *Waterloo und Rhein*-Skizzenbuch (TB CLX, fol. 67v, Abb. 22, S. 33, in Powell 1991, sowie ebd. Kat. Nr. 10); bei einer Ausstellung in der Royal Academy wurde das Blatt irrtümlich als *Bausenberg im Brohltal* bezeichnet und danach – bis zu einer Klärung durch Powell (1991, Kat. Nr. 10) – in der Literatur sowohl als *Rheinansicht* (W 683) als auch als *Bausenberg* (W 640) geführt.

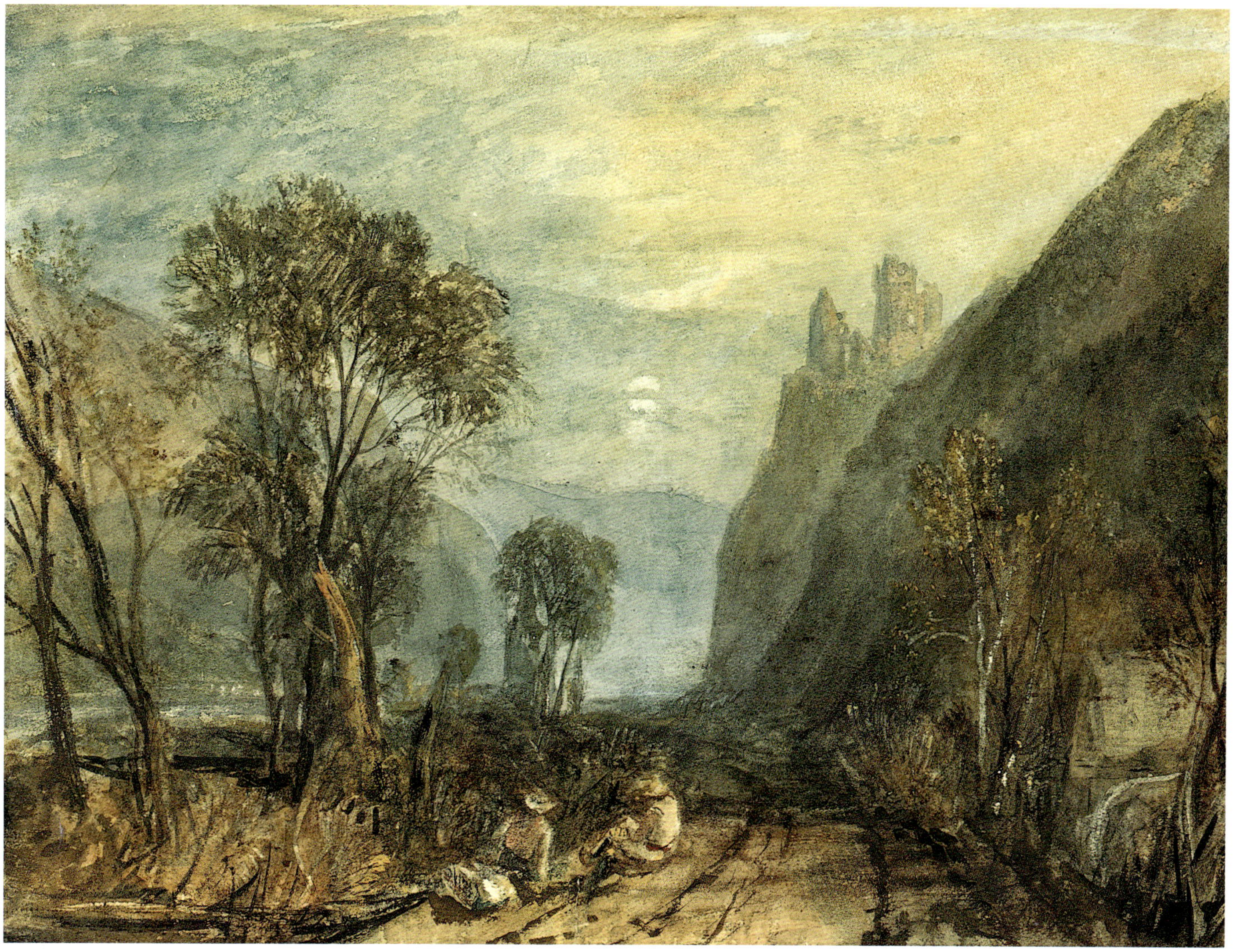

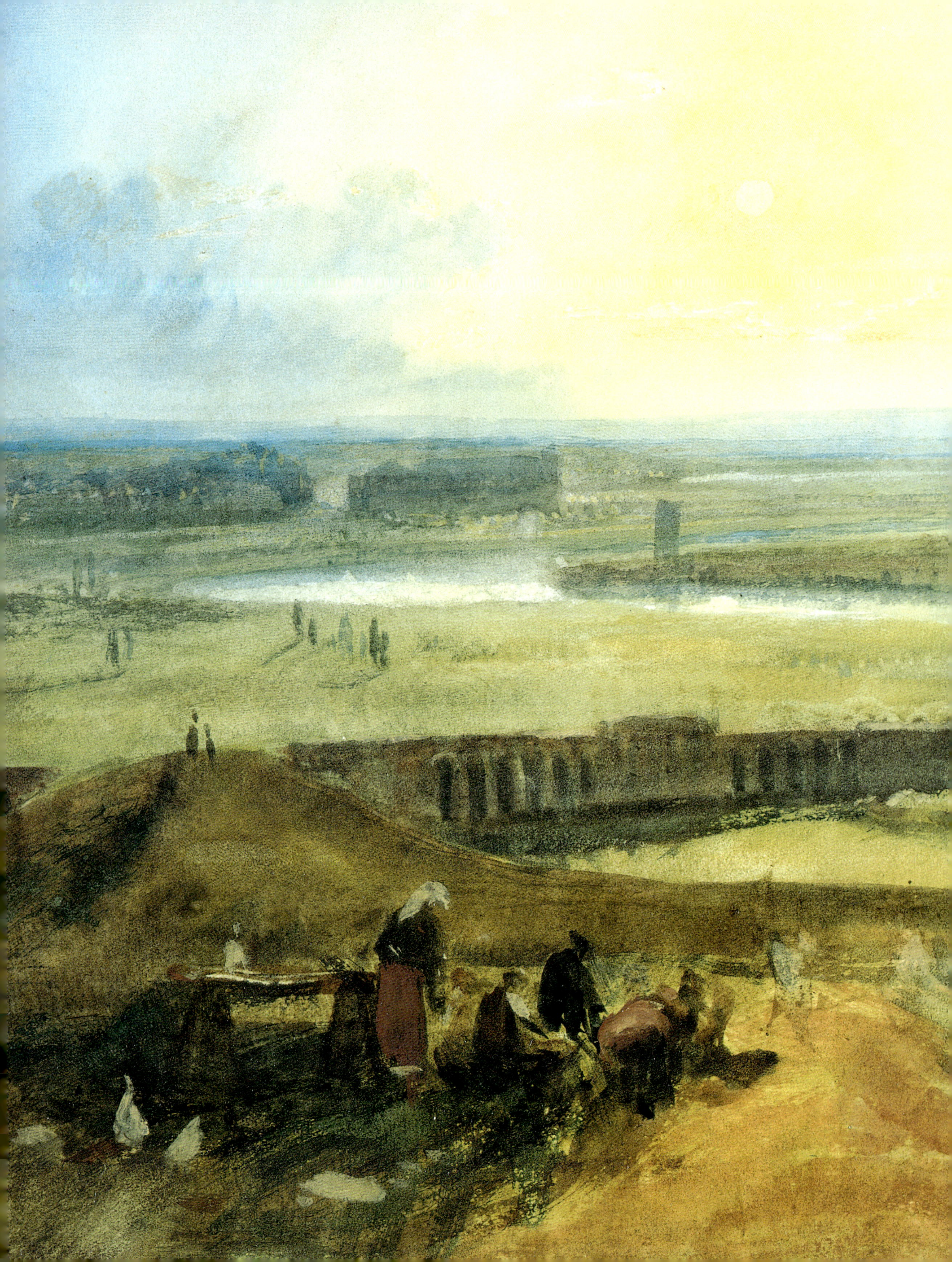

DIE ERSTE REISE NACH ITALIEN 1819

Zu Beginn des Jahres 1819 schrieb der Portraitmaler Sir Thomas Lawrence aus Italien an Joseph Farington: „Turner sollte nach Rom kommen. Hier würde sein Genie neue geistige Nahrung finden, die ihm vollkommen entsprechend und kongenial ist ... ihn zeichnet eine Eleganz und häufig eine Größe der Erfindung aus, die nach einer Landschaft wie dieser hier verlangt, um sich frei entfalten und ausdrücken zu können ... diese Mischung, sage ich, aus Erde und Himmel kann, nach meinem Dafürhalten, nur durch die Schönheit seiner Farbtöne ausgedrückt werden." Tatsächlich besuchte Turner etwas später im selben Jahr erstmals Italien und verbrachte vier sehr arbeitsreiche Monate auf einer Reise, die ihn über die Alpen nach Venedig und dann weiter nach Rom und Neapel führte.

Während dieser Reise füllte Turner 23 Skizzenbücher und fertigte fast 2000 Zeichnungen an, vor allem in Bleistift. Sie stellen eine umfangreiche Sammlung an Notizen von Altertümern, Gebäuden, Denkmälern, Statuen und der italienischen Landschaft als zukünftige Erinnerungshilfe und Nachschlagewerk dar. Obwohl Rom als Zentrum für die romantische Praxis, Ölskizzen in der Natur anzufertigen galt, scheint Turner von dieser Technik während seiner Reise keinen Gebrauch gemacht zu haben. Statt dessen bevorzugte er einfachere Techniken, die ihn seine Zeit optimal nutzen ließen. Aus diesem Grund entstand nur eine kleine Anzahl Aquarellskizzen; diese aber zeigen eine neue Klarheit und Leuchtkraft als Reaktion auf das italienische Licht. Italien bestätigte ihn in der Bedeutung, die er den Werten und Themen der europäischen klassischen Tradition und ihren römischen Wurzeln beimaß – eine Haltung, die auch seine älteren aristokratischen Gönner, die auf der *Grand tour* gewesen waren, teilten. Italien bedeutete für Turner auch einen künstlerischen Wendepunkt und bezeichnete den Übergang zu jener leuchtenden Farbe und Abstraktion durch das Licht, die seine späteren Werke so modern erscheinen lassen. Im glitzernden blauen Himmel von *Rom vom Vatikan gesehen* (Tafel 50), jenem Gemälde, das gleich nach seiner Rückkehr entstand, ist der Wandel deutlich erkennbar, auch wenn die Komposition, unter anderen Gesichtspunkten betrachtet, eine gewisse ehrfürchtige Befangenheit des Malers angesichts der kulturellen Tradition der Stadt nicht verleugnen kann.

45 Der Como-See

Lake Como

1819
Aquarell, 224 x 290 mm
London, Tate Gallery
Turner Bequest CLXXXI 1, D 15251

Zu Beginn seiner italienischen Reise führte Turners Weg nach Venedig ihn an den norditalienischen Seen vorbei. Er fertigte in seinem *Como und Venedig*-Skizzenbuch mehrere Studien von Como an, darunter auch diese. Möglicherweise handelt es sich hierbei um das erste Aquarell, das Turner in Italien schuf. In der Leichtigkeit der Pinselführung und den zarten, durchsichtigen Lavierungen äußerst sich in Turners Technik bereits eine erste Antwort auf die Landschaft. Die Atmosphäre transzendentaler Ruhe am See, die Wärme der Luft und das diffuse Licht des späten Sommers werden mit nur wenigen Strichen als reines Aquarell, ohne Bleistift-Vorzeichnung, eingefangen. Es wäre denkbar, daß Turner direkt vor dem Motiv arbeitete.

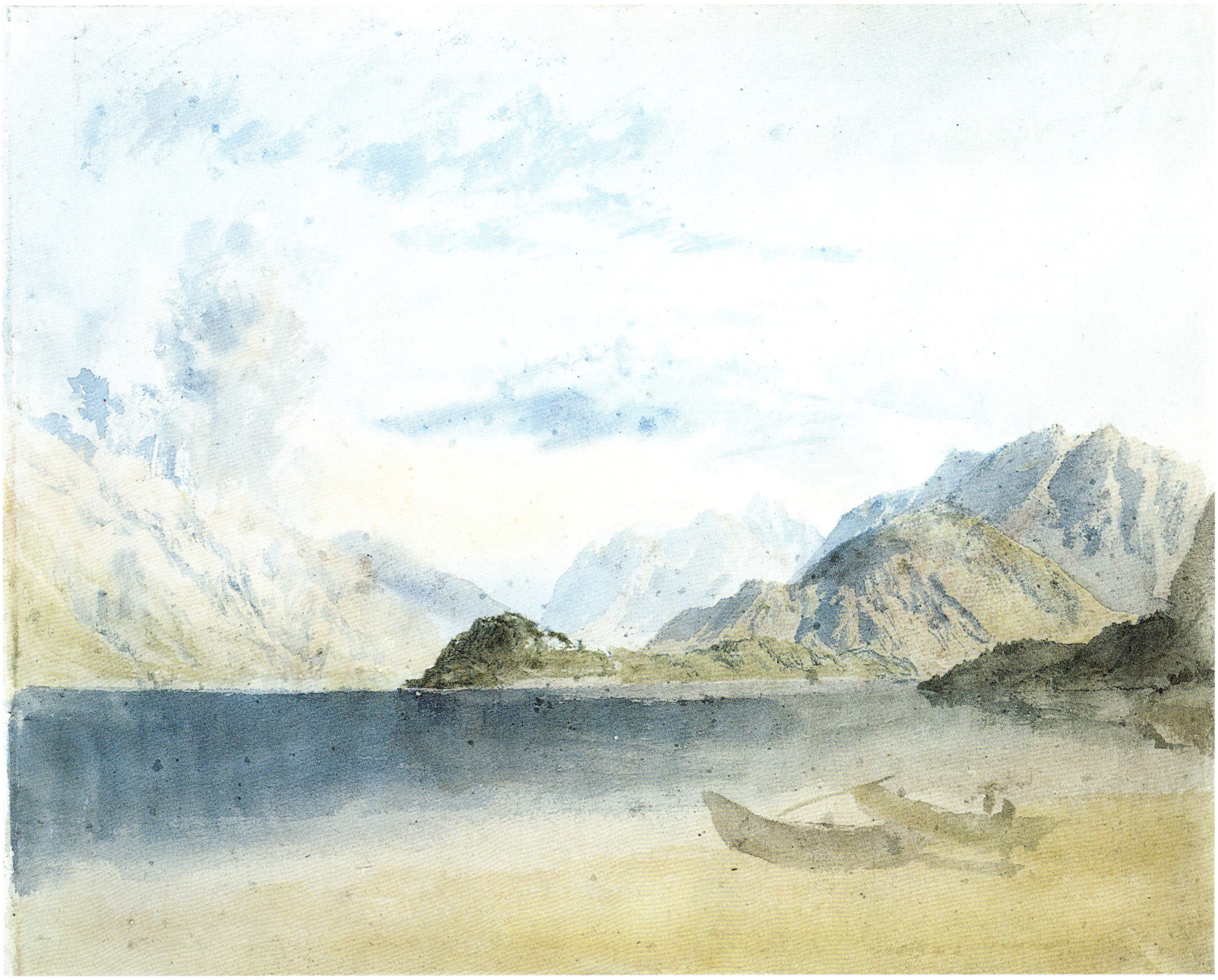

46 Venedig: Blick nach Osten zur Giudecca

Venice: Looking East to the Giudecca

1819
Aquarell, 223 x 287 mm
London, Tate Gallery
Turner Bequest CLXXX1 5, D 15255

Dies ist ein weiteres Blatt aus Turners *Como und Venedig*-Skizzenbuch und zugleich eines von nur vier Aquarellen, die während seines ersten Venedigbesuchs entstanden. Turner hielt sich 1819 nur einige Tage in der Stadt auf, währenddessen machte er die meisten Skizzen mit dem Bleistift. Die Aquarelle führen die Entwicklung eines rationellen, aber subtil evozierenden Stils, der bereits in den Comer Skizzen erkennbar ist, fort, wobei das Ergebnis hier noch großartiger ist, da Turner auf den besonderen Charakter Venedigs reagiert. Hier weicht die Stadtsilhouette gegen den Horizont zurück, einige fast nur getupfte Lavierungen von beinahe orientalischem Minimalismus deuten eine Gruppe von Gondeln auf der Lagune an. Das eigentliche Thema aber scheint der Himmel zu sein, in dessen Weite aus durchscheinenden Lavierungen rote und gelbe Farbtupfen hineingleiten, um die Röte des Morgenlichtes auszudrücken. Überhaupt wird erstaunlich wenig Farbe verwendet, und das weiße Papier, das entweder mit klarem Wasser oder nur den blassesten Lavierungen getränkt wurde, trägt viel zum Ausdruck des Bildes bei. Die Stadt scheint wie in einem Traum zu schweben. Möglicherweise wurde sie nachträglich aus der Erinnerung einer Studie, die sich in erster Linie mit Wasser und Himmel beschäftigte, hinzugefügt, wobei das Papier dafür nachträglich erneut befeuchtet worden wäre, um die blauen Lavierungen, die für die Gebäude verwendet wurden, zu absorbieren. Bei ihrer Darstellung ging es Turner nicht um topographische Genauigkeit, sondern vielmehr um den Eindruck der Stadt aus der Ferne.

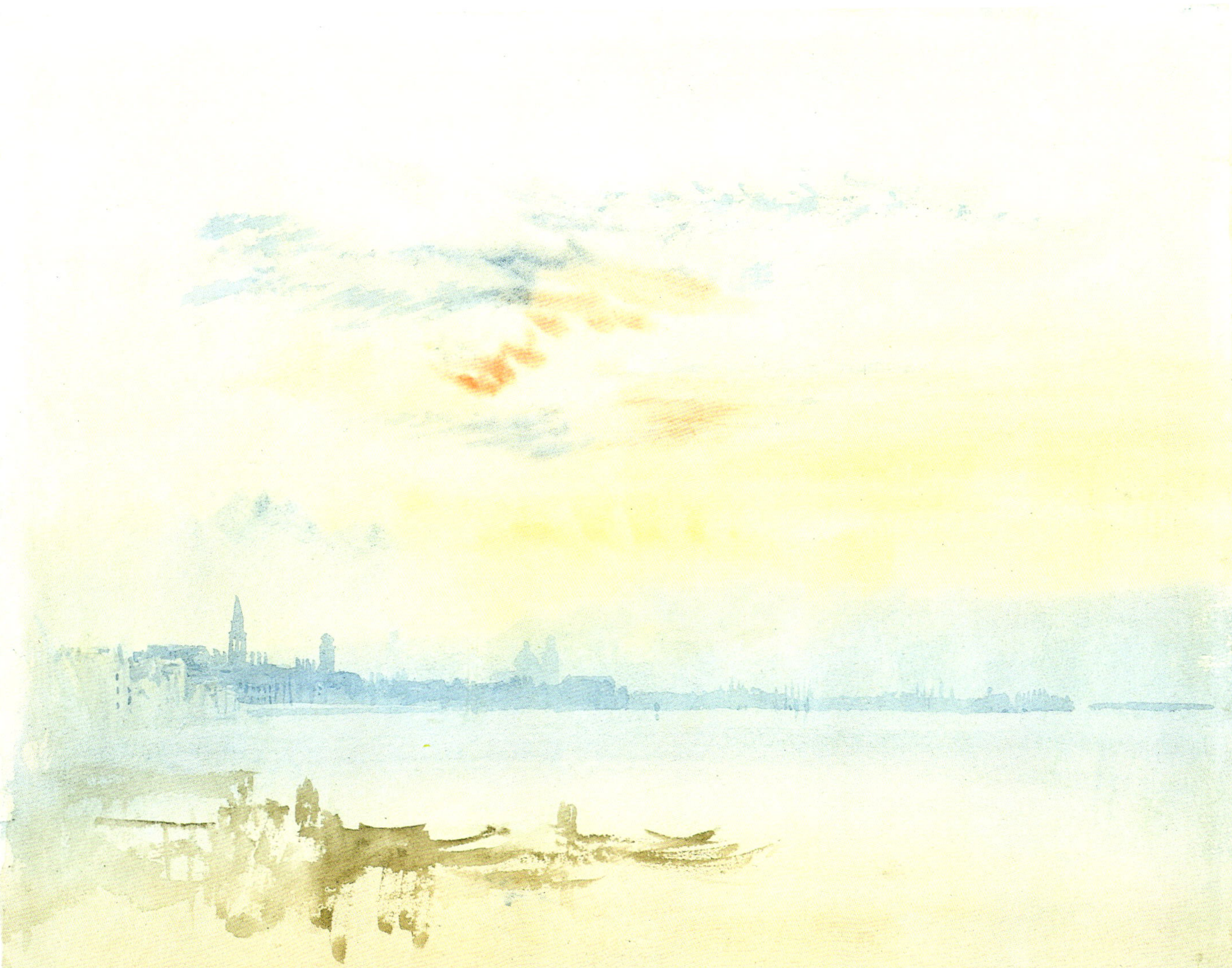

47 Tivoli

Tivoli

1819
Bleistift und Aquarell, 256 x 404 mm
London, Tate Gallery
Turner Bequest CLXXXVII 28, D 16116

Tivoli, in den Bergen östlich von Rom gelegen, war seit jeher ein beliebtes Ausflugsziel für Künstler, die seine spektakuläre Lage zwischen steinigen Klippen und Wasserfällen sowie die Ruinen, Tempel, Villen und Gärten mit ihrer Geschichte schätzten. Turners Malerkollege Sir Thomas Lawrence schrieb darüber 1819: „Ich hatte mir kaum vorstellen können, daß eine solche Vision des Hoheitsvollen und vielfältig Malerischen, von Schönheit, Großartigem und Erhabenem in der Landschaft überhaupt existieren könnte ... es geht unendlich über jede Vorstellung hinaus, die ich mir davon gemacht hatte, obwohl so viele gute Gemälde davon geschaffen wurden. Die einzige Person, die vergleichsweise in der Lage wäre, dem Anblick gerecht zu werden, wäre Turner, der (ich beschreibe die wahrhaftigen Eindrücke meiner Augen und meines Geistes) in den höchsten Schönheiten seiner erhabenen Werke den feinen Linien der Komposition, den Eindrücken und Wirkungen und der erlesenen Farbkombination der Landschaft ... die sich jetzt vor mir ausbreitet, näher kommt als sogar Claude selbst."

Turner hatte bereits 1818 ein Aquarell *Landschaft; Komposition aus Tivoli* in der Royal Academy ausgestellt. Es handelte sich hierbei, wie der Titel bereits andeutet, um ein weitgehend erfundenes Bildsujet, das zahlreiche der berühmtesten Ansichten des Ortes in einer Idealansicht vereint. 1819 verbrachte Turner viel Zeit damit, die Wirklichkeit zu studieren; er füllte zwei Skizzenbücher mit Bleistift- und monochromen Zeichnungen und führte einige weiter entwickelte Studien mit Bleistift und Kreide auf grauem Papier aus. Dies ist eines der einzigen zwei in diesem Jahr in Tivoli entstandenen Aquarelle. Wie die farbigen Studien, die Turner in Rom anfertigte, zeigt es eine breit gefächerte Palette und eine kräftige Malweise, wobei Turner häufig mit dem Finger tupfte, um die verschiedenen Oberflächenreize und wechselnden Wirkungen des Lichtes im bewaldeten Tal unterhalb der Stadt einzufangen.

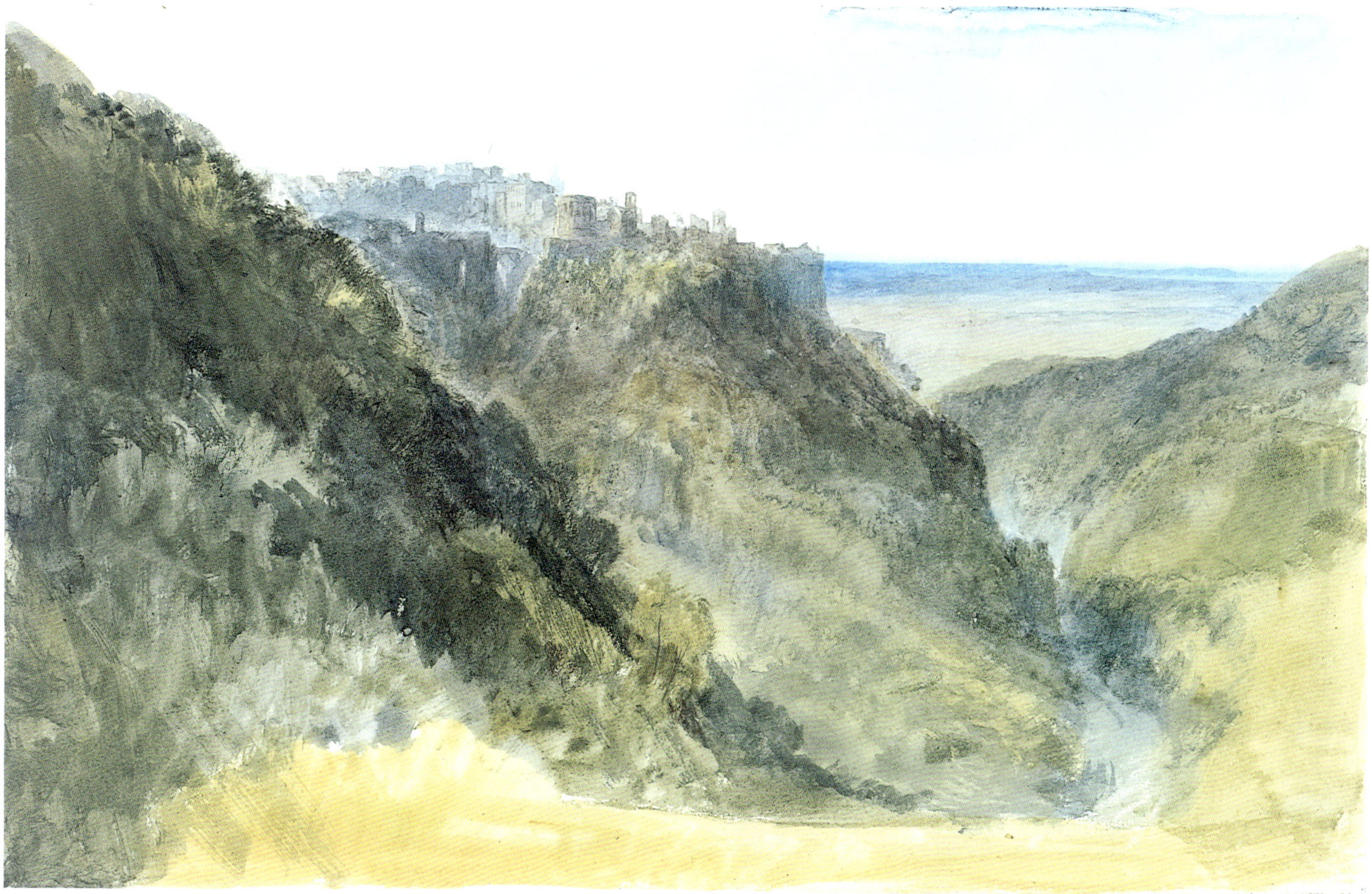

48 Die Römische Campagna bei Sonnenuntergang

The Roman Campagna, Sunset

1819
Bleistift, Aquarell und Gouache, 231 x 369 mm
London, Tate Gallery
Turner Bequest CLXXXVII 43, D 16131

Wie Tivoli war auch die Campagna um Rom mit ihren Ebenen und niedrigen Hügelketten, dem Tiber und seinen antiken Ruinen, wie dem Aquädukt Kaiser Claudius', seit Generationen ein bevorzugtes Ausflugsziel der Künstler. Claude Lorrain soll hier gemalt haben, und ein Stück des Tiberufers nördlich von Rom war als „Promenade de Poussin" bekannt, da der Maler hier besonders gerne spazieren gegangen war. Es blieb auch weiterhin ein beliebtes Ziel für morgendliche oder abendliche Spaziergänge und wurde regelmäßig von Künstlern besucht, die sich erneut dazu verpflichtet sahen, nach der Natur zu malen. Die Promenade ist das Thema zahlloser Ölskizzen von Malern aus allen Teilen Europas. Wie bereits erwähnt, arbeitete Turner demgegenüber während seines ersten Besuches 1819 nicht mit Ölfarben. Dieses lebendige Aquarell kann aber durchaus im Freien entstanden sein und die reichhaltige Verwendung der Farbe, verstärkt durch Gouache, scheint die Wirkung von Ölmalerei nachzuahmen. Das weiche, milde Licht eines warmen Herbstabends ist wunderbar eingefangen, wobei die Bauern und scharrenden Hühner an den ländlichen Charakter der zeitgenössischen Campagna erinnern, während die Romantiker die moderne Campagna häufig mit der Größe ihrer antiken Vergangenheit kontrastieren, als die römischen Legionen auf ihrem Weg zu entfernten Außenposten des Weltreichs durch sie zogen. Turners Ansicht mit ihrer weiten, einkreisenden Perspektive und dem vereinheitlichenden Sonnenlicht scheint die vollendete Realisierung von Chateaubriands einige Jahre zuvor verfaßter Beschreibung der Campagna (Lettre à M. de Fontanes, Voyage en Italie, 1804) zu sein: „Es gibt nichts, das mit der Schönheit der Linien des römischen Horizonts verglichen werden kann, mit der sanften Neigung seiner Ebenen, den zarten zurückweichenden Konturen der Berge, die ihn begrenzen. Die Täler der Campagna haben oft die Form einer Arena, eines Zirkus', eines Hippodroms; die Hügel sind wie Terrassen geformt, als ob die mächtige Hand der Römer all diese Erde bewegt hätte. Ein ungewöhnlicher Schleier umfängt die Ferne… eine einzigartige harmonische Tonalität verbindet Erde, Himmel und Wasser: Durch eine unmerkliche Abstufung der Farben verschmelzen alle Oberflächen mit ihren Extremen …"

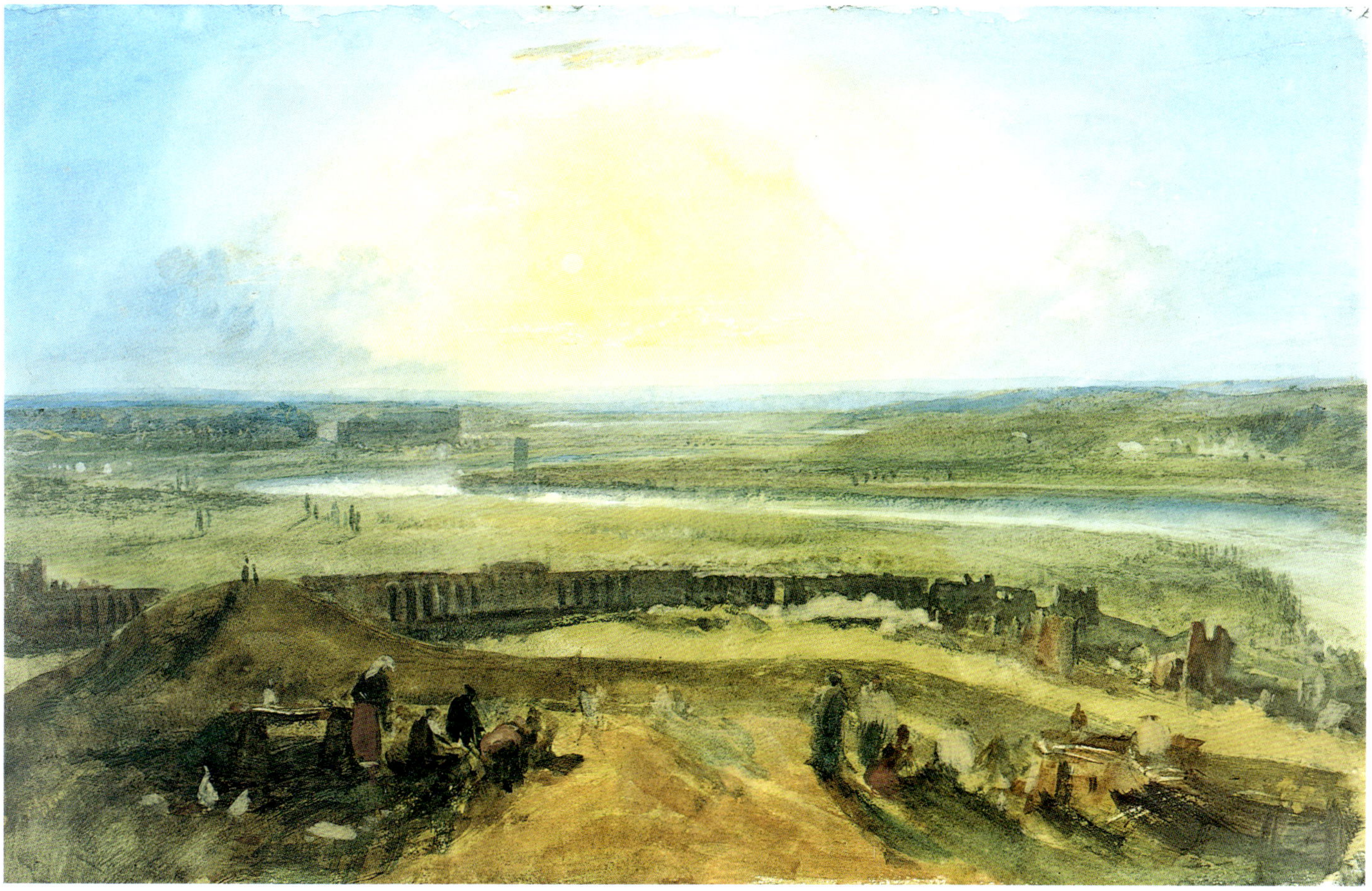

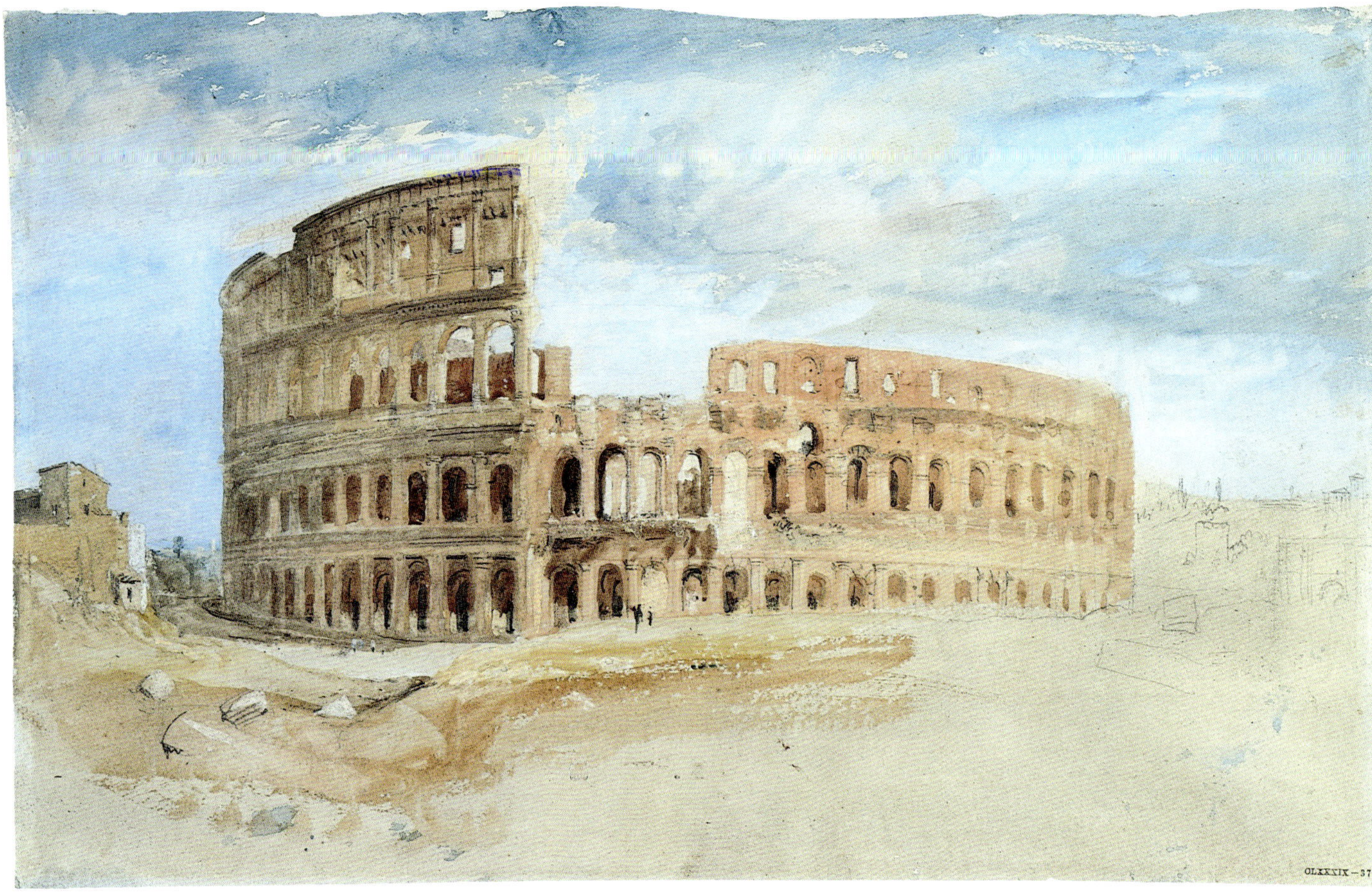

49 Das Kolosseum
The Colosseum

1819
Bleistift, Aquarell und Gouache,
231 x 367 mm
London, Tate Gallery
Turner Bequest CLXXXIX 37, D 16364

Das Kolosseum ist eines von sechs italienischen Sujets, nach denen Turner bald nach seiner Rückkehr nach London große ausgearbeitete Aquarelle für seinen Freund und Gönner Walter Fawkes anfertigte. Das Fawkes-Aquarell befindet sich heute im British Museum.
In Rom zeichnete Turner das Kolosseum unter verschiedenen Bedingungen – von Sonnenlicht bis Mondschein. Unter seinen Blättern befinden sich mit dem Bleistift festgehaltene Notizen der architektonischen Details ebenso wie weiter ausgeführte farbige oder monochrome Studien.

50 Rom vom Vatikan aus. Raffael bereitet in Begleitung der „Fornarina“ seine Bilder für die Dekoration der Loggia vor.

Rome, from the Vatican. Raffaelle, accompanied by La Fornarina, preparing his Pictures for the Decoration of the Loggia.

Royal Academy 1820
Öl auf Leinwand, 177,2 x 333,5 cm
London, Tate Gallery
Turner Bequest N 00503
BJ 228

Dieses Gemälde, erstaunlicherweise in nur zwei Monaten nach Turners Rückkehr nach London 1820 vollendet, war, was nicht weiter überrascht, sein einziges Bild in der Ausstellung der Royal Academy dieses Jahres. In einer Komposition von unglaublicher Breite faßt Turner alles, was Rom für ihn bedeutet hat, zusammen: Gleichermaßen realistisch wie symbolisch vereint er die Geschichte der Stadt, die Architektur, die Kunst und das Klima. Bildteile von extremer Genauigkeit setzt er neben Dinge, die auf den ersten Blick wie verblüffende Anachronismen hinsichtlich des Größenverhältnisses, der Perspektive und des Erzählzusammenhanges wirken. Obwohl das Bild verlangt, wie ein Buch gelesen zu werden, kann es doch nicht durchwegs wörtlich interpretiert werden. Eher stellt es Turners phantasievolle Antwort auf ein Thema dar, dessen Größe ihn, wie fast alle seiner klassisch gebildeten Generation, beinahe überwältigte.

Der Blick führt aus der Loggia Papst Leos X. im Vatikan über den Petersplatz hinüber zur Engelsburg; in der Ferne schimmern die Hügel des Apennin unter einem leuchtenden römischen Himmel. Die Fresken der Loggia, die Turner sorgfältig kopiert hat, stammen von Raffael und seiner Werkstatt, und es ist Raffael selbst, der neben „La Fornarina“, seiner berühmten Geliebten und gleichzeitigem Modell, auf einer eigenartigen Plattform steht (die Plattform sieht aus wie ein Tisch, soll aber wahrscheinlich einen Teil des Gerüsts, das Raffael den Zugang zu seinem Werk ermöglichte, darstellen). Raffael ist umgeben von eigenen Werken und von Gemälden anderer Maler. Darstellungen aus der Geschichte der Kunst, Portraits von Künstlern früherer Generationen und Episoden aus deren Leben wurden in der Romantik beliebte Bildthemen, aber Turner hatte noch einen besonderen Grund, Raffael nicht nur als vorbildlichen Meister der römischen Hochrenaissance und als Maler der Loggia, in der er steht, zu feiern. Im April 1820 – also genau zu dem Zeitpunkt, als dieses Bild in der Royal Academy ausgestellt wurde – jährte sich Raffaels Todestag zum dreihundertsten Mal. Und kurz vor Turners Ankunft in Rom war eine Büste Raffaels von Alessandro d’Este, dem Sohn des Direktors der Vatikanischen Museen, am Ende der Loggia aufgestellt worden. Turner zeichnete sie in situ, und die Büste hat ihn sicherlich zu der Idee inspiriert, den Maler während der Arbeit an seinen Fresken in der Loggia zu zeigen. Natürlich bedeutete dies für Turner den Verzicht auf die Darstellung der Gedenkbüste, weshalb nur ihr Sockel am Ende der Arkade rechts zu sehen ist. Die Genauigkeit der Wiedergabe der Fresken legt nahe, daß Turner auch eine dokumentarische Absicht verfolgte, denn ihr voranschreitender Verfall wurde damals von vielen Besuchern Roms beklagt.

Trotz der Bedeutung, die Raffael hier zugemessen wird, hat sich Turner nicht allein auf dessen Epoche beschränkt, er schließt das Rom des Barock genauso mit ein wie das der Renaissance, indem er Entwurf und Ausführung von Berninis Kolonnaden, ebenso wie eine seiner Skulpturen im Vordergrund abbildet. Das gerahmte Landschaftsbild an der Brüstung – es wird in einer Vorzeichnung „Casa di Raffaello" genannt – ist zudem deutlich im Stil Claude Lorrains gemalt. Neben diesen historischen Ungereimtheiten gibt es auch Sprünge in den Größenverhältnissen und der Perspektive, obwohl diese wahrscheinlich die Aufgabe haben, die verschiedenen Blickpunkte auf die Loggia zu einer Ansicht zu vereinen und den Eindruck des Betrachters, in den Bildraum eingebunden zu sein, zu verstärken. Das Gemälde sollte relativ tief gehängt werden, so daß wir mit Raffael auf der Plattform und nicht am Boden der Loggia stehen. Die unterbrochenen Blickwinkel, die differierenden Fluchtpunkte und die überwältigenden Proportionen des über den Rahmen reichenden Loggiabogens mögen aber auch per se als Verweis auf die Geschichte der römischen Kunst gedacht sein, auf G.B. Piranesi, einen Künstler, der Turner zeitlich näher stand und dessen dramatische Stiche seiner *Vedute di Roma* Turners Sicht der Stadt stark geprägt hatten.

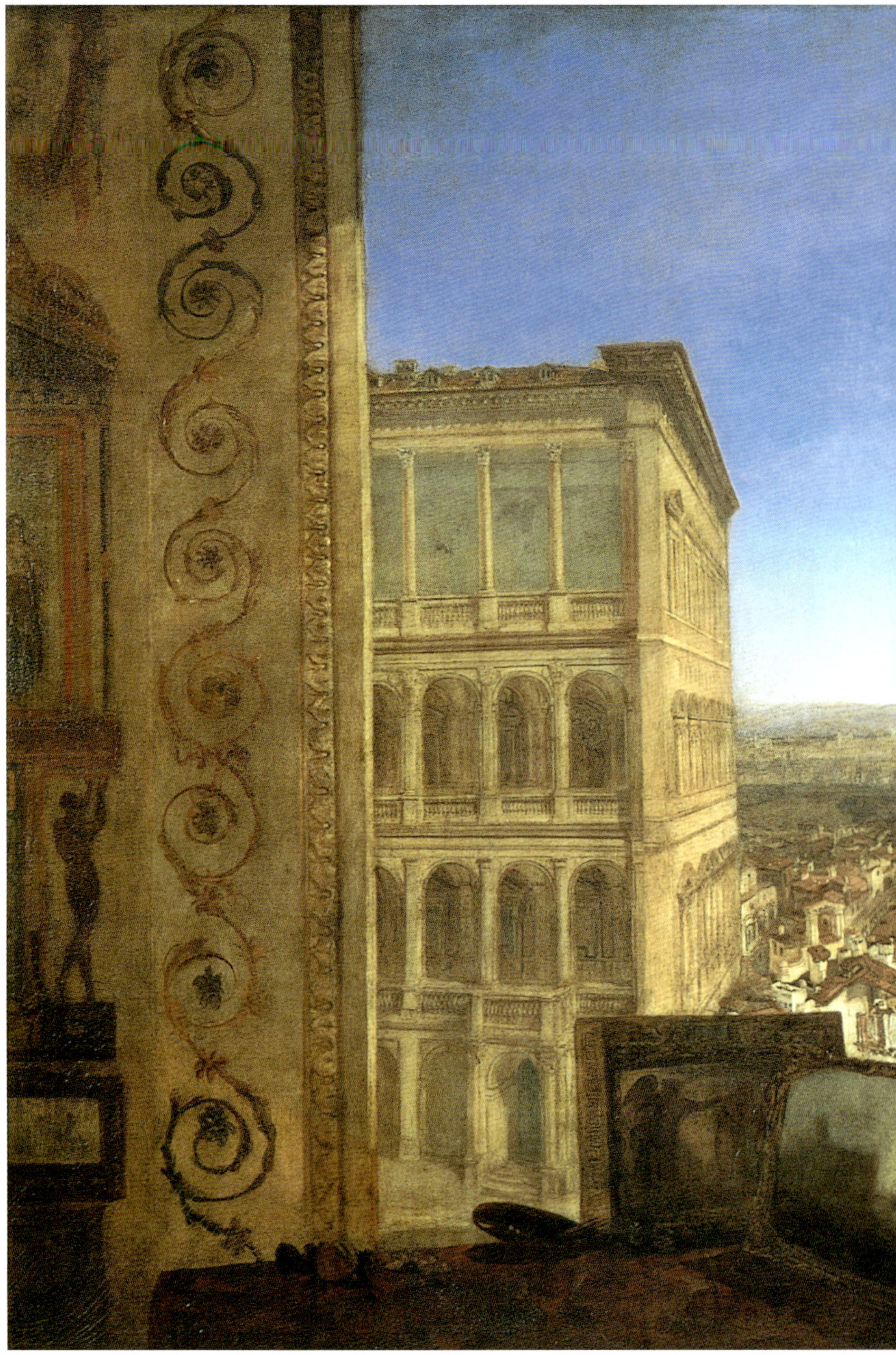

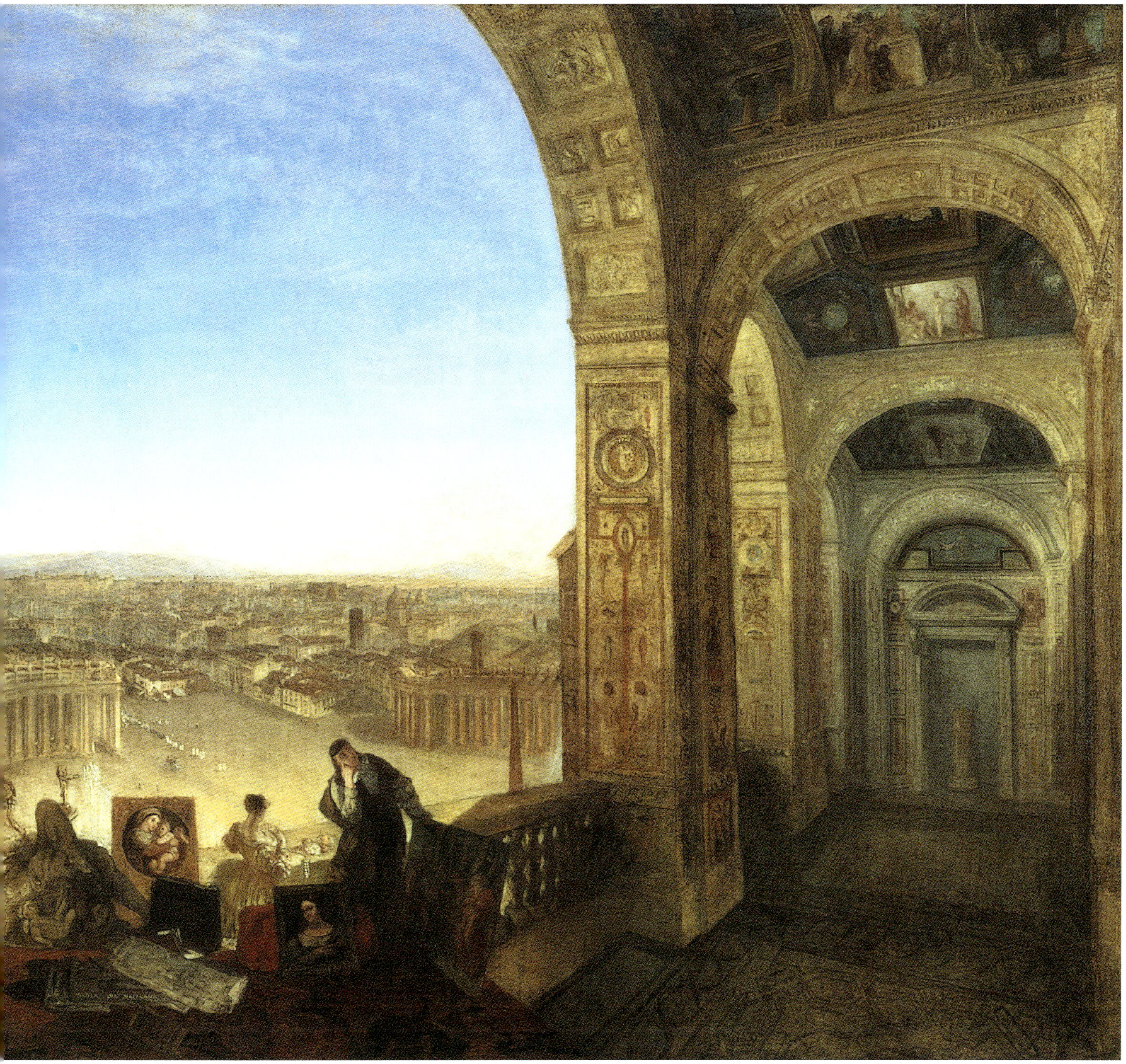

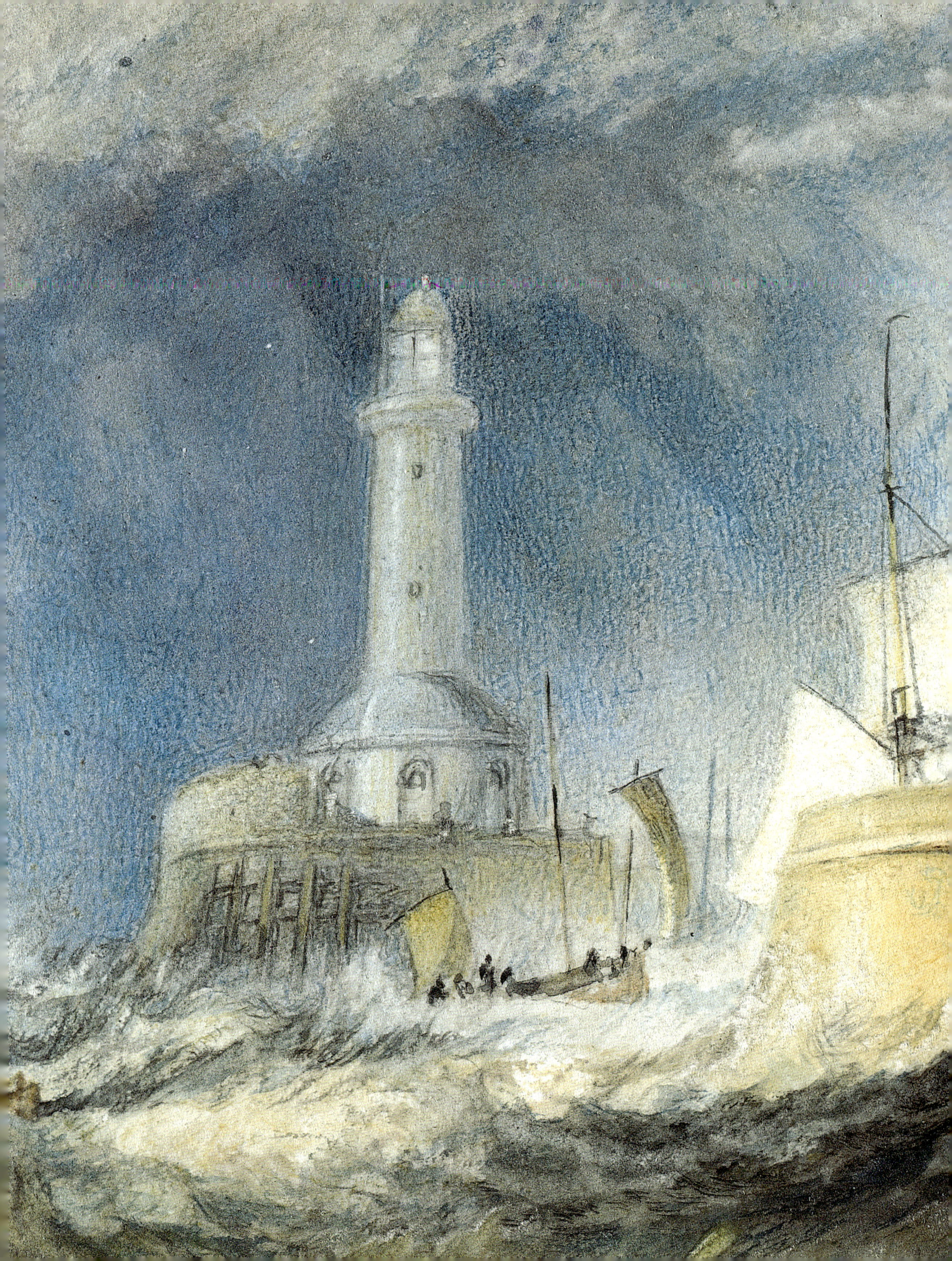

DIE FLÜSSE ENGLANDS UND DIE HÄFEN ENGLANDS

Turner vergaß seine frühe Schulung als topographischer Zeichner nie und arbeitete zeit seines Lebens häufig für Stecher und Herausgeber. 1822 begann er Aquarelle als Vorlagen für die vom Herausgeber William Bernard Cooke (1778–1855) geplante Stichserie *Die Flüsse Englands* vorzubereiten. Aus der kurz zuvor gemachten Erfindung gehärteter Stahlplatten zog der Herausgeber den Vorteil, größere Auflagen drucken zu können. Es scheint, als seien die *Flüsse* die ersten in Stahl gestochenen Landschaften überhaupt. Große Auflagen typischer englischer Ansichten, von Turner und anderen führenden Künstlern entworfen und von den besten Stechern reproduziert, waren ein wirtschaftlich reizvolles Projekt. Für Turner bot es zudem den Anreiz, einen größeren Interessentenkreis für seine Kunst zu erschließen. Tatsächlich wurde das Projekt nie vollendet und 1827 schließlich aufgegeben, nachdem nur 21 der ursprünglich geplanten 36 Blätter herausgegeben worden waren, sechzehn davon nach Entwürfen von Turner. Die Aquarelle der *Flüsse* blieben im Besitz des Künstlers. Da er sich ihrer Qualität und ihres Wertes bewußt war, hatte er sie dem Herausgeber nicht verkauft, sondern sie gegen eine Gebühr an die Stecher verliehen.

In der Zwischenzeit hatte Thomas Lupton (1791–1873), einer der Stecher der *Flüsse*, in Zusammenarbeit mit Turner ein ergänzendes Projekt begonnen, eine Serie von Seestücken, *Die Häfen Englands*. Ursprünglich waren zwölf Blätter geplant, die König Georg IV. gewidmet werden sollten. Turner schuf einen Satz Aquarelle, doch auch diese Serie wurde 1828 aufgegeben, nachdem nur sechs Blätter herausgegeben worden waren. Die restlichen wurden erst 1856, nach Turners Tod, vollendet und gemeinsam mit den ersten sechs Blättern mit einem Begleittext von John Ruskin herausgegeben.

Trotz der hohen in sie gesetzten Erwartungen wurden beide Projekte durch eine Finanzkrise ruiniert, die den Büchermarkt in den zwanziger Jahren des 19. Jahrhunderts erschütterte. Dazu gesellten sich Probleme mit den neuen Stahlplatten. Obwohl manche Platten hervorragende Drucke lieferten, mußten andere wegen technischer Schwierigkeiten aus der Produktion genommen werden. Nichtsdestoweniger schuf Turner für die *Flüsse* und die *Häfen* einige seiner hervorragendsten ausgeführten Aquarelle, die sein reifes Können auf das Überzeugendste zur Schau stellen. Es war ihm auch möglich, eine Beziehung zu einer kleinen Gruppe spezialisierter Stecher – alle Meister ihrer Kunst – aufzubauen, deren Arbeit er ständig überwachen und regulieren konnte, bis er mit den Ergebnissen zufrieden war.

51 More Park, bei Watford am Colne

More Park, near Watford, on the River Colne

Um 1823
Aquarell und Gouache, 158 x 221 mm
London, Tate Gallery
Turner Bequest CCVIII H, D 18141

Obwohl dieses Motiv für die *Flüsse*-Serie gezeichnet wurde, bildet der Colne nicht das eigentliche Hauptthema; er ist links auf einer tiefer gelegenen Ebene dargestellt, hinter dem höher gelegenen Grand Union-Kanal und der Lot Mead-Schleuse, die den Vordergrund einnehmen. Diese Anordnung entspricht jedoch völlig Turners Absicht, in seinen topographischen Arbeiten nicht nur Naturschönheiten, sondern auch eine kultivierte und belebte Landschaft darzustellen. More Park ist der große klassizistische Landsitz, den man in der Ferne zwischen den Bäumen erkennen kann. Im Gegensatz zur breiten, tonigen Pinselführung in seinen früheren Werken, hat Turner in ausgeführten Arbeiten, wie diesem für den Stecher bestimmten Blatt, eine Technik gemeistert, die aus Lagen kleinster Striche und Tupfer leuchtender Farbe besteht, die zusammen den Eindruck einer Fülle suggestiver Details und glitzernder Brillianz erzeugen. Hier gelingt es ihm auf wunderbare Weise, den Eindruck wechselnder Oberflächenreize einer Landschaft mit Feldern und Gewässern, belebt durch sich verändernde Licht- und Schattenverhältnisse, zu vermitteln. Die Vorankündigung der *Flüsse* hatte versprochen, daß der Stil, in dem die Themen gestochen werden würden, „der mächtigen Wirkung von Licht und Schatten in der Mannigfaltigkeit von Dämmerung, Sonnenaufgang, Mittagssonne und Sonnenuntergang gerecht werden würde.“ Aquarelle dieser Serie sind Beispiele für die verschiedenen Lichtwirkungen; dennoch verkörpern sie in sich auch beeindruckende Transformationen von Atmosphäre und Licht, wie hier, wo das Sonnenlicht durch eine vorbeiziehende Wolke bricht. Zwar wird die Hoffnung, daß derartiges die Stecher stimulieren würde, die ihnen zur Verfügung stehenden tonalen und materiellen Kontraste voll auszuschöpfen, deutlich – im Falle dieses Druckes gelang es Turners Namensvetter Charles Turner, der das Aquarell 1824 in die von ihm bevorzugte Mezzotinto-Technik übertrug, jedoch nicht, die Detailgenauigkeit und die glitzernde, reflektierende Wasseroberfläche des Aquarells wiederzugeben.

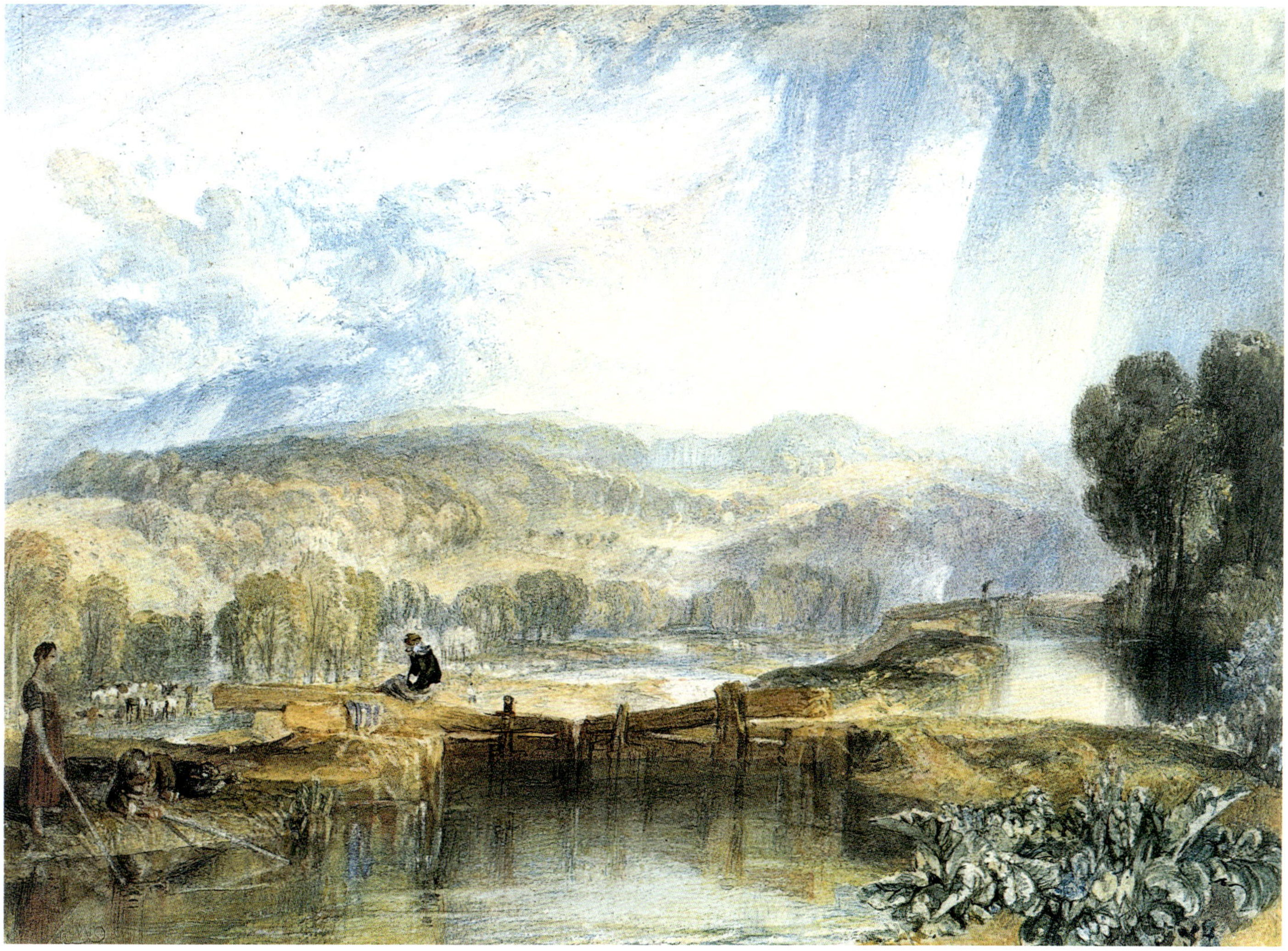

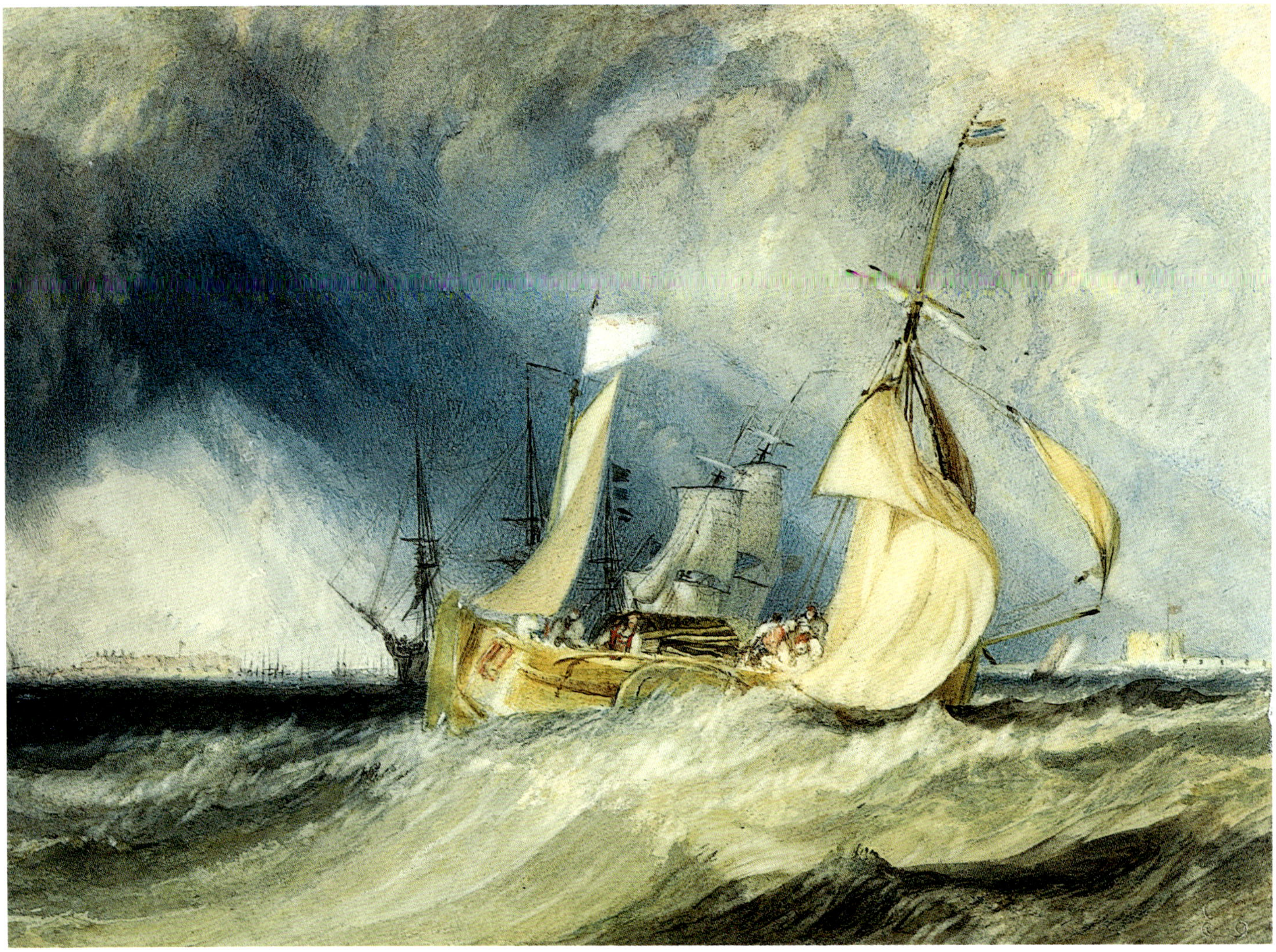

52 Die Mündung des Humber

The Mouth of the River Humber

Um 1824/25
Aquarell und Gouache, 162 x 242 mm

London, Tate Gallery
Turner Bequest CCVIII R, D 18151

Für die *Flüsse*-Serie faßte Turner die Vorgaben des Herausgebers sehr weit: Er wählte auch Ansichten von Meeresarmen und Mündungen großer Flüsse – wie hier, wo das breitgelagerte Panorama von Grimsby an der Küste von Lincolnshire bis nach Spurn Head reicht. Ähnlich wie bei seinen früheren Gemälden der Themsemündung stellt er eine Vielzahl verschiedener, für den dargestellten Wasserweg charakteristische Schiffstypen nebeneinander dar. Ein „Billy-Boy" – ein Lastkahn und Küstenboot, typisch für die Ostküste Englands – segelt mit hochgezogenem Seitenschwert vor dem Wind, ein Kriegsschiff der Marine liegt in der Ferne vor Anker und eine Brigg fährt in der Nähe vorbei. Wie auf vielen Küstenbildern dieser Serie, ebenso wie in jener der *Häfen*, zeigt Turner stürmisches Wetter. Es gelingt ihm damit, die Empfindung von Kraft und Bewegung in den kleinen Bildraum seines Entwurfes zu bringen. Das Motiv wurde 1826 von G.H. Phillips gestochen.

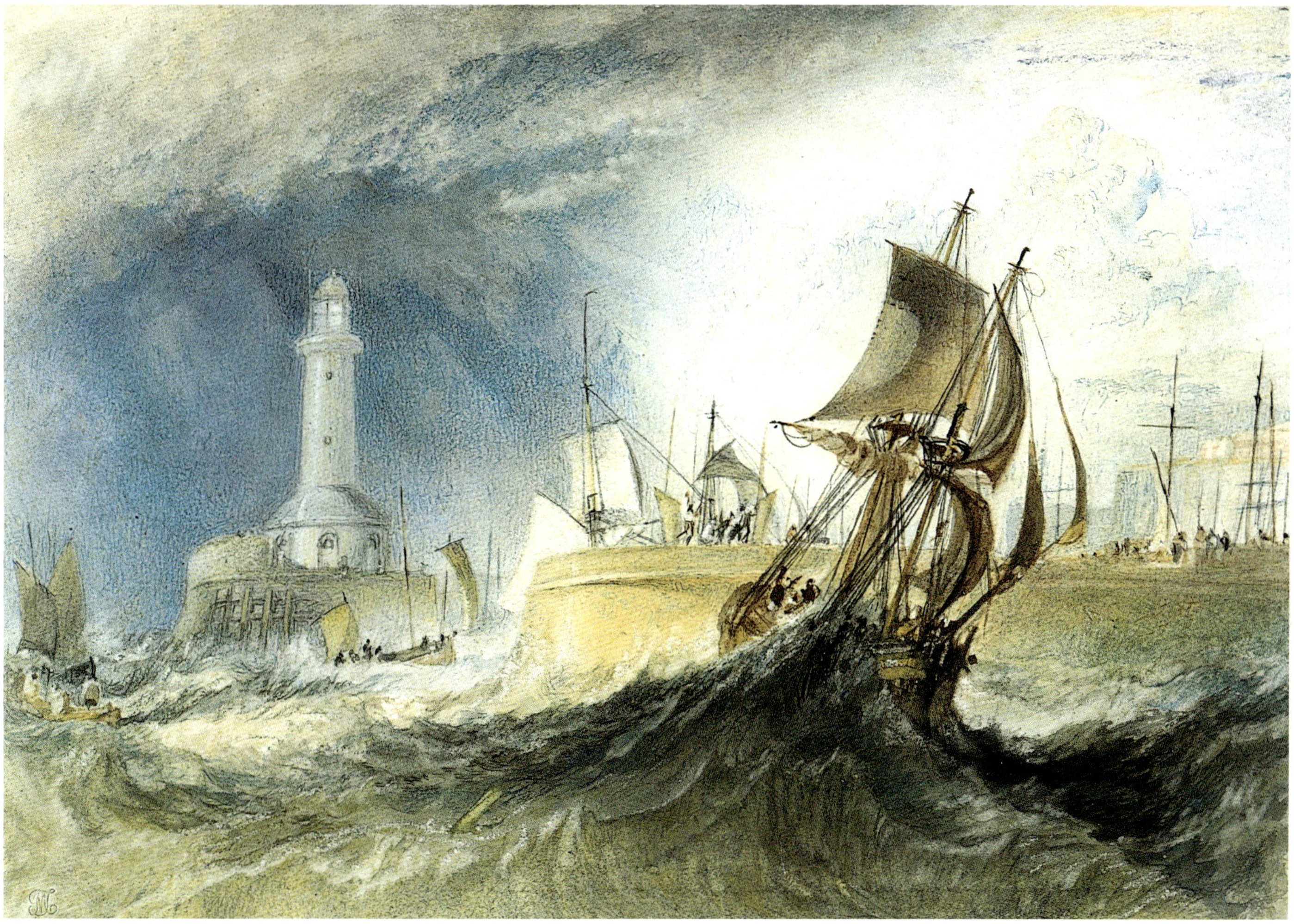

53 Ramsgate

Ramsgate

Um 1824
Bleistift und Aquarell, 160 x 232 mm

London, Tate Gallery
Turner Bequest CCVIII Q, D 18150

Für diese Ansicht der Küste von Kent, die 1827 von Thomas Lupton für die Serie der *Häfen Englands* gestochen wurde, griff Turner noch einmal auf die Komposition und den Effekt der Ramsgate-Tafel aus der früheren Stichserie der *Malerischen Ansichten der Südküste Englands* zurück. In dieser späteren Fassung zeigt er die gleichen Schiffe, Wetter- und Meeresbedingungen, wählt aber die Handlung so, als fände sie einige Momente früher statt. Auch hier herrschen sehr windige, fast stürmische Verhältnisse. Der Himmel ist dramatisch in helle und dunkle Bereiche geteilt; in diesen miteinander ringenden Elementen spiegelt sich der Kampf der Menschheit mit den Gefahren einer unbändigen Natur, ein Kampf den Turner in den sich verzweifelt um Kontrolle über Takelage und Segel bemühenden Figuren auf der Hafenmauer in Szene setzt. Ruskin, der das Blatt in 1856 seinem Text zu den *Häfen Englands* beschrieb, betonte, daß Turners Darstellung von Wind und Himmel und das „Reiten der Brigg auf der Welle ... genauso schön (wären) wie alles, was er jemals in dieser Art geschaffen hat."

54 Studie zu *Ramsgate*

Study for Ramsgate

Um 1824
Bleistift und Aquarell, 174 x 248 mm
London, Tate Gallery
Turner Bequest CCLXIII 299, D 25422

Zeit seines Lebens fertigte Turner farbige Skizzen als Vorstudien für seine ausgeführten Aquarelle an. Als besonders hilfreich scheint er diese Vorgangsweise bei der Erarbeitung von Komposition und Tonalität jener Motive empfunden zu haben, die er in den zwanziger und dreißiger Jahren für den Stecher vorbereitete. Hier ist das Grundgerüst von *Ramsgate* bereits festgelegt, Turner skizzierte den Leuchtturm und die geschwungene Hafenmauer, die rauhen und windigen Wetterbedingungen und die Licht-Schatten-Effekte des Himmels. In der endgültigen Fassung straffte er die Komposition, indem er Leuchtturm und Hafenmauer näher zusammenrückte, durch das Weglassen der herannahenden Brigg den Blick auf den Leuchtturm freigab und an ihrer Statt ein ähnliches Schiff weiter draußen auf dem offenen Meer darstellte. Die dramatische Struktur des Himmels wurde verstärkt.

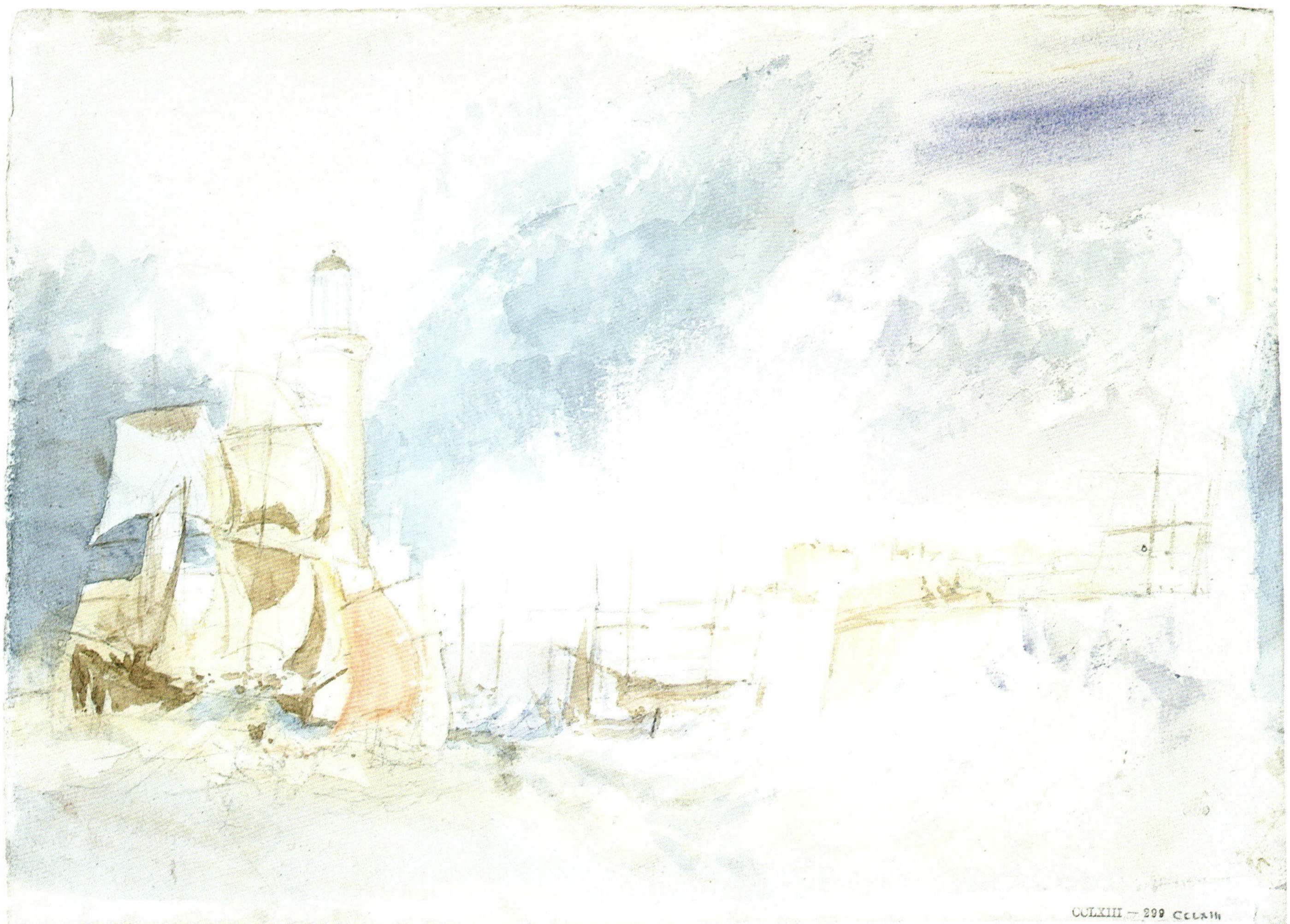
CCLXIII – 299

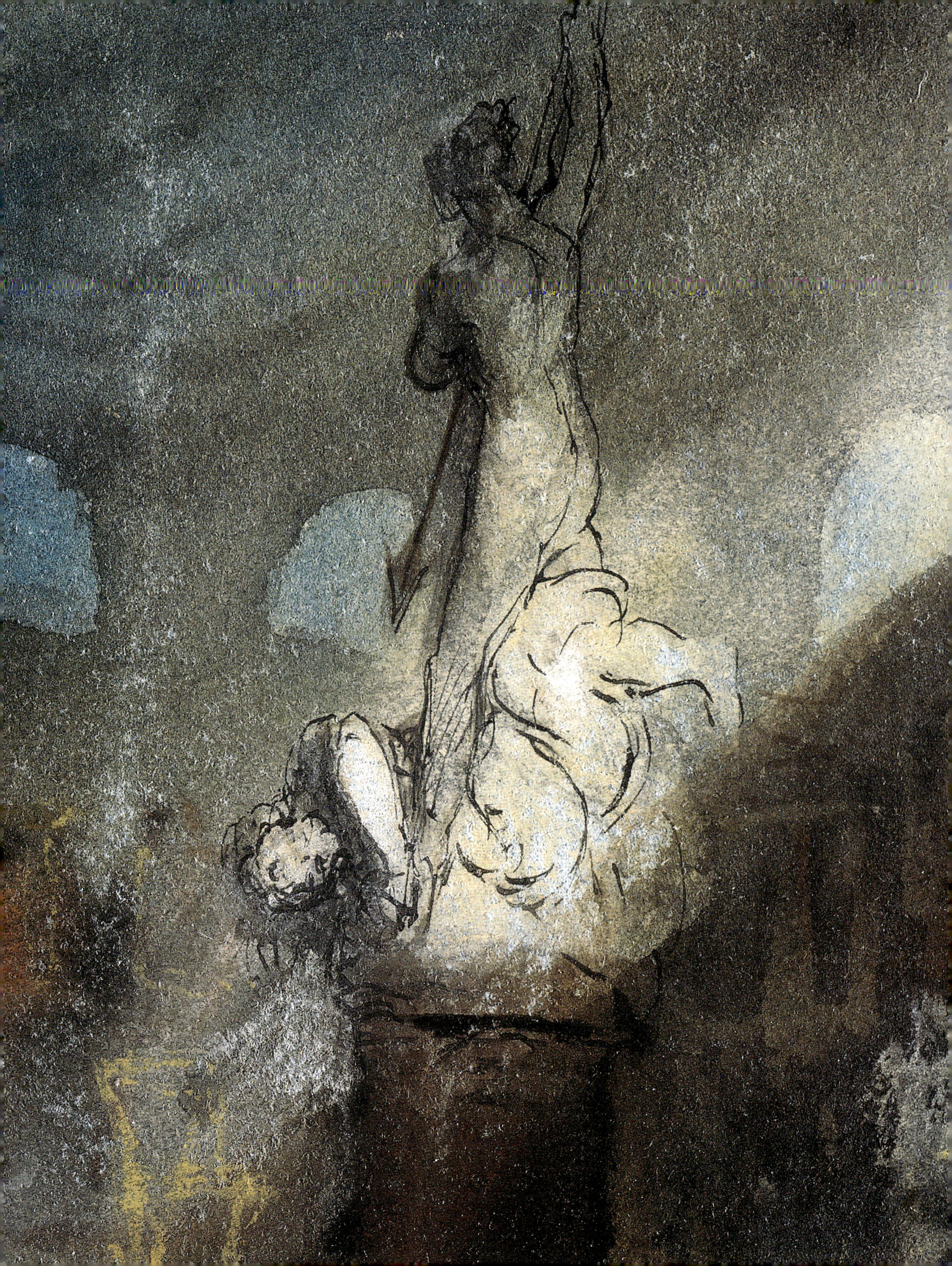

PETWORTH HOUSE, SUSSEX

George O'Brien Wyndham, dritter Graf von Egremont (1751–1837) gehörte zu den begeistertsten Förderern Turners und wurde auch ein enger persönlicher Freund des Künstlers. Egremonts für Turner empfundene Zuneigung und Wertschätzung überwand alle Grenzen wie Alter, Herkunft und Stand. Als Erbe einer der besten Kunstsammlungen Großbritanniens, war er selbst ein bedeutender Sammler und errichtete in Petworth, seinem Ansitz in Sussex, eine Galerie für seine Sammlung von Gemälden Alter Meister und zeitgenössischer Künstler sowie für die ererbte Sammlung antiker Skulpturen. Von Anfang des 19. Jahrhunderts an erwarb er regelmäßig Gemälde von Turner, vorwiegend mit englischen Themen, sowohl Pastorale als auch Seestücke, und gab auch eine Ansicht von Petworth in Auftrag, weshalb Turner den Landsitz besuchte und zahlreiche Zeichnungen anfertigte. Bis 1812 waren die Beziehungen zwischen Turner und Lord Egremont fast ausschließlich geschäftlicher Natur. Danach schlief der Kontakt fast zur Gänze ein und wurde erst in den späten zwanziger Jahren des 19. Jahrhunderts, kurz vor Turners zweiter Italienreise, wieder erneuert. Im Jahr 1827 war Turner zu Gast in Petworth und die bemerkenswerte Serie von ungefähr 100 farbigen Studien auf blauem Papier mit Ansichten des Hauses und des umliegenden Parks (Tafeln 56 bis 60) dürfte zu diesem Zeitpunkt entstanden sein. Turner schuf diese lebendigen und unmittelbaren Arbeiten ausschließlich für sich selbst, zum eigenen Vergnügen und als persönliche Erinnerung. Sie geben uns eine wunderbare Schilderung vom Alltag in einem großen Herrenhaus dieser Zeit ebenso wie von dessen Innenausstattung. Der intime Charakter der Zeichnungen erfaßt die verschiedenen Persönlichkeiten der Bewohner des Hauses. Auch Gäste oder Mitglieder von Egremonts weitläufiger Familie werden dargestellt: bei Festen und Lustbarkeiten, während sie auf das Abendessen warten, beim Billiardspielen, beim Kirchgang, in ihren Gemächern. Die Blätter zeigen, daß Turner nun als Gleichgestellter akzeptiert und in alle Aktivitäten eingebunden war. Das Leben in Petworth war berühmt für seine Exzentrik. Turners Malerkollege Benjamin Robert Haydon war 1826 in Petworth Gast und fand „alles solide, großzügig, reich und englisch", doch gab es auch das Gerücht, daß Lord Egremont „dreiundvierzig Kinder, die alle mit ihm und ihren jeweiligen Müttern im Haus lebten" gehabt haben soll. Egremont war mit zahlreichen Künstlern, die jederzeit in seinem Haus willkommen waren, befreundet. Sie konnten kommen und gehen, wie es ihnen beliebte, und wurden dazu angehalten, ihre Arbeit auch während ihres Aufenthaltes fortzuführen. Es war ihnen dabei sogar gestattet, die kostbaren Möbel, Bilder und Kunstgegenstände herumzurücken oder bei Bedarf einige Stücke als Requisiten für ihre Gemälde mit auf ihre Zimmer zu nehmen. Turner jedoch hatte eine noch privilegiertere Stellung inne: Ihm wurde die Alte Bibliothek, ein großer Raum im Obergeschoß mit riesigen Bogenfenstern, die gutes Licht und eine herrliche Aussicht ermöglichten, als Atelier überlassen. Hier arbeitete er gerne ungestört und nur Lord Egremont war der Zugang gestattet. Die beiden hatten ein geheimes Klopfzeichen vereinbart, das nur sie kannten – allerdings soll Turners Freund, der Bildhauer Francis Chantrey dieses einmal belauscht und nachgeahmt haben, sehr zu Turners Belustigung, als er daraufhin die Tür öffnete.

55 Petworth House: Ansicht vom See
Petworth House from the Lake

1809
Bleistift, 226 x 373 mm
London, Tate Gallery
Turner Bequest CIX 4, D 07515

1809 gab Lord Egremont bei Turner eine Ansicht von Petworth in Auftrag. Turner besuchte daraufhin den Landsitz und fertigte vor Ort eine Reihe von Zeichnungen in seinem *Petworth*-Skizzenbuch an. Wie schon der Titel andeutet, belebt Turner seine Ansicht von Petworth durch subtile atmosphärische Wirkungen. Er war sich aber bewußt, daß das Gemälde den funktionalen topographischen Anforderungen, die an Ansichten von Herrenhäusern gestellt wurden, gerecht werden mußte. Die Genauigkeit der Bleistiftzeichnung zeigt, wie Turner die Details und Besonderheiten einer der schmeichelndsten Ansichten des Hauses zusammenstellt: die Sicht vom prachtvollen Park mit seinem See, der in den sechziger Jahren des 18. Jahrhunderts von Lancelot „Capability" Brown (1716–1783) künstlich angelegt worden war..

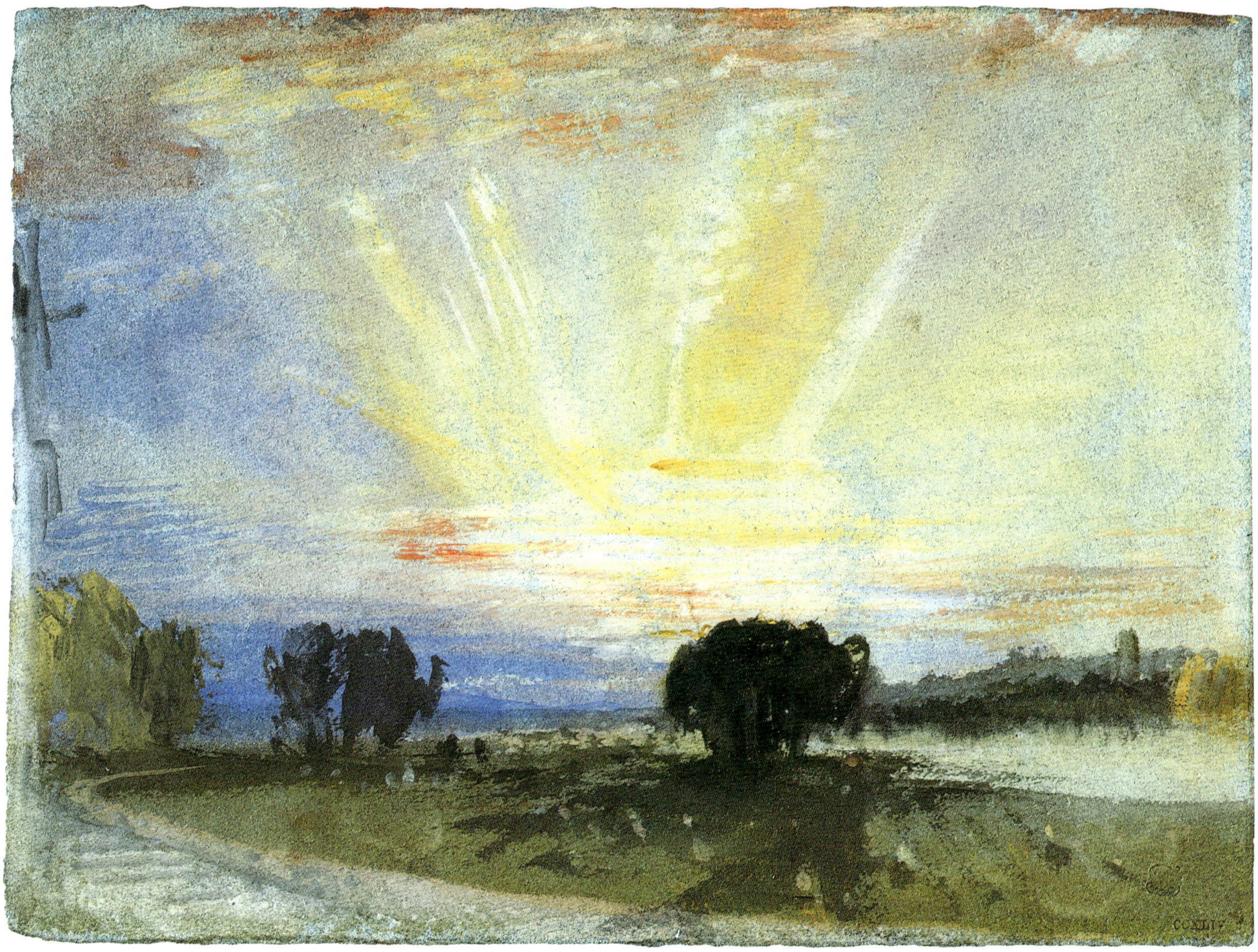

56 Sonnenuntergang über dem Park von der Terrasse des Petworth House aus

Sunset across the Park from the Terrace of Petworth House

1827
Aquarell und Gouache auf blauem Papier, 140 x 193 mm
London, Tate Gallery
Turner Bequest CCXLIV 2, D 22664

Die Serie von über 100 kleinen Skizzen von Petworth House und seinem Park entstand wahrscheinlich fast zur Gänze während Turners Aufenthalt im Herbst 1827. Diese spontanen, flüchtig hingeworfenen und sehr intimen Arbeiten, die nicht für die Öffentlichkeit gedacht waren, zählen mittlerweile zu Turners beliebtesten Arbeiten auf Papier. Diese Blätter gehören zu den ersten von vielen, die Turner auf blauem Papier ausführte, wobei er die Eigenfarbe des Bildträgers als koloristischen Ausgangspunkt für Himmel, Wasser oder Architektur nutzte, was für spontane, schnell ausgeführte Skizzen Vorteile hatte. Dort, wo die dem Papier eigene Farbe nicht erwünscht war, mußte sie mit dichteren Lavierungen verdeckt werden, was die Verwendung von Gouache für das Setzen von Glanzpunkten und generell eine hellere Palette nahelegte.

Obwohl die meisten auf blauem Papier ausgeführten Skizzen von Petworth das Innere des Hauses zeigen, entstanden auch einige lebendige Schilderungen des Gartens. Es war Turner ein besonderes Anliegen, die spektakulären Sonnenuntergänge, die man von hier aus erleben konnte, festzuhalten. Hier umfaßt die breit angelegte Perspektive den Blick auf das Haus, die Terrasse, den See, lange Schatten werfende Baumgruppen, Rotwild und andere Tiere, die im Park lebten. Diese Ansicht nimmt die Komposition und ästhetische Wirkung einer der vier Landschaften, die Turner für den Geschnitzten Saal in Petworth malte, vorweg (London, Tate Gallery, aufbewahrt in Petworth House; BJ 282; siehe auch Tafel 61).

57 Petworth Park bei Sonnenuntergang

Petworth Park; Sunset

1827
Aquarell und Gouache auf blauem Papier, 138 x 191 mm
London, Tate Gallery
Turner Bequest CCXLIV 105, D 22767

Dieses ist eine von drei schnell hingeworfenen Skizzen, in denen Turner offenbar den Verlauf eines einzigen Sonnenuntergangs verfolgte. Nur einige wenige Tupfer dunkler Farbe fließen über die feuchte Lavierung und deuten Bäume und Rotwild im Park an.

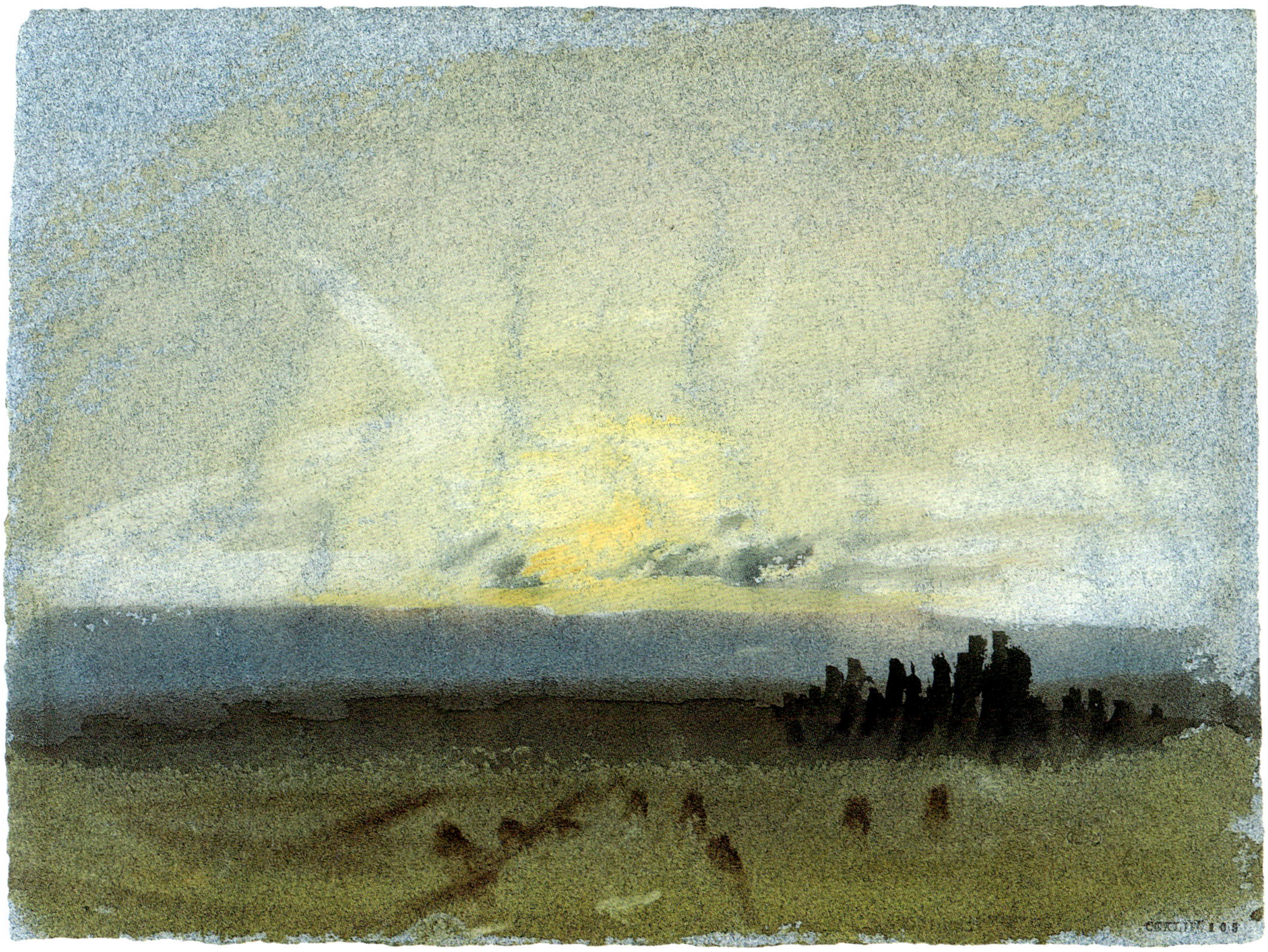

58 Der Weiß-Goldene Salon in Petworth House

Petworth House: The White and Gold Room

1827
Aquarell und Gouache auf blauem Papier, 134 x 191 mm
London, Tate Gallery
Turner Bequest CCXLIV 14; D 22676

Unter Turners Ansichten von Petworth finden sich auch verschiedene Studien von Innenräumen. Sie sind sorgfältig ausgeführt und scheinen einen dokumentarischen Charakter zu haben, obwohl auch sie wahrscheinlich nur für Turner selbst bestimmt waren. Wie in den meisten großen Häusern wurden auch in Petworth Ausstattung und Funktion der Räume häufig geändert. So boten sie sich bereits zu Turners Zeiten als eine Abfolge von verschiedenen Epochen und Lebenseinstellungen dar. Viele Jahre lang, bis in die Mitte des 18. Jahrhunderts befand sich das Haupt- oder Prunk-Schlafzimmer zusammen mit den weiteren Prunkräumen im Erdgeschoß. Der zweite Graf von Egremont ließ den Weiß-Goldenen Salon als ein an das Prunk-Schlafzimmer anschließendes Gesellschaftszimmer mit Wandvertäfelungen im französischen Stil ausschmücken. Es war – und ist wohl noch immer – der prächtigste Raum in Petworth. Der dritte Graf von Egremont, Turners Gönner, verlegte das Prunk-Schlafzimmer in das obere Stockwerk, beließ aber den Salon in seinem ursprünglichen Zustand. Die Möbel wurden im Stil des 18. Jahrhunderts, entlang der Wände aufgestellt. Turners Ansicht zeigt das exquisite Rokoko-Ensemble mit dem reichen Spiegelaufsatz über dem Tisch, der sich auch heute noch in diesem Raum befindet, sowie zwei der Van Dyck-Portraits in Petworth, die wahrscheinlich *Dorothy Percy, Gräfin von Leicester* und *Ann Carr, Gräfin von Bedford* zeigen. Sonst erscheint dieser Raum in einem Haus, in dem die Kunstschätze in der Regel in überwältigender aber ungeordneter Fülle aufgehäuft waren, eher sparsam möbliert.

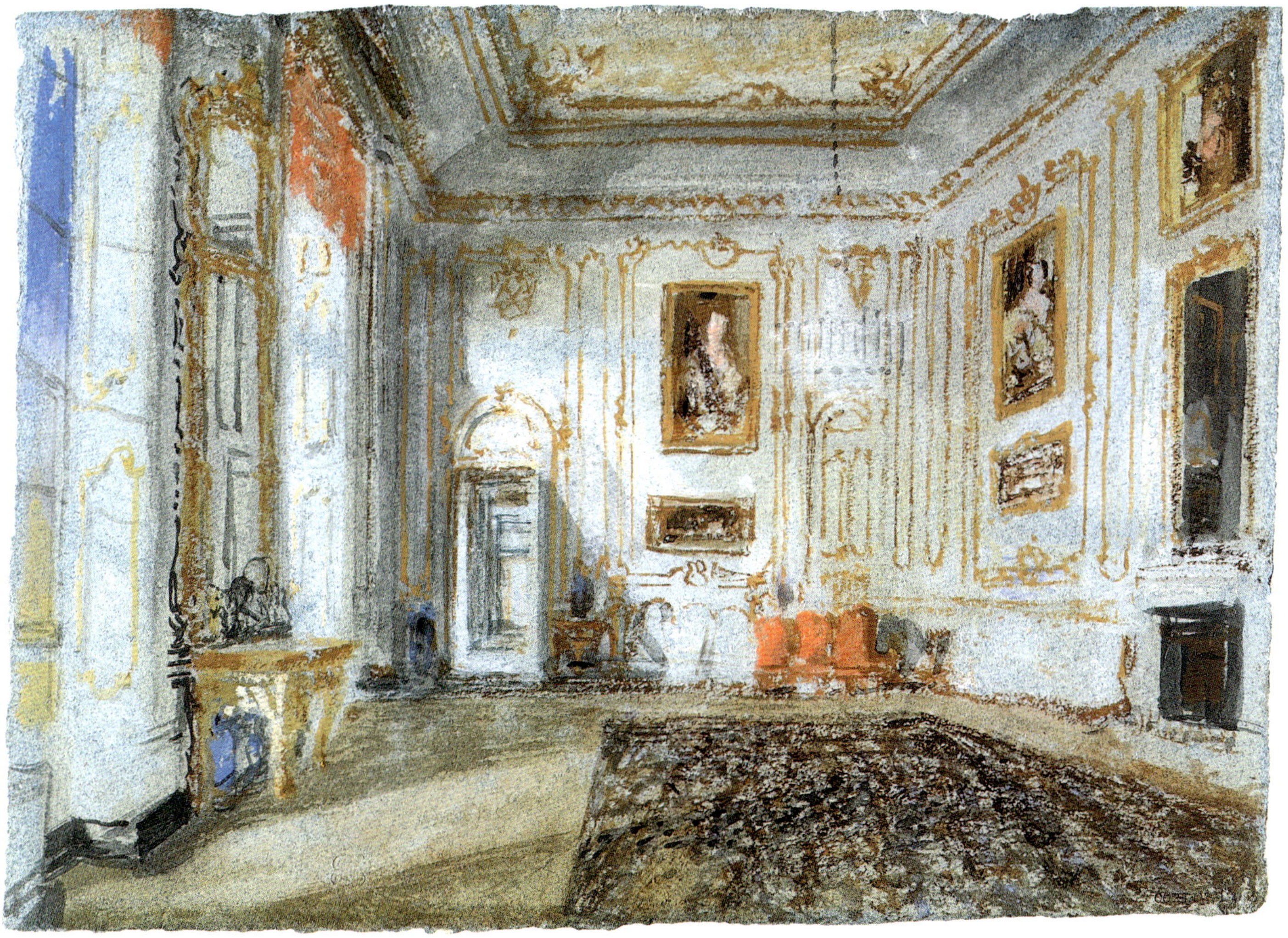

59 Petworth House: Die nördliche Galerie und die Statue von Flaxman

Petworth House: The North Gallery and the Flaxman Statue

1827
Bleistift, Feder und Tusche, Aquarell und Gouache auf blauem Papier, 141 x 192 mm
London, Tate Gallery
Turner Bequest CCLIV 25, D 22687

Als Turner in der Mitte der zwanziger Jahre des 19. Jahrhunderts seine Besuche in Petworth wieder aufnahm, war die nördliche Galerie erst vor kurzem fertiggestellt worden. Da der zweite Graf von Egremont Platz für seine qualitätvolle Sammlung antiker Skulpturen, die er während seiner *Grand tour* erworben hatte, benötigte, ließ er einen Gang am Ende des Hauses adaptieren, den der dritte Graf von Egremont gegen Ende des 18. Jahrhunderts um einen zweiten Gang und 1824 um einen nördlichen Erker nochmals erweiterte. Diese drei Teile bildeten zusammen eine elegante Galerie, die exzellente Lichtverhältnisse durch das Dach und die (mittlerweile vermauerten) Lunettenfenster bot, in der antike und moderne Skulpturen, einige Alte Meister und des Grafen rasch anwachsende Sammlung von Werken moderner britischer Künstler, darunter auch Turner, präsentiert wurden. Derartige private Galerien waren typisch für reiche oder adelige Häuser in London und auf dem Land, aber nur wenige sind so gut oder so vollständig erhalten wie die in Petworth. Turner, der in seinem Londoner Haus eine eigene Galerie für seine Werke hatte errichten lassen und der sich bald an der Planung der neuen Nationalgalerie beteiligen sollte, zeigte besonderes Interesse für die Einrichtungen in Petworth. Seine Studien hierzu, in Bleistift und Tusche ebenso wie in Farbe, zählen zu den detailliertesten der Petworth-Serie.

Diese Ansicht zeigt den nördlichen Erker mit der Marmorgruppe *Der Hl. Michael besiegt Satan*, die der neoklassizistische Bildhauer John Flaxman (1755–1826) in seinem Todesjahr vollendet hatte. Die Statue stand auf einem drehbaren Sockel und Lord Egremont hatte eine Lobrede in die Plinthe gravieren lassen, die verkündete, daß sie „von kaum einer der gefeierten Schöpfungen der Antike und sicher von keinem seiner (Flaxmans) Werke übertroffen wurde.“ Auf Turners Blatt sieht man sie bei Nacht, dramatisch durch einen Mondstrahl, der durch eine der Lunetten fällt, beleuchtet – eine interessante Variante der romantischen Vorliebe, antike Ruinen in Rom nachts bei Mondschein oder Fackellicht zu besuchen; ohne Zweifel glaubte man, der Schein des Mondlichts auf dem frischen weißen Marmor würde einen spirituellen Eindruck erzeugen. Die anderen Teile der Galerie sind in tiefe Schatten gehüllt. Turner fertigte dazu auch eine Ansicht bei Tageslicht an (London, Tate Gallery, Turner Bequest CCXLIV 13, D 22675). Interessanterweise sind die Wände in dieser Ansicht weiß oder grau gehalten, obwohl ihre ursprüngliche Farbe jenes dumpfes Rot war, das ihnen im Zuge der Renovierung wieder gegeben wurde.

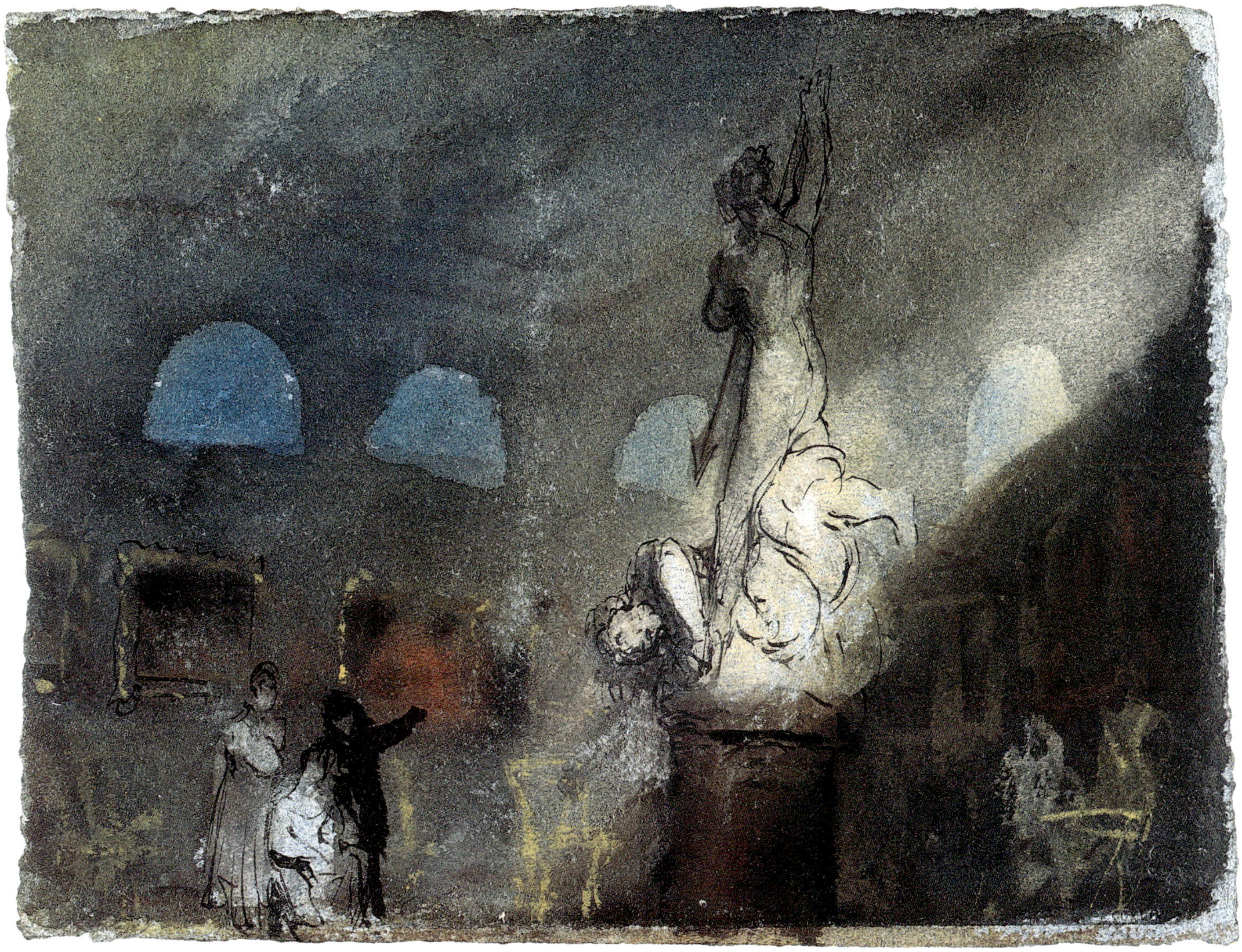

60 Petworth House: Die Prunktreppe vom Treppenabsatz vor den Schlafzimmern

Petworth House: The Grand Staircase from the Bedroom Landing

1827
Aquarell und Gouache auf blauem Papier, 143 x 187 mm
London, Tate Gallery
Turner Bequest CCXLIV 94, D 22756

Bei dieser Ansicht des Stiegenhauses – ebenso wie bei einer zweiten – verwendet Turner eine extrem verzerrte Perspektive, um so viele Details und Merkmale eines Ortes wie möglich in einer einzigen Ansicht zusammenfassen zu können. Nach einem Brand im Jahr 1714 wurde das Stiegenhaus neu errichtet und mit Wandmalereien von Louis Laguerre, einem barocken Dekorationsmaler, ausgestattet. Turner deutet die Charakteristika von Laguerres Dekorationsschema an, ohne es im Detail genau abzubilden. Es handelt sich um ein riesiges allegorisches Wandgemälde, das die Herzogin von Somerset mit ihren drei Töchtern in einer Thriumphwagenprozession zeigt.

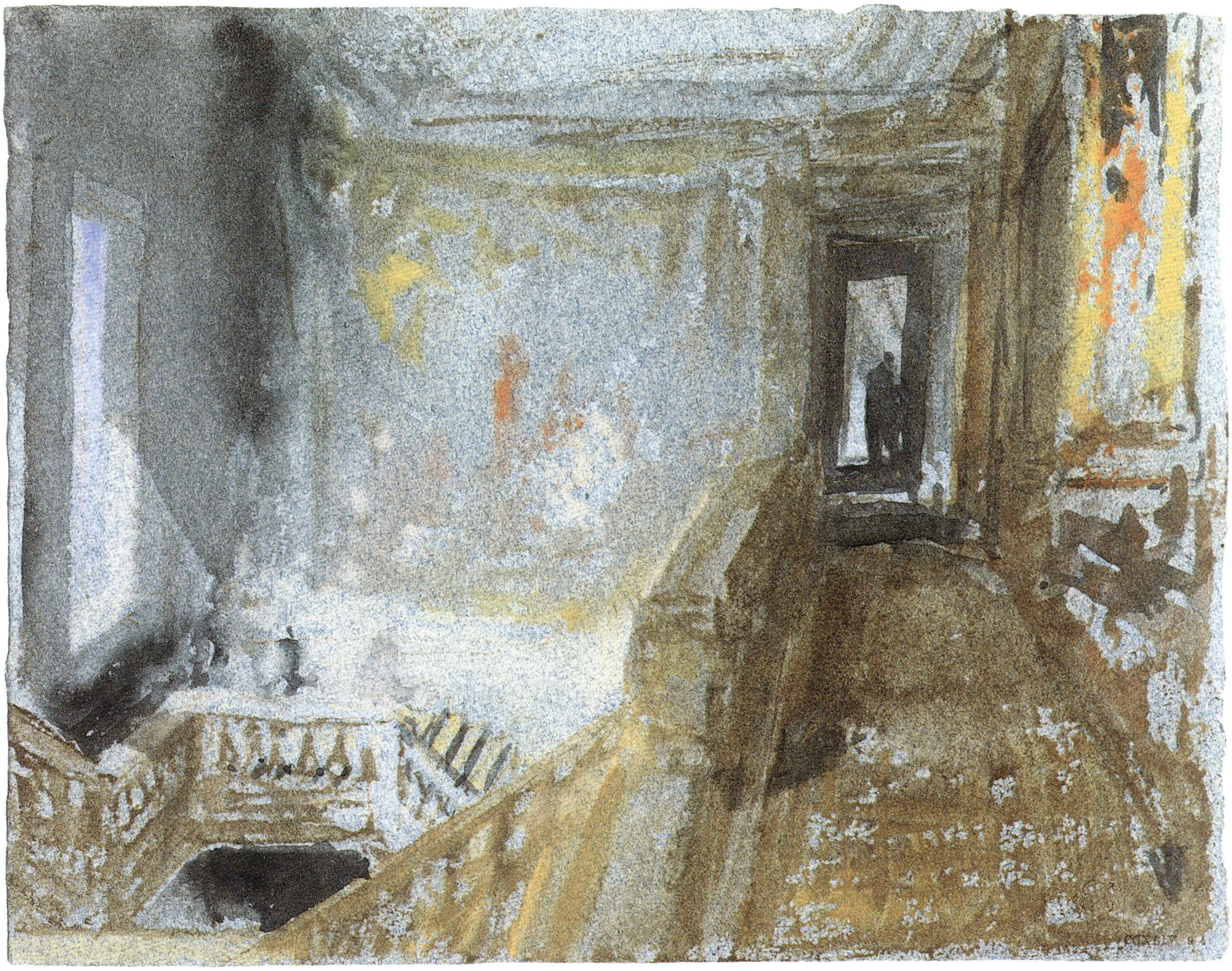

61 Ein auf Grund gelaufenes Schiff

A Ship Aground

Um 1828
Öl auf Leinwand, 69,8 x 135,9 cm

London, Tate Gallery
Turner Bequest N 02065
BJ 287

Wirtschaftlich gesehen war das wichtigste Ergebnis von Turners Besuchen in Petworth während der späten zwanziger Jahren der Auftrag, vier Landschaften und Seestücke für den Geschnitzten Saal, der für große Bankette und Feste verwendet wurde, zu malen. Der dritte Graf von Egremont schuf diesen prächtigen langen Saal durch die Zusammenlegung zweier kleinerer Räume, wobei die originale geschnitzte Wandvertäfelung wiederver-wendet und die Wand gegenüber der hohen Fenster, die den Blick auf den Park frei-geben, mit ganzfigurigen Portraits geschmückt wurde. Da Turners Landschaften unter diesen Fenstern hängen sollten, haben sie ein ungewöhnlich in die Breite gezogenes Format. Als Motive wurden Ansichten von Ländereien, von Liegenschaften oder Bauvorhaben – der Chichester-Kanal und die Chain-Pier-Hafenmauer in Brighton etwa –, an denen Lord Egremont wirtschaftliche Interessen hatte, ausgewählt.

Wohl weil es sich bei diesem Auftrag um ungewöhnliche Formate handelte, fertigte Turner zuerst entsprechende Ölskizzen im Maßstab 1:1 an, die heute in der Tate Gallery aufbewahrt werden. Die ausgeführten Endfassungen, die sich in manchen Details, deutlich aber in der Tonalität von den Skizzen unterscheiden, befinden sich noch immer in Petworth, allerdings nicht mehr im Geschnitzten Saal.

Die vorliegende Skizze entspricht in Größe und Format den anderen und wurde wahrscheinlich als Alternativthema geplant. In Petworth wurde sie nicht wiederholt, wahrscheinlich weil das Motiv nicht genau genug bestimmt oder die Verbindung zum Auftraggeber nicht eng genug war. Statt dessen scheint Turner die Komposition für *Fort Vimieux* (Privatbesitz; BJ 341), einem Bild, das er 1831 in der Royal Academy ausstellte, adaptiert und wiederverwendet zu haben, wobei er die kühlen, silbrigen Töne der Skizze in einen rötlichen Sonnenuntergang verwandelte.

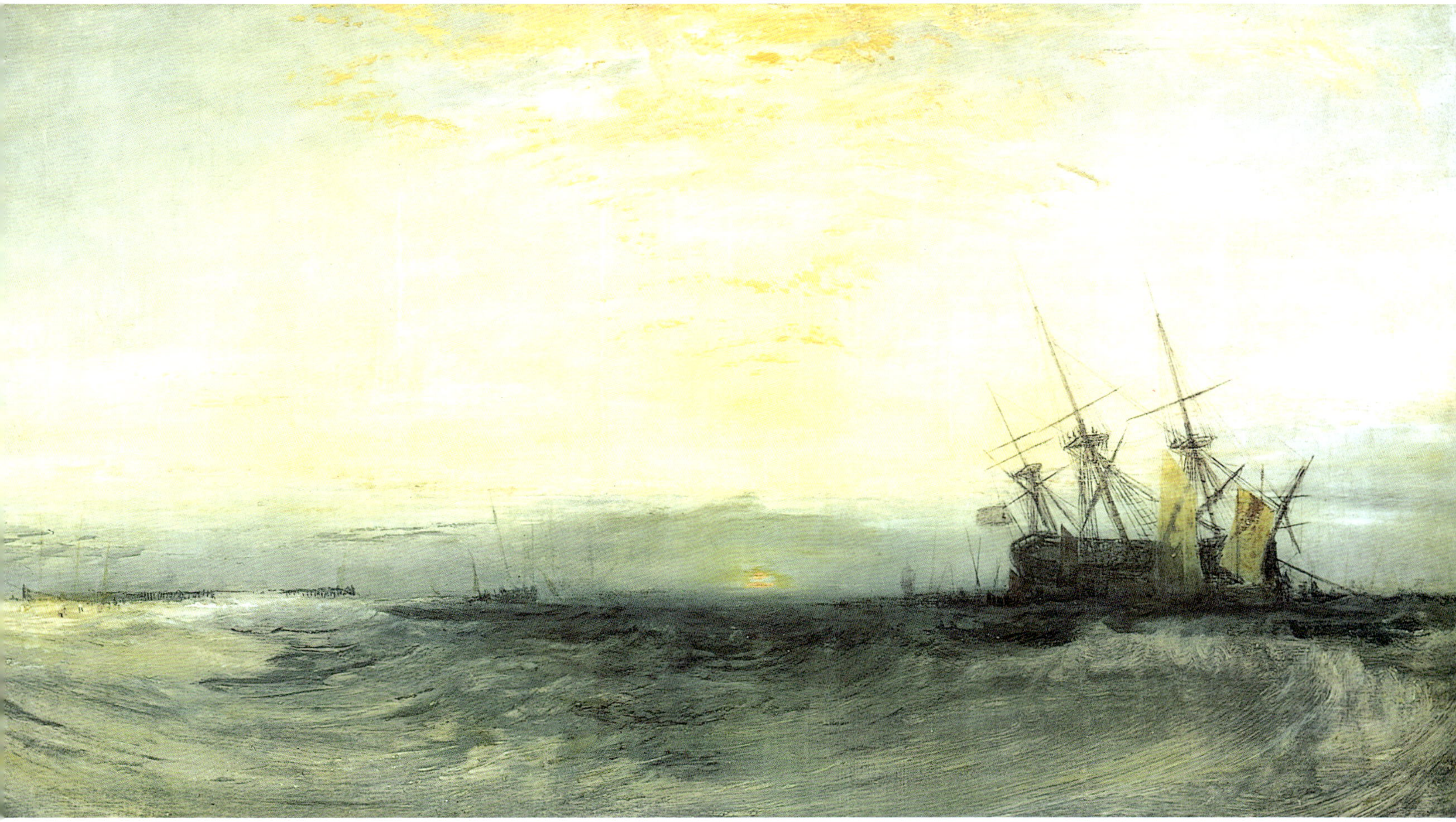

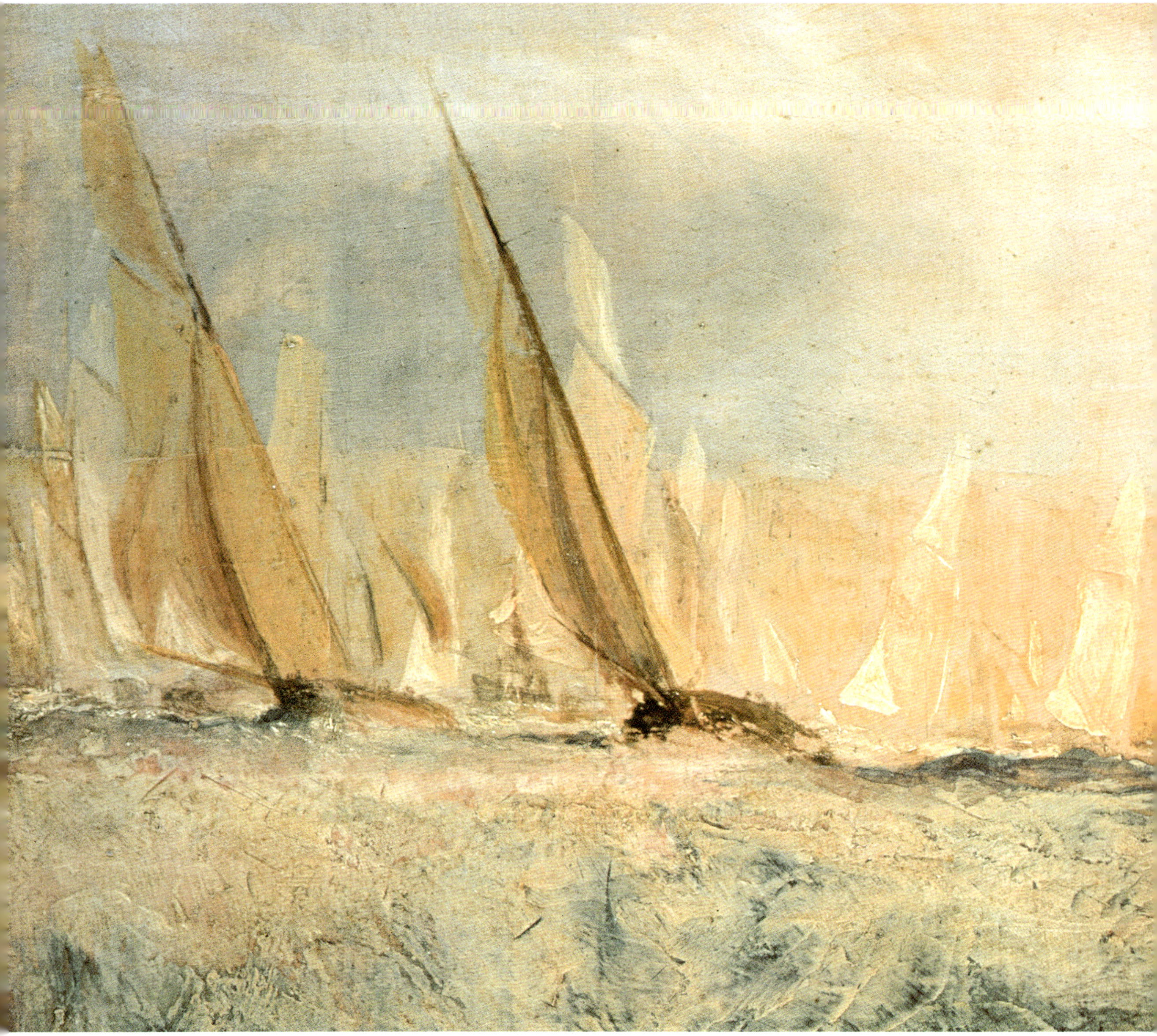

EAST COWES UND DIE COWES REGATTA

Turner war ein Freund des Architekten John Nash (1752–1835), der heute vor allem für seine neoklassizistische Umgestaltung des Regent Parks und der Regent Street in London berühmt ist. Nash hatte sich in East Cowes auf der Isle of Wight ein Haus im Stil eines neogotischen Schlosses erbaut und Turner besuchte ihn dort im Juli und August 1827, direkt anschließend an seinen Aufenthalt in Petworth. Nash gab zwei Gemälde der neu eingeführten Cowes Regatta in Auftrag und überließ Turner, wie Lord Egremont, ein eigenes Zimmer, in dem er ungestört malen konnte. Der Besuch regte Turner dazu an, zahlreiche Ölskizzen anzufertigen; manche sind möglicherweise direkt vor der Natur entstanden. Neben Zeichnungen der Regatta entstand auch eine Reihe intimer Skizzen des Hauses und des Gartens, in Stimmung ähnlich den Zeichnungen, die er in Petworth angefertigt hatte.

62 Skizze zu *East Cowes Castle: Die Regatta kreuzt auf*

Sketch for 'East Cowes Castles: The Regatta beating to Windward'

1827
Öl auf Leinwand, 46,4 x 72,4 cm
London, Tate Gallery
Turner Bequest N 01993
BJ 262

Nash gab zwei Gemälde der Cowes Regatta in Auftrag, die beide 1828 in der Royal Academy ausgestellt wurden: *East Cowes Castle: Die Regatta kreuzt auf* (Indiana, Indianapolis Museum of Art; BJ 242) und *East Cowes Castle: Die Regatta steuert die Ankerplätze an* (London, Victoria and Albert Museum; BJ 243). Die vorliegende Ölskizze ist eine von dreien, die mit dem erstgenannten Gemälde in Verbindung stehen.

Die Regatta war ein neues und aufregendes Ereignis. Erst seit 1826 wurden in Cowes Segelrennen veranstaltet, obwohl der Organisator, der Royal Yacht Club, bereits 1812 gegründet worden war. Turners von Nash gefördertes Interesse an der Regatta ist ein wichtiges Beispiel für seine wachsende Anteilnahme an modernen Themen. Gemahnt das bereits an die Impressionisten, so noch mehr an die Art und Weise, wie Turner Informationen über die Regatta sammelte, um die Rennen selbst oder die Zuschauermenge in lebendigen und spontanen Ölskizzen ebenso wie mit dem Bleistift in seinen Skizzenbüchern festzuhalten. Turner bestellte einige Längen Leinwand, die ihm nach Cowes geschickt wurden, und Nash stellte ihm einen Raum zum Malen zur Verfügung. Während seines Besuches in Cowes 1827 malte Turner neun Ölskizzen auf einer Rolle loser, nicht aufgespannter und in zwei Streifen geteilter Leinwand, die erst 1905 in die einzelnen, nun separat gerahmten Skizzen zerteilt wurde.

Die Skizzen sind so lebendig und frisch, daß angenommen wurde, sie seien vor Ort ausgeführt worden, aber das kann, wenn überhaupt, nur in beschränktem Maß der Fall gewesen sein. Turner kann sich durchaus einen Platz ganz in der Nähe der eigentlichen Regatta, vielleicht auf einem großen Boot, das an der Cowes Road vor Anker lag, gewählt haben. Hier könnten zumindest einige Vorstudien in Öl entstanden sein. Aber, wie die Impressionistin Berthe Morisot später beim Versuch, einige Ölskizzen in Cowes anzufertigen, klagen sollte, war es unmöglich, schnell genug zu arbeiten, um die flüchtigen Bewegungen der Yachten, die ständig wechselnden Muster der Wellen und das sich verändernde Licht einzufangen. Demnach müssen Turners Skizzen – wie auch die beiden Gemälde – hauptsächlich in East Cowes Castle entstanden sein, basierend auf den Erinnerungshilfen und Notizen des Skizzenbuches, in dem er die Farben und Namen der Yachten und ihrer Besitzer genau notiert hatte.

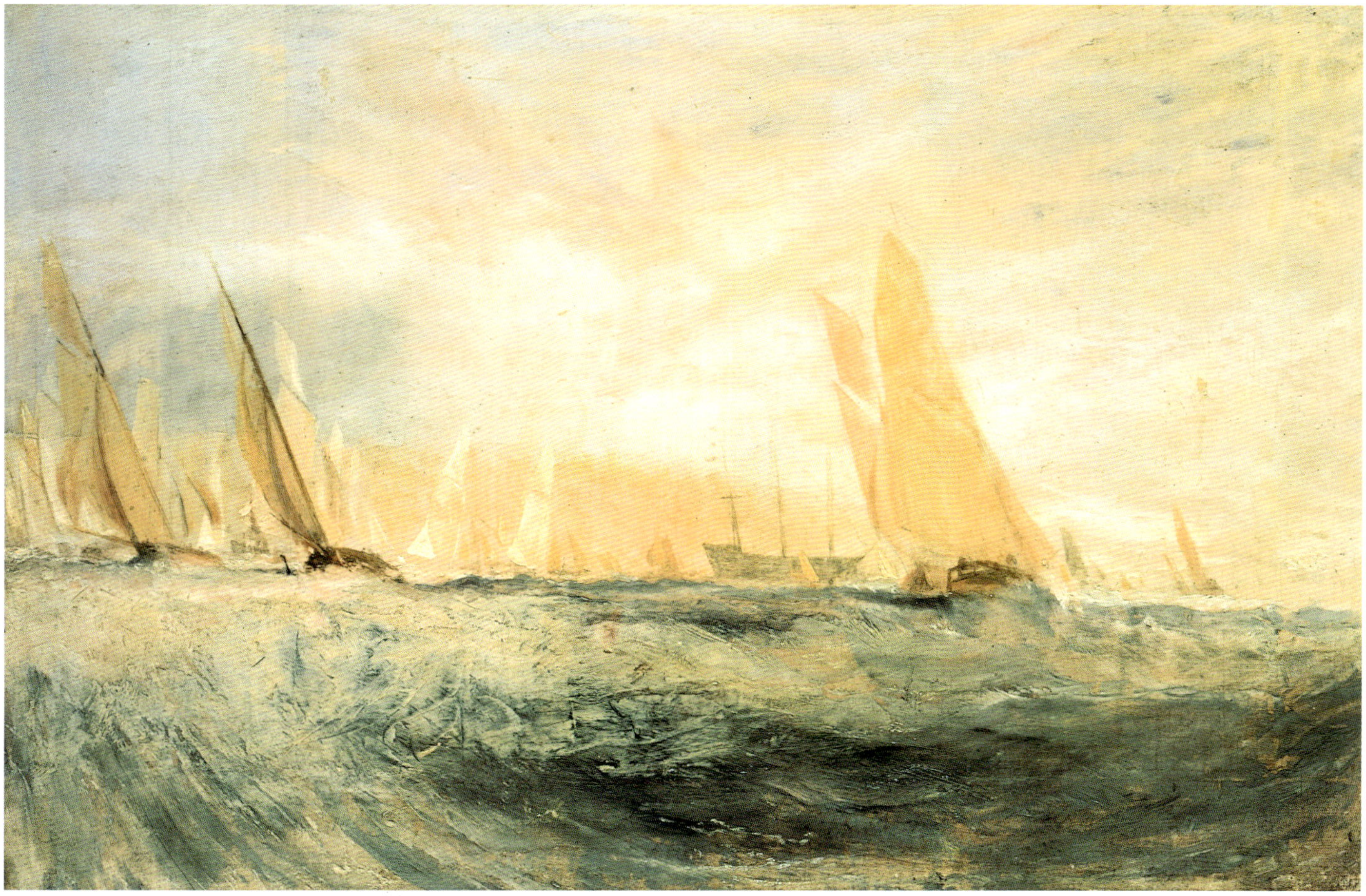

63 Eine Soirée in East Cowes Castle

A Music Party, East Cowes Castle

Um 1835
Öl auf Leinwand, 121,3 x 90,5 cm
London, Tate Gallery
Turner Bequest N 03550
BJ 447

Obwohl Turner kurz zuvor bemerkt hatte, daß „Figuren nicht mein Metier (seien)", begann er sich in den dreißiger Jahren für die Darstellung häuslicher Szenen in Innenräumen zu interessieren, insbesondere für solche ihm vertrauter Menschen oder Orte. Diese neue Anteilnahme spiegelte zum einen eine wachsende zeitgenössische Vorliebe für narrative Themen wider, zum anderen dokumentierte sie, wie selbstverständlich sich Turner in den Häusern seiner Freunde und Auftraggeber akzeptiert und zu Hause fühlte. Seine berühmtesten Zeichnungen sind hier diejenigen, die er in Petworth (siehe Tafeln 55 bis 60) schuf; aber auch bei seinem Besuch in East Cowes Castle, der sich nahtlos an den Aufenthalt in Petworth im Herbst 1827 anschloß, entstanden neben den Studien zur Regatta intime Skizzen des Hauses und seines Gartens mit lebendigen Figuren. Die Eindrücke dieses Aufenthalts scheint er lange mit sich getragen zu haben. Dieses unvollendete Gemälde einer musikalischen Unterhaltung in East Cowes Castle dürfte erst einige Jahre später entstanden sein. Mrs. Nash, Turners Gastgeberin, liebte – wie er selbst – die Musik. Sie spielte ausgezeichnet Klavier und ist möglicherweise in der eleganten, in schwarz gekleideten Dame am Flügel dargestellt. Dennoch, auch hier dürfte ein gewisses Maß an Phantasie mitspielen, und die Skizze scheint mehr als die unvollendete Aufzeichnung eines bestimmten Ereignisses zu sein. Das reiche gesellschaftliche Leben in Häusern wie East Cowes Castle oder Petworth dürfte sich in Turners Phantasie mit der Darstellung von eleganten Konversationsstücken älterer Meister, wie Antoine Watteau, verbunden haben, während die Darstellung der prunkvoll eingerichteten Räume im Schein der Lampen oder des Kaminfeuers an Rembrandts kontrastreiche Behandlung von Licht und Schatten erinnern. Die Frage, ob Turner dieses Bild vollenden wollte, muß ebenso offen bleiben wie die, was sein eigentliches Thema gewesen ist. Die Darstellung einer Abendunterhaltung in East Cowes wäre ein für die Nashs passendes Thema gewesen, aber Turner mag durchaus auch eine vertraute Szenerie als Ausgangspunkt gewählt haben, um die Möglichkeiten der seit kurzem populären Genremalerei, die ihm noch fremd war, zu erproben.

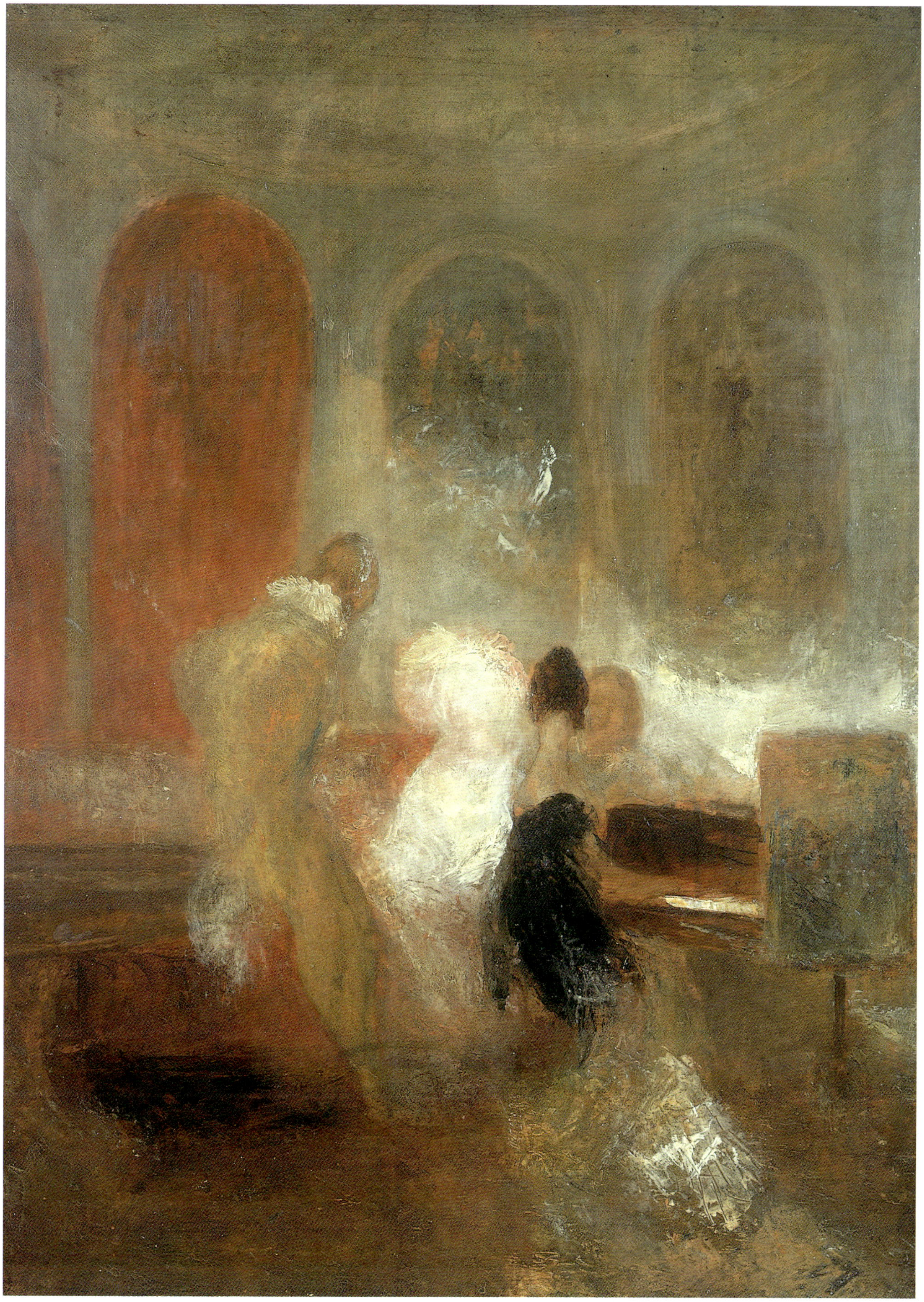

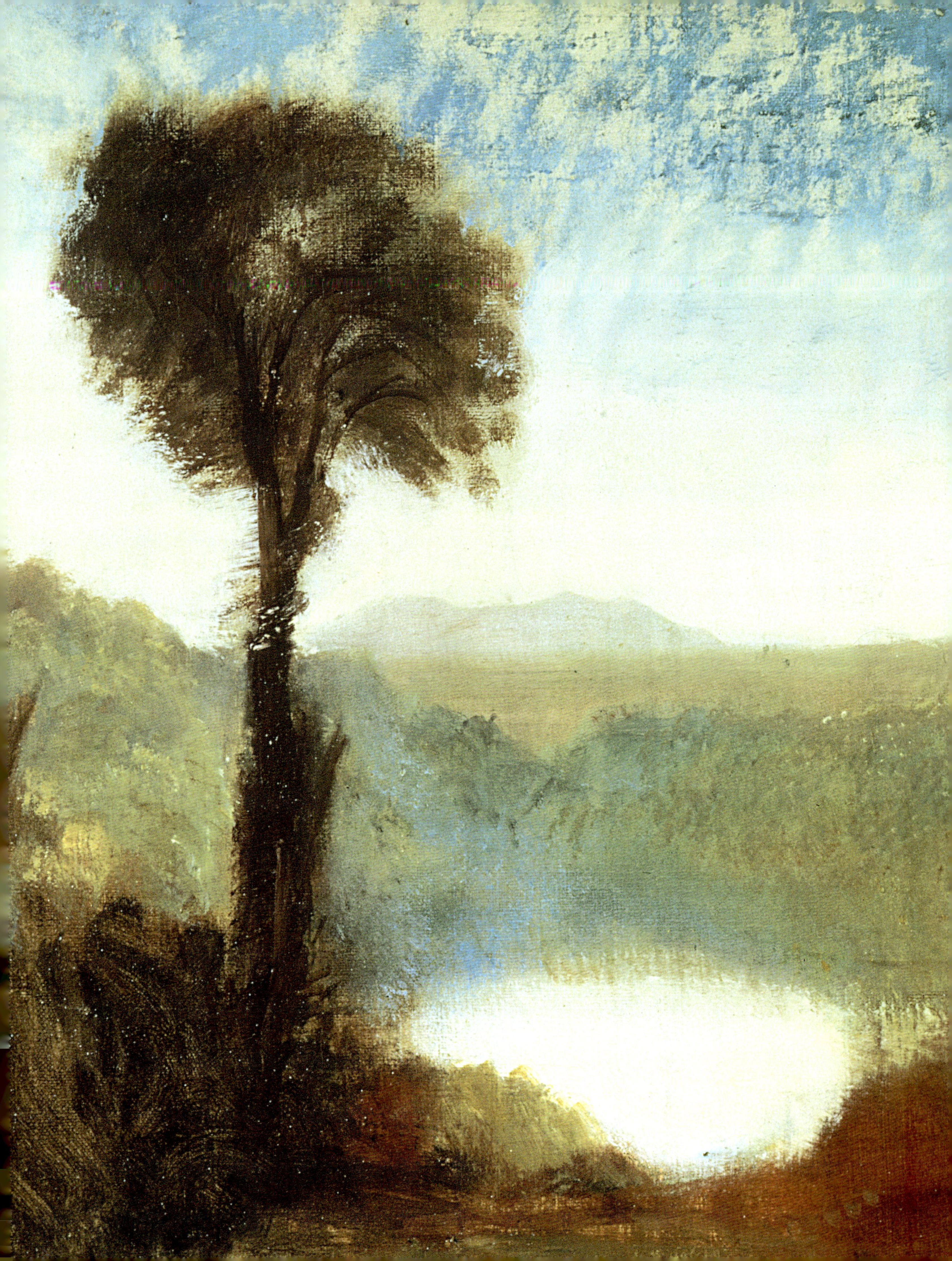

DIE ZWEITE ITALIENREISE 1828, UND SPÄTERE KLASSISCHE SUJETS

Turners zweite Italienreise unterscheidet sich grundlegend von seiner ersten. Im Gegensatz zur intensiven Studienreise durch das Land im Jahr 1819, während der er zahlreiche Zeichnungen in seinen Skizzenbüchern ausführte, plante er diesmal, Bilder zu malen. Er nahm in Rom an der Piazza Mignatelli, bei seinem Freund und Kollegen Charles Eastlake, Quartier. Turner hatte Eastlake gebeten, einen Vorrat an Leinwänden bereitzuhalten, und Eastlake ging davon aus, daß sein Gast „ein großes Gemälde, vielleicht auch zwei malen" würde. Es war ganz und gar nicht Turners Gewohnheit, im Ausland Bilder zu malen, aber Roms Bedeutung als Kunstzentrum – die ebenso britische Maler und Bildhauer wie solche aus anderen europäischen Ländern angezogen hatte – und die Inspiration durch die Tradition der Stadt und die umliegende Landschaft haben ihn zweifelsohne in seinem Entschluß, einen Arbeitsurlaub dort zu verbringen, bestärkt. Er plante, ein Gemälde für Lord Egremont zu malen, als Gegenstück zu dessen *Landschaft mit Jakob und Laban* von Claude Lorrain in Petworth, aber es ist unklar, ob es sich bei diesem Projekt um einen Auftrag oder um eine freundschaftliche Geste Turners handelte; jedenfalls besaß Egremont dieses Gemälde (*Palestrina – Komposition;* London, Tate Gallery; BJ 295) niemals. Turner schuf weiters noch zwei vollendete Gemälde sowie einige große und kleine Ölstudien.

1819 hatte er sich nicht viel unter Menschen begeben, aber jetzt war er sehr gesellig und interessierte sich für die anderen Künstler in der Stadt. Trotzdem scheint er die unter den Malern verbreitete Gewohnheit, im Freien Ölskizzen zu malen, nicht übernommen zu haben, denn seine römischen Ölskizzen sind im Wesentlichen Kompositionsstudien, Übungen in der auf Claude Lorrain zurückgehenden klassischen Landschaftsmalerei, die jedoch von der Brillianz und Klarheit des italienischen Lichts erfüllt sind. Sie waren der Grundstock und Ausgangspunkt für die in den folgenden Jahren gemalten klassischen Motive, deren historische oder mythologische Themen langsam altmodisch zu werden begannen, deren lebendige Farben und expressive Technik jedoch völlig eigenständig waren.

Turners Ruf war ihm nach Rom vorausgeeilt und die Künstler dort waren begierig, seine Arbeiten zu sehen. In seinem Behelfsatelier an der Piazza Mignatelli entstanden Studien und er veranstaltete auch eine kleine Ausstellung seiner in Rom fertiggestellten Bilder, unter denen sich auch die *Ansicht von Orvieto* (Tafel 64) befand. Laut Eastlake kamen über 1.000 Besucher, aber die Reaktion der Maler aus den anderen europäischen Ländern, die bei ausgestellten Gemälden eine detailliertere Ausarbeitung gewohnt waren, war nicht positiv. Die abwertende Meinung des österreichischen Landschaftsmalers Josef Anton Koch wurde bereits in der Einleitung zitiert.

64 Ansicht von Orvieto, in Rom gemalt

View of Orvieto, painted in Rome

1828 in Rom, 1830 in der Royal Academy ausgestellt
Öl auf Leinwand, 91,4 x 123,2 cm
London, Tate Gallery
Turner Bequest N00511
BJ 292

Am 28. Oktober 1828 schrieb Turners Gastgeber Eastlake aus Rom nach Hause, daß Turner „zwei oder drei Bilder begonnen" hätte. Am 9. Dezember berichtete er, daß Turner „drei vollendet" hatte, nachdem er „im wahrsten Sinne des Wortes Tag und Nacht gearbeitet hatte." Turner verwendete die römische Leinwand, um deren Bereitstellung er Eastlake gebeten hatte. *Orvieto*, eines dieser Bilder, war auch in Turners kleiner römischer Ausstellung, die im Palazzo Trulli in der Via del Quirinale veranstaltet wurde. Da Turner das Gewicht der Bilder, die in der Folge nach London zurück transportiert werden mußten, nicht unnötig vergrößern wollte, verzichtete er auf geschnitzte Holzrahmen und umgab die Ecken der Keilrahmen statt dessen mit Segeltau, das „ockergelb in Tempera bemalt" war, um Vergoldung nachzuahmen, sodaß die Ausstellung wohl etwas improvisiert wirkte (die Rekonstruktion eines dieser römischen Rahmen von Turner ist heute in der Clore Gallery der Tate Gallery ausgestellt). Wie bereits erwähnt, wurden die Bilder heftig kritisiert, da sie den Anspruch nach detailliertester Ausführung, den die in Rom lebenden Kollegen, allen voran die Vertreter der deutschen Schule, an ein vollendetes Bild setzten, nicht befriedigen konnten.

Dabei hatte Turner sogar versucht, den Italienern ein Kompliment zu machen, indem er eine italienische Landschaft ausstellte. Gerade bei diesem Bild mißverstanden die Kritiker Turners künstlerische Absicht: Nicht um topographische Genauigkeit ging es ihm, sondern um die Veranschaulichung der transformatorischen Kraft südländischen Lichts und mediterraner Atmosphäre auf eine Landschaft. Seine Meisterschaft in der Darstellung atmosphärischer Wirkungen war ohne Zweifel ein Merkmal seiner Kunst, das Turner seinen Künstlerkollegen in Rom vorzuführen hoffte. Bevor er das Gemälde 1830 erneut in London ausstellte, überarbeitete er es, wobei er wahrscheinlich die Details im Vordergrund und die Figuren um den Brunnen hinzufügte.

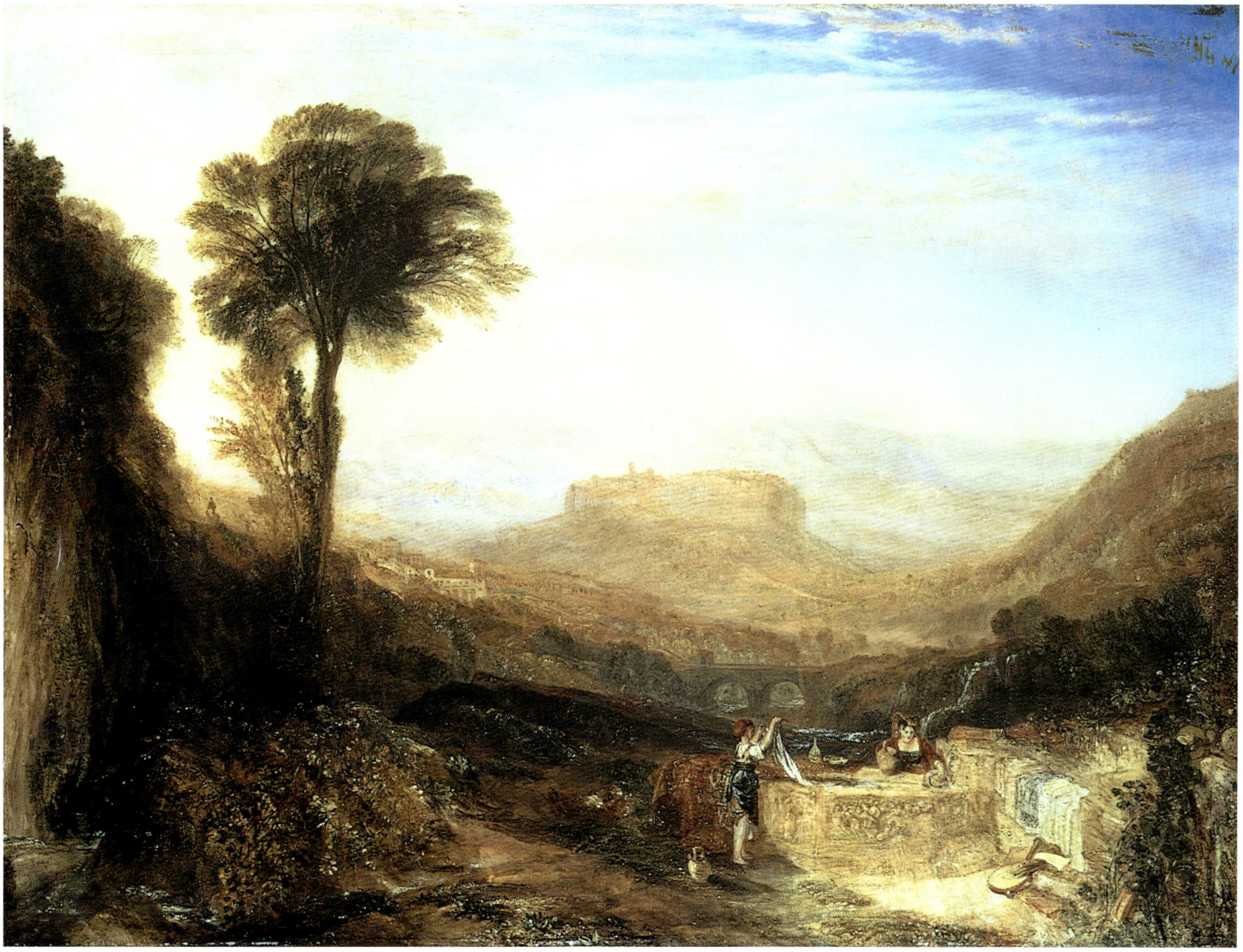

65 Südliche Landschaft mit Aquädukt und Wasserfall

Southern Landscape with an Aqueduct and Waterfall

1828
Öl auf Leinwand, 150,2 x 249,2 cm
London, Tate Gallery
Turner Bequest N 05506
BJ 300

Wir wissen durch Eastlake, daß Turner außer den drei Gemälden für seine Ausstellung in Rom 1828 noch „acht oder zehn" weitere während seines Aufenthaltes in der Stadt begonnen hatte. Die meisten der in Rom angefertigten Lanschaftsskizzen sind kleinformatig, aber es entstanden auch zwei sehr viel größere Leinwandbilder. Bei dem vorliegenden Bild handelt es sich um eines davon. Es ist durchaus möglich, daß Turner diese beiden Großformate vollenden wollte, ihm aber dazu die Zeit fehlte. Die Gemälde könnten jedoch auch verworfene Alternativen für das ausgeführte große Bild *Palestrina - Komposition* (London, Tate Gallery; BJ 295) sein, das er als Gegenstück zu Lord Egremonts Gemälde von Claude Lorrain malte. In der vorliegenden Komposition verwendet er, ebenso wie in *Palestrina*, eine bifokale Perspektive – mittlerweile ein von Turner geschätzter Kunstgriff.

Bäume und Kaskaden unterteilen die Ausblicke auf das Tal und die Straße. Turner rhythmisiert die klar strukturierte Komposition der klassischen, von weichem Licht durchfluteten Landschaft und erschließt ihr eine neue Vielfalt. Es ist eine Phantasie-landschaft, eine freie Zusammensetzung typischer italienischer Landschaftselemente. Die Wasserfälle erinnern an Tivoli, der zweistöckige Aquädukt scheint von jenem zwischen Nepi und Civita Castellana, den Turner auf seiner Reise nach Rom gezeichnet hatte, inspiriert zu sein, während der Turm rechts vielleicht jener der rocca in Nepi selbst ist.

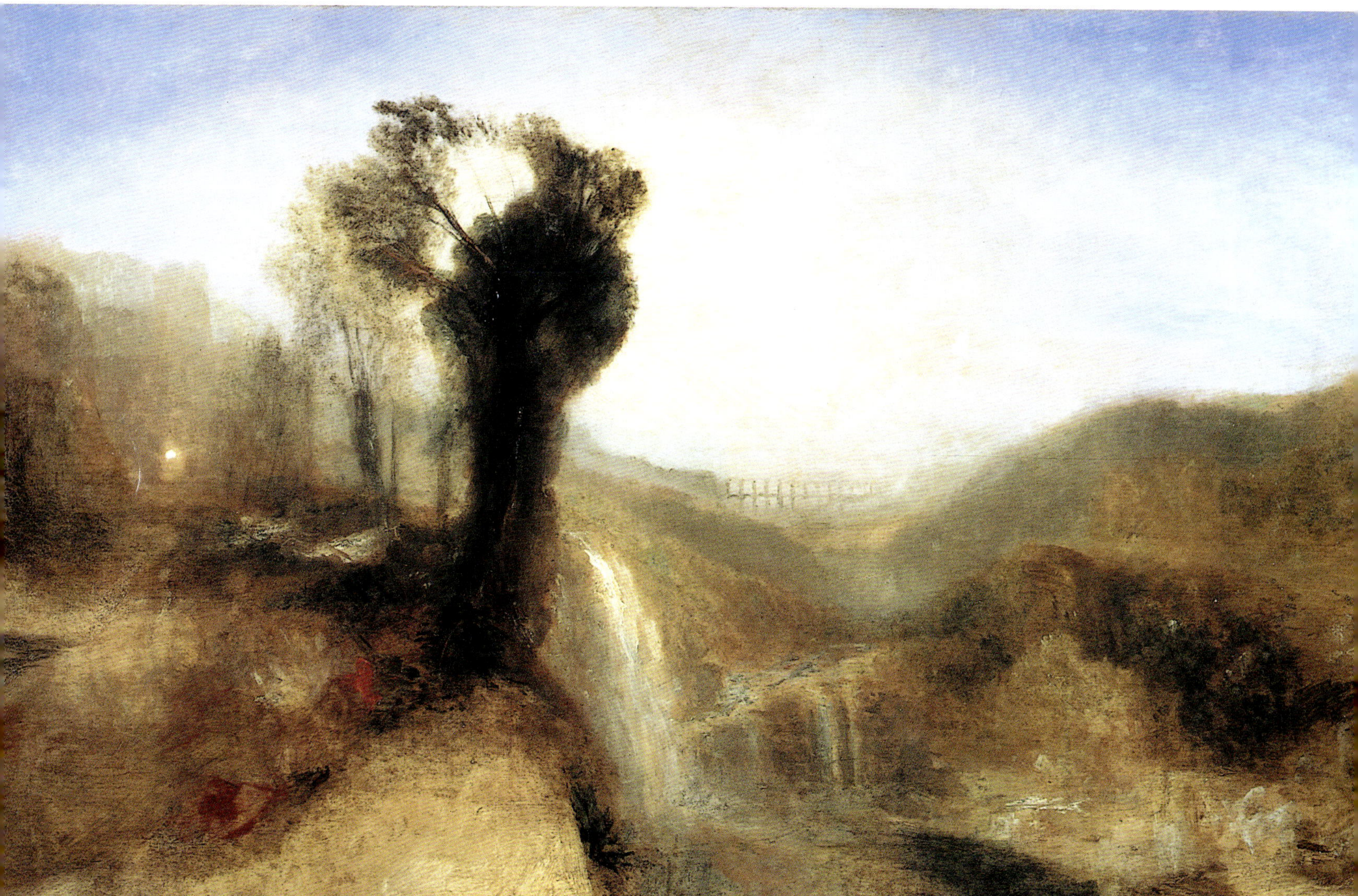

66 Klassische Hafenszene

Classical Harbour Scene

1828
Öl auf Leinwand, 60,3 x 101,9 cm
London, Tate Gallery
Turner Bequest N03026
B J 308

Neben den großformatigen Bildern, die Turner in Rom ausgestellt oder begonnen hatte, entstanden auch ungefähr 16 kleinere Ölskizzen, manche davon auf einem einzigen großen Stück Leinwand gemalt, das zusammengerollt nach London zurück transportiert wurde und bis zum Beginn unseres Jahrhunderts in einem Stück verblieb. Vorwiegend sind dies keine Naturbeobachtungen, eher Kompositionsstudien, Übungen im Stil Claude Lorrains für Landschaften oder Seestücke, die später als Vorlagen herangezogen werden konnten.

Dies ist eine von mehreren Fassungen des Themas „Mittelmeer“, beziehungsweise „antiker Hafen“, wie sie Claude häufig behandelt hat. Turner hatte eine für ihn gültige Fassung dieses Motivs bereits in den beiden Gemälden von Karthagos Aufstieg und Fall (*Dido erbaut Karthago*, 1815; London, National Gallery BJ 131, und *Der Untergang des karthagischen Reiches*, 1817; London, Tate Gallery; BJ 135) geschaffen. Das Motiv beschäftigte ihn erneut in Rom und er verwendete es für den Hintergrund seines Gemäldes *Regulus* (London, Tate Gallery; BJ 294), das ebenfalls im Palazzo Trulli ausgestellt wurde. Möglichwerweise hängt diese Skizze mit der Figurenmenge am Kai, die sich dem von der Bildmitte ausgehenden hellen Sonnenlicht zuwendet, mit diesem Gemälde zusammen. Das Thema des großen Seehafens wird Turner für den Rest seines Lebens beschäftigen und findet noch in seinen letzten Bildern, die er in der Royal Academy im Jahr 1850 ausstellte, Verwendung (siehe Kommentar und Tafel 101).

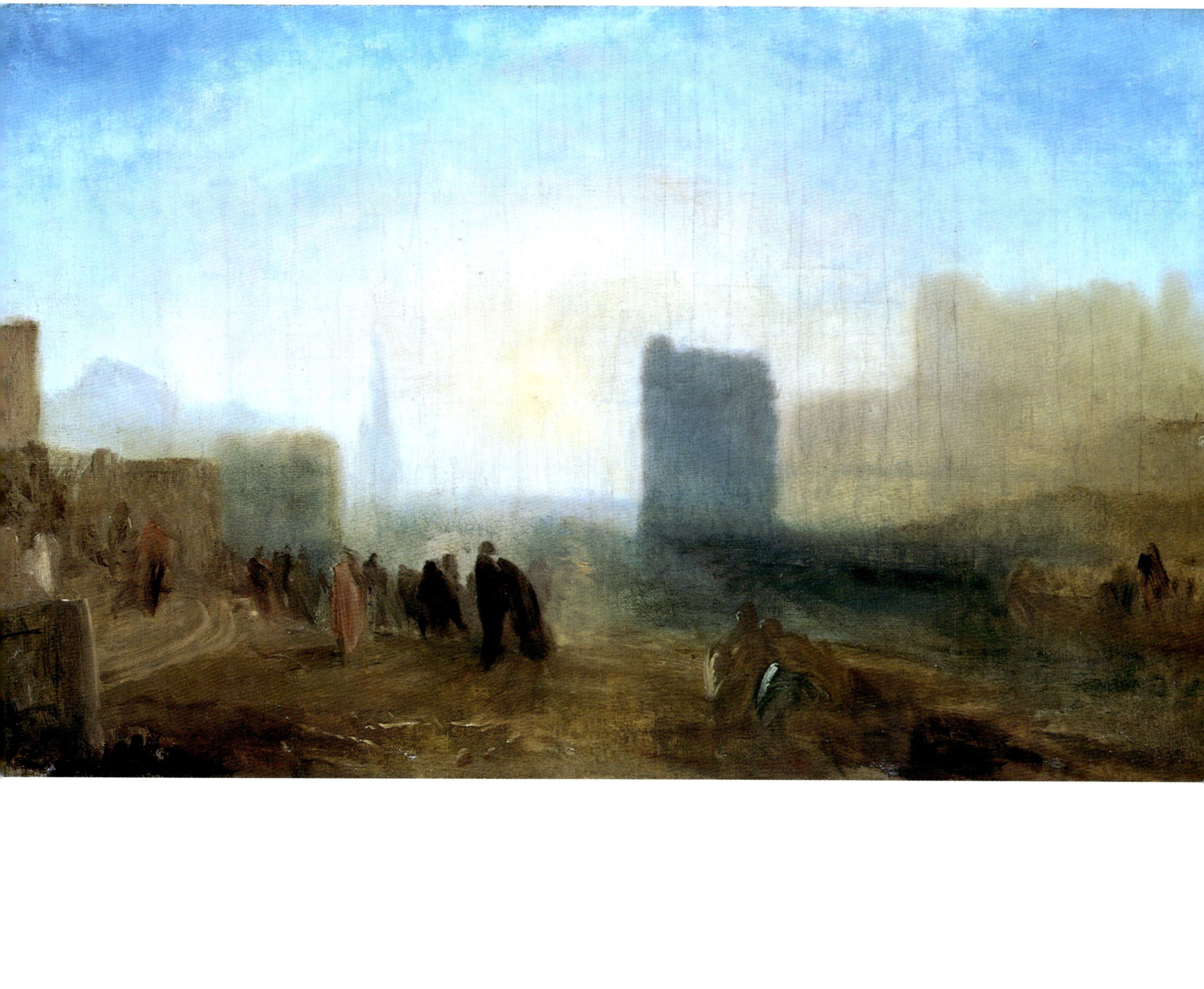

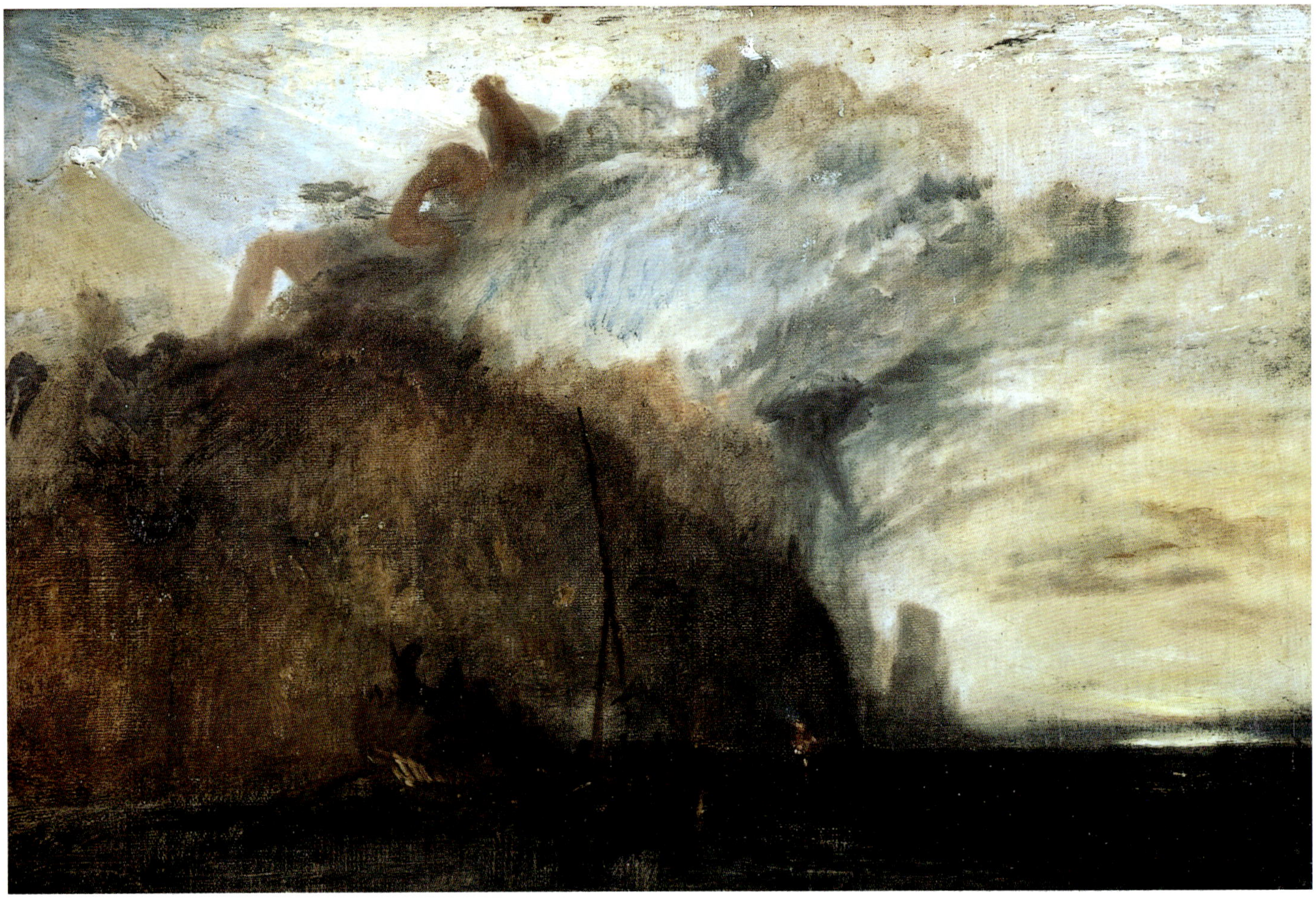

67 Skizze zu
Odysseus verhöhnt Polyphem
Sketch for
'Ulysses deriding Polyphemus'

1828
Öl auf Leinwand, 60 x 89,2 cm
London, Tate Gallery
Turner Bequest N 02958
BJ 302

In Italien wurde Turners Interesse an klassischer Literatur und antiken Mythen wieder geweckt: Zwei der mit seinem Aufenthalt in Rom in Verbindung gebrachten Ölskizzen sind Vorstudien zu späteren Ausstellungsbildern mythologischen Inhalts. Hier handelt es sich um eine Skizze zu *Odysseus verhöhnt Polyphem* (Tafel 68), bei der anderen (London, Tate Gallery; BJ 310) um eine Studie zu dem Gemälde *Der Abschied von Hero und Leander*, das Turner 1837 ausstellte (London, National Gallery, als Leihgabe in der Tate Gallery; BJ 370).

68 Odysseus verhöhnt Polyphem – Die Odyssee des Homer

Ulysses deriding Polyphemus – Homer's Odyssey

1829 in der Royal Academy ausgestellt
Öl auf Leinwand, 132,5 x 203 cm
London, National Gallery
Inv. Nr. 508
BJ 330

Dargestellt ist die Szene aus dem IX. Gesang der *Odyssee*, die letztlich die Ursache für die langjährigen Irrfahrten des Odysseus war: Nach erfolgreicher Flucht aus der Höhle des Polyphem segelt Odysseus mit seinen Gefährten, scheinbar bereits in Sicherheit, auf hoher See. Hoch erhobenen Armes mit einer Fackel in der Hand steht er an Bord seines Schiffes – erkennbar an der für ihn charakteristischen phrygischen Mütze – und verhöhnt den aus der Masse des Berges auftauchenden Kyklopen: Nicht „Niemand", wie er ursprünglich seinen Namen angegeben hatte, habe ihn geblendet, sondern Odysseus, der Sohn des Laertes, aus Ithaka. Die List des Odysseus, sich als „Niemand" zu bezeichnen, hatte den Griechen die Flucht aus der Höhle des Kyklopen ermöglicht; Polyphem hatte im Schmerz seine Landsleute gerufen, „Niemand" wolle ihn ermorden, worauf diese – in der Annahme, er sei nicht bei Sinnen – ihm die Hilfe verweigert hatten. Polyphem fleht im Zorn nun seinen Vater Poseidon an, er möge Odysseus die Heimkehr verweigern, oder, wenn es sein Schicksal sei, doch heimzukehren, dann spät, elend: „verlustig der Gefährten komme auf fremdem Schiff und finde im Haus er noch Unheil." Poseidon erhörte Polyphem – er versprach und gewährte die erflehte Rache.

Noch ist von den zu erwartenden Irrfahrten des Odysseus nichts zu erahnen – es ist Morgen und aus der hellen strahlenden Sonne erheben sich, kaum sichtbar und im Gegenlicht schimmernd, die Rosse des Sonnenwagens. Der große, die Bucht dominierende Dreimaster mit aufwendiger, prächtiger Takelage gibt sich als Schiff des Odysseus zu erkennen: „Odysseus" ist in den Windanzeiger des Vordermastes eingewoben, und auf dem Wimpel eines Vordersegels ist die bis dahin größte Tat des Listenreichen dargestellt – die Episode der Einholung des hölzernen Pferdes mit dem brennenden Troja. Fische und eine Gruppe phosphoreszierend leuchtender Nereiden umschwimmen das Schiff. Im Hintergrund erhebt sich eine weite Berglandschaft, deren höchste Gipfel beschneit sind; auf einem der von vulkanischen Rauchwolken in Nebel gehüllten Bergabhänge lagert Polyphem, gleichsam mit dem Berg verwachsen, die linke Hand erhoben, um einen großen Felsblock nach dem Schiff des Odysseus zu schleudern.

Die übermächtig die rechte Bildhälfte beherrschende Sonne weist durch ihre Verbindung mit der Macht des Poseidon auf die schwerwiegenden Folgen der Polyphem-Episode hin: In Jacob Bryants 1774/76 erschienenen Mythologie-Handbuch *A new system, or, an Analysis of Ancient Mythology*, das Turner leicht zugänglich war, werden sowohl Poseidon als auch Polyphem selbst mit Sonnengottheiten in Verbindung gebracht. Die Sonne erhöhte zudem durch die aus ihr aufsteigenden Rosse des Helios den Bildinhalt ins Numinose (Seibold 1987, S. 147f., 178).

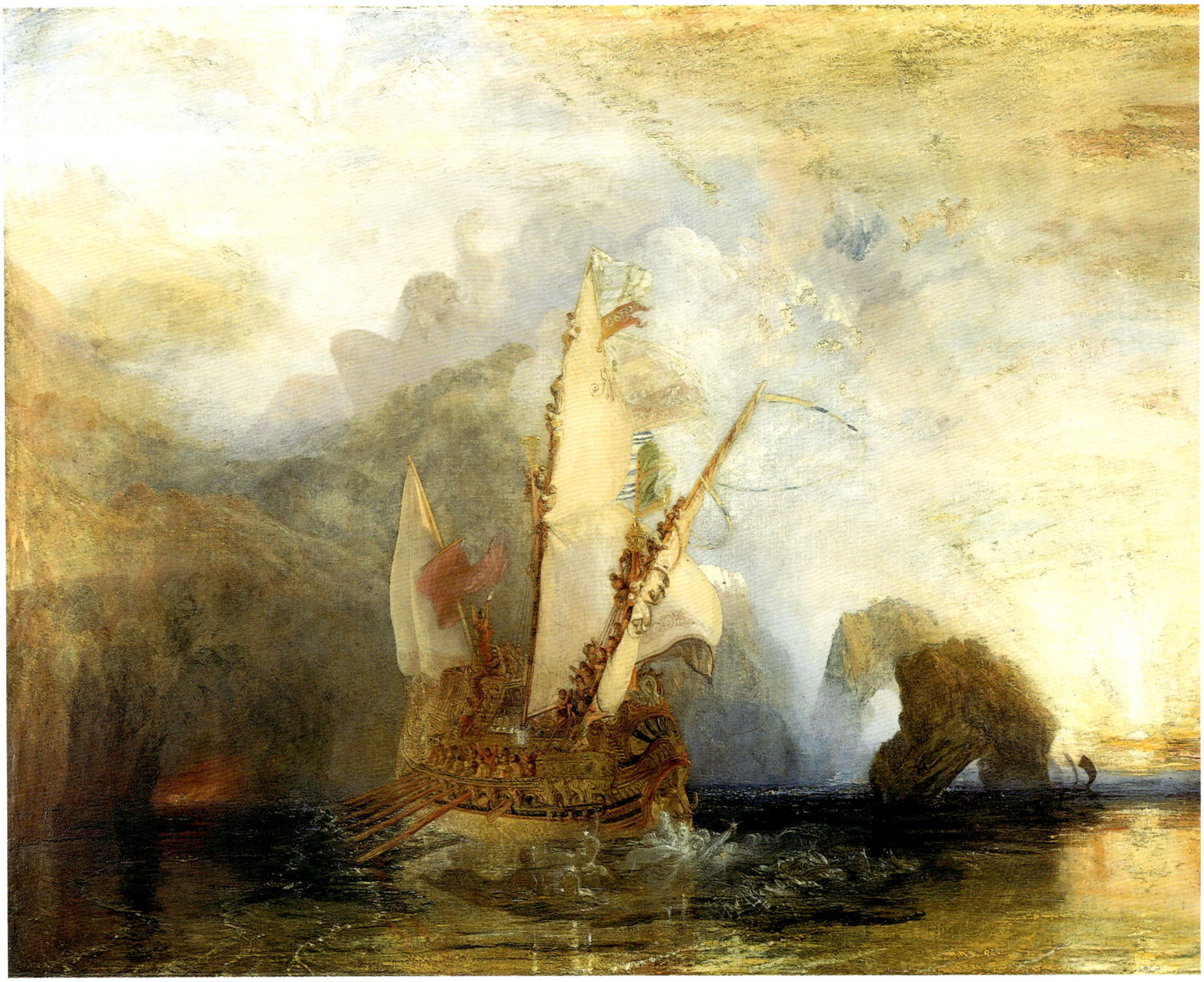

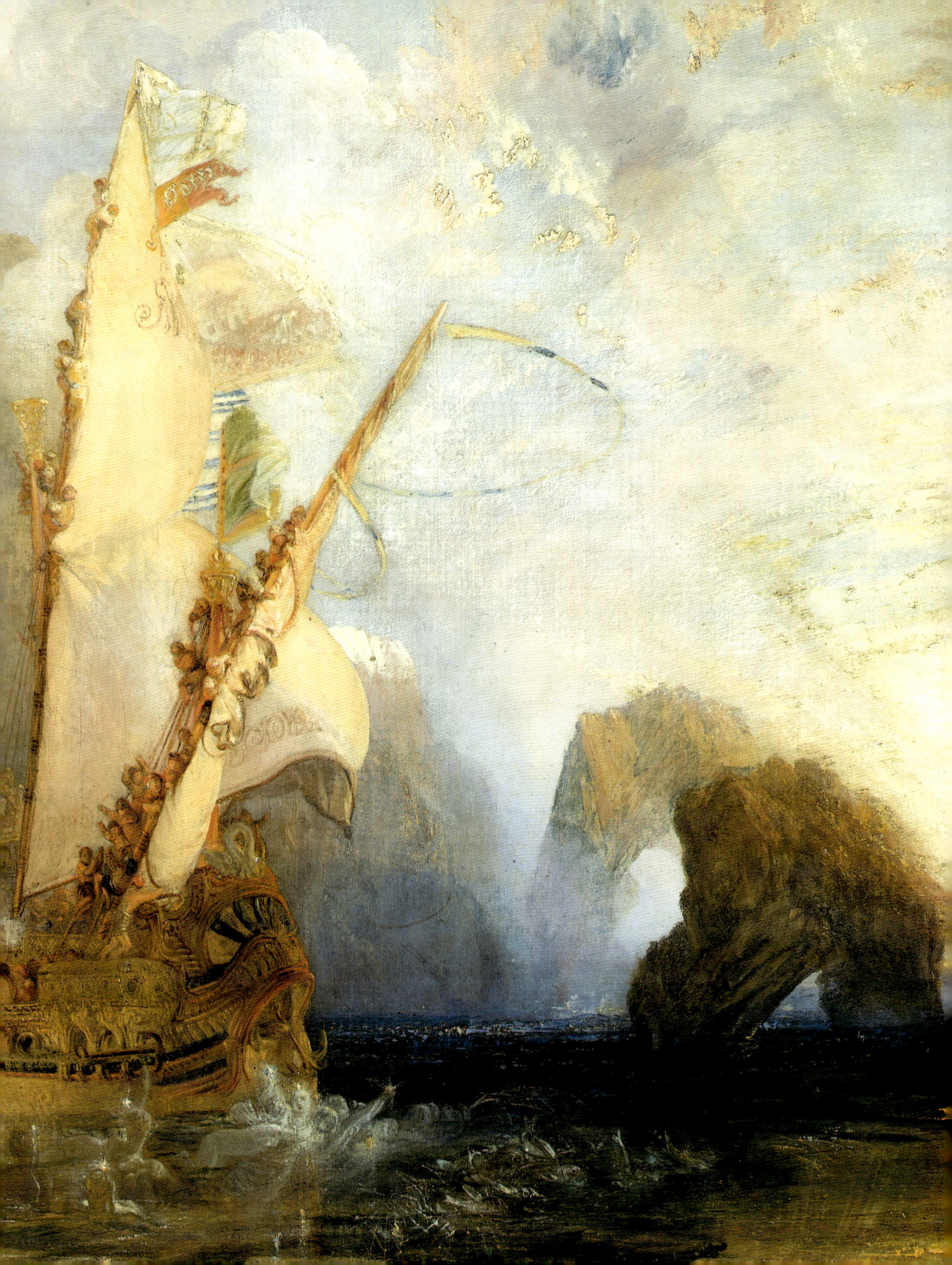

Die Quadriga des Helios ist zudem eine formale Anspielung auf die Reitergruppe vom Ostgiebel des Parthenon – die „Elgin Marbles“ waren seit 1817 im British Museum öffentlich zugänglich, und Turner hatte in seinem Haus in der Queen Anne Street von mehreren von ihnen Gipsabgüße aufgestellt.

Zu diesem Thema – für das keine direkten Vorlagen zu finden sind – scheint Turner durch Gérard de Lairesses *Handbuch der Malerei* angeregt worden zu sein, in dem die Verspottung des Polyphem explizit als Sujet für ein Bild vorgeschlagen wird (Gage 1969, S. 129). Turner kannte das Traktat gut, er benützte es in der englischen Übersetzung von Fritsch (1730) und hatte es auch in seinen Vorlesungen an der Royal Academy besprochen.

Das Thema selbst hatte Turner offensichtlich bereits früher interessiert, ohne daß er an eine bildliche Ausführung dachte. Schon aus dem Jahre 1806/07 existiert eine skizzenhafte, schnelle Federzeichnung (*Wey, Guildford*-Skizzenbuch, London, Tate Gallery; TB XCVII-5). Sie zeigt einen Schiffbug vor einer Berglandschaft, das Blatt ist von Turner mit „Ulyss. Poly.“ bezeichnet: Es hat allerdings keinerlei kompositionelle oder sonstige Ähnlichkeit mit der Skizze und dem Ölbild von 1828/29 (siehe Tafel 67)

Daß *Odysseus verhöhnt Polyphem* über die Illustration einer homerischen Geschichte weit hinausgeht, erkannte schon John Ruskin 1856. Seine Würdigung des Bildes, das er als das entscheidende für Turners mittleres Schaffen bezeichnet, ist gleichzeitig eine Eloge auf Turner als Künstler. Ruskin sieht in seiner schwärmerisch-romantischen Interpretation Turner selbst in der Person des Odysseus verwirklicht (1856, 13:136–9). Ruskin bemerkt gleichzeitig, daß Turner in diesem Bild den Natur-Elementen, denen in der *Odyssee* selbst keine besondere Wichtigkeit zugemessen wurde, große Aufmerksamkeit schenkte. Er schloß daraus, daß Turner sich auf Popes Übersetzung der *Odyssee* stützte – die sich auch in seiner Bibliothek befand –, in der naturkundliche Erscheinungen ausführlich behandelt sind. Ruskin zieht schließlich auch Turners eigenes Interesse für die Darstellung von Naturphänomenen in Betracht: „... er war begeistert davon, eine massive Form einer leichten Rauchschwade zu kontrastieren, ... ich bin davon überzeugt, daß wir auf jeden Fall Rauch gehabt hätten, er ist nur als Folge der Popeschen Verse umso prominenter.“ Die Konsequenz aus diesen Beobachtungen zieht jedoch erst John Gage, der den entscheidenden Beitrag zur Deutung von *Odysseus verhöhnt Polyphem* leistet. Gage erkennt in dem Bild die großangelegte Auseinandersetzung Turners mit den ungewöhnlichen Phänomenen der Natur: dem Vulkanismus, den Erscheinungen von Rauch und Feuer, den geologischen Formationen, den phosphoreszierenden Qualitäten des Wassers (1969, S. 128ff.). Turners dokumentiertes Interesse an den aktuellen naturwissenschaftlichen Erkenntnissen wurde durch seine Freundschaftmit englischen Wissenschaftlern, wie dem Alpinisten John Penn oder dem Chemiker Sir Humphrey Davy, verstärkt. Davy hatte zum Beispiel seine Theorien zum Vulkanismus, die in *Odysseus verhöhnt Polyphem* verarbeitet zu sein scheinen, 1828 in der Royal Institution – sicher unter Anwesenheit Turners – öffentlich dargelegt (Gage 1987, S. 197, Anm. 42, S. 219, Anm. 44). Daneben zog Turner natürlich auch alte Reiseführer und Guiden und weitere naturwissenschaftliche Literatur heran. So scheint der dunkle Bereich im linken unteren Bildteil, in dem Ruskin die Höhle des Polyphem mit einem glosenden Feuer vermutet, eine Idee Erasmus Darwins zu illustrieren, nach der Vulkane ursprünglich durch das Eindringen des gewaltigen Meeresstroms in die brennenden Höhlen der Erde entstanden sind.

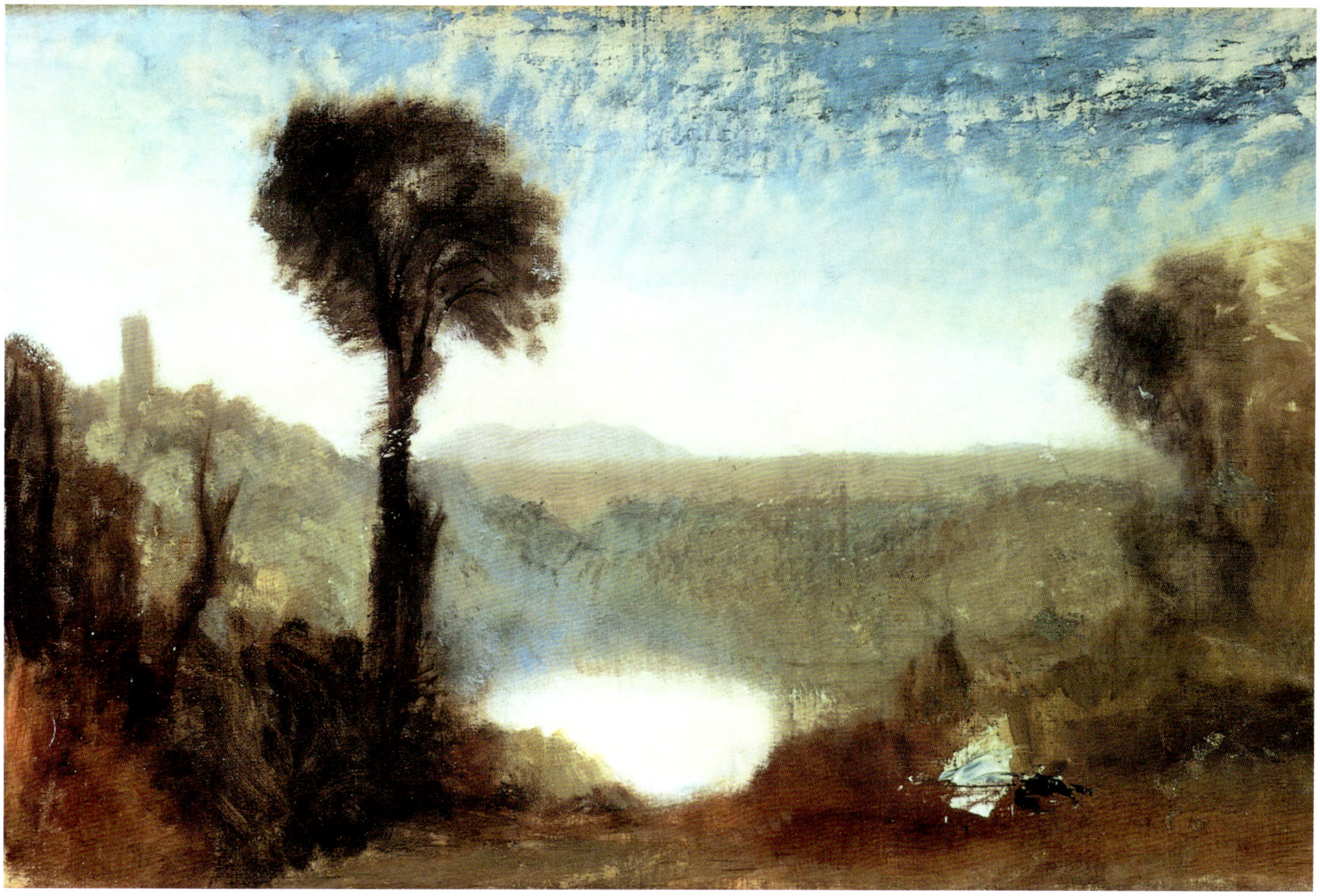

69 Der Nemi-See
Lake Nemi

Um 1828
Öl auf Leinwand, 60,3 x 99,7 cm
London, Tate Gallery
Turner Bequest N 03027
BJ 304

Von den während Turners römischem Aufenthalt 1828 entstandenen Ölskizzen zeichnet sich *Der Nemi-See* durch die brillantesten Farben und die offenste Malweise aus. Die Skizze ist eines von mehreren Beispielen, die einen tatsächlich existierenden Ort darstellen, jedoch wurde sie mit größter Sicherheit weder vor Ort noch aus der unmittelbaren Erinnerung angefertigt. Zwar reiste Turner nachweislich 1819 an den Nemi-See, doch gibt es keine Beweise für einen erneuten Besuch im Jahr 1828, sodaß diese lebendige Skizze wohl hauptsächlich Turners Erinnerung und Vorstellungskraft entsprungen sein muß, auch wenn die exakte Behandlung des Sujets den unmittelbaren Eindruck nahelegt.

70 Der Konstantinsbogen in Rom

The Arch of Constantine, Rome

Um 1835
Öl auf Leinwand, 91,4 x 121,9 cm

London, Tate Gallery
Turner Bequest N 02066
BJ 438

Dies ist eine von zwei als Paar konzipierten italienischen Landschaften, die wahrscheinlich erst einige Zeit nach Turners zweitem Romaufenthalt, vermutlich in der Mitte der dreißiger Jahre, entstanden sind. Bei dem zweiten Bild handelt es sich um die Komposition *Tivoli: Tobias und der Engel* (London, Tate Gallery; BJ 437). Das Format der Gemälde entspricht jenem, das Turner für seine Ausstellungsbilder verwendete, die beiden Landschaften scheinen erst kurz vor ihrer Vollendung aufgegeben worden zu sein. Es ist durchaus denkbar, daß Turner die Absicht hatte, sie als Paar auszustellen. In diesem Fall hätte er sie wohl in ihrem jetzigen – unvollendeten – Zustand in die Royal Academy oder in die British Institution bringen lassen, um sie in situ fertigzustellen. Um das narrative Element zu verstärken, hätte er dann die zahlreichen Bildfiguren deutlicher herausgearbeitet und auch die Architekturdetails schärfer akzentuiert. So aber ist die Bildgeschichte nicht definierbar, und nur wenige Andeutungen der Reliefs und der Statuen des Konstantinsbogens – von dem Turner 1819 zahlreiche präzis ausgeführte Zeichnungen angefertigt hatte – sind identifizierbar. Der Triumphbogen und auch der Rest des Forum Romanum, auf dem sich das Abendlicht spiegelt, sind weitgehend abstrahiert. Sowohl dieses Gemälde als auch sein Gegenstück zeichnen sich durch ihre brillante Farbgebung, vor allem durch die üppige Verwendung von Chromgelb aus, eine von Turners Lieblingsfarben in den dreißiger Jahren. Auch wenn diese Gemälde Turners anhaltendes Interesse an klassischer Tradition und idealer Symmetrie im Sinne der Landschaften Claude Lorrains bezeugen, so geht Turner in koloristischer Hinsicht über Claude hinaus.

Während Turner sich offensichtlich entschied, diese Komposition nicht zu vollenden, malte er in *Das Moderne Rom – Campo Vaccino* (1839, Privatbesitz; BJ 379) den Blick auf das Forum aus der entgegengesetzten Richtung, mit einer Ansicht des Konstantinsbogens von der anderen Seite. Zusammen mit *Das Alte Rom – Agrippina landet mit der Asche des Germanikus* (London, Tate Gallery; BJ 378) bildet auch dieses Gemälde ein komplementäres Bilderpaar.

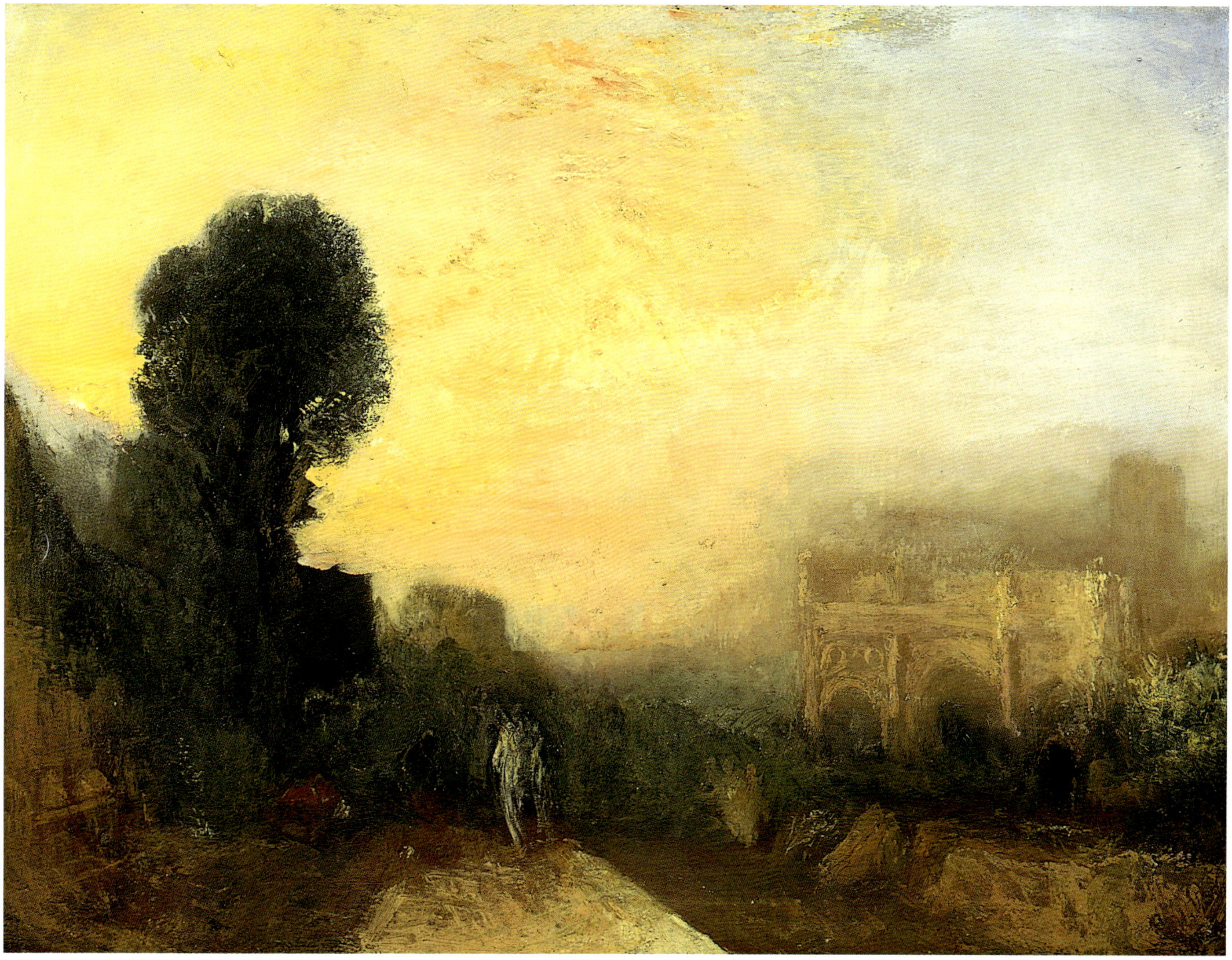

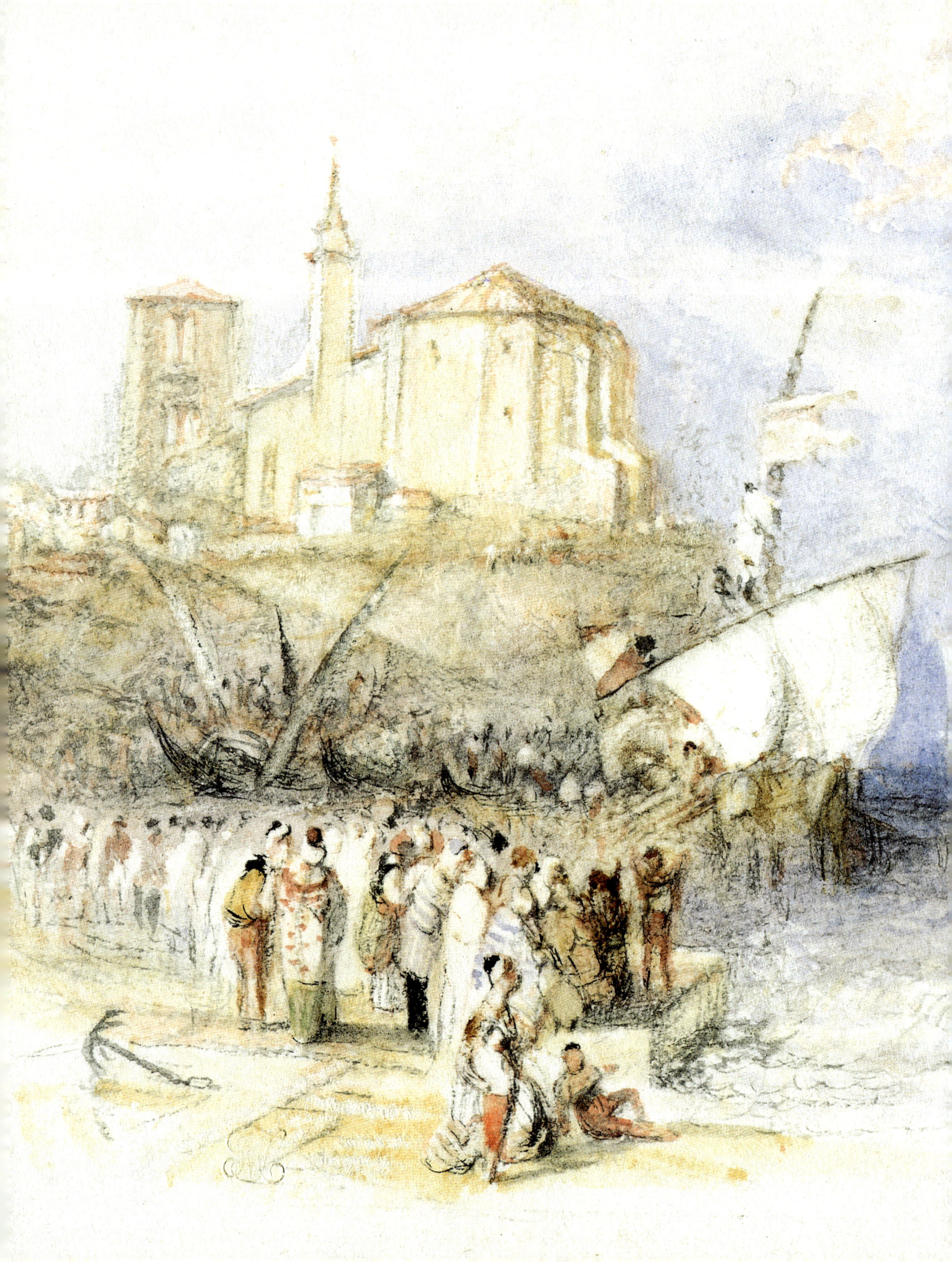

LITERATURILLUSTRATIONEN

Neben Landschaftsaquarellen, die als Stichvorlagen Verwendung finden sollten, arbeitete Turner in den zwanziger und frühen dreißiger Jahren intensiv an mehreren Projekten zur Literaturillustration. 1818 erhielt er den Auftrag, Sir Walter Scotts *Altertümer in schottlands Provinzen* zu illustrieren. In den darauffolgenden Jahren erarbeitete er gemeinsam mit dem Autor die Entwürfe. Turners Ruf auf diesem Gebiet wurde jedoch durch den Auftrag seines Freundes, des Dichters, Sammlers und Bankiers Samuel Rogers begründet, dessen langes Gedicht *Italien* zu illustrieren. Inspiriert von Rogers' Gedicht sowie von seinen eigenen italienischen Notizen und Erinnerungen schuf Turner 25 Aquarell-Vignetten, die den Geist des Südens heraufbeschwören. Kunstvoll in Stahl gestochen, schmücken sie eine von Rogers 1830 aus eigenen Mitteln finanzierte Luxusausgabe. Bei seiner ersten Veröffentlichung zwischen 1822 und 1828 war das Gedicht eher halbherzig aufgenommen worden, aber nun verkaufte es sich in großen Mengen und wurde zu einem der beliebtesten Bücher seiner Zeit. In der Folge beauftragte Rogers Turner mit 33 Illustrationen für den Band seiner gesammelten Gedichte (1834). Turner blieb im Besitz von beiden Aquarellserien, die jeweils nur an die Stecher verliehen wurden. Bald waren auch andere Autoren und Herausgeber daran interessiert, Turners Können und seine Bekanntheit zu nutzen. Für William Finden und John Murray schuf er eine Serie von *Landschaftsillustrationen zu Byron* – wohl der von ihm am meisten geschätzte moderne Dichter – sowie Vignetten zu *Leben und Werk* dieses Dichters. Andere Herausgeber bestellten Illustrationen zu John Milton sowie zu Turners Zeitgenossen Thomas Moore und Thomas Campbell. Weitere Blätter zu einer Gesamtausgabe von Walter Scott entstanden für dessen Edinburger Herausgeber Robert Cadell, der im Namen aller seiner Kollegen sprach, als er erklärte, „mit seinem (Turners) Bleistift garantiere ich den Verkauf von 8.000 Gedichtbänden – ohne ihn nicht einmal 3.000" (Zu diesem Aspekt von Turners Werk siehe vor allem Piggott 1993, Brown 1992 und Finley 1980).

71 Venedig: Der Dogenpalast – für Rogers' *Italien*

Venice, the Ducal Palace (for Rogers's 'Italy')

Um 1827
Aquarell mit Anmerkungen in Bleistift, 240 x 306 mm
London, Tate Gallery
Turner Bequest CCLXXX 193, D 27710

Rogers' Gedicht war nicht beschreibend, sondern eher als Abfolge meditativer Erinnerungen, inspiriert durch verschiedene italienische Orte, komponiert. Turners Aufgabe als Illustrator bestand darin, sowohl eine topographische Begleitung zu schaffen als auch die mit den erwähnten Orten verbundenen Erinnerungen und Empfindungen zu verbildlichen. In dieser Ansicht Venedigs vom Bacino mit Markuskirche, Campanile, Dogenpalast und Biblioteca Marciana erweckt Turner durch die Darstellung des Bucintorio, der Staatsbarke der Dogen, das der Stadt einstmals eigene Gepränge und Zeremoniell zu neuem Leben. Die von kleineren Booten umgebene Barke rechts im Bild verweist auf die alte, zu Turners Zeiten bereits abgeschaffte Zeremonie der „Vermählung des Dogen mit dem Meer." Die Vermählung wurde symbolisch vollzogen, indem der Doge einen goldenen Ring in die Adria warf (siehe auch Kommentar zu Tafel 88). Turner evoziert jedoch gleichzeitig auch die Gegenwart, indem er die österreichische Fahne vom Heck des Bucintorio wehen läßt.

Die stark leuchtenden Farben des Aquarells greifen Rogers' Zeilen, in denen er die venezianischen Gebäude als „noch in den prächtigsten Farbtönen der Kunst leuchtend" beschreibt, bewußt auf, wurden aber von den frühen Kritikern in der Meinung, die Farben dienten primär dem Stecher zur Umsetzung des Bildes in Schwarz-Weiß-Töne, nicht geschätzt. Durch das Spiel von Sonnenlicht und Schatten auf den Häusern hatte Turner in jedem Fall genügend Anhaltspunkte für die Verteilung der Hell-Dunkel-Kontraste im Stich gegeben. Seine in Bleistift hinzugefügten Anweisungen an den Stecher Edward Goodall (1795–1870) klären einige Architekturdetails, die hier mehr in Hinblick auf die Gesamtwirkung als auf Genauigkeit wiedergegeben sind. Die Vignettenform wurde gewählt, um das Typische des Ortes, seine Atmosphäre einzufangen.

Bis 1847 wurden über 50.000 Bände von Rogers' *Italien* mit den Illustrationen von Turner verkauft. Zu den vielen Bewunderern zählte auch John Ruskin, der über Turners Blätter schrieb: „Die Vignetten zu Rogers' *Italien* sind ganz einfach Turners eigene Erinnerungen an die Alpen und die Campagna, zügig und konzentriert in Übereinstimmung mit dem meditativen Gedicht, das sie illustrieren, geschaffen. Sie sind höchst erlesen, poetisch im wahrsten Sinn, vorbildlich und wundervoll über alles Lob hinaus."

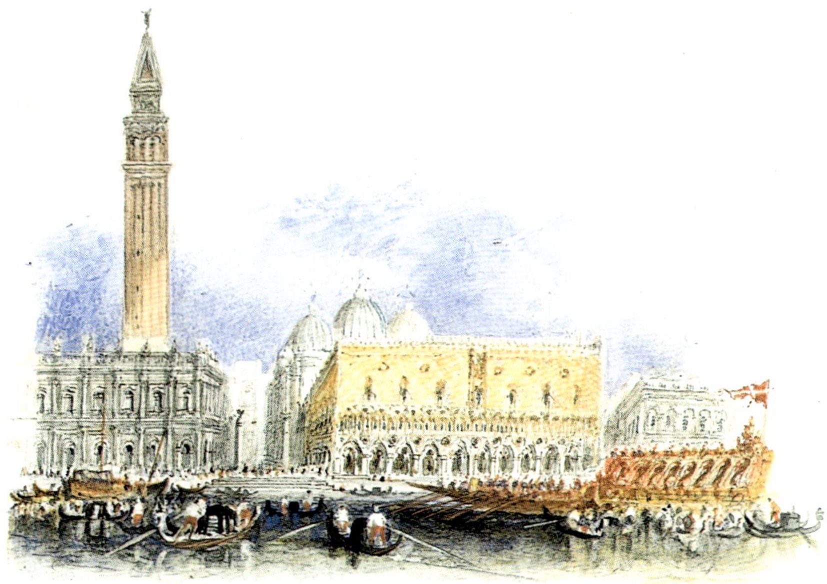

CCLXXX-193

72 Kolumbus setzt die Segel – für Rogers' *Gedichte*

Columbus setting Sail (for Roger's 'Poems')

Um 1831/322
Bleistift, Feder, Tusche und Aquarell, 238 x 309 mm
London, Tate Gallery
Turner Bequest CCLXXX 189, D 27706

Dies ist eine von sieben – ebenfalls von Goodall gestochenen – Vignetten zu Rogers' *Reise des Kolumbus.* Das Gedicht wurde von Rogers als seine „Übersetzung" eines erfundenen, in katalanischer Sprache verfaßten Epos' eines Teilnehmers an der Expedition des Kolumbus ersonnen, stützt sich aber weitgehend auf die gefeierte *Geschichte des Lebens und der Reisen von Christoph Kolumbus*, die der Amerikaner Washington Irving verfaßt und John Murray 1828 veröffentlicht hatte. Turners Kolumbus-Illustrationen, die ebenfalls Irvings Beschreibungen viel verdanken, sind seine beseeltesten Entwürfe in dem Band *Gedichte.* Sie vermögen die Erhabenheit und die spirituelle Kraft wiederzugeben, die Rogers – normalerweise ein eher unbeteiligt wirkender Dichter – in seiner Schilderung menschlichen Bemühens und christlicher Bekehrung auszudrücken vermochte. Unbelastet von zeitgenössischen Bedenken, daß mit Kolumbus die Unterdrückung der indianischen Kultur in beiden Teilen Amerikas begonnen habe, feiert Rogers die Reise des Kolumbus' als christlichen Kreuzzug, der fast übermächtige Hürden zu überwinden hatte. Diese Interpretation bestimmt auch Turners Bildfindungen.

Hier ist die Komposition in Kreuzform angelegt, wobei dieses Motiv in den sich wiederholenden Mustern der Maststangen und Sparren sowie dem Anker im Vordergrund wie ein bildinternes Echo mehrmals aufgegriffen wird. Die *Santa Maria*, Kolumbus' Schiff, und ihre beiden kleineren Begleiter, die *Pinta* und die *Nina*, machen sich bereit, von Palos, im Golf von Cadiz, in See zu stechen. Es herrschte windiges Wetter, ein Vorgeschmack auf die bevorstehende Reise und vielleicht auch ein Verweis auf den „Wind des Heiligen Geistes," der die Expedition nach Amerika bringen wird. Irvings Beschreibung der Abfahrt folgend, hat Turner eine Gruppe Figuren, die traurig und voller Vorahnung von ihren Verwandten Abschied nehmen, am Kai dargestellt. Die im Vordergrund isolierte Gruppe einer Mutter mit Kind verstärkt dieses Gefühl von Abschied und Trennung. Turner war nun nicht nur in der Lage, einen Text inhaltlich genau zu illustrieren, sondern auch dazu, seine Botschaft mit Hilfe einer adäquaten Bildsprache zu verstärken und zu erweitern.

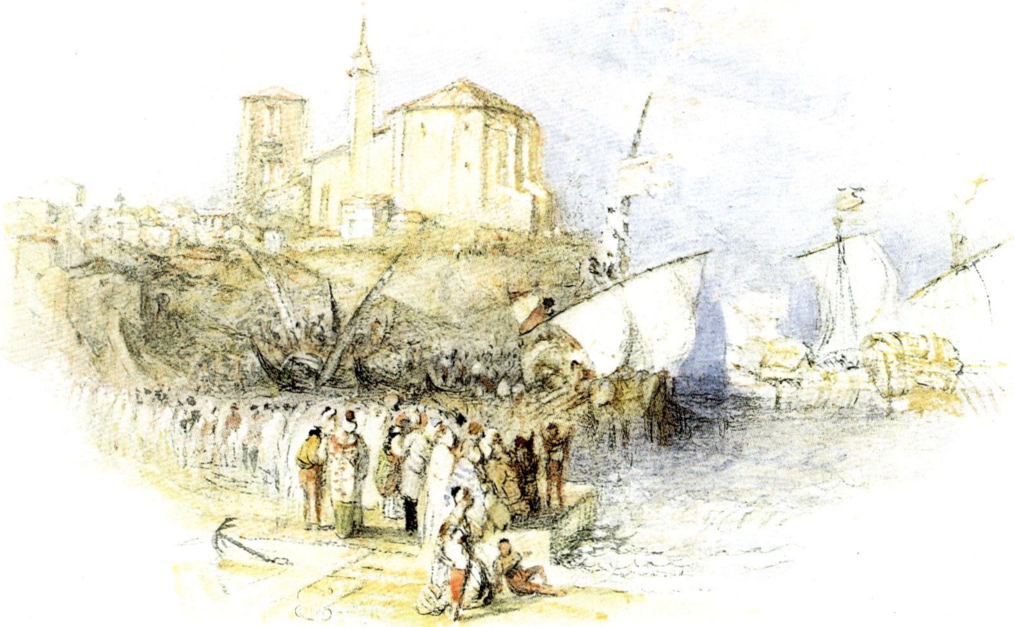

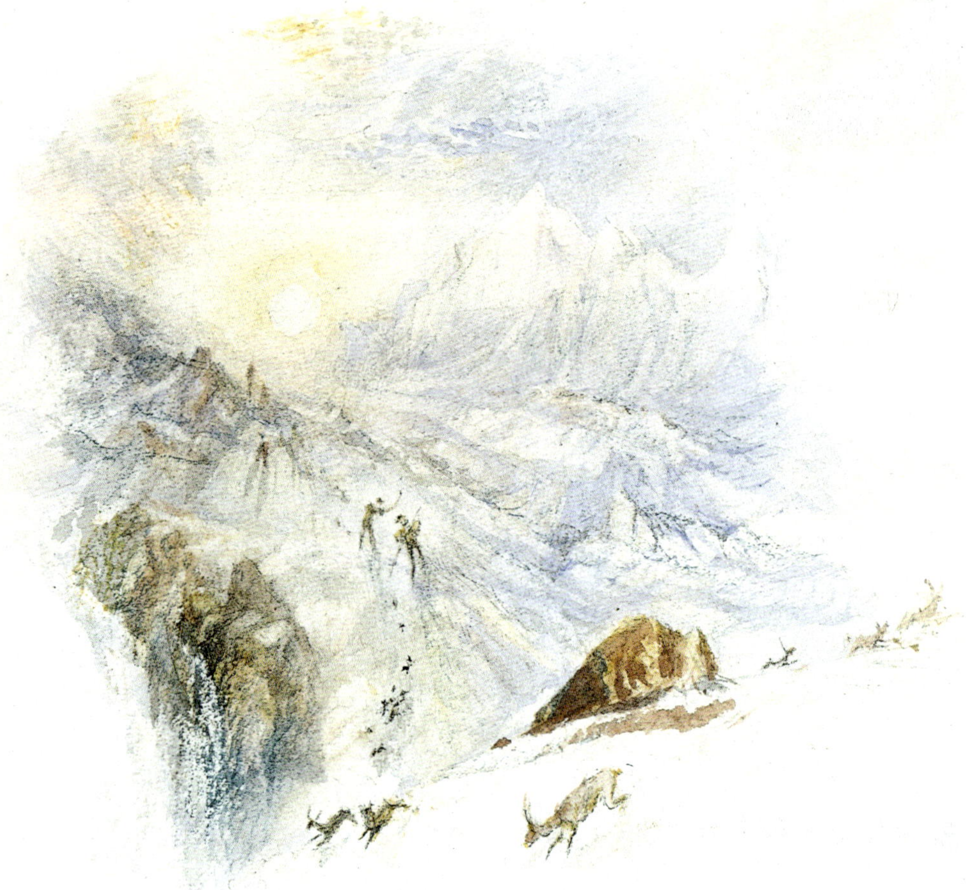

73 Die Alpen bei Morgendämmerung – für Rogers' *Gedichte*

The Alps at daybreak (for Roger's 'Poems')

Um 1831/32
Aquarell, 115 x 139 mm

London, Tate Gallery
Turner Bequest CCLXXX 184, D 27701

Einige von Turners Illustrationen zu Rogers' *Italien* zeigen bereits das, was Ruskin als Turners „Bergwahrheit" bewundert hatte: Hier entwickelte er seine Vorstellung einer Gebirgslandschaft im engen Rahmen des Vignettenformats zu einer erstaunlichen Komposition mit Gemsenjägern, die im Morgengrauen am Rand des Mer de Glace entlang stapfen. Aus der Mitte der Komposition bricht strahlendes Licht hervor. Das Weiß des Papiers wird geschickt eingesetzt, um den Eindruck des Lichts eines frühmorgendlichen Sonnenaufgangs und seine glitzernden Reflexe im Schnee einzufangen. Das nach den Seiten offene Bild vermittelt ein Gefühl für die gigantischen Dimensionen der Alpen und die Empfindung von unbegrenztem Raum. Auch dieses Motiv wurde von Goodall für Rogers' *Gedichte* gestochen.

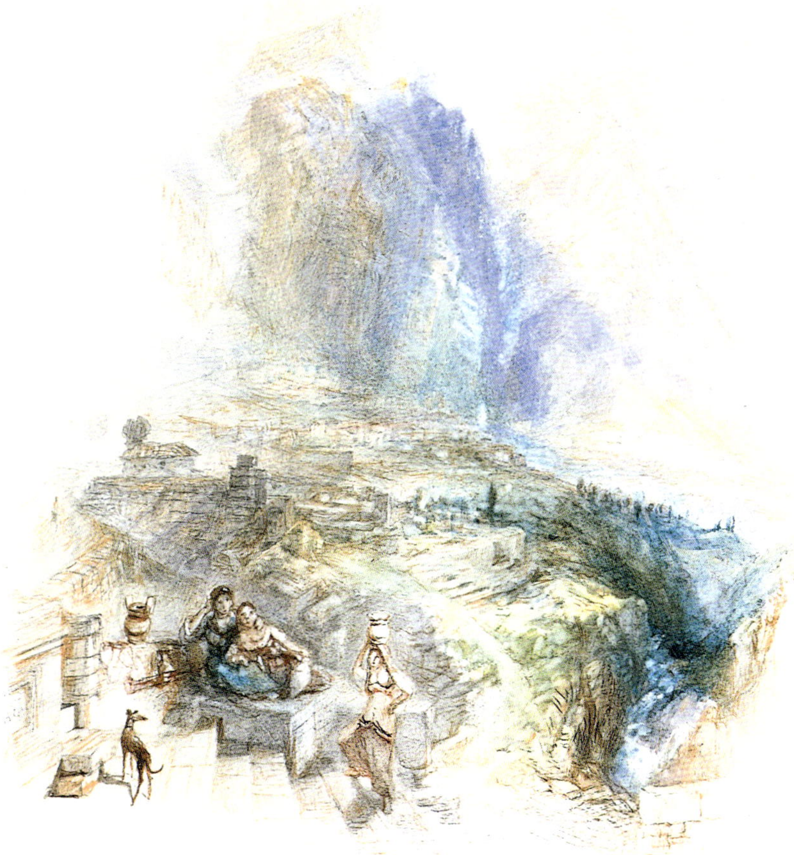

74 Der Parnaß und die Kastalische Quelle in Delphi – für Byrons *Leben und Werk*

Parnassus and Castallian Spring, Delphi (for Byron's 'Life and Work')

1832
Aquarell und Gouache, 184 x 140 mm
London, Tate Gallery
Inv. Nr. N 05238; 1940 von Beresford Rimington Heaton vermacht

Turner fertigte für Byrons Verleger John Murray eine Serie von Vignetten für eine beliebte mehrbändige Ausgabe von Werken des Dichters an, die zusammen mit Findens *Landschaftsillustrationen zu Byron* publiziert wurden. Edward Findens Stich des Parnassus-Motivs erschien als Titelblatt von Band XIV von Murrays Veröffentlichung. Es steht mit einer Textstelle aus Byrons Gedicht *Die Insel* in Verbindung, in der der semi-autobiographische Erzähler über seine Erfahrungen in Norden und Süden sinniert und seine Erinnerungen an den „verehrten Parnaß" mit Reminiszenzen an die Schottischen Hochlande verbindet.

Turners Komposition hingegen scheint von seinem eigenen Lieblingsgedicht Byrons, dem berühmten narrativen Gedicht *Childe Harold's Pilgrimage* inspiriert zu sein – genauer gesagt von jener Stelle, an der der Dichter seine Muse anruft und in einer Fußnote das Dorf Castri an den Hängen des Parnaß mit seiner tiefen Höhle und dem griechischen Kloster sowie den darüberliegenden weiteren Höhlen, aus denen sich die Kastalische Quelle ergießt, beschreibt. Turner hatte Griechenland nie besucht und mußte die Einzelheiten der Landschaft aus der Zeichnung eines anderen Künstlers, William Page, übernehmen. Möglicherweise holte er sich auch Rat bei seinem Freund Charles Eastlake, der Griechenland bereist hatte. Trotzdem ist dies wohl die großartigste von Turners Byron-Vignetten. Es ist bezaubernd, wie sie die überwältigende Schönheit der Gebirgslandschaft und das Glitzern von Luft und Wasser einfängt, aus dem, in der allegorischen Gestalt der Muse, das Wunder der Poesie geboren wird. Turner vereint das Erhabene zugleich mit der Wirklichkeit und die Vergangenheit mit der Gegenwart, indem er moderne Griechen, die ihre Kleider im heiligen Strom waschen, darstellt.

75 Die Versuchung auf der Spitze – für Miltons *Das zurückgewonnene Paradies*

The Temptation on the Pinnacle (for Milton's 'Paradise Regained')

Um 1834
Bleistift, Aquarell und Gouache, 193 x 140 mm
London, Tate Gallery
Inv. Nr. T 06500; erworben 1991

Die visionären Ausdrucksformen, die Turner in manchen seiner Blätter zu Rogers und Byron erreicht hat, kommen in einer kleinen Serie von Illustrationen zu einer Sammlung von John Miltons *Poetischen Arbeiten* – als dessen erstes Projekt 1835 von John Macarone herausgegeben – voll zur Geltung. In diesem Entwurf zu *Das zurückgewonnene Paradies* tritt die Figur des triumphierenden Christus, umgeben von Engeln, aus dem blendenden Licht hervor. Die für Turner ungewöhnliche Ansammlung zeitgenössischer Gebäude zu Christi Füßen soll den Tempel von Jerusalem darstellen. Die Vignette wurde von John Cousen (1805–1880) gestochen.

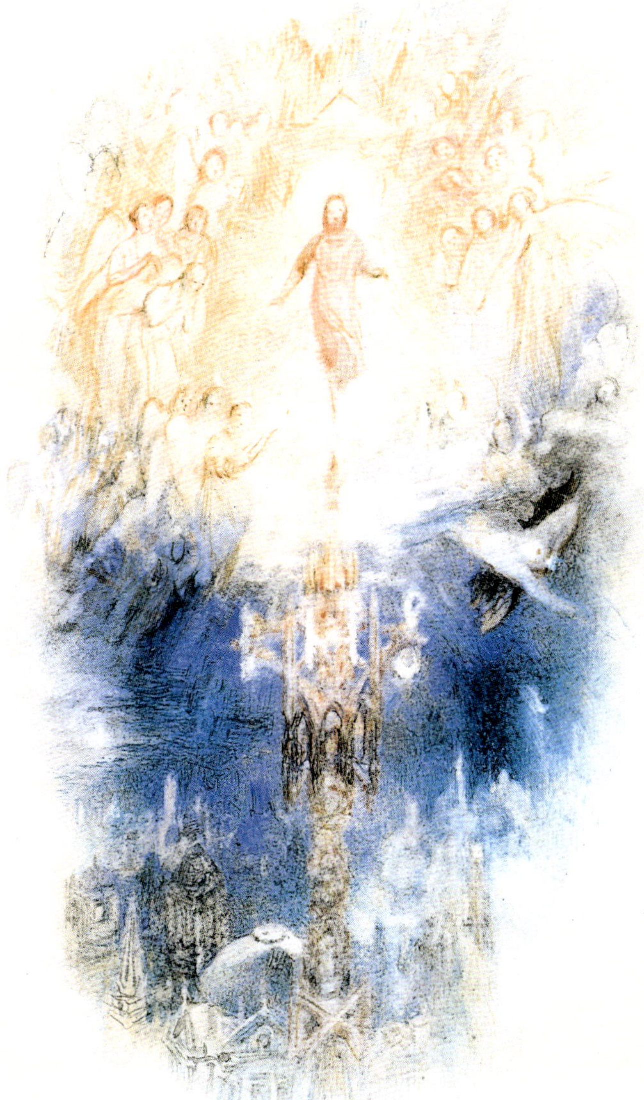

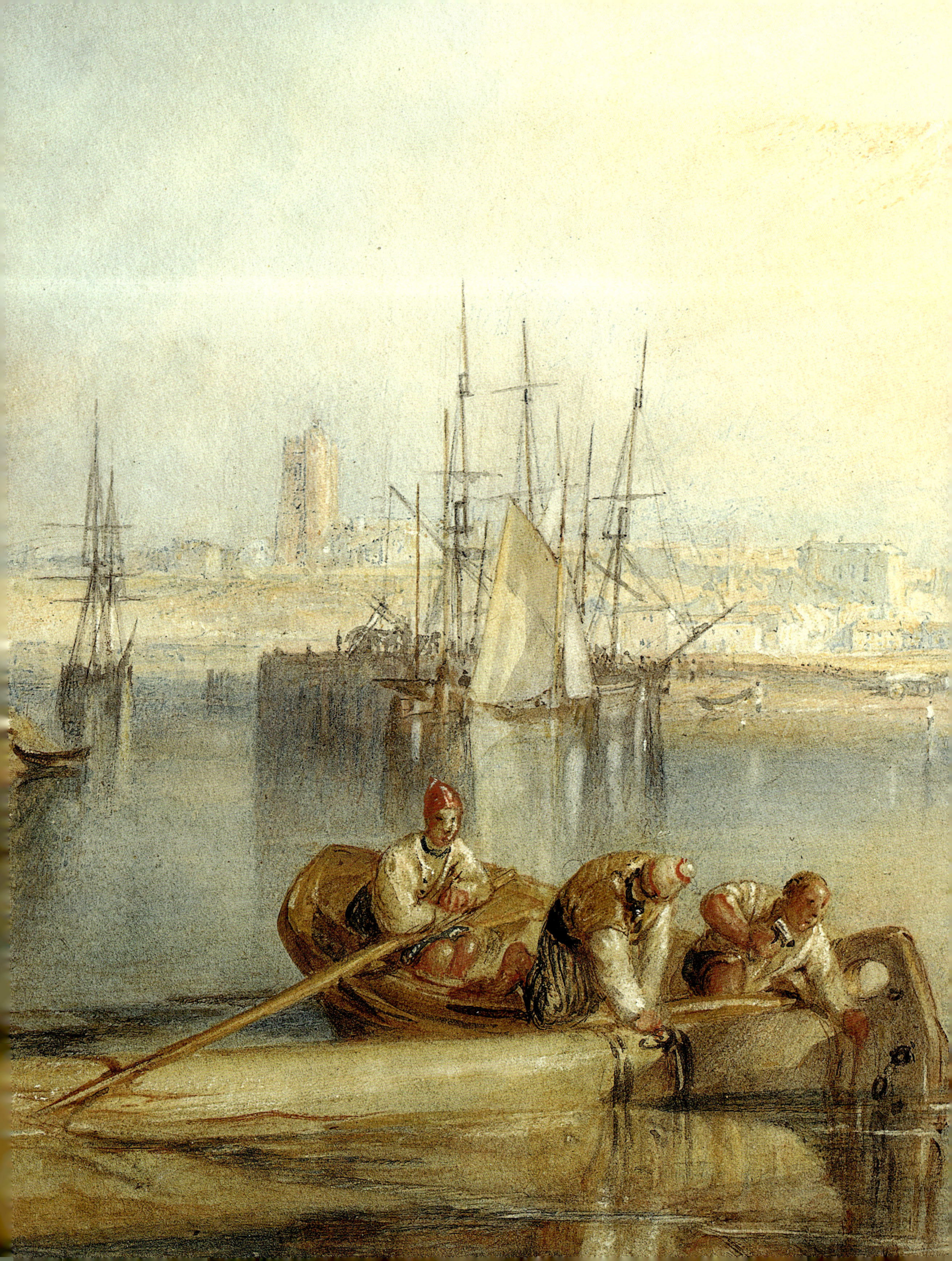

MALERISCHE ANSICHTEN VON ENGLAND UND WALES

Die Serie *Malerische Ansichten von England und Wales,* die von Charles Heath (1785–1848) herausgegeben wurde, war das ehrgeizigste Publikationsprojekt, für das Turner in den zwanziger und dreißiger Jahren Aquarelle anfertigte. Heath hatte selbst als Stecher nach Vorlagen von Turner gearbeitet und war auch der Herausgeber der französischen Ansichten (siehe Kommentar und Einleitung zu Tafel 80 – 83). Bei dieser umfangreicheren und kostspieligeren Unternehmung mußte er mit einer Reihe von Mit-Herausgebern zusammenarbeiten, aber trotz der in London in den Jahren 1829, 1831 und 1833 veranstalteten Werbeausstellungen, in denen Aquarelle von Turner gezeigt wurden, um die Subskription anzukurbeln, war der Publikation auf dem hart umkämpften Markt kein finanzieller Erfolg beschieden. Heaths letzte Partner, Longman's, brachten die Publikation 1839 mit einer zweibändigen Ausgabe aller Entwürfe Turners zu einem Abschluß. Seit 1825 waren 96 Aquarelle Turners gedruckt worden.

In vielerlei Hinsicht gehören Turners Aquarelle für *England und Wales* zu den schönsten, die er je für einen Stecher vorbereitet hat. Seine vollendeten Aquarelle sind nicht nur in handwerklich-technischer Hinsicht ein Höhepunkt, sondern zeichnen sich auch durch ein hohes Maß an konzeptueller Vielfalt aus. Die Erfahrung vieler Jahre, in denen er herumgereist war und Skizzen angefertigt hatte, kam in diesem bemerkenswerten künstlerischen Bericht über sein Land in den Jahren nach den Napoleonischen Kriegen zum Tragen. Jede Ansicht versucht eine gültige Sicht des jeweiligen Ortes zu geben, ob Landschaft oder reines Seestück voll lyrischer Schönheit, und verbindet historische Assoziationen mit modernen Entwicklungen und den für die Region typischen Tätigkeiten und wirtschaftlichen Unternehmungen. Immer wird die Wechselhaftigkeit des Wetters oder des Lichts als symbolischer Bedeutungsträger eingesetzt, um die Vergänglichkeit der Zeit oder den sich wandelnden Lauf der Geschichte anzudeuten. Turner verwendete viel Sorgfalt auf die Erarbeitung seiner Ansichten, er stützte sich auf frühere Zeichnungen und legte Komposition und Farbmuster häufig in großen vorbereitenden Aquarellstudien fest. Zahlreiche der direkt für dieses Projekt ausgeführten oder mit ihm in Zusammenhang stehenden farbigen Studien sind heute Teil des Turner Bequest. Turner verkaufte alle seine vollendeten Aquarelle, sodaß sie heute in verschiedenste Sammlungen zerstreut sind.

76 Aldborough in Suffolk

Aldborough, Suffolk

Um 1826
Aquarell und Gouache, 280 x 400 mm
London, Tate Gallery
Inv. Nr. N 05236; von Beresford Rimington Heaton vermacht

Dies ist das einzige vollendete *England und Wales*-Blatt, das heute zum Turner Bequest gehört. Es wurde von Edward Goodall für den dritten Teil der Serie, die im Dezember 1827 herausgegeben wurde, gestochen. Turner hatte Aldborough an der Küste von Suffolk 1824 besucht und dort Skizzen angefertigt. In seinem *Norfolk, Suffolk und Essex*-Skizzenbuch (London, Tate Gallery, Turner Bequest CCIX) finden sich zwei Bleistiftzeichnungen des Hafens mit dem großen wehrhaften Slaughden-Martello-Turm sowie eine Zeichnung der (damals teilweise zerstörten) Peter und Pauls-Kirche (Folio 56 verso, 57). Für *England und Wales* wählte Turner die Ansicht der Stadt vom Hafen mit der Kirche links in der Ferne und dem auffällig positionierten Martello-Turm am rechten Bildrand, legte aber den inhaltlichen Schwerpunkt auf die Darstellung verschiedener Aspekte des maritimen Lebens der Stadt. Diese Bilderfindung entspricht durchaus dem Hauptthema der ganzen Serie, das dem gerade erst vollzogenen Übergang des Landes vom Krieg zum Frieden und der Rückkehr zum normalen Leben gewidmet ist. Martello Türme waren zwischen 1810 und 1812 entlang der ganzen Süd- und Ostküste als Schutz gegen die befürchtete Invasion Napoleons errichtet worden. So dient der Turm in *Aldborough* der Erinnerung an die noch nicht lange zurückliegende Gefahr, wogegen die anderen Elemente in Turners Komposition auf den Frieden verweisen. Diesen glücklichen Zustand unterstreicht Turner durch das glitzernde frühmorgendliche Licht und eine Stimmung von beinahe transzendentaler Ruhe, in der kaum eine Welle die glatte Wasseroberfläche der morgendlichen Flut zu bewegen scheint.

Als Arbeitsvorlagen für den Stecher unterscheiden sich Turners Aquarelle zu *England und Wales* grundlegend von jenen für Heaths *Die Flüsse Frankreichs*. Erstere sind deutlicher ausgeführt, mit viel genaueren Detailangaben, auf weißem Papier (hier hat Turner Teile ausgekratzt, um die Wirkung des Leuchtens der aufgehenden Sonne wiederzugeben) und sind deutlich größer. Das vorliegende Aquarell wurde für Goodalls Druck ungefähr um die Hälfte verkleinert.

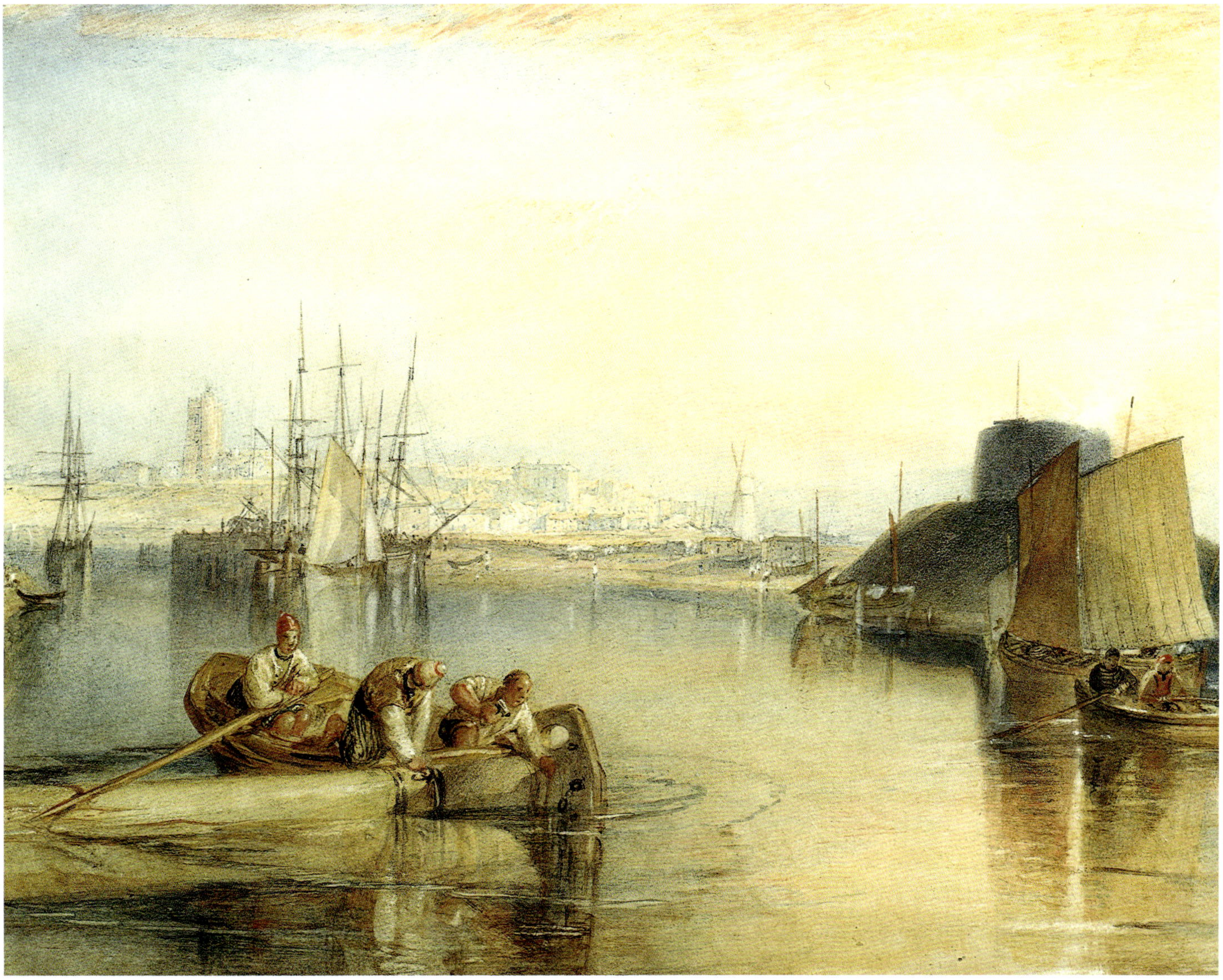

77 Ein Himmel bei Sonnenuntergang

A Sunset Sky

Um 1825/30
Aquarell, 345 x 486 mm
London, Tate Gallery
Turner Bequest CCLXIII 363, D 25486

Zu den schönsten Beispielen in Turners *England und Wales* -Aquarellen zählen Darstellungen des strahlenden Leuchtens von Sonnenaufgang oder Sonnenuntergang ebenso wie die bewölkter Himmel, die die symbolische Bedeutung der Themen verstärken. Turner hatte sich schon seit vielen Jahren für die wechselnden Erscheinungsformen des Himmels interessiert, und im Laufe der zwanziger Jahre wurden sie für ihn zu einem Hauptthema. Viele Romantiker, die *en plein air* arbeiteten, malten Skizzen des Himmels – Turners Zeitgenosse John Constable nannte das „skying" (himmeln) und bezeichnete den Himmel in einem Bild als den „Hauptträger des Gefühls." Auch John Ruskin sollte später „die Ansichten von Sonnenaufgang und Sonnenuntergang mit all den sie begleitenden Wolken- und Nebelerscheinungen" zu den Hauptthemen der modernen Malerei zählen. Bei Turner verbanden sich die Studien des Himmels mit seinem naturwissenschaftlichen Interesse an Optik und Farbtheorie. Die zahllosen Studien des Himmels, die er in den zwanziger und dreißiger Jahren in Öl ebenso wie in Aquarell anfertigte, entstanden wahrscheinlich nicht alle vor der Natur. Viele von ihnen entsprangen vielmehr der Erinnerung an bestimmte Wetterbedingungen oder Tageszeiten.

Derartige Studien entstanden wahrscheinlich häufig als Serien und dienten als Inspirationshilfe und Vorlage für Projekte wie *England und Wales.* Darstellungen von Himmel und Wasser und von Sonne über dem Meer oder einem Strand treten besonders häufig auf. Wie in diesem Beispiel lösen sie sich in abstrakte Streifen und Flächen von mit feuchtem Pinsel breit aufgetragener Farbe auf, worauf die mit federleichten Tupfern eines feineren Pinsels gesetzten Glanzpunkte die Wolkenformationen andeuten. In einzelnen *England und Wales*-Blättern wie *Der Strand von Lancaster* (London, British Museum, W 803), *Schloß Upnor in Kent* (Manchester, Whitworth Art Gallery; W 847) oder *Schloß Flint in Nordwales* (Privatsammlung, W 868) finden sich derartige spektakuläre Effekte.

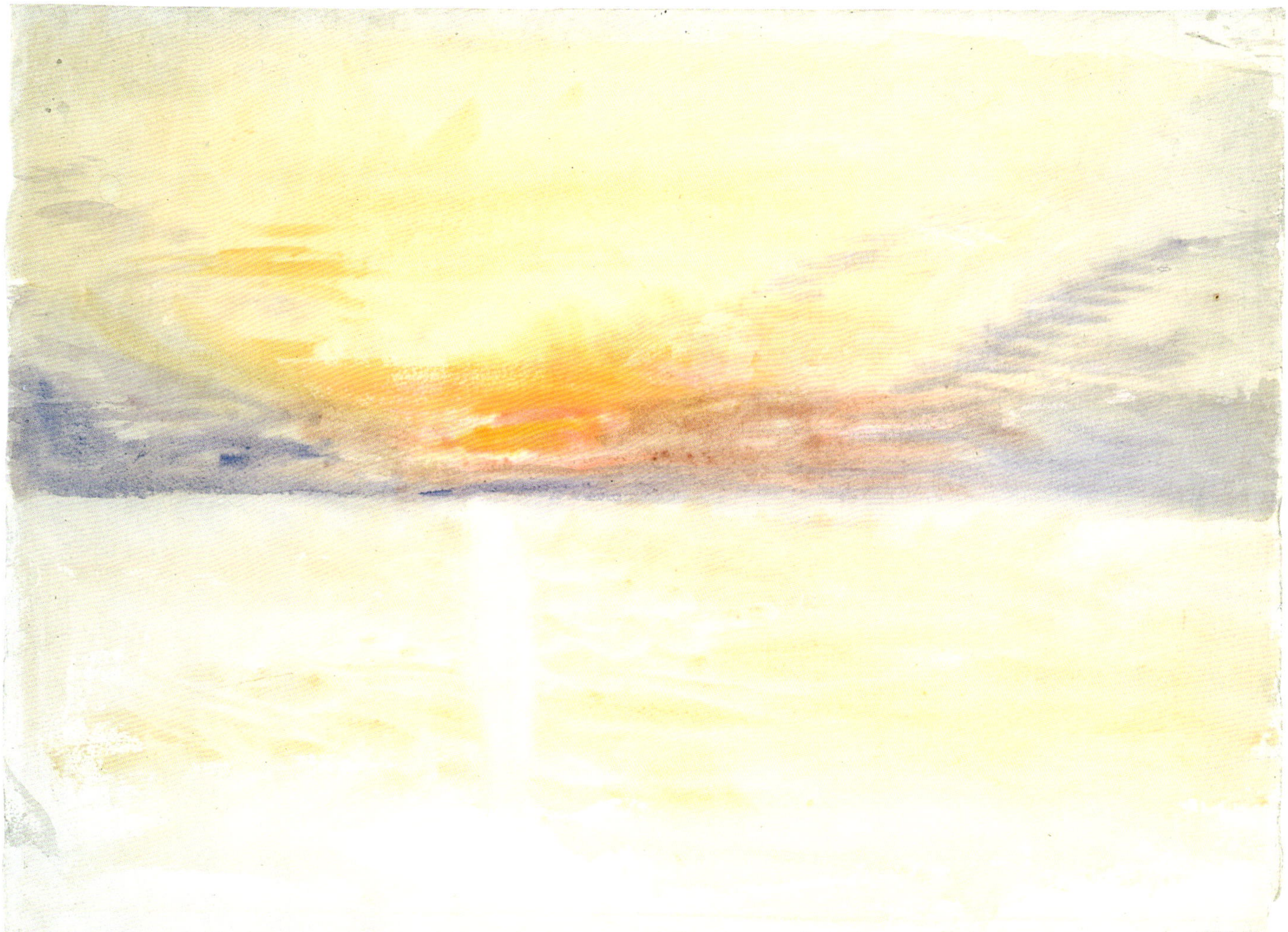

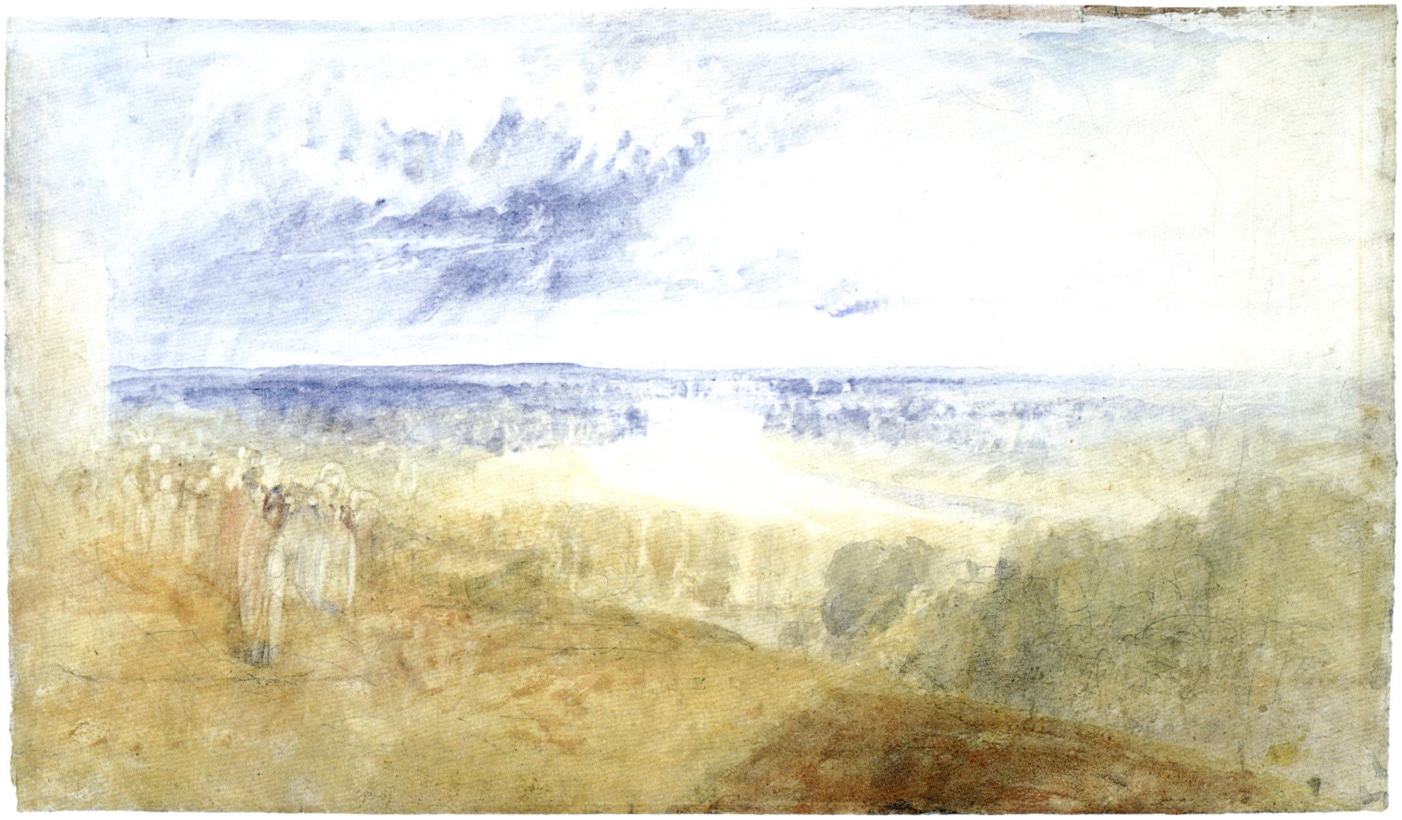

78 Die Themse von Richmond Hill aus

The Thames from Richmond Hill

Um 1830/36
Bleistift und Aquarell, 320 x 540 mm

London, Tate Gallery
Turner Bequest CCLXIII 348, D 25471

Turners Ansicht von *Richmond Terrace, Surrey* (Liverpool, Walker Art Gallery; W 879) wurde 1838 von J. T. Willmore für *England und Wales* gestochen. Sie wiederholt ein früheres Aquarell (Sammlung Lady Lever, Port Sunlight, W 518), das von Edward Goodall 1826 für *Das Literarische Souvenir* nachgestochen wurde sowie das große Ölgemälde *England, Richmond Hill* aus dem Jahr 1819 (London, Tate Gallery; BJ 140). Wie so oft ist der von Turner gewählte Blick berühmt. In dieser Studie scheinen der farbige Gesamteindruck und die Komposition des Vordergrundes dem früheren Aquarell näherzustehen als dem tatsächlich für *England und Wales* gestochenen, allerdings könnte auch die frühere Fassung ursprünglich für dieses Projekt vorgesehen gewesen sein, bevor es statt dessen für *Das Literarische Souvenir* verwendet wurde. Der Herausgeber beider Serien war Charles Heath. Gerade von gefragten Motiven fertigte Turner wohl oft mehrere Farbstudien an, Variationen, auf die er sich bei einem bestimmten Auftrag oder Projekt stützen konnte. Auch hier kommt Turners ökonomische, aber sehr wirkungsvolle Vorgangsweise gut zur Geltung. Im Vordergrund fixiert er Richmond Terrace und einige, die Aussicht genießende Figuren: Die leeren Stellen des weißen Papiers deuten den Fluß und die helleren Teile des Himmels an.

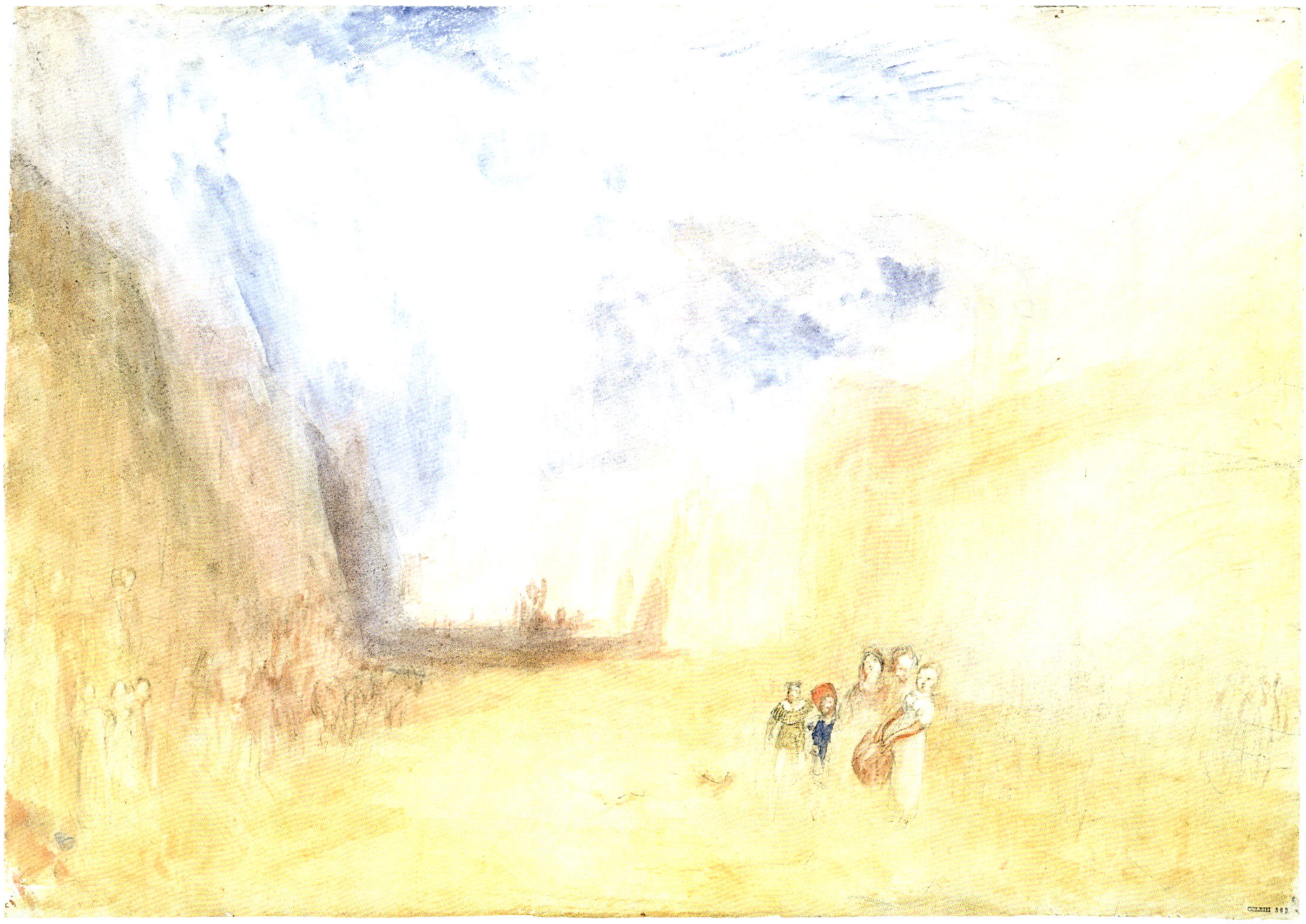

79 Die 'High Street' in Oxford

The High Street, Oxford

Um 1837/39
Bleistift und Aquarell, 382 x 558 mm
Wasserzeichen J WHATMAN/ 1837

London, Tate Gallery
Turner Bequest CCLXIII 362, D 25485

Dies ist eine von fünf großformatigen Farbstudien, die den Blick auf die Hauptstraße in Oxford nach Westen zeigen. Sie scheinen alle aus der Mitte oder der zweiten Hälfte der dreißiger Jahre zu stammen und werden häufig mit Turners Arbeiten für *England und Wales* in Verbindung gebracht, obwohl keine derartige Ansicht für diese Serie gestochen wurde. Statt dessen erschien ein anderes Oxforder Motiv, *Christ Church College*. Es steht zwar fest, daß Turner häufig, um verschiedene Effekte auszuprobieren, zusammenhängende Gruppen farbiger Studien für eine einzige Komposition anfertigte, aber es gibt dennoch keinerlei endgültige Beweise dafür, daß diese Oxforder Studien gleichzeitig und für ein einziges Projekt entstanden sind. Wir können nicht einmal mit Sicherheit sagen, ob sie überhaupt für *England und Wales* bestimmt waren – es dürfte sogar eher unwahrscheinlich sein, da zum im Wasserzeichen genannten Datum 1837 das Projekt bereits seinem Ende entgegenging. Es ist genauso gut möglich, daß Turner mit anderen Plänen befaßt war, vielleicht für eine Ansicht, die für die Oxforder Kunsthändler James

Wyatt und James Ryman gestochen werden sollte. Turner hatte 1810 eine sehr ähnliche Ansicht für Wyatt in Öl ausgeführt (Loyd Collection; BJ 102). Auf jeden Fall waren Ansichten der Straße, die man die schönste in Europa genannt hat, so gefragt, daß es Wiederholungen geben mußte. Möglicherweise hatte Turner ursprünglich geplant, eine Ansicht in *England und Wales* aufzunehmen, sie dann aber statt dessen für ein anderes Projekt weiterverwendet. Die fünf Farbstudien der Hauptstraße stehen jedenfalls in technischer und kompositioneller Hinsicht den anderen farbigen Studien, die mit *England und Wales*-Motiven in Verbindung gebracht werden können, sehr nahe. Die von Turner hier gewählte Ansicht zeigt links die schemenhaften Umrisse des University College, rechts das Queen's College und in der Ferne den sich scheinbar im Sonnenlicht auflösenden Turm der Universitätskirche St. Mary. Zahlreiche Figuren sind – in Bleistift und auch in Aquarell – angedeutet.

DIE FLÜSSE FRANKREICHS

In Europa breiteten sich nach dem Ende der Napoleonischen Kriege langsam wieder Friede und politische Stabilität aus. Dies führte in England zu einem sprunghaften Anstieg von Reisen auf den Kontinent. War im 18. Jahrhundert die *Grand tour* ein Vorrecht des Adels und der reichen Oberschicht gewesen, begannen nun auch Vertreter der bürgerlichen Mittelschicht in großer Zahl zu reisen. Die verbesserten Straßen – oft ein Erbe Napoleons – und der Linienverkehr von Dampfschiffen über den Kanal sowie auf den Flüssen und Seen Europas erleichterten das Reisen. Die neue Generation britischer Reisender folgte jedoch nicht den Spuren der *Grand tour* nach Rom und zu den antiken Stätten, sondern bevorzugte Nordeuropa – besonders Frankreich und Deutschland –, weil es bequemer zu erreichen war und wegen seiner malerischen gotischen Architektur, die langsam in Mode kam.

Die Verlage bemühten sich, dem reisenden Publikum – und auch jenen, die nur in Gedanken verreisten – Führer und andere Formen von Reiseliteratur anzubieten. In den dreißiger Jahren kam es zu einem raschen Anwachsen der mit Stichen führender Künstler illustrierten Publikationen zur Topographie Europas.

Zu den ehrgeizigsten Projekten zählte die vom Herausgeber Charles Heath ins Leben gerufene Serie *Die großen Flüsse Europas*. Turner hatte für Heath bereits englische Ansichten (siehe Vorspann und Kommentare zu den Tafeln 76 bis 79) geschaffen und wurde nun auch mit den Flußansichten betraut. Der erste Band erschien 1833; er enthielt 21 nach Turner gestochene Ansichten und hatte den Titel *Turners alljährliche Reise: Wanderungen entlang der Loire*. Zwei weitere Bände von *Wanderungen entlang der Seine* mit je 20 Blättern erschienen 1834 und 1835. Den Text zu allen drei Bänden verfaßte der Journalist Leitch Ritchie. Da Heath plante, die Serie auch auf andere Flüsse auszudehnen, begann Turner, an zahlreichen Ansichten der Maas und der Mosel zu arbeiten. Das Projekt scheiterte jedoch.

Turners *Loire*-Zeichnungen befanden sich im Besitz von John Ruskin und werden deshalb heute beinahe ausschließlich im Ashmolean Museum in Oxford verwahrt. Die *Seine*-Reihe behielt sich Turner selbst. Die Zeichnungen in Gouache auf blauem Papier sind die einzigen als Vorlagen für einen Stecher gedachten Blätter, die in dieser Mischtechnik ausgeführt wurden. Sie stellten eine besondere Herausforderung an den Stecher dar. Obwohl das blaue Papier gewissermaßen als Mezzo zwischen den aufgesetzten hellen und dunklen Strichen fungiert, und obwohl Turners Andeutungen der Komposition, des Wetters und der Tageszeit deutlich genug sind, bleiben doch viele Details vage, weshalb die Stecher auf ihre eigene Intuition oder auf Turners Rat angewiesen waren. Obwohl Turner sehr eng mit ihnen zusammen arbeitete, ist der Erfolg, der den Drucken zuteil wurde, auch ein Beweis für das herausragende Können der Londoner Stecher dieser Zeit. Bemerkenswert an den *Flüsse*-Zeichnungen – besonders aus der *Seine*-Serie – ist die Beibehaltung klassischer Kompositionswerte, wie Monumentalität und großzügige Weite, im Gegensatz zu anderen Künstlern, die ihre nordeuropäischen Motive bewußt verniedlichten und das pittoreske Element herausarbeiteten.

80 Le Havre: Sonnenuntergang über dem Hafen

Havre: Sunset in the Port

Um 1832
Bleistift, Feder, Tusche und Gouache auf blauem Papier, 140 x 192 mm

London, Tate Gallery
Turner Bequest CCLIX 133, D 24698

Dies ist eine der zwei als Stich von William Miller (1796–1882) publizierten Ansichten von Le Havre in *Turners alljährlicher Reise. Wanderungen entlang der Seine* (1834). Die geschäftige Hafenstadt bildete den Ausgangspunkt der Reise und ihre nationale Bedeutung entsprach Turners Vorstellung von der Seine als Mikrokosmos Frankreichs. Im Gegensatz zu Leitch Richie, der in seinem Begleittext die Hafenstadt mit Ausnahme ihres bedeutendsten geschichtlichen Bauwerks, des Rundturms von Franz I. – hier links in der Ferne erkennbar – als uninteressant abqualifizierte, ließ Turner seiner üblichen Faszination für Schiffe und das Meer freien Lauf und widmete seinen Ansichten von Le Havre viel Aufmerksamkeit. Nach der Durchsicht alter Bleistiftzeichnungen der Stadt schuf er farbige Vorstudien, in denen er mit der Wirkung von stürmischen, fast tosenden Wetterbedingungen experimentierte (London, Tate Gallery, Turner Bequest CCLIX 82, 161), verwarf diese aber zu Gunsten einer ruhigen Dämmerungsstimmung oder eines Sonnenuntergangs. In beiden Zeichnungen werden dem alten Turm Darstellungen aus dem zeitgenössischen Leben entgegengesetzt und wird der britische Reisende – beziehungsweise der Leser von Heaths Buch – zu Beginn seiner Reise nach der Überquerung des Ärmelkanals dargestellt. Die erste Komposition zeigt, wie ein Dampfschiff neben einigen Segelschiffen vom Meer in den Hafen einfährt (Tate Gallery, Turner Bequest CCLX 134). In dieser zweiten Ansicht liegt das Dampfschiff neben den anderen Schiffen im Hafen vor Anker; am Kai herrscht reges Treiben. Turner stützte sich bei seiner Komposition auf eine Bleistiftzeichnung in seinem *Seine und Paris*-Skizzenbuch (London, Tate Gallery, Turner Bequest CCLIV 83a), suchte aber in der vollendeten Fassung eher einen allgemeinen als einen topographisch exakten Eindruck. Die Architektur der Stadt ist ungenau und schematisch wiedergegeben, das Gleiche gilt für die Zeichnung der Figuren und die Darstellung ihrer Tätigkeiten. Die breit angelegte Komposition mit ihrem klaren Ausblick gegen die Hafenöffnung und gegen das Meer, das ein reflektierendes Becken für die untergehende Sonne bildet, ist ganz eindeutig idealisiert: ein bewußter Anklang an Darstellungen von Meereshäfen im Werk von Claude Lorrain genauso wie an eigene klassische Kompositionen.

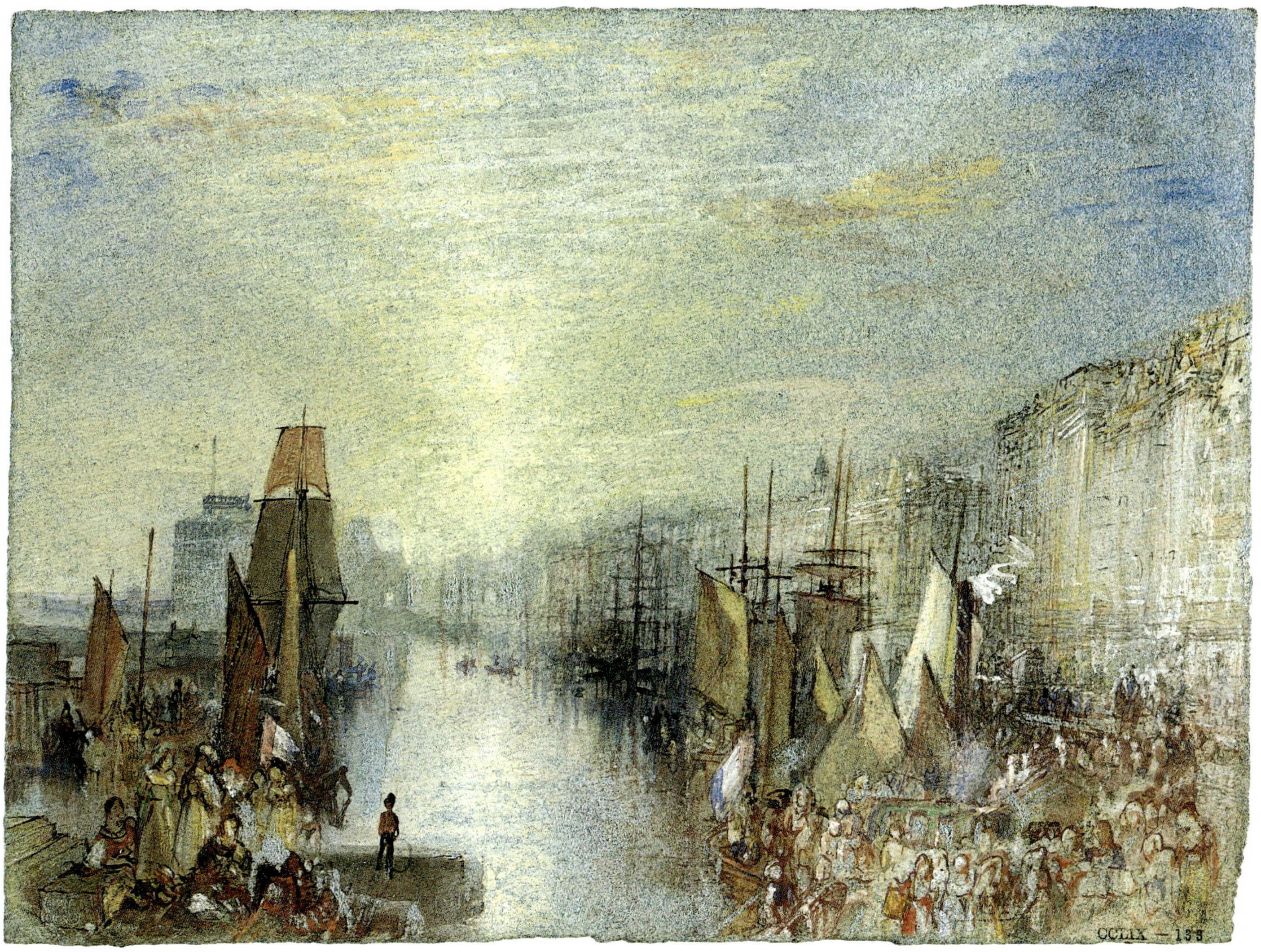
CCLIX — 133

81 Harfleur

Harfleur

Um 1832
Gouache und Aquarell auf blauem Papier, 138 x 187 mm

London, Tate Gallery
Turner Bequest CCLIX 86, D 24651

Vor der Versandung seines Hafenbeckens war Harfleur die bedeutendste Hafenstadt an der Seine. Ein neuer Hafen entstand in Le Havre; die alte Stadt Harfleur verlor bald an Bedeutung, ihre Einwohnerzahl und ihr Reichtum sanken. Zu Turners Lebzeiten zeugten nur noch die verbliebenen Gebäude und die beeindruckende gotische Kirche von Harfleurs früherer Bedeutung. Turners Ansichten von Harfleur und Le Havre für die *Seine*-Serie sind nebeneinander zu sehen, sie sind funktional als Gegenstücke konzipiert, um, zusammen mit Richies Text, jene ergreifenden Gegensätze von Vergangenheit und Gegenwart, Reichtum und Verfall, die so stark an die romantische Phantasie appellierten, heraufzubeschwören.

Warum sich entweder Turner oder der Herausgeber entschlossen, diese Ansicht nicht zu verwenden, obwohl es sich hierbei um eine der detailliertesten und farblich brillantesten Zeichnungen für die *Flüsse*-Serie handelt, ist unklar. Vielleicht waren sie der Meinung, daß das hier dargestellte lebendige Treiben und die anscheinend gut erhaltenen Häuser den Niedergang der Stadt nicht ausreichend zum Ausdruck brächten. Statt dessen schuf Turner eine Ansicht aus größerer Distanz mit dem versandeten Hafen und zahlreichen Motiven, die den Verfall in den Vordergrund rücken (London, Tate Gallery, Turner Bequest CCLIX 102). Bei der Arbeit an Bildmotiven für eine Serie war sich Turner in starkem Maße auch ihrer Rolle in einem größeren inhaltlichen Kontext, als verbindende oder auch kontrastierende Elemente innerhalb der Erzählung, bewußt. Das erklärt auch, warum manchmal sogar die schönsten oder technisch gelungensten Arbeiten keine Verwendung fanden.

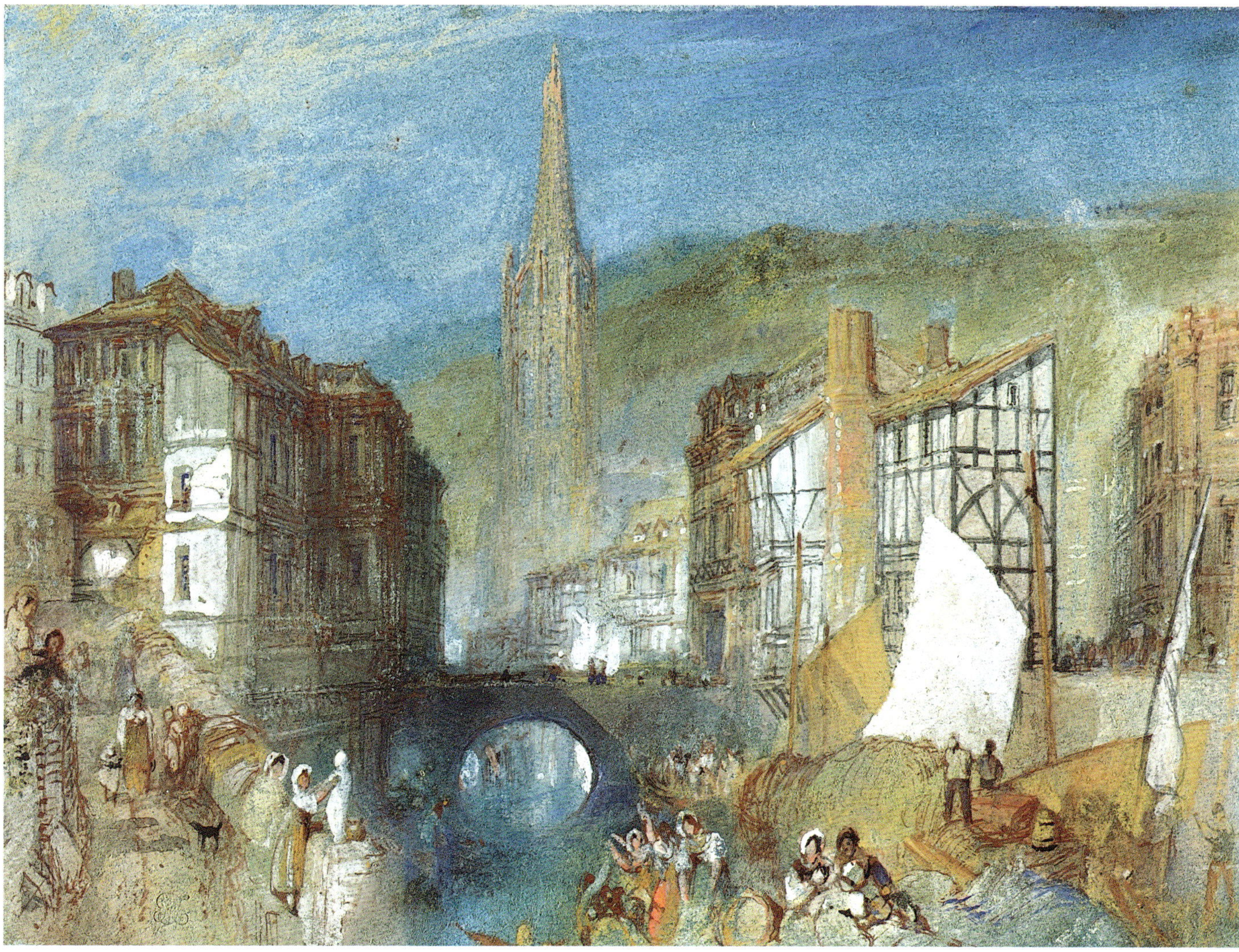

82 Die Lanterne in St. Cloud

The Lanterne at St. Cloud

Um 1832
Gouache auf blauem Papier, 140 x 190 mm
London, Tate Gallery
Turner Bequest CCLIX 132, D 24697

J.T. Wilmore (1800–1863) stach dieses Motiv für den 1835 erschienenen Band von *Turners alljährlicher Reise: Wanderungen entlang der Seine.* In seinen Loire-Ansichten wählte Turner fast immer einen Blickpunkt entweder nahe dem Ufer oder in der Mitte des Flusses. Für die Seine bevorzugte er ein breit angelegtes Panorama des Flusses inmitten der ihn umgebenden Landschaft, die er mit arbeitenden Menschen bevölkerte. Die Seine auf ihrem Weg durch die Hauptstadt zum Meer konnte – ähnlich wie die Themse – als nationaler Fluß gesehen werden, der einen repräsentativen Querschnitt Frankreichs in Miniaturformat bot.

In dieser aus einer Bleistiftzeichnung in Turners *Seine und Paris*-Skizzenbuch (London, Tate Gallery, Turner Bequest CCLIV) entwickelten Darstellung führt der Blick von einem erhöhten Standpunkt im Garten des alten königlichen Palastes St. Cloud über die Seine. Bei dem Monument handelt es sich um die Lanterne de Demosthène, einen Obelisken, der das Denkmal des Lysicratus in Athen nachahmt. Turner stellt zahlreiche ruhende oder spielende Figuren dar. Zum einen soll dies auf die Beliebtheit des Parks als Ziel von Tagesausflüglern aus der Hauptstadt verweisen, zum anderen unterstreicht es jene Aspekte des französischen Nationalcharakters, die den Briten schon lange als von ihnen grundverschieden aufgefallen waren, und über die Leitch Richie im Begleittext schreibt: „Wir haben uns oft gewünscht, daß wir die wortkargen, nachdenklichen Sitten unseres Landes mit der ruhelosen, fröhlichen Lebhaftigkeit der Pariser tauschen könnten."

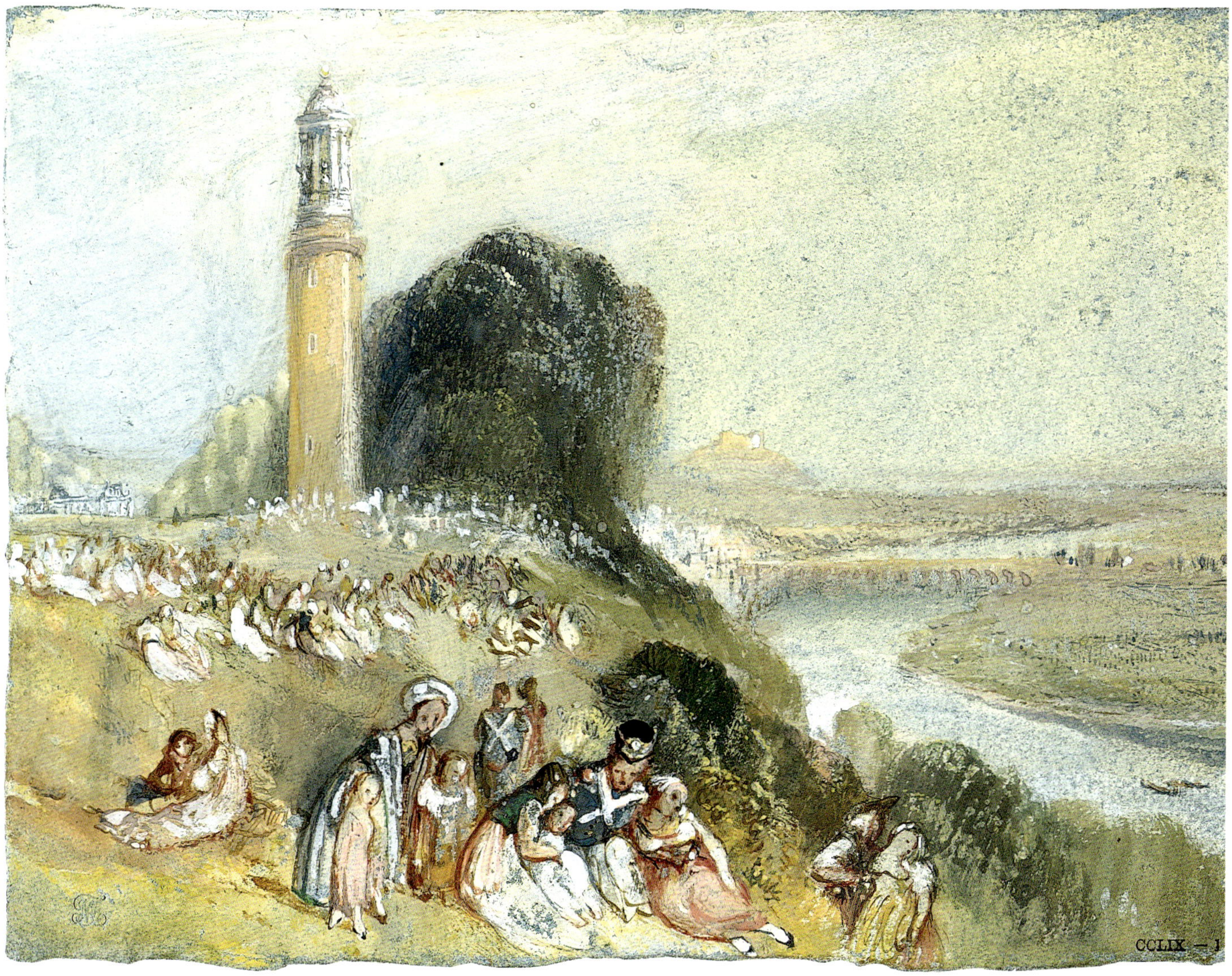
CCLIX – 1

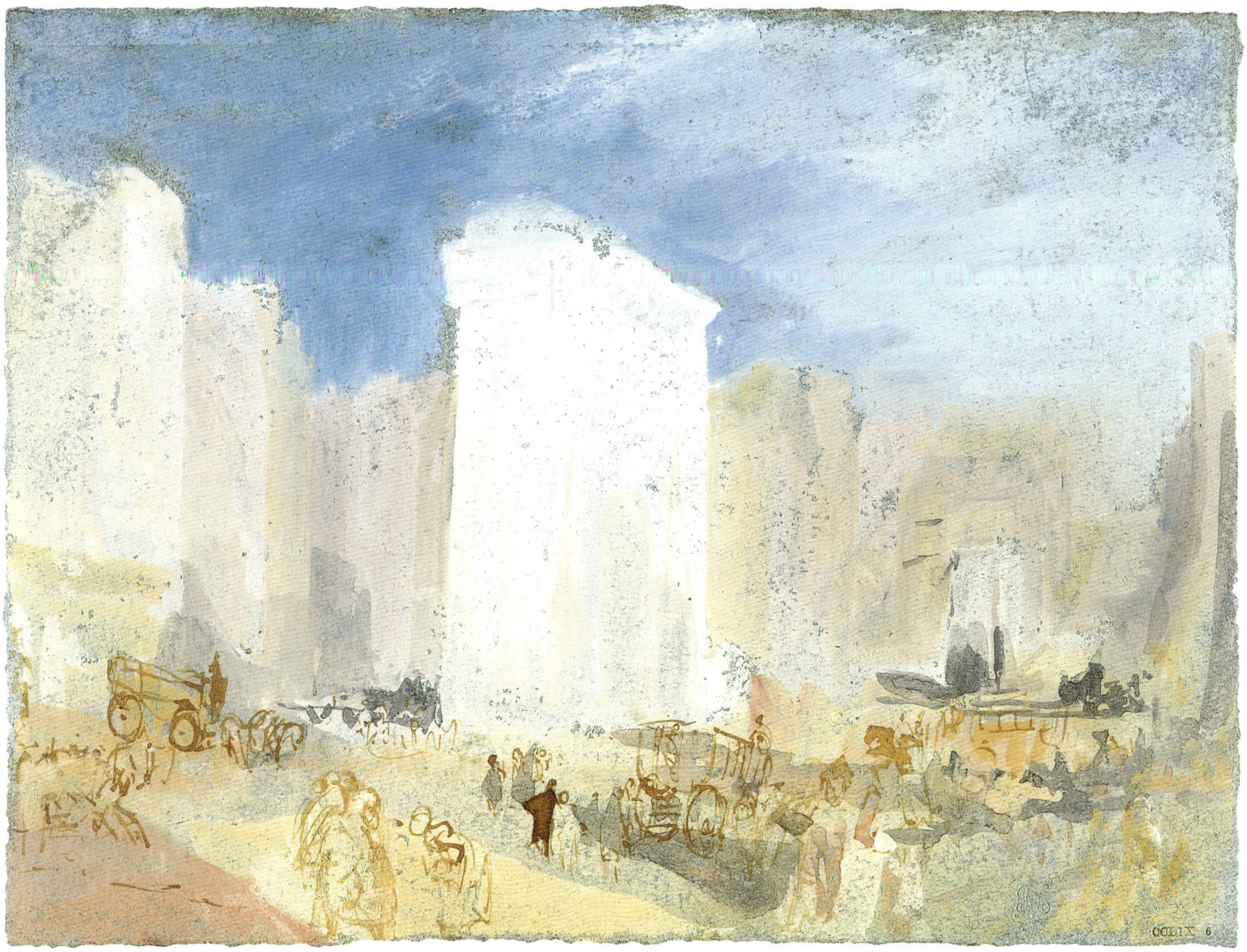

83 Paris: Die Porte St. Denis
Paris: The Porte St. Denis

Um 1832
Gouache und Feder und Tusche auf blauem Papier, 142 x 191 mm
London, Tate Gallery
Turner Bequest CCLIX 6, D 24571

Dies ist eine der im Zusammenhang mit dem Projekt der *Flüsse Frankreichs* entstandenen, aber nicht vollendeten Zeichnungen. Hier hat Turner bereits begonnen, in Tusche Figurendetails und Fahrzeuge den frei mit Gouache gemalten Bereichen, die die architektonischen Grundformen festlegen, hinzuzufügen. Die Pariser Ansichten der *Seine*-Serie sind sehr komplexe, dicht bevölkerte Kompositionen, die das rege Leben der Hauptstadt veranschaulichen. Wie auch diese unvollendete Studie wählen sie alle überraschende oder unbekannte Blickwinkel auf berühmte Sehenswürdigkeiten. Anscheinend wollte Turner die Ansicht eines der mächtigen ins Zentrum von Paris führenden Stadttore in die Serie aufnehmen; später scheint er die rein städtische und architektonische Ansicht des aus dem 17. Jahrhundert stammenden Stadttores St. Denis in der Rue St. Denis zugunsten einer Ansicht der neoklassizistischen Barrière des Bonshommes aufgegeben zu haben, wohl weil diese Zollschranke an der Seine stand (London, Tate Gallery, Turner Bequest CCLIX 117, gestochen von J.T. Willmore als Barrière de Passy).

VERGANGENHEIT UND GEGENWART: ZWEI FEUERSBRÜNSTE

In der Nacht des 16. Oktober 1834 wurde ein Großteil des Westminster Palastes, darunter auch die alten Houses of Parliament, ein Raub der Flammen. Das Feuer zog eine riesige Zuschauermenge an, unter der sich auch Turner befand, der den Verlauf des Brandes sowohl ganz aus der Nähe als auch vom anderen Ufer der Themse aus verfolgte. Im darauffolgenden Jahr stellte er zwei Gemälde dieser Feuersbrunst aus, eines in der British Institution (Philadelphia Museum of Art; BJ 359) und eines in der Royal Academy (Cleveland Museum of Art; BJ 364), wobei das erste fast vollständig in situ im Ausstellungsraum gemalt wurde. Turner schuf auch eine Aquarell-Vignette, die in der beliebten jährlich erscheinenden Publikation *The Keepsake* erschien (Privatsammlung, W 1306), sowie ein unvollendet gebliebenes großes Aquarell (London, Tate Gallery, Turner Bequest CCCLXIV 373). Weiters werden eine Reihe von Aquarellen in zwei verschiedenen Skizzenbüchern mit dem Brand von Westminster in Verbindung gebracht (London, Tate Gallery, Turner Bequest CCLXXXIII, CCLXXXIV), obwohl sich das Ereignis in Turners Vorstellung anscheinend mit anderen Bränden, die ihn in den dreißiger Jahren beschäftigten – wie der Brand, der 1836 in Bermondsey neben der Themse eine Werft zerstörte – vermischt zu haben scheint.

Turner dürfte auch an historische Beispiele gedacht haben. Parallelen zwischen der Vergangenheit und der Gegenwart sind häufig wiederkehrende Themen in seiner Kunst und waren auch den meisten seiner gebildeten Zeitgenossen geläufig. Manchmal konkretisierte Turner sie in spezifischen Beispielen, in Bilderpaaren des antiken und des modernen Roms oder von Venedigs Glanz und seinem Untergang. Andere, subtilere Verbindungen zwischen dem antiken Rom, Griechenland oder Karthago und den modernen Weltreichen Großbritannien oder dem Napoleonischen Frankreich sind in seinem Werk ebenfalls präsent. Im Fall des Brandes von Westminster mögen sich derartige Parallelen durch die symbolische Bedeutung, die viele zeitgenössische Beobachter der Feuersbrunst beimaßen, aufgedrängt haben. Zwei Jahre zuvor, im Jahr 1832, war es den nicht gewählten, sondern durch Erbfolge bestimmten Pairs im House of Lords beinahe gelungen, das dringend benötigte Reformgesetz, das Wahlrecht und Politik modernisieren sollte, zu Fall zu bringen. Dieselben Pairs debattierten nun über Sparmaßnahmen auf Kosten der Armen. Vielen erschien das Feuer die gerechte Strafe für die konservative regierende Oberschicht: Ein Fegefeuer, das – ähnlich dem Feuer in der Natur oder im Mythos – neues Leben und Wachstum bringen würde. Etwa zur selben Zeit fertigte Turner eine farbige Vorstudie an, die vielleicht das brennende Rom zur Zeit Neros darstellt – eine Katastrophe, die ebenfalls als gerechtes Urteil über eine korrupte und dekadente Regierung gedeutet worden war.

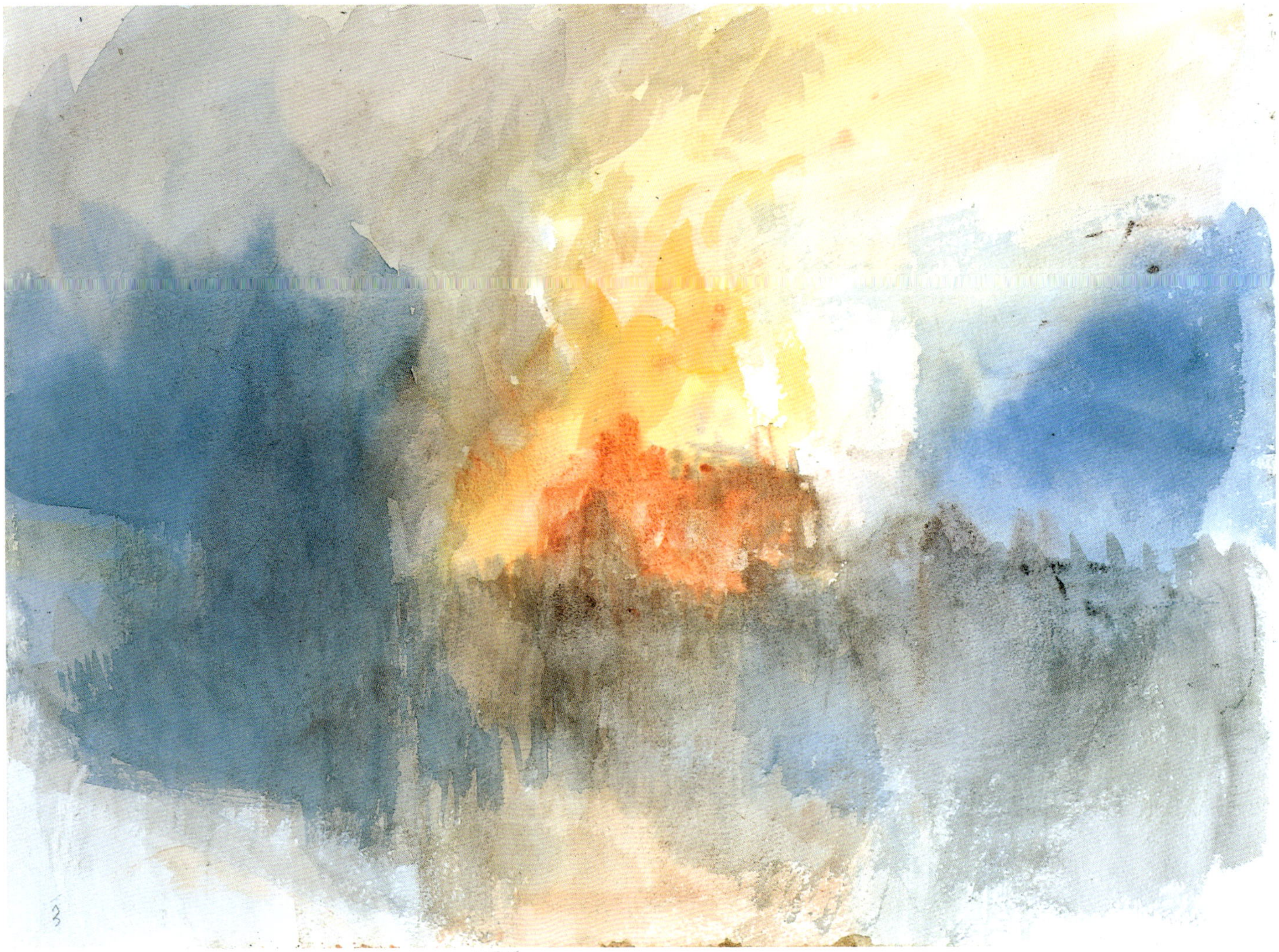

84 Der Brand der Houses of Parliament
The Burning of the Houses of Parliament

1834
Aquarell, 234 x 327 mm
London, Tate Gallery
Turner Bequest CCLXXXIII 7, D 27852

Dies ist eines von neun Aquarellen, die mit dem Brand von Westminster in Verbindung gebracht werden. Es wurde vereinzelt der Vorschlag gemacht, Turner könnte sie vor Ort ausgeführt haben, aber das dürfte bei Nacht und inmitten einer riesigen Zuschauermenge wohl nicht möglich gewesen sein. Die Skizzen entstanden kurz danach. Es ist offensichtlich, daß Turner schnell arbeitete, solange seine Eindrücke noch frisch waren. Wie bei vielen anderen zusammenhängenden Themen, legte er die Blätter wahrscheinlich als Serie an, wobei er mit denselben Pinseln und Farben nacheinander an verschiedenen Aquarellen arbeitete, sodaß die Skizzen eine Serie von Variationen zu einem Thema und zugleich eine Reihe verschiedener kompositioneller Möglichkeiten darstellt, auf die er später zurückgreifen konnte.

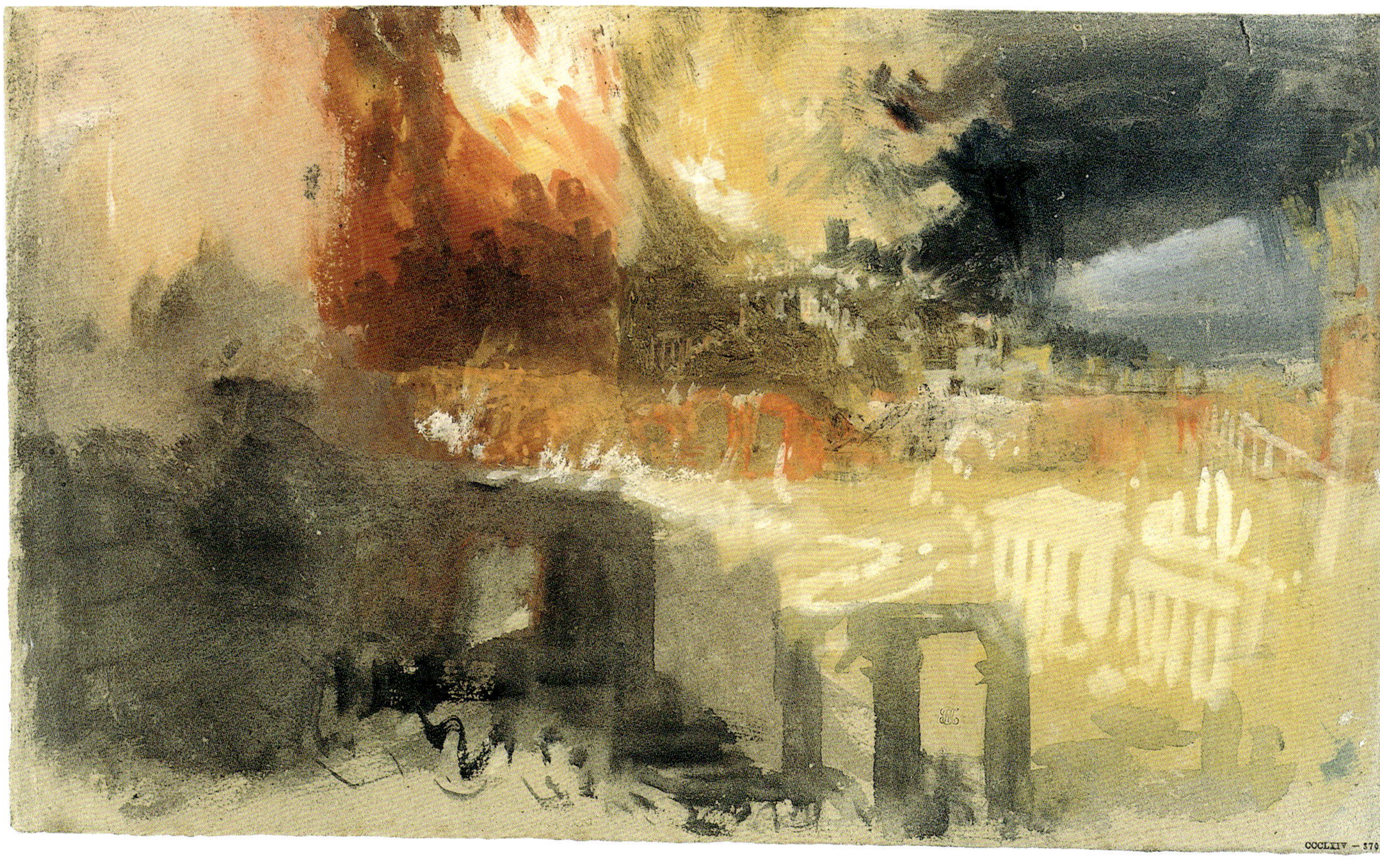

85 Der Brand Roms

The Burning of Rome

Um 1834/35
Gouache und Aquarell, 216 x 367 mm
London, Tate Gallery
Turner Bequest CCCLXIV 370, D 36232

Möglicherweise steht auch dieses Blatt mit dem Brand von Westminster 1834 in Verbindung: Ein an Westminster Abbey erinnerndes Gebäude ist als Teil eines Gebäudekomplexes im Hintergrund dargestellt. Gleichzeitig sind jedoch auch antike, römische Gebäude zu sehen. Es ist nicht eindeutig zu entscheiden, ob eine Feuersbrunst dargestellt ist, es könnte sich auch um einen Vulkanausbruch handeln, wobei Turner dann wohl an den Untergang Pompejis gedacht haben muß. Wie so oft, vereint er wahrscheinlich auch hier mehrere Ideen und Ansatzpunkte. Darstellungen von durch gewaltige Naturkatastrophen verwüsteten Städten waren geläufige Themen in der romantischen Malerei, insbesondere im Werk von Turners Zeitgenossen John Martin (1789–1854).

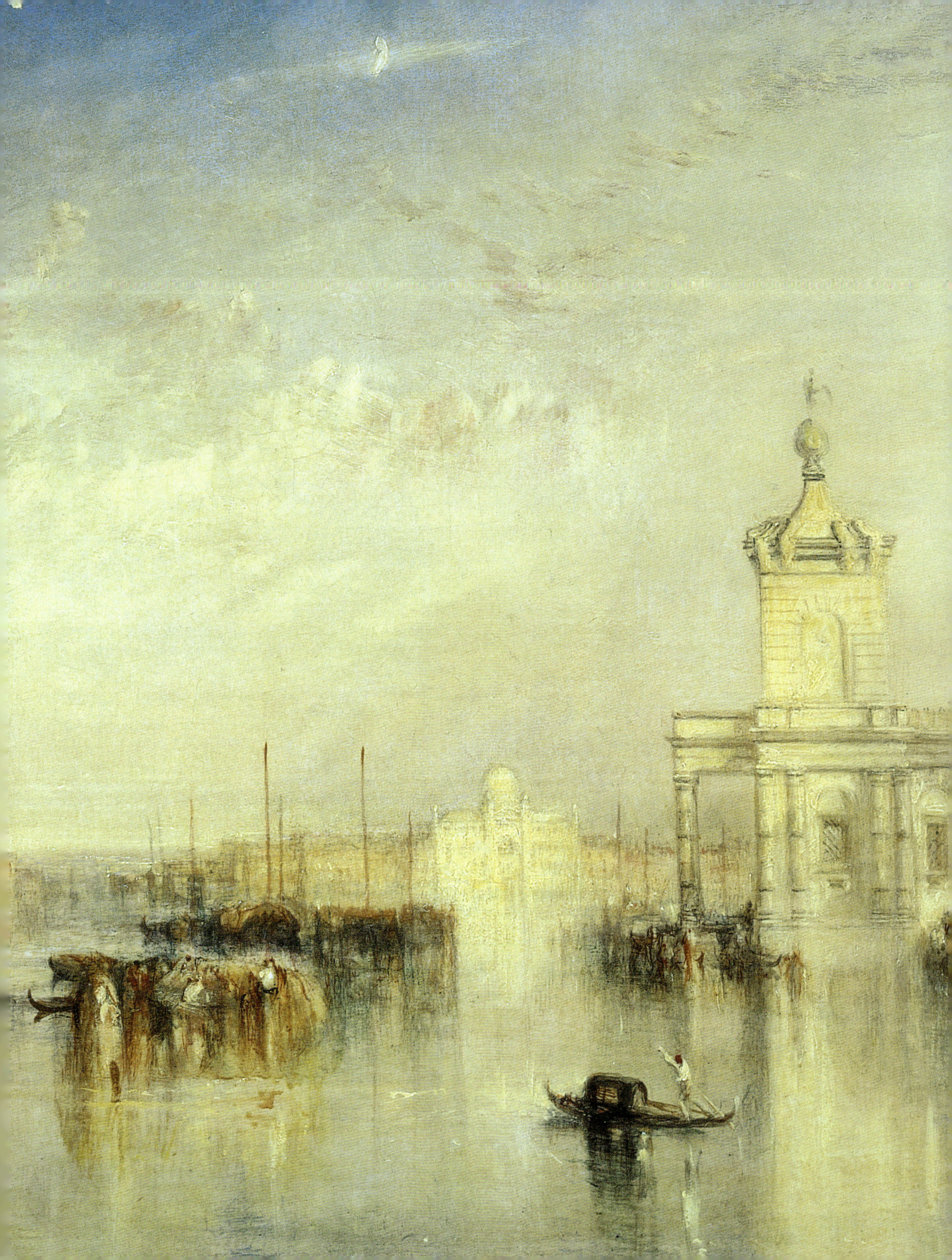

VENEDIG

Bei seinem ersten Venedigbesuch 1819 (siehe Kommentar zu Tafel 46) blieb Turner nur einige Tage in der Stadt, während spätere Aufenthalte in den frühen dreißiger und vierziger Jahren länger dauerten. Dadurch konnte Turner auch größere Werkgruppen schaffen. Sowohl in der Ölmalerei als auch im Aquarell stellt Venedig eines der Hauptthemen von Turners Spätwerk dar. In den 14 Jahren zwischen 1833 und 1846 stellte er alles in allem 25 venezianische Sujets aus – er unterbrach die Ausstellungsreihe nur 1838 und 1839. Auch wenn ihm Venedig mit seinem Wasser und dem Himmel gleichsam motivisch sehr entgegenkam, ging Turner nicht nur seinen eigenen Vorlieben nach, sondern folgte auch einer lukrativen Nachfrage. Venezianische Sujets waren geschäftsträchtige Unternehmungen. Venedigs Bedeutung für die Reiserouten der *Grand tour* des 18. Jahrhunderts war zwar nie mit der Roms oder Neapels zu vergleichen gewesen, aber bei der neuen Generation bürgerlicher Touristen, die nach dem Ende der Napoleonischen Kriege nach Italien strömten, war diese Stadt besonders beliebt. Vor allem britische Touristen fühlten sich zu Venedigs republikanischer und merkantiler Geschichte sowie zu seiner vorwiegend gotischen Architektur vielleicht noch stärker hingezogen als zur kaiserlichen und klassisch-antiken Atmosphäre Roms. Venedigs früheres Handelsreich konnte mit dem Großbritanniens, das gerade seinen Zenit erreichte, in Beziehung gesetzt werden. Zugleich boten die deutlichen Anzeichen des Verfalls und das traurige Echo vergangener Größe, denen man im modernen Venedig begegnen konnte, einen ergreifenden Kontrast zu seiner szenographischen Schönheit, was der durch die romantische Literatur geweckten gefühlsbetonten Sensibilität entgegenkam. Turners Sicht Venedigs war durch die Lektüre von Byron und Samuel Rogers geprägt, die beide den traurigen Zustand der Stadt beklagten. Sie alle kannten Venedig nur unter österreichischer Herrschaft (1815 war Venedig im Wiener Kongreß vom Österreichischen Kaiserreich mit der Lombardei und Venezien annektiert worden), und die machtlose Gegenwart der Stadt wurde unweigerlich mit dem Reichtum und der Macht ihrer Vergangenheit kontrastiert.

Aber weder Turner noch die beiden Dichter beschränkten sich ausschließlich auf eine melancholische Sicht. Auch wenn Turner den österreichischen Wachposten (Tafel 86) oder den verfallenen Zustand des venezianischen Arsenals (Tafel 90) nicht übersehen konnte, erlebte er doch auch die in der Stadt veranstalteten Feuerwerke und Festlichkeiten. Und wenn in seinen schönsten venezianischen Aquarellen die Stadt in der Ferne, in Nebel oder in Licht zu verschwinden scheint, als würde ihre materielle Kraft vergehen und sie letztendlich ins Meer zurückkehren, dann entspricht das ebenso dem künstlerischen Prozeß der Abstaktion, der das Spätwerk Turners charakterisiert.

86 Venedig: Die Piazzetta und die Markuskirche bei Nacht

Venice: The Piazzetta and St. Mark's, Night

Um 1833/35
Aquarell und Gouache auf braunem Papier, 150 x 228 mm

London, Tate Gallery
Turner Bequest CCCXVIII [illegible], D [illegible]

Turner reiste wahrscheinlich zwischen 1833 und 1835 ein zweites Mal nach Venedig. Eine Serie von ungefähr 30 Studien in Gouache und Aquarellfarben auf braunem Papier, sehr markant in Stil und Motivwahl, werden mit dieser Reise in Verbindung gebracht. In der Regel stellte Turner Venedig vom Wasser, von der Lagune oder dem Canal Grande aus dar, wo die mit durchsichtigen Aquarellfarben gemalten Gebäude durch das Licht aufgelöst werden, beziehungsweise durch ihre Reflexionen ebenso wie durch ihre reale Substanz definiert erscheinen. Die auf braunem Papier ausgeführten Skizzen erkunden im Gegensatz dazu häufig unbekanntere Ecken und Winkel der Stadt entlang der weniger berühmten Kanäle ebenso wie das Innere von Kirchen, Geschäfte oder Vergnügungsstätten. Viele Blätter sind Nachtszenen mit beeindruckenden Lichteffekten, darunter auch Feuerwerke, für die Venedig berühmt war.

Die ausgewählten Beispiele gehören zu den wenigen, die vollständige und vertraute Ansichten zeigen. Hier ist es der Blick über die auf der Piazza zur Markuskirche promenierenden Menschengruppen. Rechts steht ein österreichischer Wachposten neben seinem Wachhäuschen und einer Kanone.

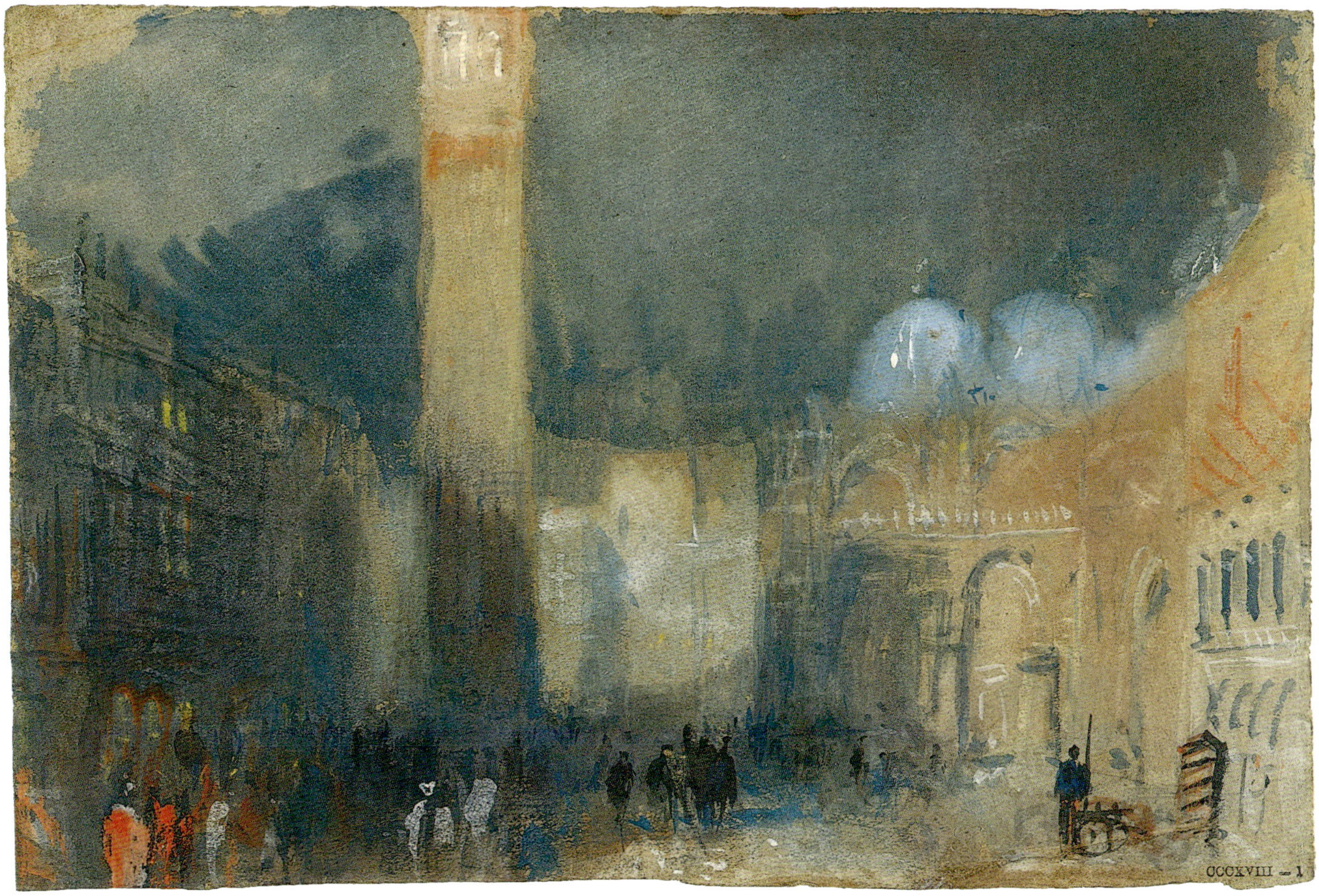
CCCXVIII – 1

87 Venedig: Santa Maria della Salute mit nächtlichem Feuerwerk

Venice: Sta. Maria della Salute, Night Scene with Rockets

Um 1833/35
Aquarell und Gouache auf braunem Papier, 239 x 315 mm
London, Tate Gallery
Turner Bequest CCCXVIII 29, D 32248

Auf dieser Studie auf braunem Papier, die ebenfalls mit Turners zweitem Venedigbesuch in Zusammenhang steht, steigt eine Rakete in den Nachthimmel auf und erleuchtet die Hälfte der Kuppel von Santa Maria della Salute: Sie zeigt den Blick von der gegenüberliegenden Seite des Canale Grande, wahrscheinlich von den Stufen des Hotel Europa, in dem Turner in der Regel in Venedig abstieg. Obwohl nur durch einige freie und kühne Pinselstriche angedeutet, ist die Komposition doch genau durchdacht und sind die verschiedenen Lichtquellen von Feuerwerk, Mondschein und Lampenlicht gezielt eingesetzt, um eine dramatische Stimmung zu erzeugen.

In seinem 1836 in der Royal Academy ausgestellten Gemälde *Julia und ihre Amme* (Buenos Aires, Privatsammlung; BJ 365) verwendete Turner ebenfalls ein nächtlichen Feuerwerk vor venezianischem Hintergrund, um besondere Lichteffekte darzustellen.

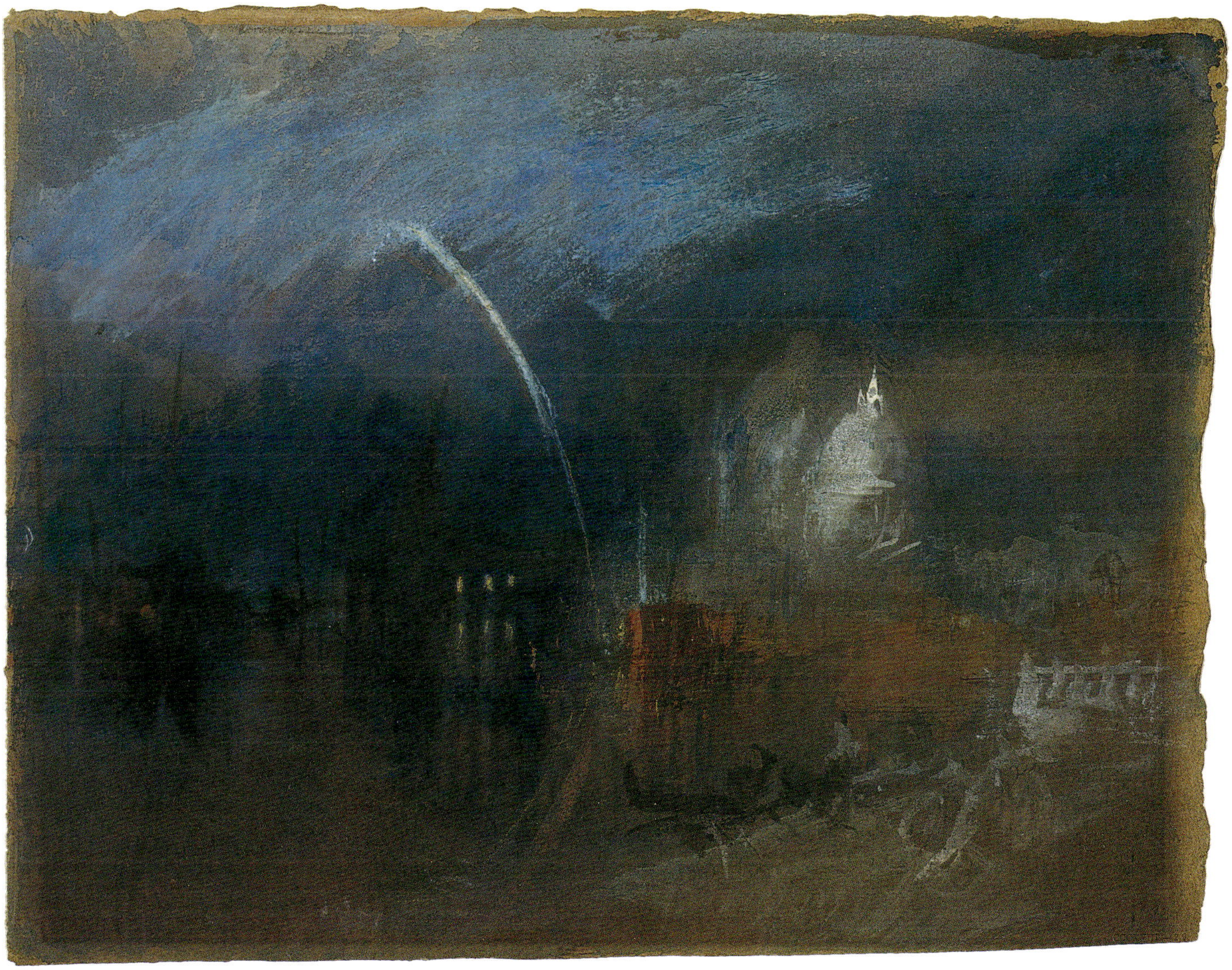

88 Venedig: Die Zeremonie der Vermählung des Dogen mit dem Meer

Venice: The Piazetta with the Ceremony of the Doge marrying the Sea

Um 1835
Öl auf Leinwand, 91,4 x 121,9 cm

London, Tate Gallery
Turner Bequest No 4446
BJ 501

Hier handelt es sich wohl eher um ein unvollendetes Gemälde als um eine Ölskizze. Die Größe des Bildes und die hellen, pastos aufgetragenen Farben legen eine Entstehungszeit um 1835 nahe (Die Maße der Leinwand entsprechen einer von Turner üblicherweise für Ausstellungen verwendeten Größe, die er aber nach 1835 nicht mehr für venezianische Motive benutzte). Turner scheint das Bild nach einigen wesentlichen Veränderungen an der Dachpartie des Dogenbarke, die ihn nicht befriedigten, aufgegeben zu haben.

Aber auch in seinem unvollendeten Zustand ist es ein interessantes Beispiel für Turners Zugang zu venezianischen Motiven in dieser Zeit. Turner hatte bereits die Hauptaspekte der Szene, die die altehrwürdige Zeremonie der Vermählung des Dogen mit dem Meer – die zu Turners Lebzeiten zwar nicht mehr stattfand, aber als berühmte venezianische Tradition bereits in seinen früheren Vignetten zu Rogers *Italien* (siehe Tafel 71) enthalten ist – skizziert. Der Doge im goldenen Ornat steht links im Bild und ist gerade dabei, den Ring ins Wasser zu werfen.

Generell drückt sich in den Bildern der Italien bereisenden Künstler zunehmend ein spezifisches Interesse an den religiösen und weltlichen Sitten der Bewohner aus. Dies entsprach der verbreiteten Vorliebe für narrative Themen und gefiel auch den Vertretern der bürgerlichen Mittelklasse, die nun ins Ausland reisten. Festveranstaltungen und öffentliche Darbietungen bildeten schon seit langem einen wichtigen Aspekt des venezianischen Lebens, aber historische Staatszeremonien wie diese hier wirkten nun, da Venedig nicht mehr eine selbständige freie Republik war, ergreifend und nostalgisch. In *Le Origine delle Feste Veneziane* (1817/27), einem Werk von Giustina Renier, der Nichte des letzten Dogen, waren sie erst kurz zuvor noch einmal beschrieben worden. Dieses fünfbändige Werk war die wichtigste venezianische Publikation dieser Zeit, und es ist durchaus möglich, daß sie Turner oder einem seiner Freunde, wie beispielsweise Samuel Rogers, bekannt war.

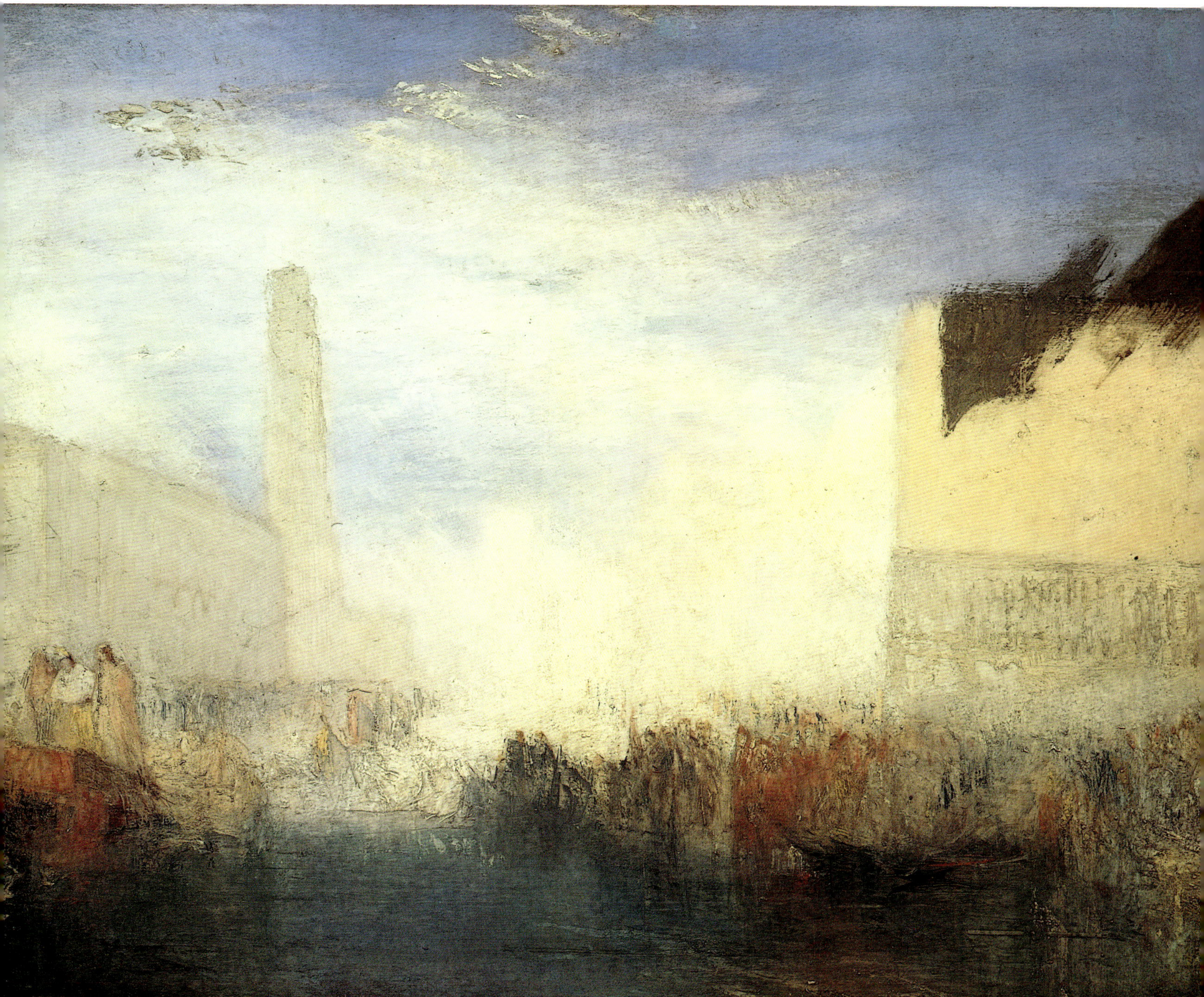

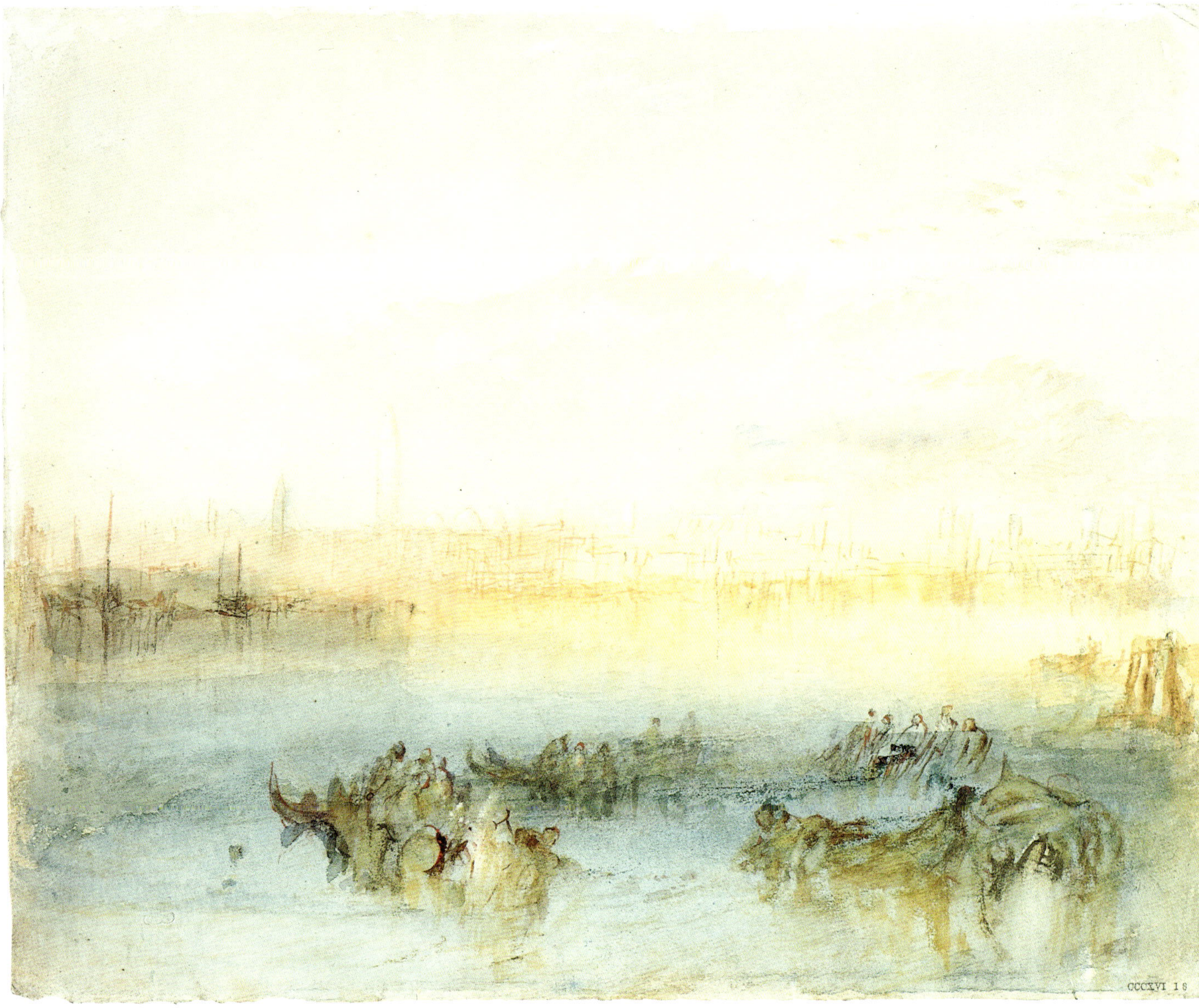

89 Venedig: Blick auf die Riva degli Schiavoni vom Canal Grande zum Lido

Venice: The Riva degli Schiavoni from the Channel to the Lido

Um 1840
Aquarell und Gouache mit Feder und brauner und roter Tusche, 245 x 309 mm
London, Tate Gallery
Turner Bequest CCCXVI 18, D 32155

Seinen längsten Venedigaufenthalt verbrachte Turner 1840. Eine Reihe von Aquarellen, spontan angefertigt und ursprünglich Teil eines lose gebundenen Skizzenbuches, werden mit diesem Besuch in Verbindung gebracht.
Turner läßt Steifen gelber und türkiser Lavierungen über das feuchte Papier fließen und deutet die Fischer, die ihre Netze einziehen, nur mit wenigen Tupfen etwas festerer Farbe an. Die Spuren roter und brauner Tusche, die die Gebäude an der Riva, die Maste der Segelschiffe und die für Turners Spätstil typischen Vordergrundfiguren markieren, sind wahrscheinlich erst nach der Rückkehr ins Hotel hinzugefügt worden.

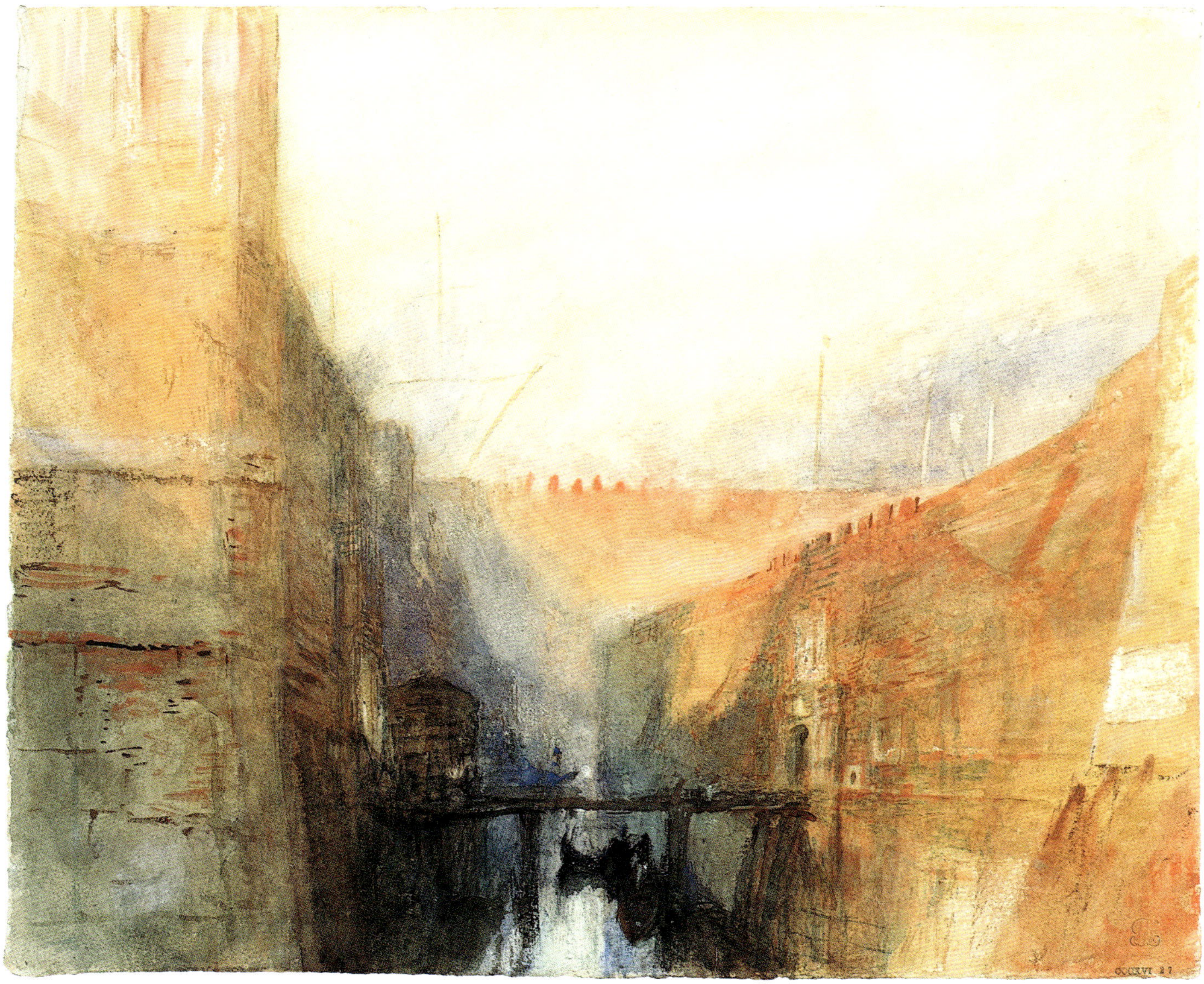

90 Venedig: Das Arsenal

Venice: The Arsenal

Um 1840
Aquarell und Gouache, 243 x 308 mm
London, Tate Gallery
Turner Bequest CCCXVI 27, D 32164

Die in diesem Aquarell verwendeten leuchtenden und kräftigen Farben stehen in deutlichem Gegensatz zu den zarten und beinahe durchsichtigen Lavierungen fast aller anderen Blätter, die mit Turners Venedigbesuch 1840 in Verbindung stehenden. Möglicherweise sah Turner in ihnen eine Analogie zu den industriellen Fertigungsprozessen im Arsenal, zu den Kanonen und Waffen, die dort hergestellt worden waren. Das venezianische Arsenal (dessen Name sich vom arabischen *Dar Sina*, was soviel bedeutet wie „Haus der Herstellung," herleitet und auf Docks und Waffenlager der ganzen Welt übertragen worden war) bildete einst den Mittelpunkt für Schiffsbau, Waffenproduktion und

Vorratshaltung der Stadtrepublik. Ehemals ein Unternehmen, das Tausenden Arbeit bot, nahm die Arbeiterzahl mit dem Untergang des Venezianischen Reiches stetig ab. Nach dem Ende der Napoleonischen Kriege, als Venedig von Österreich annektiert wurde, war Venedigs Flotte nicht mehr seetüchtig und 1822 wurden nur mehr 250 Arbeiter im Arsenal beschäftigt. Turner besaß eine Ausgabe von Thomas Roscoes *Tourist in Italy* (1830), in dem das moderne Arsenal als nicht mehr denn „eine Sehenswürdigkeit für Fremde, eine Erinnerung an den vergangenen Ruhm Venedigs" beschrieben wird.

91 Venedig: Die Casa Grimani und der Rio S. Luca am Canal Grande

Venice: The Casa Grimani and Rio San Luca on the Grand Canal

Um 1840
Bleistift und Aquarell, 221 x 324 mm

London, Tate Gallery
Turner Bequest CCCXV 7, D 32123

Dieses Blatt stammt aus einem Skizzenbuch mit 22 Aquarellen, die Turner 1840 in Venedig hauptsächlich nach Motiven am Canal Grande anfertigte. Links erkennt man den Palazzo Grimani, der, in der Mitte des 16. Jahrhunderts von Michele Sanmicheli entworfen, nach 1806 als Postamt diente und heute das Berufungsgericht beherbergt. Am rechten Ufer des engen Rio S. Luca erkennt man den Palazzo Corner Contarini dei Cavalli. Turner gibt die Gebäude mit einem freien Pinselstrich in stark verdünnten Lavierungen über einer sehr zarten Bleistiftvorzeichnung wieder. Die verschwindenden Reflexe der kunstvoll überladenen Fassaden auf der Wasseroberfläche des Kanals haben ihn sichtlich genauso interessiert wie die genaue Beschreibung ihrer dekorativen Details.

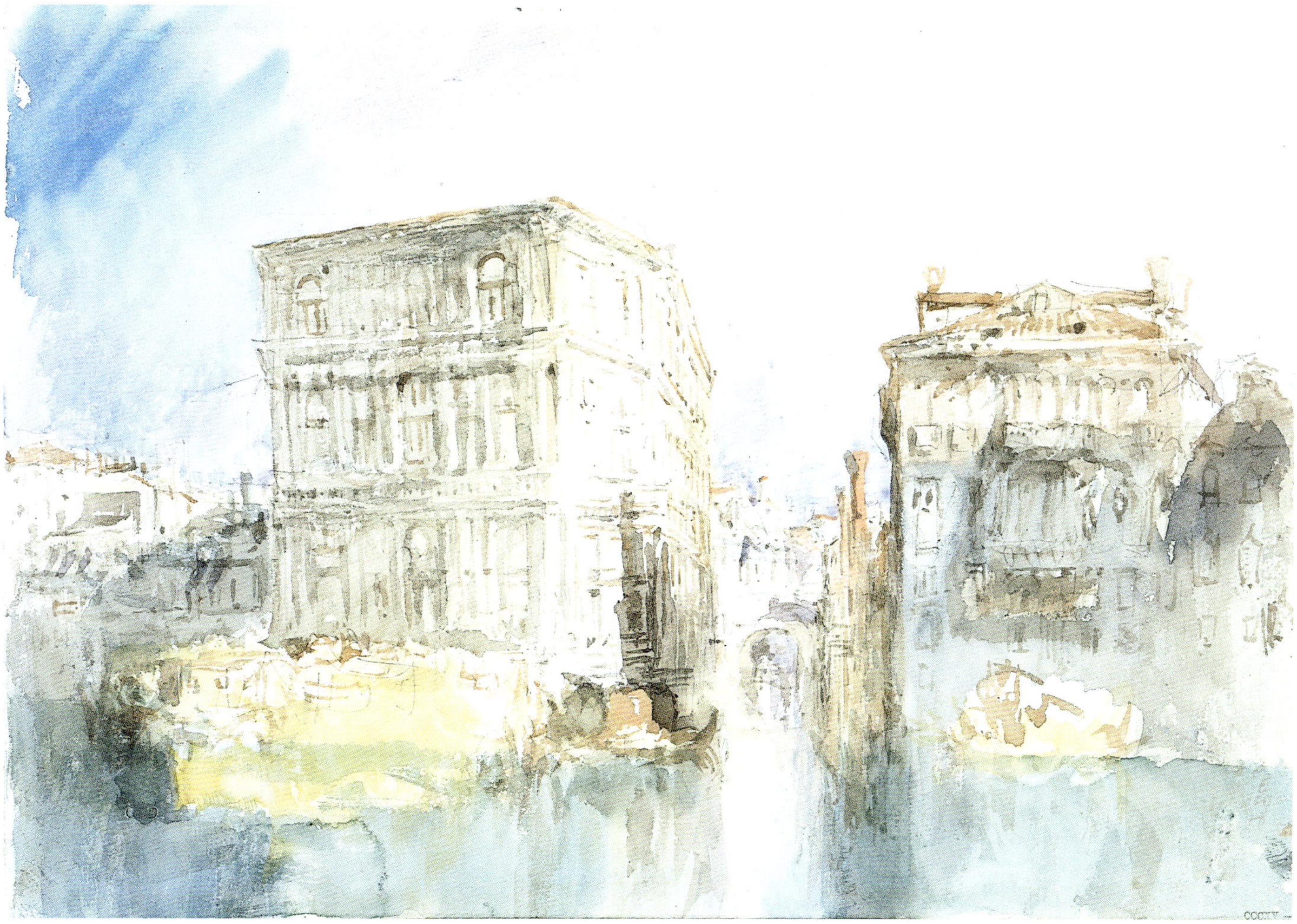

92 Die Dogana, San Giorgio und die Citella von den Stufen des Hotel Europa aus

The Dogano, San Giorgio, Citella, from the Steps of the Europa

1842 in der Royal Academy ausgestellt
Öl auf Leinwand, 61,6 x 92,7 cm

London, Tate Gallery
Turner Bequest N 00372; Geschenk von Robert Vernon 1847
BJ 396

Robert Vernon (1774–1849), ein wohlhabender Londoner Pferdehändler, der seinen Reichtum als Armeelieferant während der Napoleonischen Kriege erworben hatte, kaufte dieses Gemälde auf der Ausstellung in der Royal Academy. Vernon war einer der prominentesten Mitglieder einer neuen Generation von Sammlern und Förderern, deren Geschmack und Interessen nun die Kunstwelt beherrschten. Seine Sammlung kam zuerst als Geschenk an die National Gallery und von dort in der Folge an die Tate Gallery.

Turner wählte den Blick von den Stufen des Hotels Europa (ehemals der Palazzo Giustiniani und gegenüber der Dogana oder Zollwache gelegen) hinüber zu Palladios großartiger Kirche San Giorgio Maggiore. Er hatte 1840 eine Reihe von Aquarellen von dieser Stelle aus, die an der Mündung des Canal Grande liegt, angefertigt. 1842 stellte er noch ein weiteres Ölbild mit einem venezianischen Motiv aus: *Venedig: Campo Santo* (Toledo, Ohio, Toledo Museum of Art; BJ 397). Bedenkt man Turners Vorliebe, inhaltlich kontrastierende Bilderpaare zu präsentieren, darf man annehmen, daß die beiden venezianischen Bilder wohl als komplementäres Paar gedacht waren, wobei die Dogana als Symbol für Venedigs frühere wirtschaftliche Stärke dem Campo Santo, dem berühmten Friedhof auf der Insel San Michele, als Ausdruck des darauffolgenden Niedergangs gegenübergestellt wurde. Als Geschäftsmann war sich Vernon der wirtschaftlichen Bedeutung der venezianischen Zollwache durchaus bewußt, und sein relativ konservativer Geschmack fand sicher Gefallen an einem, wie es der Kunstkritiker des *The Athenaeum* beschrieb, von Turners „lieblichsten, da am wenigsten übertriebenen Gemälden". Viel in der zarten, fast durchsichtigen Farbgebung geht auf Turners in den späten Aquarellen angewandte Technik zurück. Das Bild ist voller kleiner Details, die am Besten aus einer gewissen Entfernung zu erkennen sind, was auch der bereits zitierte Kritiker erkannte, als er schrieb: „Aus der Nähe eine gekleckste Palette – bei einer Armeslänge Entfernung eine klare und deutliche Herausmodellierung einer Szene, die aus zusammengeballten und winzig kleinen Objekten besteht."

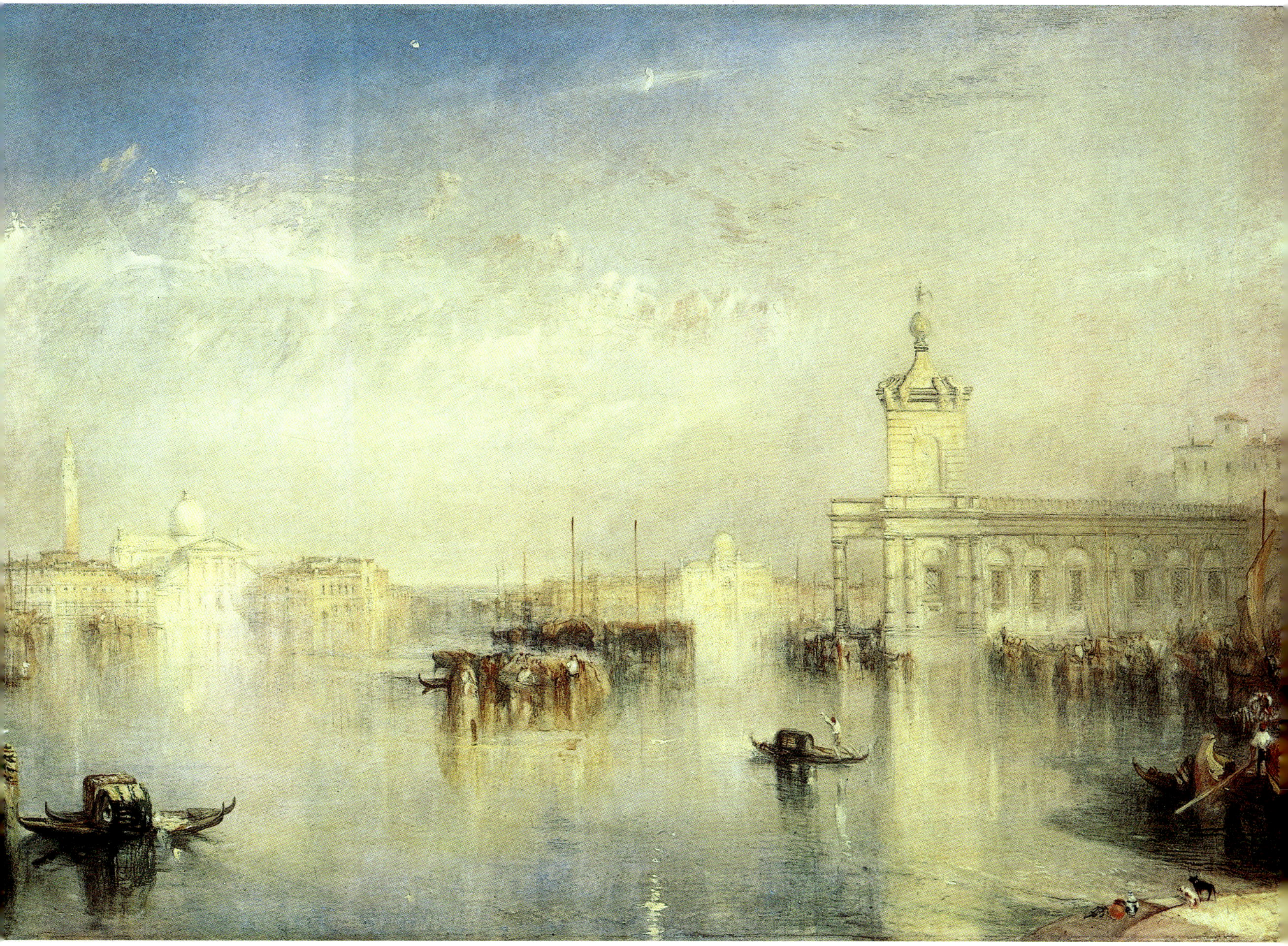

93 Die Dogana mit Santa Maria della Salute in Venedig

Dogana, and Madonna della Salute, Venice

1843 in der Royal Academy ausgestellt
Öl auf Leinwand, 63 x 93 cm

Washington, National Gallery of Art
Given in memory of Governor Alvan T. Fuller by the Fuller Foundation 1961.2.3.
BJ 403

Das Gemälde gehört zu einer Reihe von Ölbildern und Zeichnungen, die Turner nach seinem dreiwöchigen Venedigaufenthalt von 1840 – seinem dritten und letzten – ausgeführt hatte. Bis 1846 stellte er in der Royal Academy regelmäßig venezianische Sujets aus. Er zog für diese Arbeiten vor allem Aquarellskizzen heran, die mit breiten Pinselstrichen in erster Linie die Stimmung einfangen, die Form der Motive jedoch nur flüchtig festhalten.

Turner zeigt den Blick von der Piazetta auf die Kirche Santa Maria della Salute mit dem Eingang zum Canal Grande. Malerische Farbeffekte, die den Erscheinungen des Lichts auf den Gebäuden und ihrer Spiegelung im Wasser gewidmet sind, haben Vorrang vor den deskriptiven Einzelheiten der Vedute. Ruskins schwärmerisch-romantische Beurteilung von Turners Venedig-Bildern trifft hier zu: „Blaß wie ein Traumbild, aber glorreich, heben die zahllosen Paläste ihre Spitzen aus dem tiefliegenden Wasser, bleiche Reihen emotionsloser Flammen ... Detail um Detail, Gedanke nach Gedanke ... man findet und fühlt sie durch das strahlende Geheimnis hindurch, unendlich, unerschöpflich und verwischt, wunderschön, doch nie im Gesamten enthüllt; Rätsel in der Tiefe ... aus deren Undurchsichtigkeit und Verwirrung die ewige Erneuerung des Unermeßlichen und des Schönen sich nährt. – Ja, Mr. Turner, wir sind jetzt in Venedig!“ (Modern Painters I, 1843, 3:257)

Bereits mit seinen früheren Venedig-Ansichten hatte Turner an die Tradition venezianischer Veduten des 18. Jahrhunderts angeschlossen. 1827 greift er mit *Venedig: Der Dogenpalast* in den Illustrationen zu Samuel Rogers Gedichtband *Italien* (siehe Tafel 71) eine Ansicht Canalettos auf, nämlich *Die Rückkehr des Bucintoro* (1729/34, Windsor Castle, Königliche Sammlungen; Puppi 67A), die 1742 von Antonio Visentini für seinen *Prospectus Magni Canalis Venetiarum* gestochen worden war. 1833 erarbeitete Turner dieses Motiv nochmals, nun als Ölbild und in direkter Referenz auf Canaletto im Titel: *Seufzerbrücke, Dogenpalast und Zollhaus, Venedig: Canaletto malend* (London, Tate Gallery; BJ 349). In den Ölbildern und Zeichnungen der vierziger Jahre variiert er weitere berühmte Ansichten und Motive des Venezianers. So läßt er sich in der *Dogana mit Santa Maria della Salute, Venedig* durch den von Canaletto in mehreren Versionen ausgeführten *Eingang des Canal Grande mit der Kirche Santa Maria della Salute* (1729/34, Windsor Castle, Königliche Sammlungen, Puppi 70, sowie: 1730/31, Woburn Abbey, Sammlung des Herzog von Bedford; Puppi 88) inspirieren.

Während Turner 1833 mehr als Topograph arbeitet, seine Beziehung zur Vedutenmalerei in der graphischen Durchzeichnung und in der präzisen Beschreibung der Objekte leicht nachvollziehbar ist, rückt in den vierziger Jahren die Detailtreue zugunsten einer Stimmungsschilderung in den Hintergrund. Analog dazu ist auch der Unterschied zwischen der von Turner 1833 bevorzugten Bleistiftskizze gegenüber der Verwendung der Aquarellfarben 1840 zu sehen: Der Bleistift ermöglicht – zumindest wenn erwünscht – zweifelsohne eine größere Detailtreue als das Aquarell.

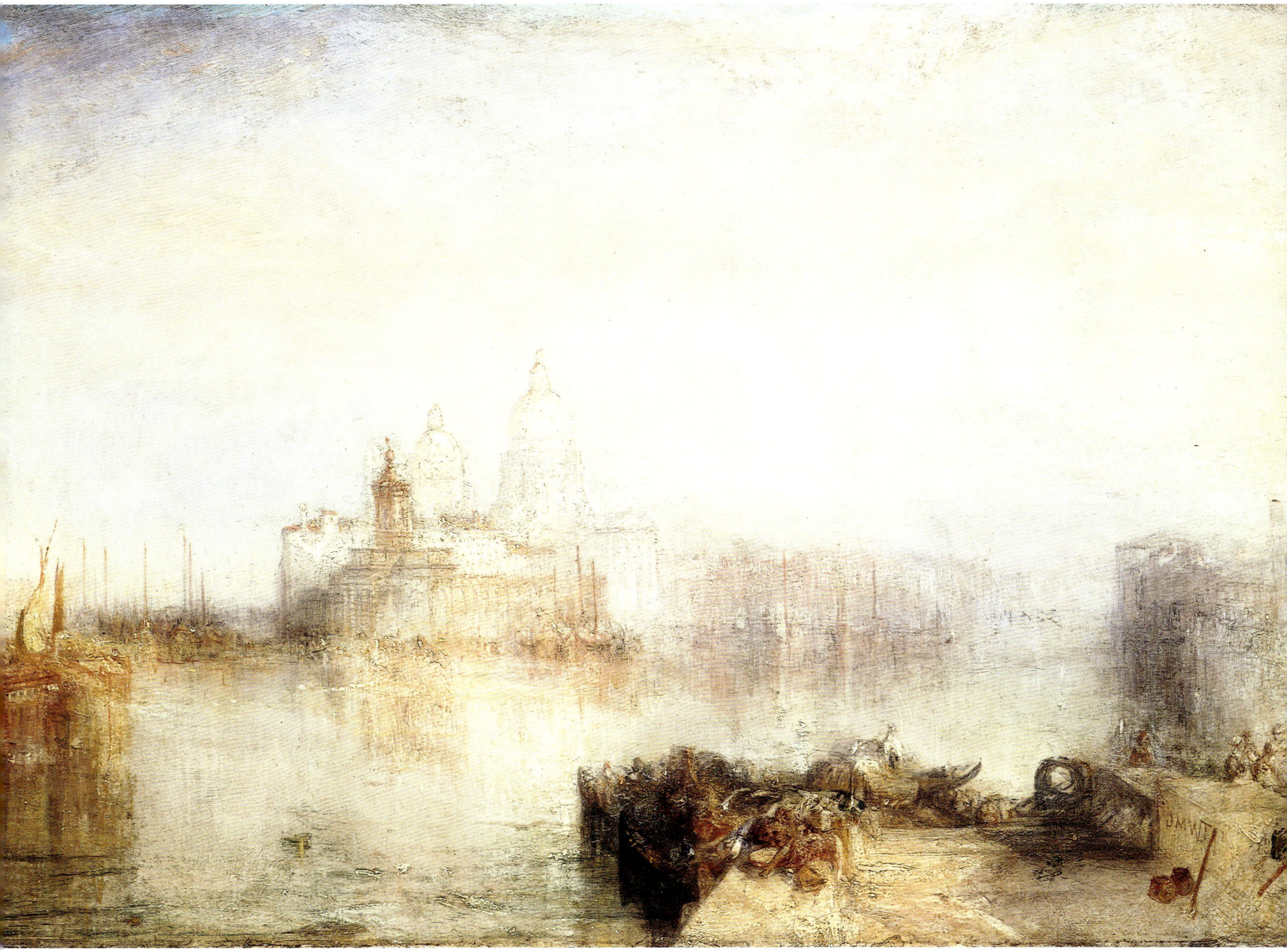

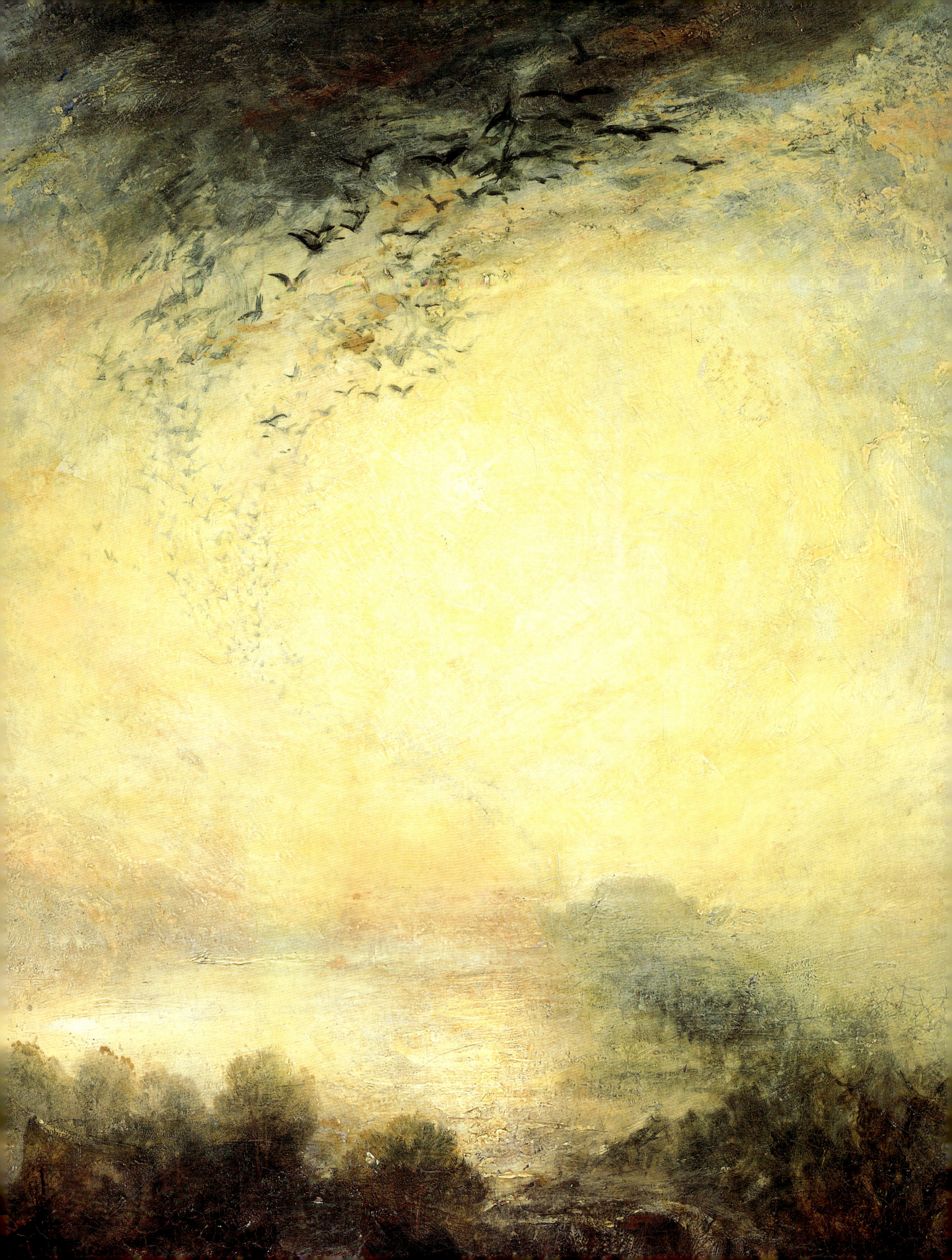

SPÄTERE, VON TURNER AUSGESTELLTE WERKE

Bis ins hohe Alter stellte Turner seine Arbeiten aus, doch schränkte er nach seinem gesundheitlichen Zusammenbruch von 1845 die Anzahl seiner Beiträge stark ein. Seine letzten Bilder wurden 1850, ein Jahr vor seinem Tod an der Royal Academy gezeigt. Turners späte Exponate waren hauptsächlich Ölgemälde. Ihre Themen spiegeln seine zahlreichen Interessen: Geschichte, Mythologie, Seestücke und Landschaften. Sie reichen vom sorgfältig ausgearbeiteten Pasticcio Alter Meister über Hommagen an die zeitgenössischen Künstlerkollegen bis zu außergewöhnlichen Manifestationen des eigenen Spätstils von bestechender Farbigkeit und lockerer, impressionistischer Malweise. Bilder des zeitgenössischen Lebens, frisch und unmittelbar und dabei technisch brillant, konnten in der Ausstellung neben Historienbildern hängen, während traditionelle, ja altmodische Themen oft in einem radikalen, zukunftsweisenden Stil Ausdruck fanden. Diese Vielfalt verwirrte die Kritiker und ab den späteren dreißiger Jahren wurde Turners Werk zunehmend kontrovers diskutiert. Während sein auf dem früheren Œuvre und der Popularität seiner Stiche basierender Ruf als der hervorragende britische Künstler seiner Zeit gefestigt war, wurden seine neuesten Schöpfungen häufig angegriffen oder sogar lächerlich gemacht. Turner war sich dessen wohl bewußt, doch wenn er auch verletzt war, ließ er sich nicht entmutigen und stellte seine Arbeiten weiterhin aus; er fuhr auch fort, frei mit Themen, Techniken und neuen Formaten, wie quadratischer Leinwand, zu experimentieren. Seine Malmethoden – geprägt von einzigartigen Mischtechniken und einer bravourösen Pinselführung – standen nie stärker im Zentrum der Aufmerksamkeit als während der „Academy Varnishing Days," den Vernissagen der Royal Academy, wo in den Ausstellungsräumen Gemälde vollendet und gefirnißt werden konnten. Anstatt unfertige Werke zu vollenden, malte Turner sie häufig von Grund auf, wobei er nur Skizzen mitbrachte, die er dann mit größter Eile ausarbeitete. Mit diesen fast theatralischen Selbstdarstellungen wollte er seinem Ruf als „Magier der Farbe" gerecht werden.

94 Das Begräbnis von Sir Thomas Lawrence: Eine Skizze nach der Erinnerung

Funeral of Sir Thomas Lawrence: A sketch from Memory

1830 in der Royal Academy ausgestellt
Aquarell und Gouache, 616 x 825 mm
Bezeichnet links unten: „Funeral of Sir Thos Lawrence PRA/Jany 21 1830/SKETCH from MEMORY IMWT“
London, Tate Gallery
Turner Bequest CCLXIII 344, D 25467

Sir Thomas Lawrence, der anerkannte Portraitmaler und Präsident der Royal Academy, starb am 7. Jänner 1830. Er war ein langjähriger Freund und Bewunderer Turners gewesen, den er 1809 als den „unbestreitbar besten Landschaftsmaler Europas“ bezeichnet hatte, und dessen Werke er in seine berühmte Kunstsammlung aufnahm (Zu seinen Beobachtungen zu Turner in Italien siehe Kommentar zu Tafel 47). Turner wohnte Lawrences Begräbnis in der St. Paul's Cathedral am 21. Jänner bei und schrieb an seinen Freund und Künstlerkollegen George Jones: „Es ist schon etwas, zu fühlen, daß begabtes Talent von all denen anerkannt werden kann, die gestern bis über die Knie in Schnee und Dreck wateten, um den Begräbnispomp zu sehen, den die Kutschen der Großen aufblähten“ (Der Adel und Lawrences frühere Sammler hatten ihre Kutschen zum Trauerzug geschickt, jedoch in vielen Fällen selbst nicht daran teilgenommen, sodaß die Ehrenbezeugung jener, die in schlechtem Wetter zu Fuß kamen, umso berührender war). Turners Aquarell stellt die gegen die Kälte vermummten Londoner neben die offiziellen Trauergäste, Zeremonienmeister und schwarz drapierten Kutschen. Im folgenden Frühjahr an der Royal Academy präsentiert, war das Gemälde Turners persönlicher Abschiedsgruß an den verstorbenen Präsidenten, Freund und Kollegen. Die Aufschrift „Skizze nach der Erinnerung“ besagt, daß er rasch und spontan gearbeitet hatte, um sich die Szene zurückzurufen. Seine spätere Hommage an einen weiteren Künstlerkollegen, David Wilkie (Tafel 99), sollte zwar gleichermaßen vom Gefühl inspiriert sein, jedoch komplexer in der Ausführung und voll düsterer Vorahnung.

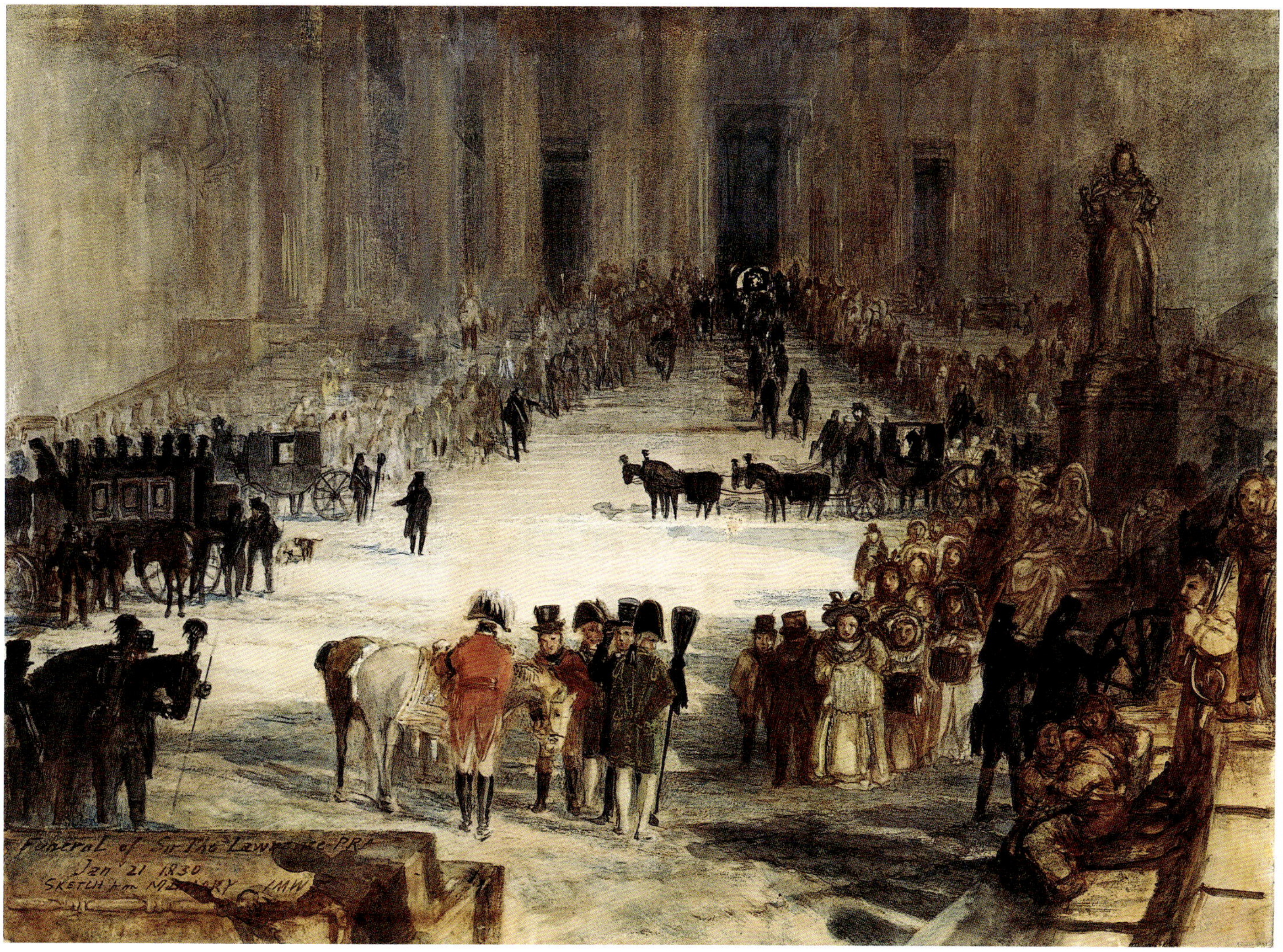
Funeral of Sir Thos
PRA
Jan 21 1830
SKETCH fm
JMW

95 Van Tromps Rückkehr nach der Schlacht vor der Dogger Bank

Van Tromp returning after the Battle off the Dogger Bank

1833 in der Royal Academy ausgestellt
Öl auf Leinwand, 90,5 x 120,6 cm

London, Tate Gallery
Turner Bequest N 00537
BJ 351

Turner bewahrte stets das Interesse an der Marinemalerei; seine späteren ausgestellten Seestücke sollten die Vielfalt seiner stilistischen und interpretatitven Möglichkeiten demonstrieren. Während einige seiner eindrucksvollsten in den dreißiger Jahren gezeigten Marinebilder moderne Dampfschiffe und andere neue technische Errungenschaften wie eiserne Molen oder Leuchtsignale zeigen, entstanden aber auch nach wie vor Bilder, die den holländischen Malern des 17. Jahrhunderts verpflichtet blieben, die ihn schon zu Beginn seiner Karriere inspiriert hatten. Dieses 1833 ausgestellte Gemälde bezieht sich sowohl auf die Kunst als auf die Geschichte Hollands. Mit diesem Bild schuf Turner – der anerkannte Meister der historischen Landschaft – den Typus des „historischen Marinebildes." Die kühle, silbrige Freilicht-Palette dieses Bildes ist den niederländischen Marinemalern Van de Velde, Ruisdael und Jan van Goyen entlehnt. Als bewußten Gegensatz dazu lotete Turner in anderen Bildern das düstere Chiaroscuro und die schattigen Innenraumeffekte aus, die er bei Rembrandt, dessen Kunst er in der Sammlung seines Freundes Sir Thomas Lawrence kennengelernt hatte, so bewunderte.

Mit *Van Tromp* schuf Turner eine Hommage an die eigene Kunst und lud zum Vergleich mit zwei anderen, gleichfalls 1833 ausgestellten Bildern ein: eines davon eine Anspielung auf einen holländischen Marinemaler: Van *Goyen auf der Suche nach einem Thema* (New York, Frick Collection; BJ 350), ein anderes auf den Meister der venezianischen Vedute, *Seufzerbrücke, Dogenpalast und Dogana, Venedig: Canaletto malend* (London, Tate Gallery; BJ 349).

Zwischen 1831 und 1844 schuf Turner vier Gemälde mit Episoden aus der Laufbahn „Van Tromps." Turners Held ist einer der zwei berühmten holländischen Admirale, Cornelis Tromp (1629–91) beziehungsweise sein Vater Maarten Harpertsz(oon) Tromp (1598–1653). Hier ist es der ältere Tromp, und die Schlacht von der er zurückkehrt, ist die vom 6. Juli 1652, als er den Befehl zum Angriff auf die Engländer innehatte. Admiral Blake unternahm einen erfolgreichen Gegenangriff und die holländischen Flotte wurde zum Rückzug gezwungen; trotzdem wurde sie nicht geschlagen, und die Konfrontation führte zum ersten britisch-holländischen Seekrieg (1652 bis 1654). Turner zeigt eine holländische Barkasse (mit anachronistischer Takelage in der Art des 18. Jahrhunderts), die sich Tromps Flaggschiff *Brederode* nähert.

Turners Verweis auf eine heldenhafte Phase der holländischen Kunst und Geschichte ist kein Zufall. Tatsächlich ist das Bild ein Beispiel für Turners Intention, von Zeit zu Zeit mit seiner Kunst die zeitgenössische Regierungspolitik zu kritisieren. Turner war gegen die umstrittene Blockade der holländischen Häfen und Beschlagnahme der Schiffe, die England und Frankreich 1832 im Anschluß an die belgische Revolte von 1830 verhängten. Nach Waterloo war von den alliierten Siegerstaaten ein Königreich der Vereinten Niederlande gegründet worden, das auch Belgien einschloß. Doch Belgien drohte mit der Sezession. Großbritannien weigerte sich, dem holländischen Monarchen zu Hilfe zu kommen und verhängte selbst gegen Holland Sanktionen, die bis 1839 in Kraft blieben. Für Turner und einen großen Teil der öffentlichen Meinung in Großbritannien war dies eine doppelzüngige und illoyale Politik, weshalb es angebracht war, an die vergangenen holländischen Großtaten zu erinnern, und speziell daran, wie Holland einst auf britische Provokationen reagiert hatte.

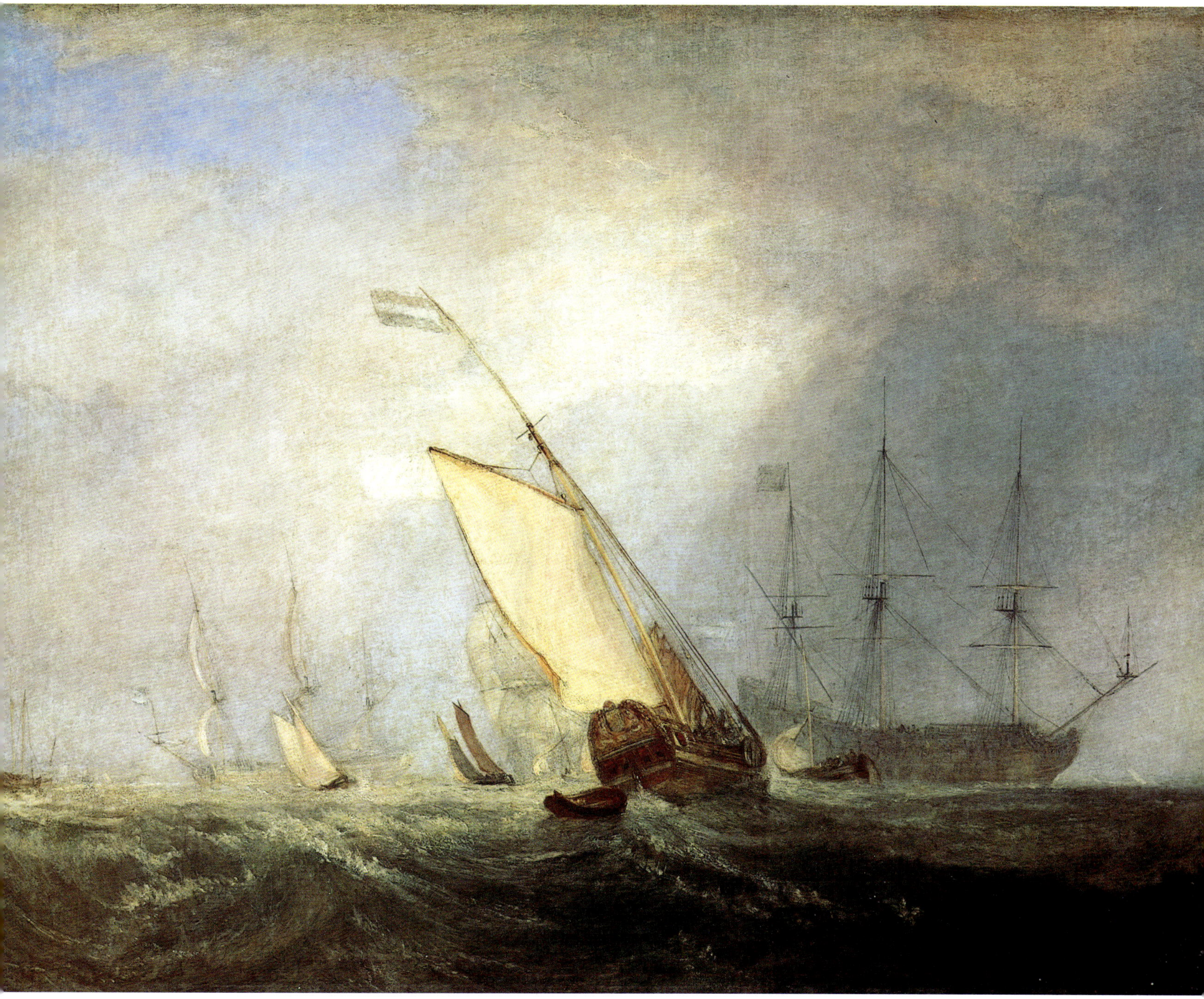

96 Der Brunnen der Trägheit

The Fountain of Indolence

Der Brunnen des Trugschlusses

The Fountain of Fallacy

1834 / 1839 in der Royal Academy ausgestellt
Öl auf Leinwand, 195,7 x 166,4 cm

Fredericton, New Brunswick, Beaverbrook Art Gallery,
Courtesy of the Beaverbrook Foundation
Inv. Nr. 59.259
BJ 354 und BJ 376

In den Jahren 1834 und 1839 stellte Turner in der Royal Academy offensichtlich dieselbe Leinwand unter verschiedenen Titeln und mit wahrscheinlich nur geringfügigen künstlerischen Veränderungen aus – zur Frage nach der Identität der beiden Bilder siehe BJ 354 und BJ 376. Das Gemälde zeigt eine sich weit erstreckende Claudesche Ideallandschaft in der Abendsonne – sie ist links von einer hohen Baumgruppe im Gegenlicht gerahmt, den rechten Vordergrund nehmen Architekturelemente ein, dahinter erstreckt sich eine hügelige Berglandschaft in die Tiefe. In den Architekturelementen – klassische Tempelfronten und Säulenstellungen – nimmt Turner sowohl klassizistische Architektur auf, die er auf seiner Italien- und Deutschlandreise 1833 gesehen hatte, wie den ihm bestens vertrauten englischen Palladianismus. Die Mitte des Bildes wird durch eine monumentale Fontäne, eine Art Springbrunnen eingenommen, deren hohe Wasserstrahlen sich im Abendlicht brechen und in vielen Farben schimmern. Putten scheinen von den Wasserkräften emporgetragen. Menschenmassen streben dem Brunnen zu, wohl um sich zu vergnügen.

Dieser Brunnen ist das zentrale Element in James Thomsons Gedicht *The Castle of Indolence* (1748), nach dem Turner die erste Fassung dieses Bildes konzipiert und benannt hat: *The Fountain of Indolence – Der Brunnen der Trägheit.* Der Brunnen befindet sich in der Mitte des Schlosses und aus dem Tau seiner Wasserstrahlen konnte man „süßes Vergessen alles niederen menschlichen Unbills“ schöpfen. Die Freuden und Genüsse des Nichtstuns erliegen jedoch letztlich dem „Ritter des Fleißes“, es ist dies also eine moralisierende Allegorie auf den Sieg über die Untätigkeit.

Das 1834 unter dem Titel *The Fountain of Indolence* ausgestellte Bild zeigte Turner 1839 noch einmal und nannte es nun *The Fountain of Fallacy.* Turner begleitete es mit Versen aus seinen *Fallacies of Hope:*

> „Zuerst, im unmeßbaren Abgrund des Denkens
> Maß die Wissenschaft schlummernd ihren
> Bereich.“

Durch den Begleittext veränderte sich das inhaltliche Konzept des Bildes zu einer komplexen Allegorie auf die Grenzen der Wissenschaft, auf die Grenzen des Meßbaren. Turners Bekanntschaft mit Mary Somerville, die 1834 ihr Traktat *On the Connexion of Physical Sciences* publiziert hatte, in dem sie diese Problematik im Zusammenhang mit der Farbenlehre aufgreift, könnte ihm Anstoß gewesen sein, den Titel und damit die Bedeutung seines Bildes zu ändern (Gage 1987, S. 224ff.). Das große glaskugelartige Gebilde im Zentrum des Springbrunnens, in dem sich Licht und Wasser vielfältig brechen, würde in diesem Zusammenhang Turners eigenes Interesse an der empirischen Erfassung und vor allem der Reproduzierbarkeit dieser optischen Phänomene belegen.

Für Gage bedeutet Turners Überarbeitung des *Brunnens der Trägheit* zum *Brunnen des Trugschlusses* zugleich eine Abwendung von der „einfachen Spöttelei über die Eitelkeit menschlicher Wünsche“ und eine Hinwendung zu den „bis jetzt nicht sichtbaren Konstellationen jenseits unseres Bewußtseins“ – wiederum verbunden mit Turners sich immer mehr vertiefender Beschäftigung mit den Naturwissenschaften (Gage 1987, S. 225).

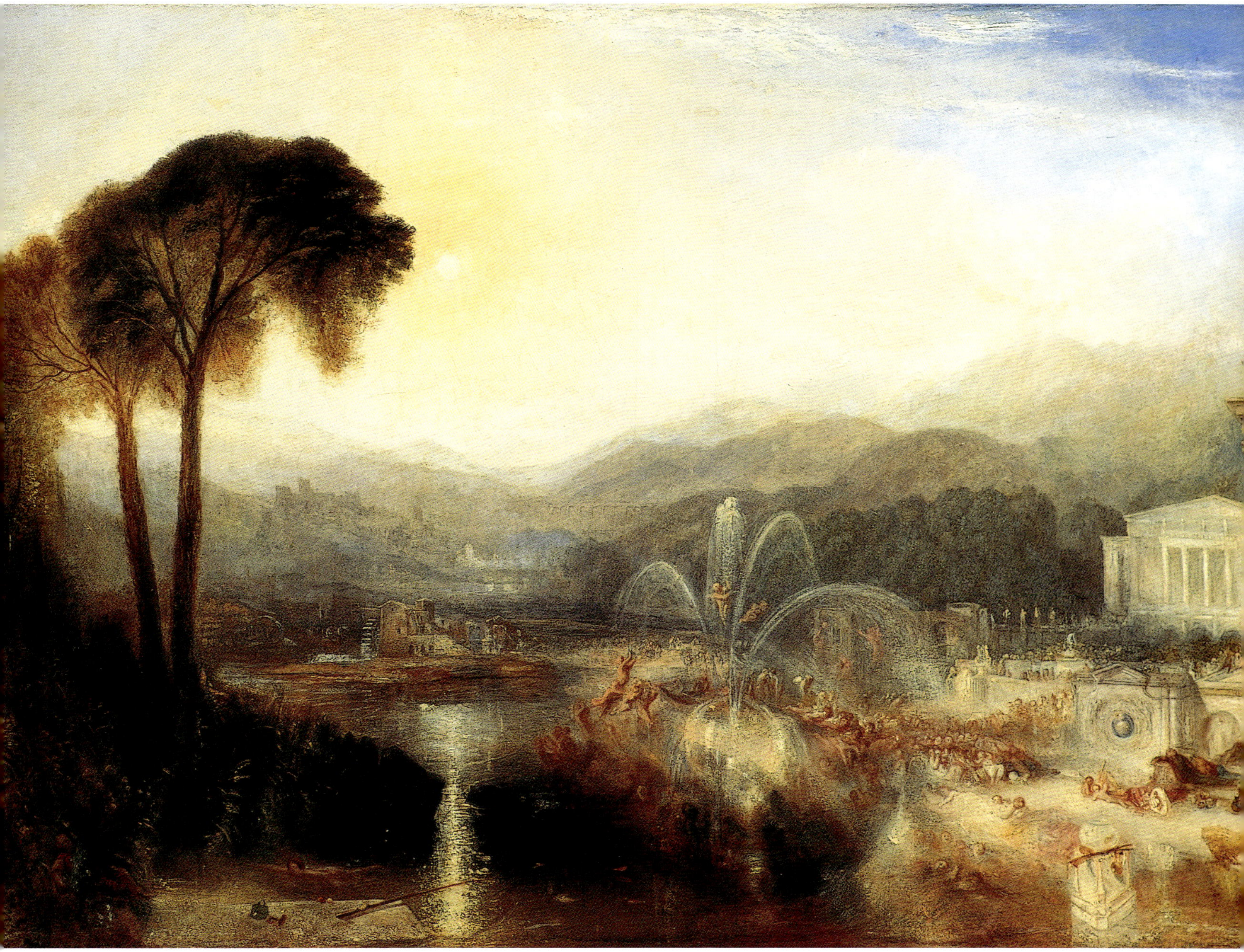

97 Anfänge des Christentums (Flucht nach Ägypten)

Dawn of Christianity (Flight into Egypt)

1841 in der Royal Academy ausgestellt
Öl auf Leinwand, Durchmesser 78,5 cm
Belfast, Ulster Museum
Inv. Nr. U 224
BJ 394

Anfänge des Christentums (Flucht nach Ägypten) gehört zu der Gruppe später Historienbilder, in denen die Geschichte auf den ersten Blick als reiner Vorwand für eine Landschaftsschilderung erscheint. Hier ist es eine abwechslungsreiche Flußlandschaft in der Morgendämmerung, rechts auf einem steilen Abhang ein Pfad, eine einsame Palme, die eine starke vertikale „Markierung“ darstellt, dahinter eine sich weit erstreckende Berglandschaft mit spitzen und zackigen Formationen im weißen, hellen Morgennebel; links eine flache Aulandschaft mit Laubbäumen, die den Blick auf die aufgehende strahlend rote Sonne der Morgendämmerung freigibt. Über den Fluß führte offenbar ehemals eine Brücke; sie ist zerstört, es gibt keine Verbindung mehr zwischen den beiden Ufern. Langsam, erst spät, nehmen wir die Figurengruppe wahr, die rechts den schmalen Pfad hinaufstrebt. Es ist Maria mit dem Kind auf dem Arm, von einem Engel geleitet.

Turner stellte *Anfänge des Christentums (Die Flucht nach Ägypten)* mit dem begleitenden Zitat „Dieser Stern ist aufgegangen“ aus einem Gedicht des Reverend T. Gisborne aus. Der „Stern“, der sich wohl auf Christus und damit das Christentum als aufsteigenden „Stern“ bezieht, ist ebenfalls dargestellt. Über der Palme rechts strahlt er direkt auf das Jesuskind in Marias Arm – Turner nutzt wie so oft die inhaltlich motivierte Möglichkeit, zwei unterschiedliche Lichtquellen einzusetzen (siehe Tafeln 29, 96, 99, 100).

Anfänge des Christentums ist von Turner als Teil eines Bilderpaares konzipiert worden. Das Pendant ist nicht eindeutig zuordenbar, vermutlich handelt es sich um *Glaucus und Skylla* (Fort Worth, Kimbell Art Museum; BJ 395), das ebenfalls 1841 in der Royal Academy ausgestellt wurde (dazu: BJ 394). Die warme Farbgebung dieses Bildes vorwiegend in Rot- und Orangetönen kontrastiert der kühlen blaugrauen Stimmung von *Anfänge des Christentums.* Die beiden Gemälde sind im Format annähernd gleich und auch in der Thematik verwandt: Die Flucht vor dem Bösen, vor König Herodes, und die Flucht der Nymphe Skylla vor dem Meerdämon Glaukus.

Ausgehend von der bereits im Titel des Bildes vorgegebenen Deutung als Allegorie auf die Anfänge des Christentums hat Shanes, der das vermutliche Pendant, *Glaukus und Skylla,* analog als Allegorie auf den Untergang des Heidentums sieht, auch die Details von *Anfänge des Christentums* interpretiert: Die zerstörte Brücke spiele auf den Bruch zwischen Altem Bund und Christentum an, die Heilige Familie sei durch den Fluß von dem menschlichen Bösen getrennt, aber dadurch, daß die Brücke zerstört ist, vor diesem auch in Sicherheit gebracht. Der weiße Morgenhimmel verheiße die Erlösung durch Christus und die Palme am Wegrand habe beschützende Funktion – vergleichbar ähnlich positionierten Palmen bei Claude Lorrain. Wie bei den entsprechenden Claudeschen Vorbildern seien wir zudem Zeugen davon, wie die Protagonisten physisch und metaphorisch vor Gefahren geschützt werden (Shanes 1990, S. 228).

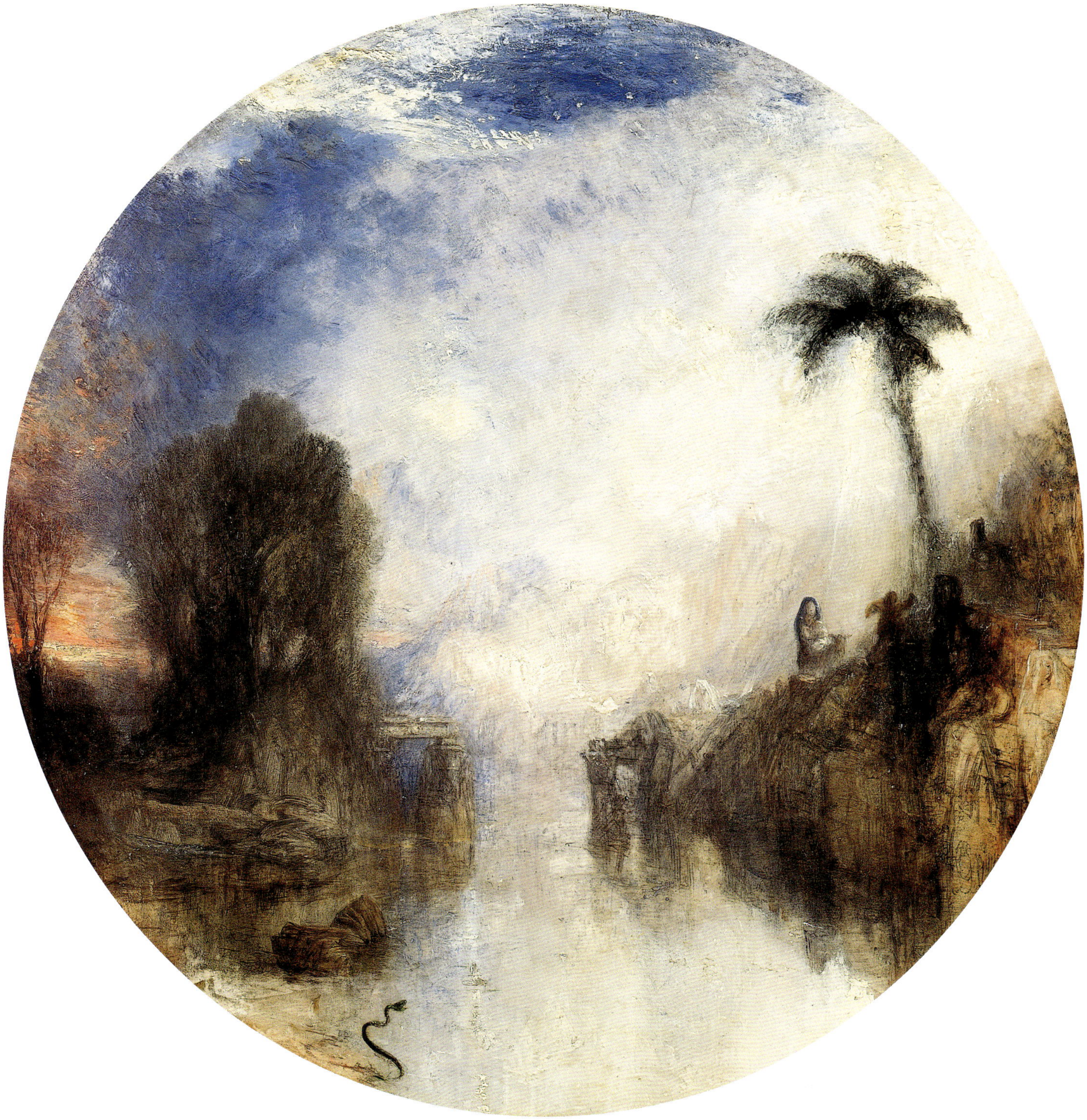

98 Schneesturm – ein Dampfschiff vor einer Hafeneinfahrt gibt Signale in einer Untiefe und bewegt sich nach dem Lot. Der Autor war in diesem Sturm in der Nacht als die *Ariel* aus Harwich auslief

Snow Storm – Steam Boat off a Harbour's Mouth making Signals in shallow Water, and going by the Lead. The Author was in this Storm in the Night the Ariel left Harwich

1842 in der Royal Academy ausgestellt
Öl auf Leinwand, 91,4 x 121,9 cm

London, Tate Gallery
Turner Bequest N 00530
BJ 398

Dieses Marinebild eines Sturms ist das außergewöhnlichste aus der Gruppe bedeutender Ölgemälde, die Turner 1842 ausstellte. Die lebendige Wiedergabe eines von riesigen Wellen umhergeworfenen Dampfschiffes, das in einem wirbelnden Strudel aus Meer, Schnee und Rauch gefangen wird, als es den Schutz des Hafens verläßt, ist eine neue und radikale Interpretation des Seestücks. Das Motiv des sturmgepeitschten Schiffes gehörte immer schon zum Repertoire der Marinemaler – hier findet Turner seine dynamische zeitgemäße Form. Das Gemälde ist auf dem Gebiet der Marinemalerei das Gegenstück zu dem zwei Jahre später ausgestellten Bild *Regen, Dampf und Geschwindigkeit* (London, National Gallery; BJ 409), das den Triumph der Eisenbahn feiert.

Der lange biographische Titel betont die Modernität des Bildes, indem er es in einem realen, kurz zuvor gemachten Erlebnis zu verankern scheint. In seinem Exemplar des Katalogs der Royal Academy notierte Ruskin – allerdings ohne weitere Erklärung –, es wäre bezeichnend, daß Turner sich selbst als „Autor“ statt als „Künstler“ bezeichnete. In der Tat dürfte Turner die Bildgeschichte erfunden haben, gibt es doch keine Aufzeichnungen über einen Dampfer namens *Ariel*, der von Harwich, einem Hafen der Essex-Küste aus operiert hätte. Turner erzählte auch, daß er vier Stunden lang an den Mast gebunden war, um diesen Sturm zu beobachten, den er nicht zu überleben glaubte. Dies ist im Kontext der von Turner selbst initiierten Legendenbildung um die eigene Person zu verstehen. Wie ihm wohl bekannt war, erzählte man sich spätestens seit dem 17. Jahrhundert ähnliche Geschichten über Marinemaler. In Wahrheit bauschte Turner das Sujet auf und mystifizierte es, um den Realismus des Gemäldes zu betonen und sich selbst und sein zeitgenössisches Publikum in ein glaubhaftes Drama zu verwickeln. Turners Anekdoten rücken zudem die zerstörerische Kraft des Sturmes in die richtige Perspektive. Das Gemälde wird oft als krönendes Beispiel für Turners Obsession von den destruktiven, irrationalen Naturkräften und der Machtlosigkeit der Menschheit ihnen gegenüber bezeichnet. Hier jedoch überlebt er, gibt Zeugnis von der Begebenheit ab und malt das Bild. Der Dampfer mag vom Sturm durchgerüttelt werden, doch er ist nicht wirklich in Gefahr, die Mannschaft arbeitet mit dem Echolot, um zu verhindern, daß das Schiff in der rauhen, doch seichten See auf Grund läuft. Das Bild berichtet gleichermaßen von menschlicher Energie und Leistung sowie von den Vorteilen des technischen Fortschritts und von der Kraft des Sturms. Dieser Aspekt entging Ruskin, der Dampfschiffe und -lokomotiven ablehnte, obgleich er ironisch über das Bild schrieb: „Natürlich wurde es nicht verstanden, seine besten Werke werden nie verstanden.“ Er interpretierte es lieber als „eine der größten Darstellungen von Meeresbewegungen, von Nebel und Licht, die je auf eine Leinwand gebracht wurde, selbst von Turner.“ Ruskin notierte auch Turners Zorn, als dieser das Bild als „Seifenlauge und Tünche“ beschrieben hörte.

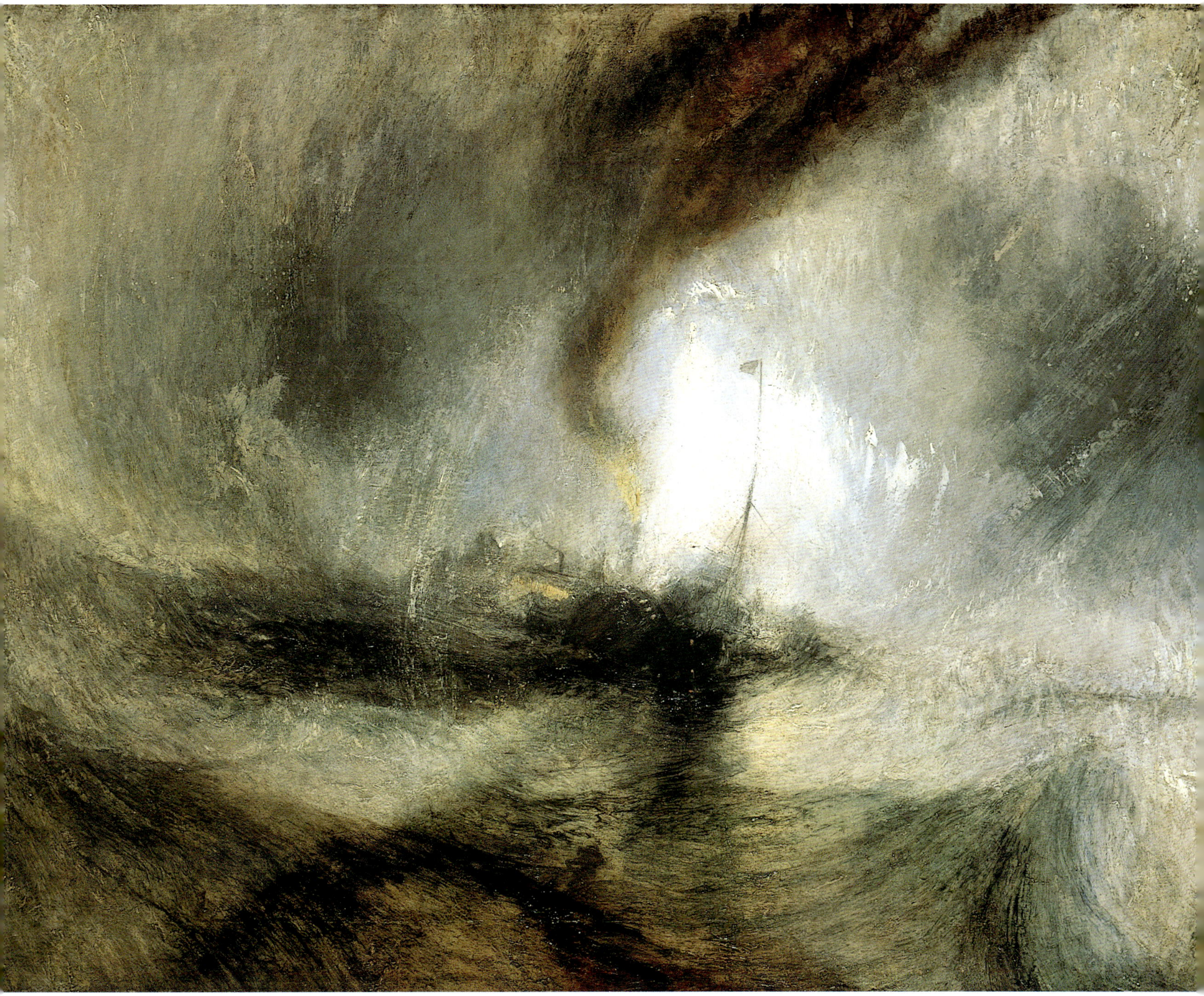

99 Friede – Bestattung zur See

Peace – Burial at Sea

1842 in der Royal Academy ausgestellt
Öl auf Leinwand, 87 x 86,7 cm
London, Tate Gallery
Turner Bequest N 00528
BJ 399

Das Gemälde wurde in der Royal Academy mit einem Vers aus Turners Gedicht *Fallacies of Hope* präsentiert:

> „Die Mitternachtsfackel beleuchtete die Bordseite.
> Und ein verdienstvolles Schicksal übergabman der Flut."

Dargestellt ist die Seebestattung von Turners Malerkollegen Sir David Wilkie (1785–1841), eines der erfolgreichsten und einflußreichsten Künstler seiner Zeit. Seinen Ruf hatte Wilkie mit Bildern narrativen und anekdotischen Inhalts erworben, doch wandte er sich später der anspruchsvolleren Historienmalerei zu. Wilkie plante, seine Karriere mit einer Serie religiöser Gemälde zu bekrönen, die er nach eigenen Studien im Heiligen Land, wohin er deshalb 1840 aufgebrochen war, anfertigen wollte. Auf dem Rückweg erkrankte er an Bord der *Oriental* und starb dort am 1. Juni 1841; noch am selben Abend um 20:30 Uhr wurde Wilkie vor Gibraltar auf See bestattet. Turner zeigt das Begräbnis bei Einbruch der Dunkelheit, den Felsen von Gibraltar im Hintergrund. Bereits 1830 hatte Turner sein Aquarell zum Gedenken an Sir Thomas Lawrence (Tafel 94) an die Royal Academy gesandt, nun schickte er dieses Bild als Hommage an Wilkie. Die tiefe Schwärze der Schiffssegel, deren Silhouette sich vom Abendhimmel abhebt, rief negative Kommentare hervor, sogar von Ruskin – ist jedoch einer Begräbnisszene angemessen, und Turner selbst erklärte, er wünschte, er hätte Farbe, um die Segel noch schwärzer zu machen.

Das quadratische Format wurde von Turner in den vierziger Jahren mehrmals eingesetzt, üblicherweise für Gemäldepaare. Die Leinwand sollte ursprünglich von einem achteckigen Rahmen abgedeckt werden, Turner selbst malte später die Eckzwickel zu. Das Gegenstück des Bildes ist *Krieg – Das Exil und die Napfschnecke* (London, Tate Gallery; BJ 400); es zeigt Napoleon auf St. Helena vor einem glühenden Sonnenuntergang auf dem Strand stehend. Die einmal dunkle, einmal helle Farbigkeit der beiden Bilder und die Themen „Friede" und „Krieg" sollten als Gegensätze gelesen werden. Möglicherweise hatte Turner *Friede – Bestattung zur See* ursprünglich als weiteres napoleonisches Thema geplant, als eine Darstellung der Überführung von Napoleons Asche von St. Helena zur Bestattung im Pariser Invalidendom 1840. Es ist denkbar, daß er das Thema in der letzten Minute änderte, als die Nachricht vom Tod Wilkies London erreichte. Doch selbst wenn die Gegenüberstellung von Wilkie und Napoleon nicht seit jeher geplant war, war sie nicht so sonderbar, wie es scheint, da Wilkies engster Freund und Berufskollege seit den ersten Studientagen der Historienmaler Benjamin Robert Haydon (1786–1846) war, der erst kürzlich einige Gemälde von Napoleon auf St. Helena geschaffen hatte. Obwohl dies den zeitgenössischen Kritikern wohl bekannt gewesen sein dürfte, fanden sie die Kombination der Bilder verwirrend. Einer konnte lediglich „zwei runde Kleckse von *rouge et noir*" sehen, während ein anderer den Gedanken nicht ertrug, ausländische Besucher könnten solch peinliche Werke sehen: „Wir werden weder die Musik von Berlioz ertragen, noch Hoffmanns Fantasie-Stücke aushalten. Dennoch ist erstere ordentlich und sind letztere alltäglich, verglichen mit diesen Ausbrüchen."

Wie viele Bedeutungsschichten auch immer hinter dem Gemäldepaar von 1842 liegen mögen, wie schwer es auch sein mag, sie damals wie heute zu entdecken, *Friede – Bestattung zur See* steht für sich allein als eines der bewegendsten Bilder Turners, herausragend selbst unter seinen späten Ölgemälden.

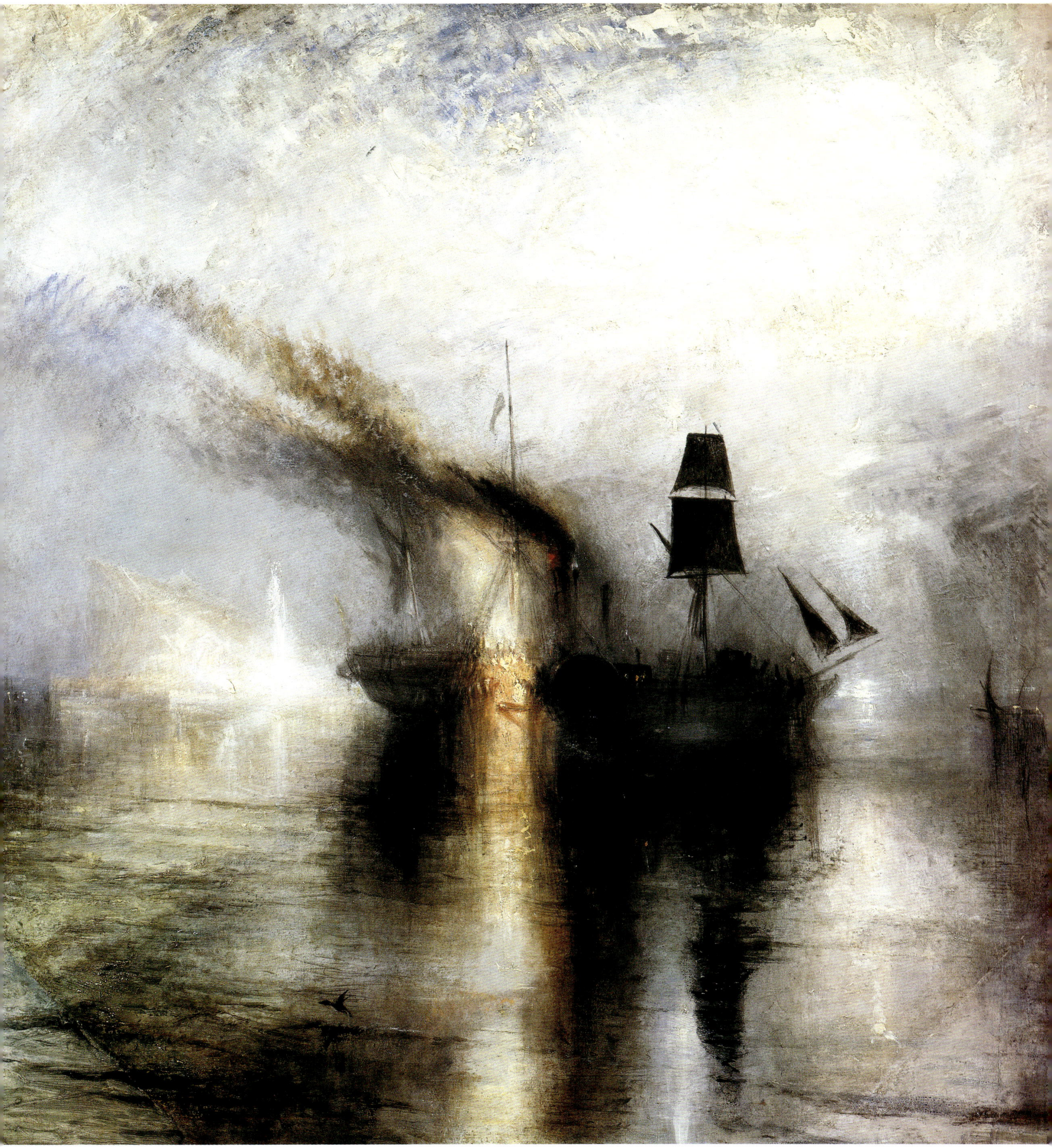

100 Der Abend der Sintflut

The Evening of the Deluge

Um 1843
Öl auf Leinwand, 76 x 76 cm
Washington D. C., National Gallery of Art
Timken Collection 1960.6.40
BJ 443

Der Abend der Sintflut zeigt den Zug der Tierpaare in die Arche Noah so wie er im 1. Buch Mose beschrieben wird. In weiten serpentinenförmigen Bewegungsströmen steuern Vogelschwärme über den Himmel und die Landtiere auf den in verschwindender Ferne am Horizont erscheinenden Kasten der Arche zu. Im Vordergrund steht eine Hütte, vom Licht des Herdfeuers erhellt. Der warme Schein der Flammen hebt sich scharf vom gleißend hervorbrechenden Sonnenlicht des Abendhimmels ab.

Der Abend der Sintflut wurde von Turner vermutlich ursprünglich als Gegenstück zu *Licht und Farbe (Goethes Theorie) – Der Morgen nach der Sintflut – Moses schreibt das Buch Genesis* (BJ 405)* geplant, ist jedoch später durch *Schatten und Dunkelheit – Der Abend der Sintflut* (BJ 404)* ersetzt worden. Dieses Bilderpaar stellte Turner 1843 in der Royal Academy aus. Es steht in engem Zusammenhang mit Turners Beschäftigung mit der *Farbenlehre* Johann Wolfgang von Goethes, die 1840 in englischer Übersetzung – von Turners Freund Charles Eastlake – erschienen war und von der Turner ein eigenes Exemplar besaß. Es ist als Gegenüberstellung warmer und kalter Farben im Sinne Goethes gedacht. *Licht und Farbe* ist von Goethes „Plus"-Farben bestimmt – hier dominiert Gelb, dem Goethe die Begriffe „Licht, Hell, Kraft, Wärme, Nähe" zuordnet. Die „Minus"-Farben von *Schatten und Dunkelheit* dagegen werden in der *Farbenlehre* durch Blau geprägt, dem die Begriffe „Beraubung, Schatten, Dunkel, Kälte, Ferne" zugeteilt werden (§ 696 der *Farbenlehre,* zit. nach Hofmann 1976, S. 206).

Der Abend der Sintflut ist durch Gelb-Töne bestimmt, die mit Erdfarben und viel Schwarz abgemischt sind. Vermutlich empfand Turner diese Farben dem hell strahlenden *Licht und Farbe* als zu nahe verwandt und schuf daher mit *Schatten und Dunkelheit* einen schärferen Gegensatz in kühleren Farben. Das vorliegende Bild, *Der Abend der Sintflut,* blieb daher als Einzelbild ohne Pendant erhalten (Dazu: Gage 1969, S. 173ff., Hofmann 1976, S. 205f. und BJ 443).

Sowohl Komposition als auch Format sind in beiden Sintflut-Bildern sehr ähnlich: Das quadratische Format (das Turner auch für *Licht und Farbe* gewählt hatte) verwendet er regelmäßig in seinen späteren Bildern, vor allem bei Bildpaaren (*Friede – Bestattung zur See* und *Krieg – Das Exil und die Napfschnecke* oder *Anfänge des Christentums;* siehe Tafeln 97, 99).

Das Grundmuster der Komposition ist ein großer dynamischer Wirbel, der sogartig den Blick und die Aktion nach hinten in die Ferne zieht. In *Schatten und Dunkelheit* ist dieser Wirbel noch viel ausgeprägter. Er wird von Hofmann als „Klaffendes Riesenmaul" bezeichnet (1996, S. 368). Der „kreisrunde Vernichtungssog" der Sintflut wird in *Licht und Farbe* in einen „Lichtball" (Hofmann 1972, S. 188) verwandelt, der, von Moses ausgehend, die gesamte Komposition erfaßt. Das Motiv des mächtigen Wirbels erscheint auch in früheren Werken Turners als Ausdruck des Bedrohlich-Erhabenen (Tafel 29).

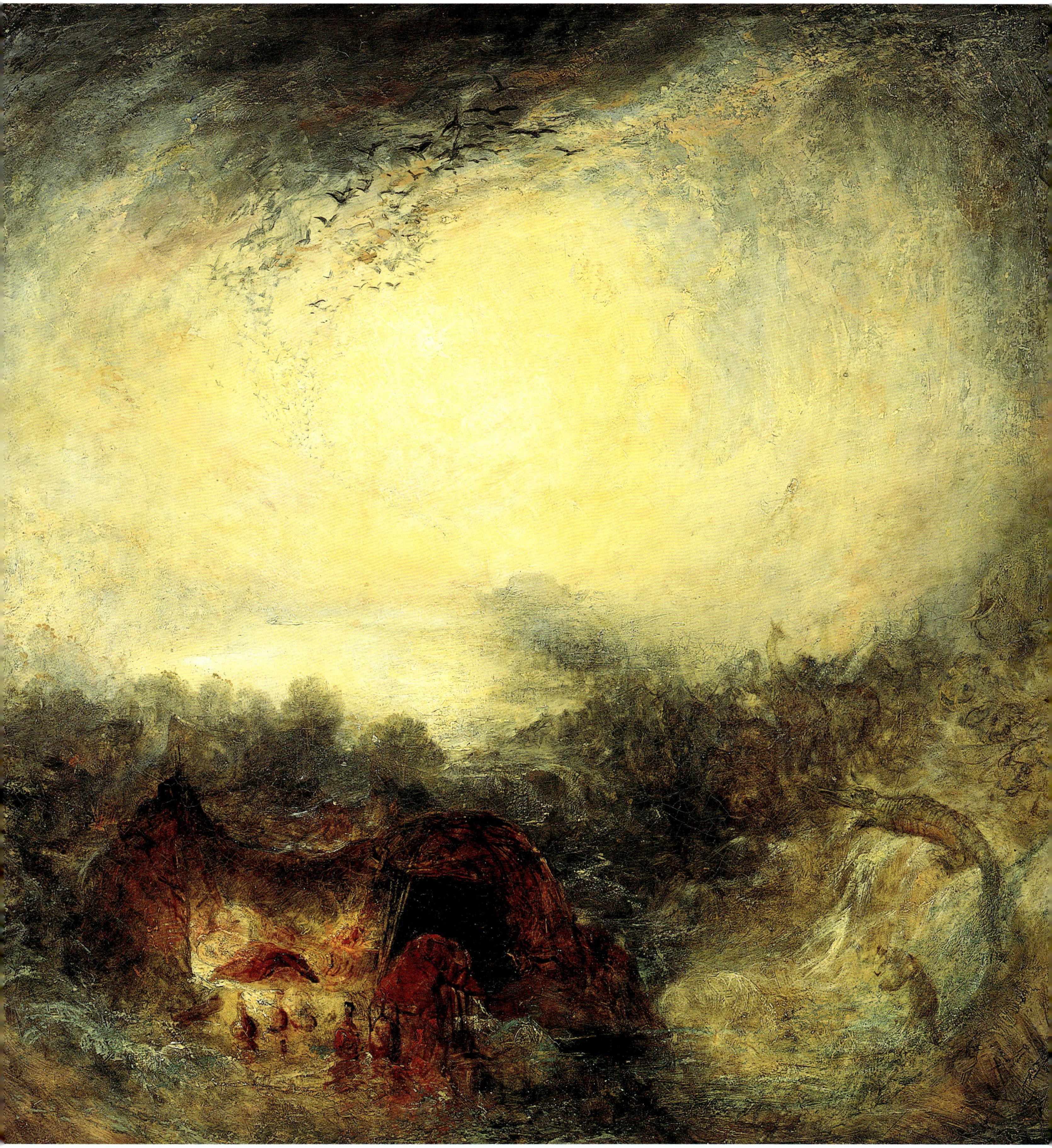

Im Vergleich zu *Schatten und Dunkelheit* hat *Der Abend vor der Sintflut* stärker deskriptive Qualitäten. Land, Wasser und Himmel sind genau unterscheidbar, während in der späteren Fassung die Topographie völlig verwischt wird und die autonome formale Struktur des Bildes wichtiger wird.

Auffallend in *Der Abend vor der Sintflut* ist die deutliche Wiedergabe eines Ichtyosauriers im rechten unteren Bildteil – in der zweiten Fassung scheint er von Turner zwar gemalt, später aber ausgekratzt worden zu sein. Gage verweist auf Turners Kontakte zu den Geologen William Buckland und William Lyells, in deren Kreis die vieldiskutierte These vertreten wurde, die Ichtyosaurier hätten die Sintflut überlebt und fristeten in einem bis dato unerforschten Teil der Erde ihr Leben (1987, S. 221). In *Schatten und Dunkelheit* verzichtet Turner auf die Referenz an die Fossilien und betont den mythischen Status und die menschlich-dramatische Aussage über die Sintflut.

Eindeutig geht Turner über eine reine Illustration des biblischen Themas – wie noch in der *Sintflut* von 1802 (siehe Tafel 26) – hinaus. Sein Interesse gilt nun zu gleichen Teilen den Kräften der Natur, die hier in einer grandiosen Farbsymbolik eingefangen sind, wie auch der Erzählung. Letztlich ist das Bild aber eine Darstellung des ewigen Kreislaufes von Auferstehen und Verlöschen, von Untergehen und Neubeginn.

* Die beiden Bilder BJ 404 und BJ 405 aus der Sammlung des Turner Bequest der Tate Gallery in London (TB 47 und TB 48) wurden 1994 im Zuge der Ausstellung *Goethe und die Kunst* in Frankfurt gestohlen. Ihr Verbleib ist weiterhin unbekannt.

101 Der Aufbruch der Flotte

The Departure of the Fleet

1850 in der Royal Academy ausgestellt
Öl auf Leinwand, 89,9 x 120,3 cm

London, Tate Gallery
Turner Bequest N 00554
BJ 432

Dies ist eines von vier Bildern mit Episoden aus der Geschichte von Dido und Aeneas, die als letzte Exponate Turners 1850 in der Royal Academy präsentiert wurden. Jedes war von Versen aus *The Fallacies of Hope* begleitet; in diesem Fall lautete das Zitat:

> „Der Mond im Osten schien
> auf die scheidende Flotte.
> Nemesis ward beschworen,
> der Priester hielt den Giftbecher."

Aeneas war zu lange in Karthago geblieben, seine Liebe zur karthagischen Königin Dido ließ ihn den Ruf des Schicksals überhören, der ihn nach Italien befahl. Letztendlich setzte seine Flotte die Segel, während Dido und ihr Hofstaat am Ufer links zusahen. Für diese letzten Ausstellungsbilder hatte Turner wieder Motive und Traditionen aufgegriffen, die ihn einen Gutteil seines Lebens beschäftigt hatten. Er hatte viele Gemälde zu karthagischen Themen geschaffen: Der epische historische Konflikt zwischen Rom und Karthago – die Konsequenzen aus Dido und Aeneas' fataler Trennung – wurde weithin mit den Napoleonischen Kriegen verglichen, die zumindest Turners halbe Karriere überschattet hatten. Wie alle seine Gemälde der klassischen Geschichte rekonstruierte Turner auch bei seinen karthagischen Themen die Stadt in der Art Claude Lorrains; die Erinnerung an Claudes idyllische Kompositionen alter Hafenstädte ist noch wach, obgleich sie hier unter dem Netz juwelenartiger Farbe erst entdeckt werden muß, die in der diffusen, gebrochenen Manier von

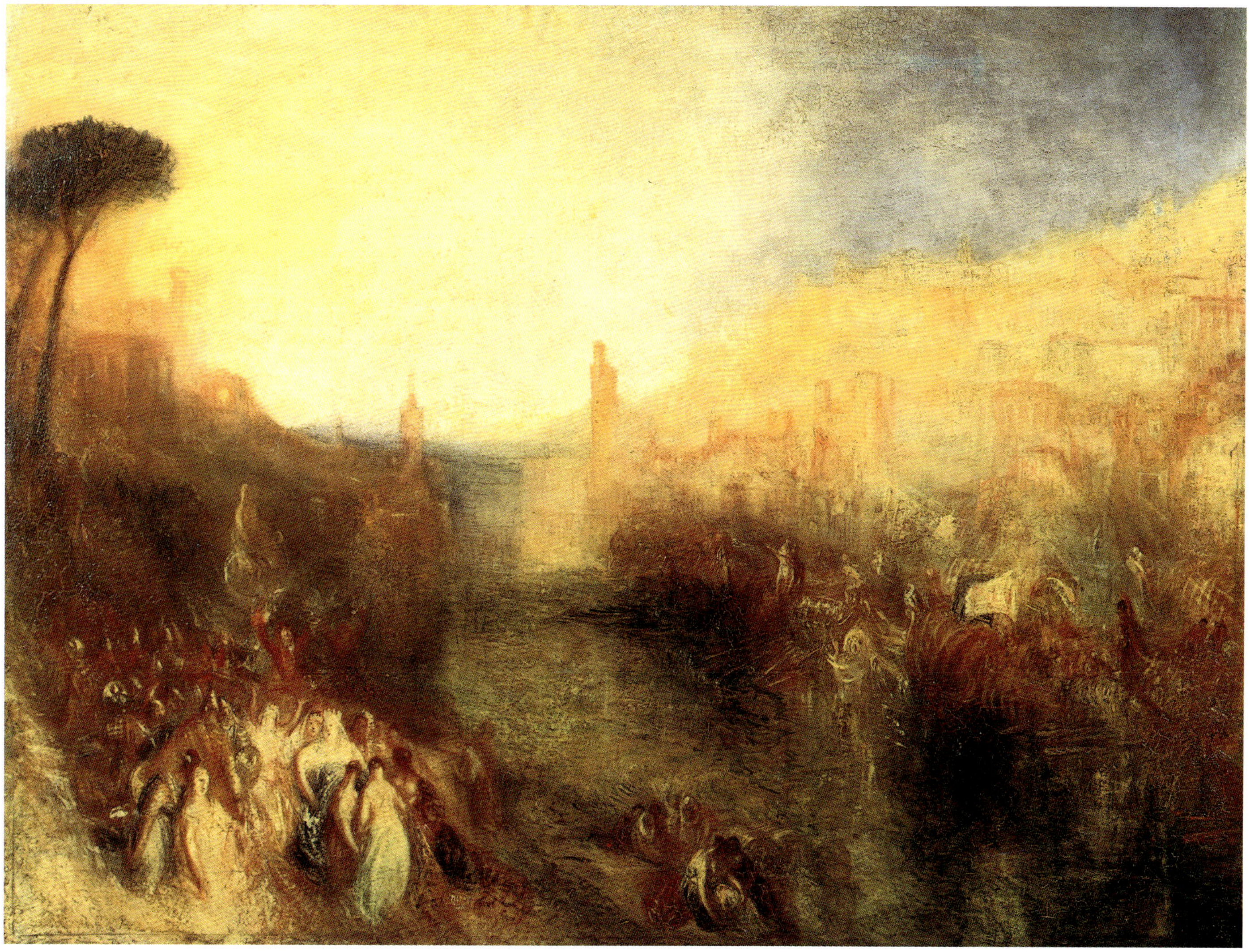

Turners ganz spätem Stil aufgebracht ist. In den fünfziger Jahren kam es zu einer außerordentlichen Kombination einer mittlerweile überlebten Ikonographie und einer einzigartigen, innovativen Malmethode. Die Kritiker erkannten, daß Turner nun den Capricen seiner Phantasie freien Lauf ließ und sich wenig um die öffentliche Meinung oder um einen möglichen Verkauf kümmerte. Diese Abschiedsbilder besaßen für Turner jedoch eine eigene Bedeutung. Es waren seine letzten Grüße an den Alten Meister, den er stets am meisten geschätzt hatte. Möglicherweise sah er sich auch als „Aeneas der Kunst", der nun endgültig vom Beruf und von der klassischen Tradition Abschied nahm, die ihn so lange in Bann gehalten hatten.

Einst hätte Turner Gemälde wie dieses an den „Varnishing Days" der Akademie vor Ort fertiggestellt, doch jetzt war seine Gesundheit dafür zu sehr angegriffen. Vermutlich wurden die Bilder in seinem letzten Londoner Heim am Cheyne Walk vollendet. Der Stecher W. J. Archer erinnert sich an drei Bilder der Dido und Aeneas-Serie „in einer Reihe aufgestellt, und er ging von einem zum anderen, malte an einem, pinselte am nächsten und so weiter, in Rotation." Diesen Arbeitsablauf Technik hatte Turner viele Jahre lang bei den Aquarellen praktiziert, es ist leicht vorstellbar, daß er sie in die Ölmalerei übernahm. Das Ergebnis ist, daß die Gemälde von 1850, von denen drei normalerweise in der Tate Gallery nebeneinander hängen, in Pinselführung und Palette perfekt übereinstimmen.

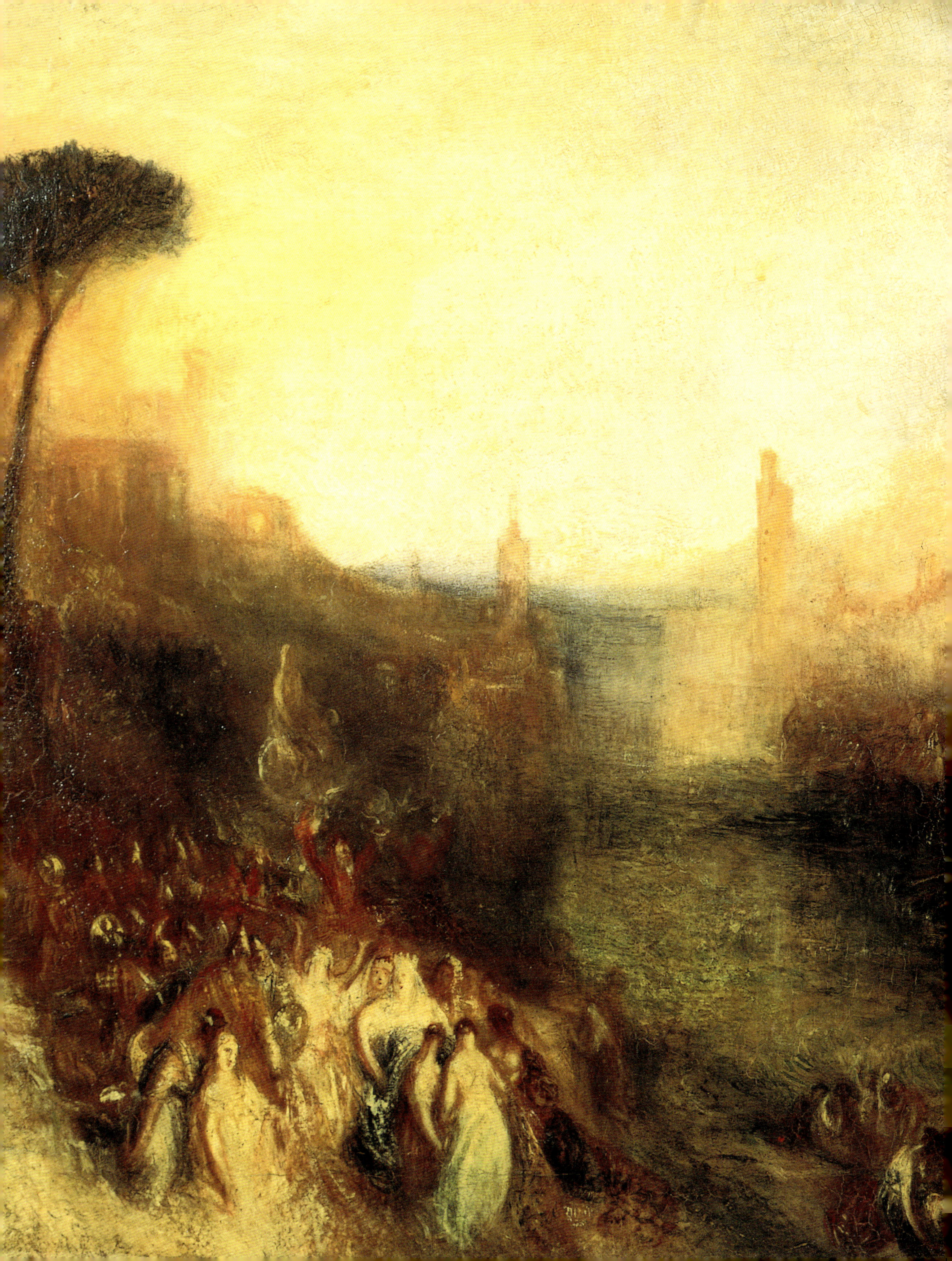

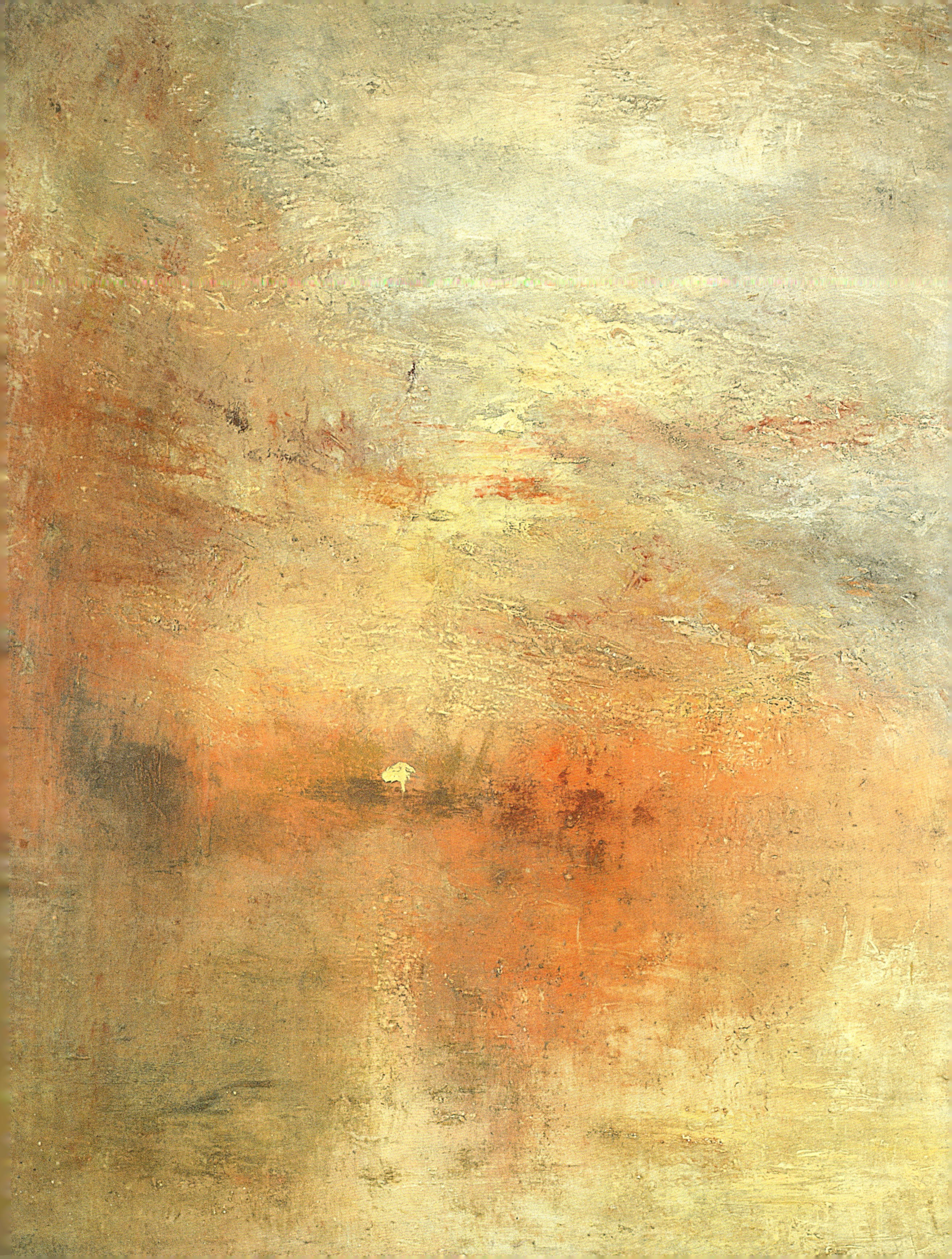

SPÄTERE, VON TURNER NICHT AUSGESTELLTE ÖLBILDER

Einige der schönsten und aufregendsten der unvollendeten, von Turner nicht ausgestellten Ölbilder, die heute zum Turner Bequest gehören, stammen aus den vierziger Jahren. Turner nahm nun bei seiner Arbeit immer weniger Rücksicht auf Geschmack und Meinung seiner Zeitgenossen. Er machte auch in seinen ausgestellten Gemälden immer weniger Zugeständnisse und erlaubte sich in den in seinem Atelier für sich selbst geschaffenen Arbeiten noch mehr Freiheiten. Er hatte schon immer Farb- oder Kompositionsstudien als Vorlagen für sich selbst angefertigt und tat dies auch weiterhin. Zudem stand ihm die große Sammlung all der während seines Lebens nicht vollendeten oder beiseite gelegten Bilder zur Verfügung, die er je nach Lust und Laune verändern oder übermalen konnte. Ausschließlich in der Spätzeit entstanden jedoch viele Studien des Himmels oder der stürmischen See im üblichen Ausstellungsformat, die Turner allein zu seinem eigenen Vergnügen oder um in Übung zu bleiben, anfertigte. Diese Arbeiten hängen wahrscheinlich mit seinen zahlreichen Aufenthalten in Margate an der Küste von Kent zusammen. Sie sind mit ungewöhnlicher Kraft gemalt; die Malweise scheint die gewaltige Energie des dargestellten Elements zu spiegeln. Noch bemerkenswerter ist eine Reihe von in Öl ausgeführten Überarbeitungen früherer Kompositionen aus dem *Liber Studiorum*, in denen Turner seine Kunst Revue passieren läßt und die klassische Tradition, der er verpflichtet ist, in seinem Spätstil interpretiert. Während die Seestücke dunkel und unruhig sind, reflektieren diese idyllischen Landschaften die transformierende Kraft des Lichts. In diesen sehr privaten und persönlichen Arbeiten, die in Stil und Bildwahl so unterschiedlich sind, ist Turners Kunst auf das Wesentliche konzentriert.

102 Sonnenuntergang über einem See

Sun setting over a Lake

Um 1840
Öl auf Leinwand, 91,1 x 122,6 cm

London, Tate Gallery
Turner Bequest N 04665
BJ 469

Neben seiner Vorliebe, den Himmel und die Bewegung der Sonne zu malen, waren es auch die Reflexe des Lichts und ihre vereinheitlichende Wirkung für die Bildkomposition, die Turner faszinierten. Turners derartigen Effekten gewidmete Öl- und Aquarellstudien sind oft aus der Erinnerung gemalt; sie bezeugen sein Interesse sowohl an dem neuen Wissenschaftszweig der Optik als auch am Studium der Natur.

Diese mehrmals übermalte Ölskizze scheint mehrere Entwicklungsstufen durchlaufen zu haben und bleibt in vielen Bereichen undefiniert. So ist unklar, ob wir auf einen See oder das offene Meer blicken, ob rechts ein Berg und links ein Schiff auf dem Wasser dargestellt sind. Turner hat hier eindeutig in seinem Atelier experimentiert und nicht vor einem Motiv gemalt – auch der Sonnenuntergang scheint beiläufig entstanden zu sein aus einem zufälligen Spiel mit Farbe, die aufgetupft und mit dem Palettenmesser über die Leinwand gestrichen wurde. Die verschiedenen derartigen Atelierstudien in Öl, die heute zum Turner Bequest gehören, sind im Wesentlichen private Arbeiten, sie sind weder für eine Ausstellung noch für die Blicke von Freunden und Malerkollegen bestimmt gewesen. Aber sie spielten eine entscheidende Rolle für die Entwicklung der für Turners Spätwerk charakteristischen Maltechnik und koloristischen Brillianz.

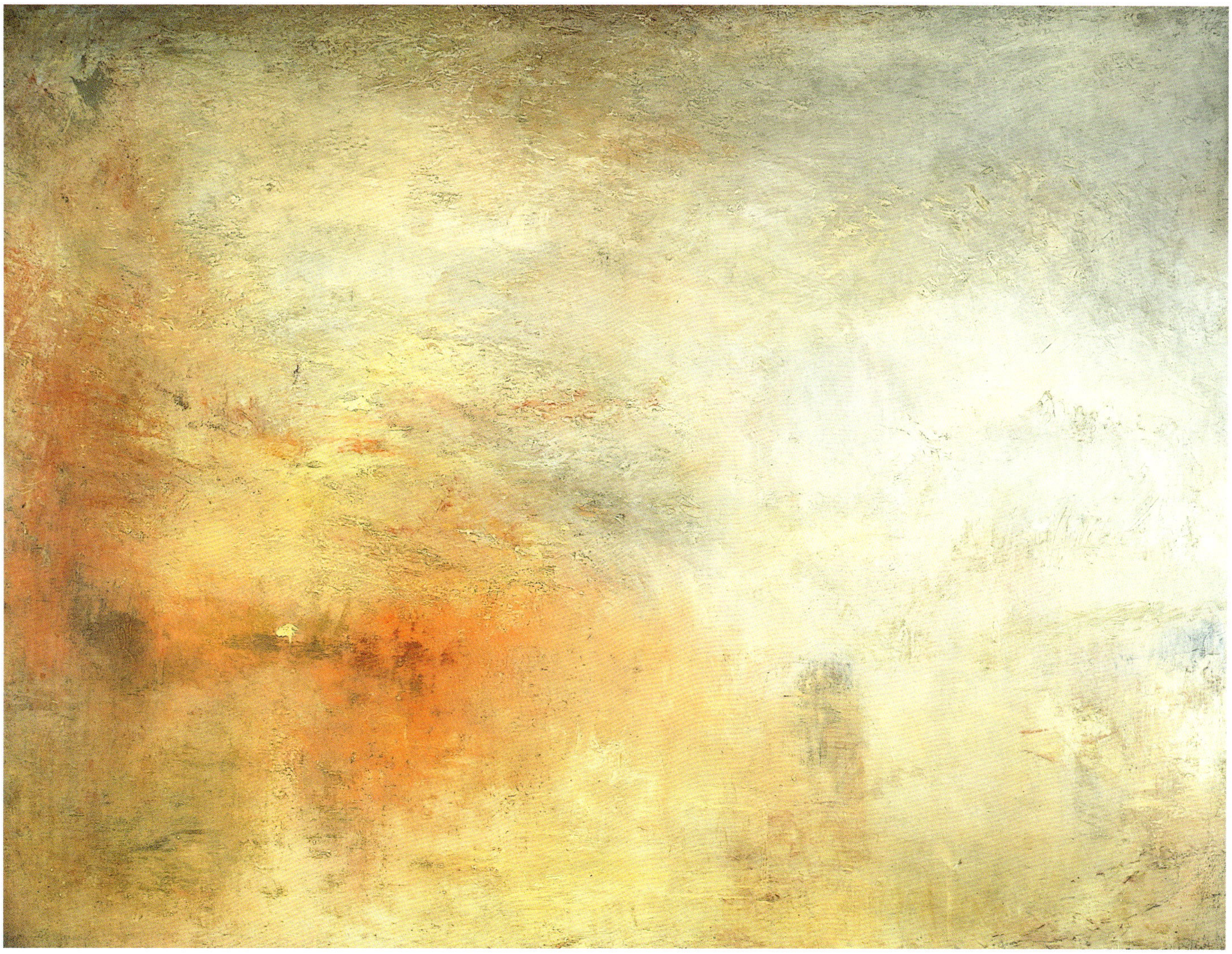

103 Rauhe See

Rough Sea

Um 1840/45
Öl auf Leinwand, 91,4 x 121,9 cm
London, Tate Gallery
Turner Bequest N 05479
BJ 471

Neben Aquarellen schuf Turner auch eine Reihe von Ölstudien des Meeres: Nicht Vorstudien zu vollendeten Seestücken, sondern eigenständige Impressionen des durch Wind, Ebbe und Flut bewegten Meeres. Wellen, Brandung und ruhige Wasserflächen wurden mit ungewöhnlicher Freiheit und Spontaneität in Öl festgehalten. Trotz ihrer Schönheit hatte Turner nie die Absicht, diese Ölstudien herzuzeigen oder auszustellen. Sie galten dem Studium der Natureffekte und bereiteten die stark expressive Malweise, die seinen vollendeten Bildern den Eindruck von dramatischem Realismus gibt, vor. Viele dieser Studien entstanden wahrscheinlich in Margate, wohin Turner während der dreißiger und vierziger Jahre häufig zurückkehrte, um seine Freundin und spätere Geliebte Mrs. Booth in ihrem Haus – mit Blick über den Hafen – zu besuchen. Von seinem Fenster aus konnte er sogar stürmisches Wetter malen, sodaß seine Studien von Meer und Strand die Spontaneität von plein air Gemälden besitzen. Dennoch: Turners in Öl, aber auch im Aquarell festgehaltene Wellenbewegungen oder Wolkenformationen sind aufgrund der Flüchtigkeit der Naturphänomene sicher nicht unmittelbarer Niederschlag des Gesehenen. Bei Turners Studien handelt es sich um Eindrücke und Erinnerungen, aufgefrischt durch ständige Beobachtungen. Diese kühne Skizze zeigt Wellen, die an eine Hafenmauer oder einen Wellenbrecher schlagen, und vermittelt lebendig den Eindruck des frostigen, nebeligen Winterlichts und des stürmischen Windes. Die Pinselführung mit ihren schnell gesetzten Strichen und an manchen Stellen unvermittelt pastoser Malweise ist zügig und sicher.

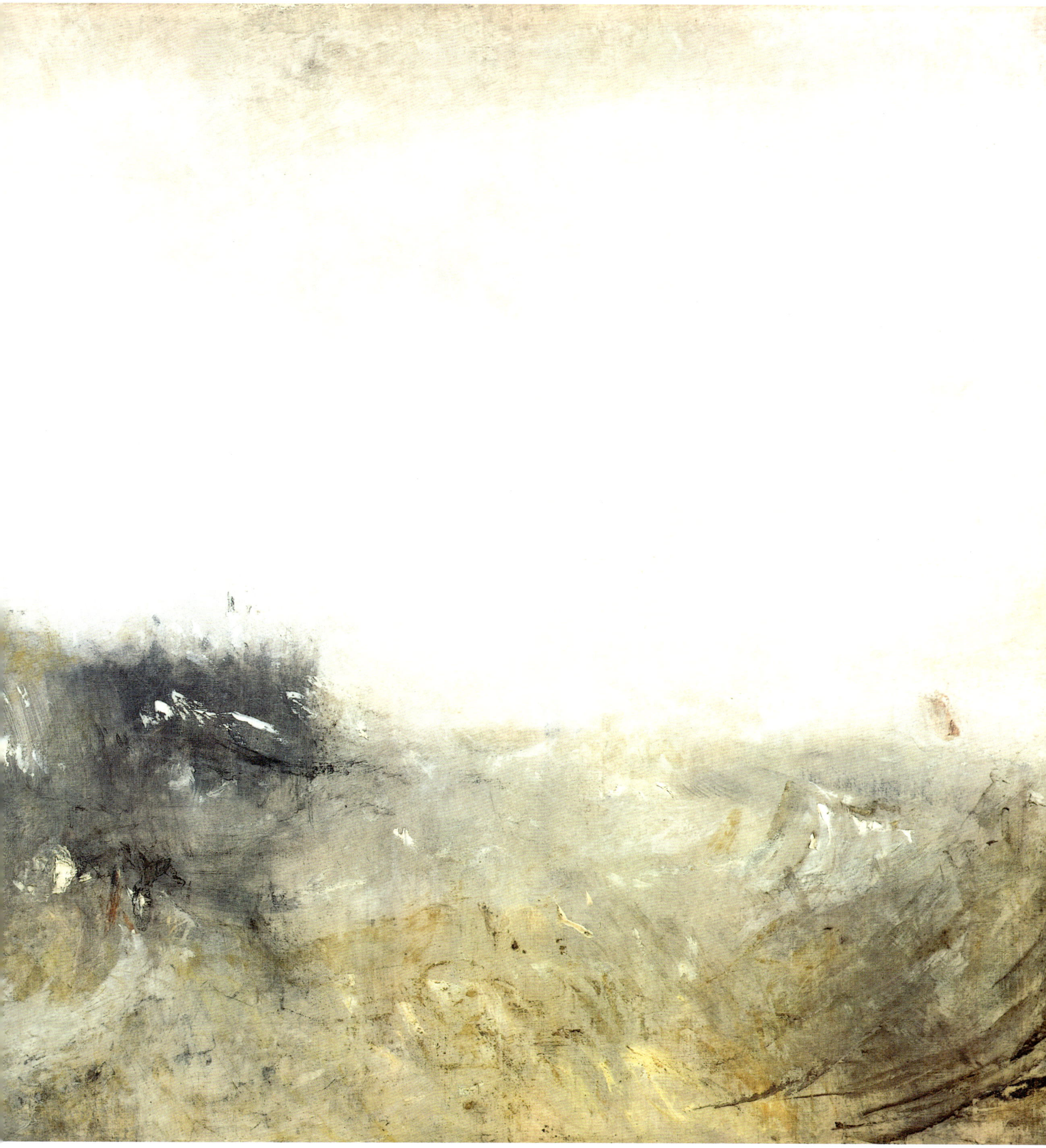

104 Sonnenaufgang über einem Schloß an einer Bucht: „Einsamkeit“

Sunrise, a Castle on a Bay: ‘Solitude’

Um 1840/45
Öl auf Leinwand, 90,8 x 121,9 cm

London, Tate Gallery
Turner Bequest N 01985
BJ 515

Gegen Ende seines Lebens führte Turner eine Serie von neun Variationen nach Kompositionen aus seinem früheren *Liber Studiorum* (siehe Vorspann und Kommentar zu Tafel 40 und 41) als Ölbilder aus, darunter auch dieses Beispiel. Es stützt sich auf das am 12. Mai 1814 erschienene Blatt, das wegen der undeutbaren weiblichen Figur, die rechts in Gedanken versunken unter den Bäumen liegt, *Solitude* genannt wird. Diese Figur fehlt hier. Im *Liber* hatte Turner seine Fähigkeit, die Vielfalt der Landschaftsmalerei darzustellen, unter Beweis gestellt. Für seine späteren Variationen wählte er bewußt idyllische, pastorale Motive in der Tradition Claude Lorrains, die er aber mit Licht durchflutete, sodaß die formale Struktur der klassischen Landschaft durch das Licht gebrochen und in schimmernde Abstraktion aufgelöst wird. Die Komposition von *Solitude* war besonders stark von Claude beeinflußt gewesen – das Schloß in der Ferne und die einsame Figur wiederholten Claudes *Landschaft mit Psyche vor Cupidos Palast* (London, National Gallery), die Turner durch dessen *Liber Veritatis* und einen englischen Stich von William Woollett bekannt war. Das berühmte, auch *Das verwunschene Schloß* genannte Bild des Franzosen war mittlerweile eine Ikone der Romantik geworden. Das Bild war 1819 in London ausgestellt gewesen und John Keats hatte die Bilderzählung in einem Gedicht aufgegriffen. Hier interpretiert es Turner als reines Landschaftsbild, verzichtet auf die Erzählung, und die Reflexion des Sonnenlichts auf den Bäumen ist so stark, daß das Schloß kaum erkennbar ist.

Turner stellte diese *Liber*-Variationen nicht aus; der Stellenwert, den sie für Turner hatten, bleibt ungewiß. Blasser im Kolorit und freier in der malerischen Behandlung unterscheiden sie sich grundlegend von den vier Dido und Aeneas-Themen, die Turner 1850 als seinen öffentlichen Abschied vom Meister (siehe Kommentar zu Tafel 101) in der Royal Academy ausstellte. Eher sind sie den unvollendeten Leinwandbildern vergleichbar, die, wie der Stecher John Burnet berichtet, Turner am letzten der Varnishing Days in die Ausstellungsräume bringen ließ, um sie dort fertigzustellen: „... unterteilt in große Mengen Blau, wo der Himmel oder das Meer hinkommen sollte, und die restlichen Teile in großzügigem Orange-Gelb angelegt, das in zartes Braun überging, wo die Bäume und Landschaft dargestellt werden sollten.“ Auch wenn diese *Liber*-Variationen nicht genau datierbar sind, ist es verlockend, sie mit dem Nachdruck von 15 Exemplaren des *Liber* im Mai und Juni 1845 in Verbindung zu bringen. Hätte doch eine Serie von Ölbildern, in denen Schlüsselmotive des *Liber* neu interpretiert wurden, sowohl ein passendes Gegenstück wie auch eine zusätzliche Werbewirkung für die nachgedruckten Blätter bedeutet. Es ist möglich, daß Turner die *Liber*-Variationen ausstellen wollte; allein dazu kam es nicht – vielleicht auch wegen

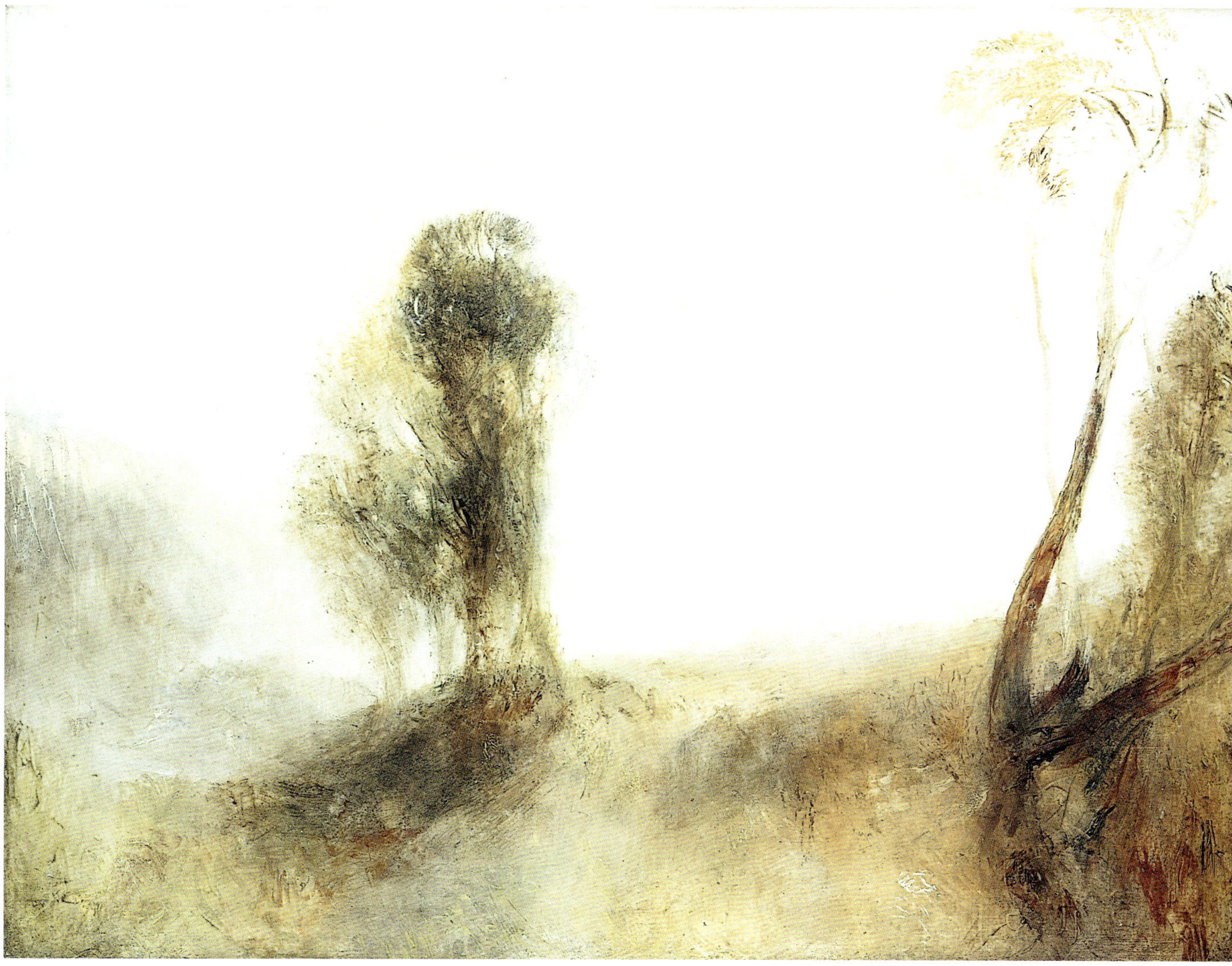

des sich 1845 verschlechternden Gesundheitszustands des Künstlers. Daß Turner in der Lage war, im selben Jahr sechs Ölbilder in London und zwei in Edinburgh auszustellen, könnte jedoch auch bedeuten, daß Turner die *Liber*-Gemälde für unvollendet hielt. Dabei hatte Turner selbst mit seinen ab der Mitte der vierziger Jahre ausgestellten Gemälden mit den konventionellen Kriterien von „vollendet" und „unvollendet" gebrochen. Sie scheinen überholt angesichts eines Werkes wie diesem, das in der transformierenden Kraft des Lichts über der idyllischen Landschaft eigenen Maßstäben folgt. Möglicherweise wollte Turner die Reaktion des Marktes auf noch abstraktere, minimalistischere Bilder testen. Oder aber wollte Turner, der sich gegen Ende seines Lebens der Bedeutung der ihn überdauernden Turner-Galerie zunehmend bewußt wurde, der Nachwelt seine avanziertesten späten Bilder, losgelöst von allen zeitgenössischen kommerziellen und kritischen Maßstäben, hinterlassen?

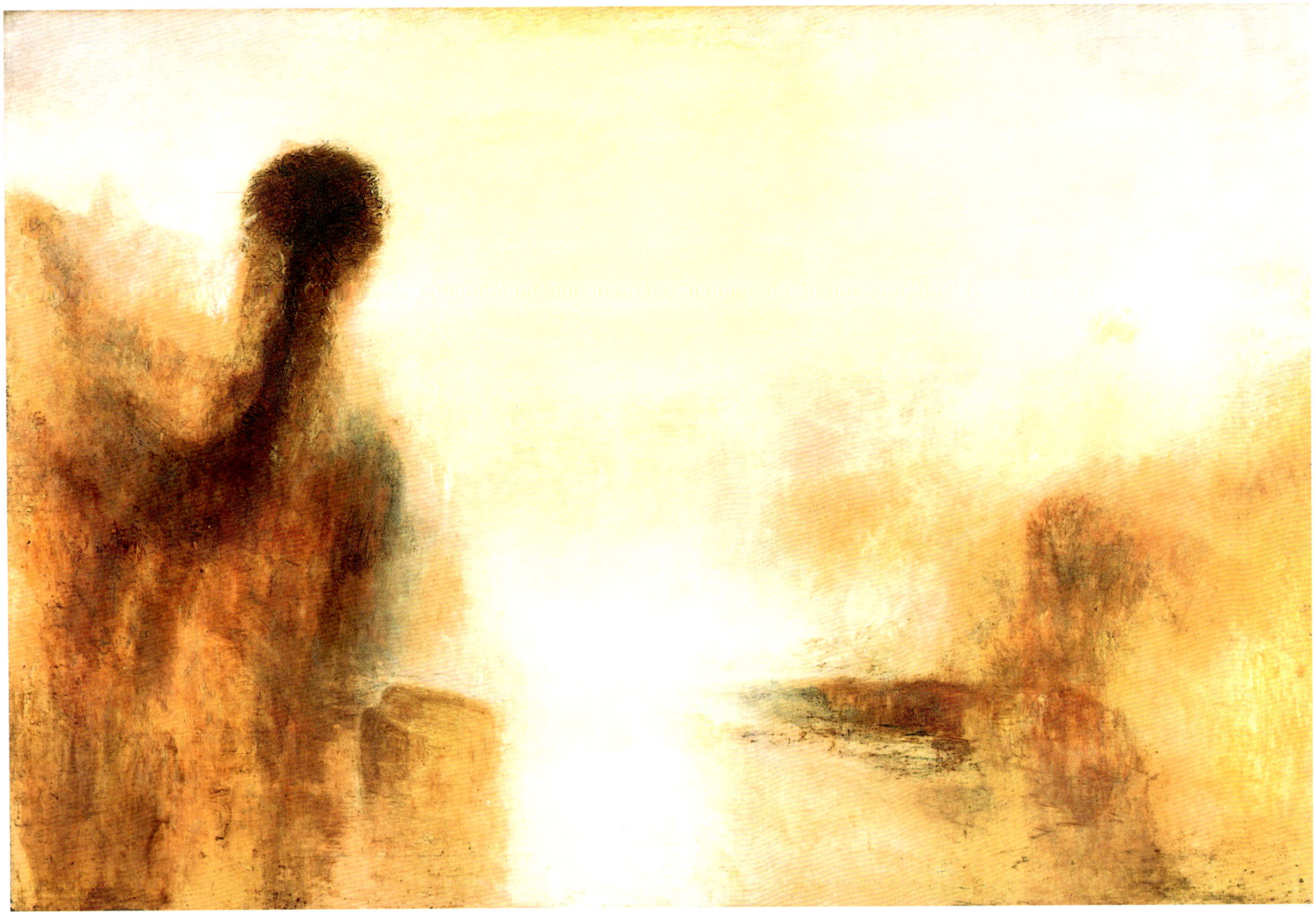

105 Landschaft bei Tivoli
Landscape with Water: Tivoli

Um 1840/45
Öl auf Leinwand, 121,9 x 182,2 cm

London, Tate Gallery
Turner Bequest N 05513
BJ 531

In Anbetracht seiner Größe dürfte es sich hierbei eher um ein noch unvollendetes Gemälde als um eine selbständige Skizze handeln. Das Motiv scheint eine idealisierte Ansicht von Tivoli zu sein und folgt sowohl der Bildstruktur eines viel früher entstandenen Aquarells (London, Tate Gallery, Turner Bequest CXCVII A) als auch der eines vollendeten Aquarells aus dem Jahr 1817 (Privatsammlung, W 495). In beiden Fällen handelt es sich um ideale Ansichten in der Tradition von Claude Lorrain, die vor Turners erstem Italienbesuch entstanden sind. Auch das vorliegende Gemälde folgt formal eher Claudes Vorbild als es Turners vor Ort entstandenen Studien verbunden ist (siehe Tafel 47). Einmal mehr zeigt dieses Beispiel Turners Rückbesinnung auf die klassische Tradition der Landschaftsmalerei, die er nun im Sinne der die Formen auflösenden, abstrahierenden Wirkung des blendenden Sonnenlichts überarbeitet. Darin den in den vierziger Jahren ausgeführten *Liber*-Gemälden (Tafel 103) vergleichbar, ist eine ähnliche Datierung für das vorliegende Bild naheliegend.

DIE LETZTEN REISEN IN DIE SCHWEIZ, NACH DEUTSCHLAND UND FRANKREICH 1841 BIS 1845

Solange es seine Gesundheit erlaubte, reiste Turner leidenschaftlich gern. Alle Sommer der Jahre 1841 bis 1844 verbrachte er in der Schweiz. Seine Reiseroute dorthin führte 1841 entlang des Rheins. Da 1844 Schlechtwetter seine Alpenüberquerung verzögerte, erforschte er auch die kleineren Nebenflüsse des Rheins, darunter den Neckar. Zahlreiche Arbeiten entstanden während dieser Reisen, in erster Linie Aquarellstudien in weichgebundenen Skizzenbüchern, die er zusammengerollt in seiner Tasche bei sich trug. Diese Skizzenbücher und sein kleiner Reisemalkasten ermöglichten ihm eine spontane Arbeitsweise, und während der letzten Schweizer Reisen entstand eine Reihe von direkt vor dem Motiv begonnenen beziehungsweise fertiggestellten Studien. Da Turner nun nicht mehr, wie im Jahr 1802, auf die Berge stieg, verbrachte er die meiste Zeit in Städten – Genf, Lausanne, Zürich – und an den Seen, wo er in geschützter Umgebung, oft an den Fenstern seiner Lieblingshotels, wie dem Hotel La Cigne in Luzern, arbeiten konnte. Motive wie der Rigi, der Pilatus oder die Bucht von Uri von Brunnen am Vierwaldstädter See aus gesehen, kommen häufig vor. Turner zeigt sie unter wechselnden Wetterbedingungen, immer vom selben Standpunkt aus.

Im Winter 1841/42 begann Turner, seine Werke auf neue Art zu bewerben. Ausgehend von den während des Sommers entstandenen Skizzen erarbeitete er eine Serie von 15 „Beispielstudien“ und vier vollendeten Aquarellen. Diese übersandte er seinem Agenten Thomas Griffith in der Hoffnung, in der Folge Aufträge für vollendete Fassungen zu erhalten. Er hoffte auf zehn sichere Aufträge vor Beginn der Arbeit und stimmte widerwillig dem von Griffith vorgeschlagenen Preis von 80 Guineen je Blatt zu. Obwohl die Aufträge nur zögernd eintrafen, wiederholte er 1843 und 1845 diese Vorgangsweise. Seine letzte Gruppe ausgeführter Aquarelle sollte nach 1846 entstehen. In diesen letzten Schweizer Arbeiten erreichte Turners später Aquarellstil – durchsichtig, vergeistigt, in leuchtenden Farben, ökonomisch und doch wunderbar evokativ – seinen Höhepunkt, sowohl in den vollendeten Blättern wie in den Skizzenbuchstudien. Turners späte Arbeiten gelten heute als Höhepunkt der Aquarellmalerei, wurden von seinen Zeitgenossen jedoch nicht sehr geschätzt. Diese letzten vollendeten Blätter wurden nur von einigen treuen und erfahrenen Kunstkennern und Gönnern, von denen John Ruskin der großzügigste und enthusiastischste war, gesammelt.

Im Jahr 1845 verschlechterte sich Turners Gesundheit jäh. Da er nicht mehr in der Lage war, in die Schweiz zu reisen, unternahm er zwei Fahrten über den Ärmelkanal in die Normandie und die Picardie. Aus diesen Reisen – seinen letzten auf den Kontinent – gingen keine vollendeten Werke hervor, doch er schuf einige wunderbare Aquarelle der Küstenstädte Eu und Tréport sowie expressive Studien von Wellen und Wolken, ähnlich jenen, die seit einigen Jahren während seiner Besuche in Margate an der Küste von Kent entstanden waren.

106 Genf: Die Mole und die Savoyer Berge

Geneva: The Mole and Savoy Hills

1841
Bleistift und Aquarell, 228 x 296 mm
London, Tate Gallery
Turner Bequest CCCXXXII 8, D 33487

Dieses Blatt aus Turners *Freiburg, Lausanne und Genf*-Skizzenbuch ist eine von mehreren 1841 entstandenen Aquarellstudien, die den Blick von der Stadt oder ihrer Umgebung auf den Genfer See zeigen. Breite blaue, gelbe und grüne Lavierungen markieren die gläserne Oberfläche des Sees und die umliegenden Berge. Sie sind so stark verdünnt, daß das Weiß des Papiers durchscheint. Ein intensiveres, feiner aufgetragenes Blau deutet die im Schatten liegenden Randbezirke der Stadt und die Ausläufer der Alpen jenseits des Wassers an. Rote Lavierung verstärkt die Bleistiftstriche, um Boote und Figuren im Vordergrund anzuzeigen. In anderen zu dieser Zeit geschaffenen Studien hat Turner derartige Details mit roter Tusche, die mit der Feder oder der Spitze des Pinsels aufgetragen wurde, noch stärker herausgearbeitet. Zu dieser Zeit hatte sich das Erscheinungsbild der Stadt Genf durch moderne Bauten am Seeufer bereits stark verändert, und es ist bezeichnend, daß Turner für seine 1841 geschaffenen Ansichten entweder einen Blickpunkt in größerer Entfernung gewählt oder sich auf die Darstellung des See konzentriert hat.

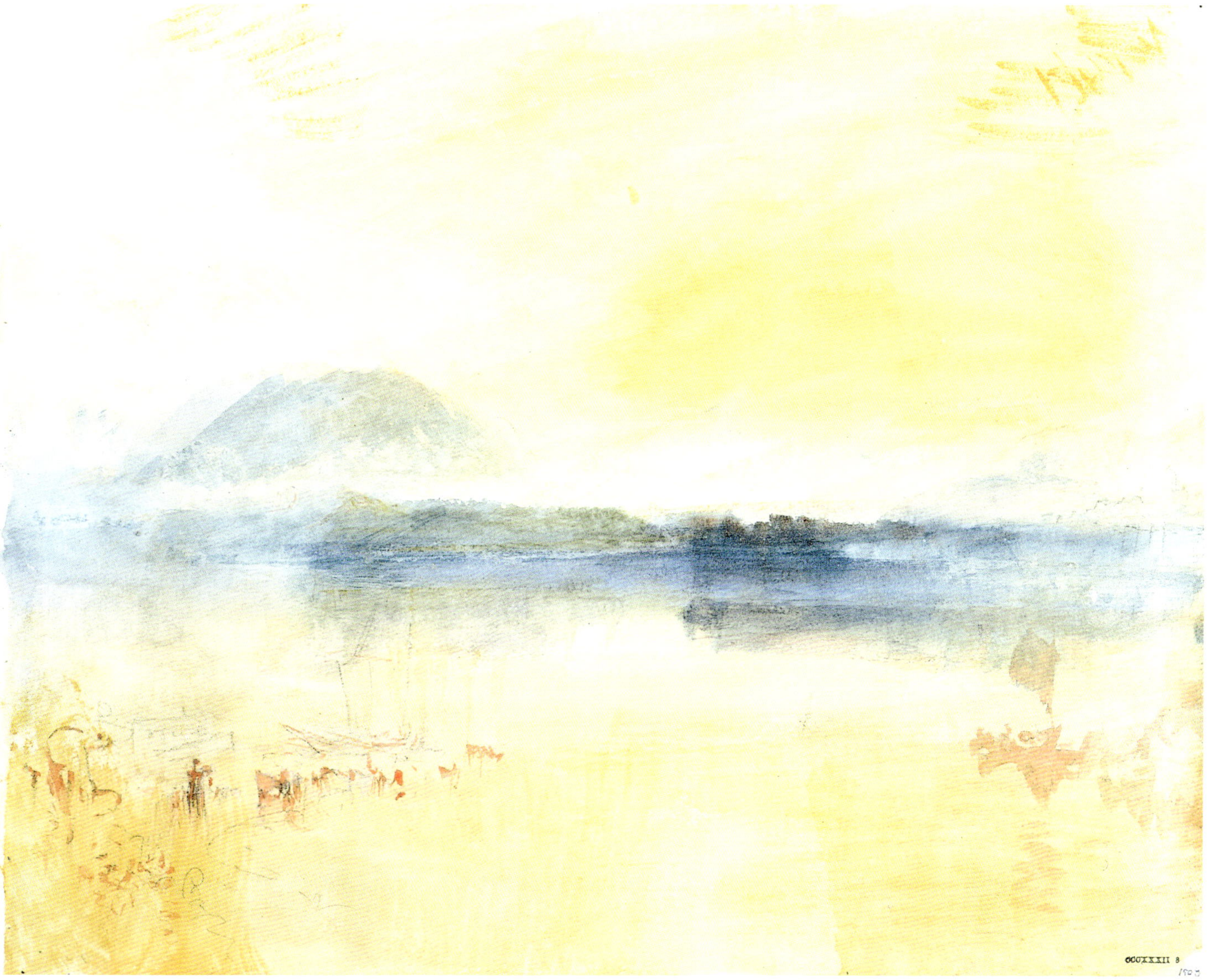
CCCXXXII 8

107 Begräbnis in Lausanne

Funeral at Lausanne

1841
Bleistift und Aquarell, 235 x 337 mm
London, Tate Gallery
Turner Bequest CCCXXXIV 2, D 33526

Dieses Blatt aus Turners *Lausanne*-Skizzenbuch gehört zu den poetischsten Schweizer Aquarellen und hebt sich von den anderen 1841 entstandenen Blättern deutlich ab. Es zeigt verschleierte Trauernde, die auf einen mit schattenspendenden Zypressen bestandenen Friedhof am Ufer des Genfer Sees, mit dem Dent d'Ochre am gegenüberliegenden Ufer, zugehen. Wahrscheinlich handelt es sich um den Friedhof Pierre de Plain, der ungefähr zwei Meilen außerhalb Lausannes an der Straße nach Bern liegt (siehe Warrell 1995, Nr. 95, S. 142). Ein weiteres Blatt, das ursprünglich zu diesem Skizzenbuch gehörte (London, Tate Gallery, Turner Bequest CCCXXXIV 10) stellt dieselbe Ansicht ohne Trauerprozession dar. In beiden Fällen zeigt sich deutlich, wie stark Turner von der markanten Silhouette der Zypressen vor dem See und der in Nebel gehüllten Stadt fasziniert war. Die Bäume sind mit kräftigen, heruntergezogenen Pinselstrichen gemalt und wiederholen, wie Ruskin anmerkte, wie ein Echo die Reflexe der fernen Berge im See. Die Trauerprozession greift diese vertikale Struktur der Bäume nochmals auf – die Figuren sind in lavierten Strichen gesetzt, in einem Blau, das intensiver ist als das der Spiegelungen im See. Möglicherweise hat Turner die Prozession erfunden, um dieses Muster visueller Assoziationen zu schaffen und dem Bild emotionelle Aussagekraft zu geben. Die beiden fast identischen Ansichten mit ihrer unterschiedlichen Gestaltung des Vordergrundes sind sich in Ausführung und Farbgebung so nahe, daß man annehmen kann, es handelt sich um Gegenstücke.

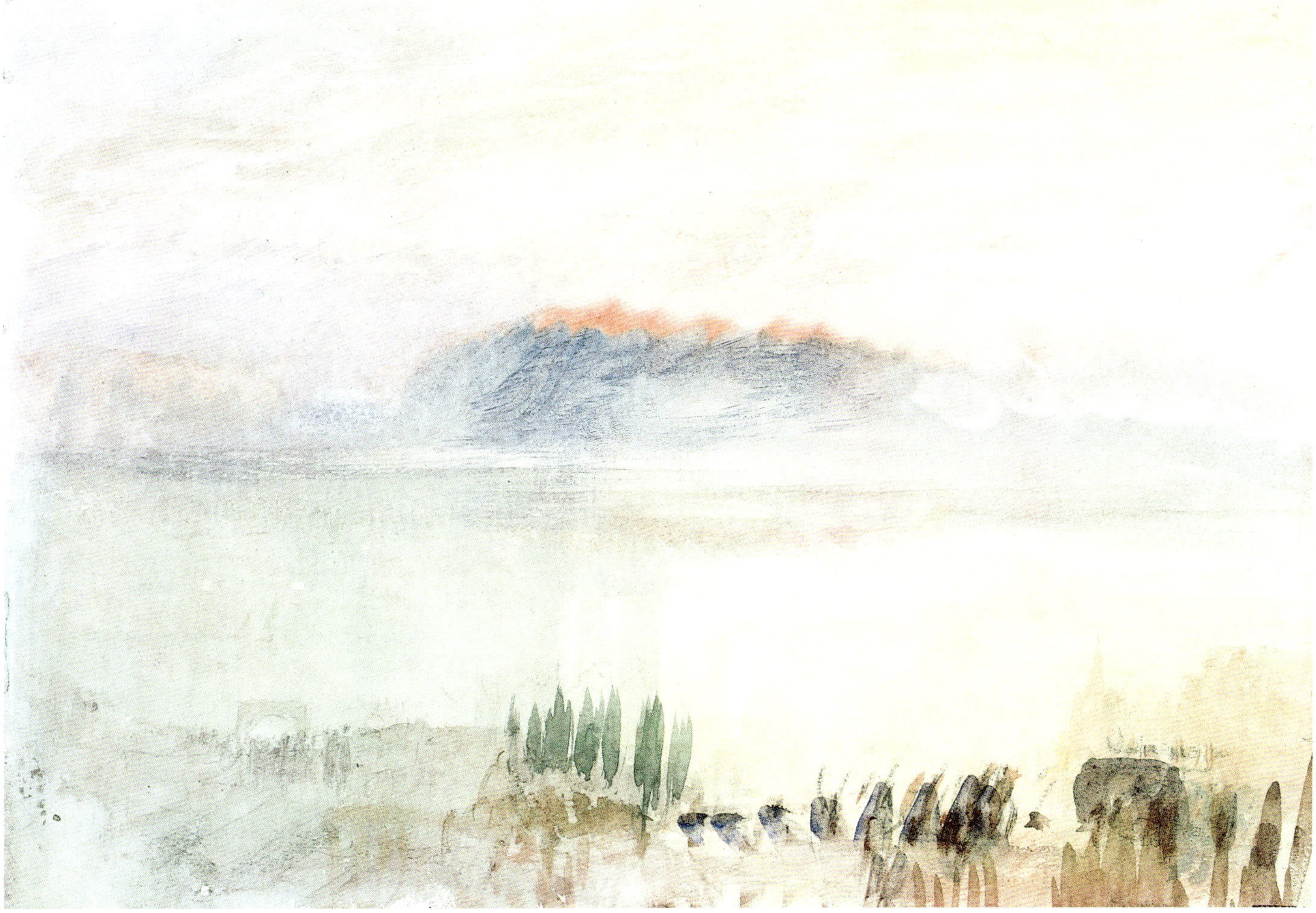

108 Der rosafarbene Rigi

The Pink Rigi

Um 1841
Bleistift und Aquarell, 249 x 374 mm
Bezeichnet mit der Nummer „9“

London, Tate Gallery
Turner Bequest CCCLXIV 175, D 36019

Der Rigi erhebt sich auf der Seite des Vierwaldstädter Sees, die Turners Hotel La Cygne gegenüberliegt. Turner konnte von seinem Fenster aus viele farbige Studien des Berges anfertigen, die ihn zu verschiedenen Tageszeiten und bei unterschiedlichem Wetter zeigen. Einige der Blätter im Turner Bequest sind, wie dieses hier, mit einer Nummer bezeichnet, was nahelegt, daß sie für Turner eine Sequenz darstellten oder daß er in ihnen den Verlauf eines bestimmten Effekts, einer Wetterveränderung etwa, verfolgte.

Hier sind der Berg und das niedere, bewaldete Vorgebirge links in Nebel gehüllt; der Rigi erscheint in der Abendstimmung rosa, wobei der Farbton mit der voranschreitenden Dämmerung dunkler wird. 1842 schuf Turner drei ausgeführte Aquarelle, die den Berg zu verschiedenen Tageszeiten zeigen und seine intensivsten Farbveränderungen wiedergeben: *Der blaue Rigi: Vierwaldstädter See bei Sonnenaufgang* (Privatsammlung; W 1524), *Der rote Rigi* (Melbourne, National Gallery of Victoria; W 1525) und *Der dunkle Rigi* (als Leihgabe in der Laing Art Gallery, Newcastle; W 1532).

109 Brunnen, vom Vierwaldstädter See aus

Brunnen, from Lake Lucerne

Um 1843/45
Bleistift und Aquarell mit Gouache, 242 x 296 mm
Wasserzeichen J WHATMAN/TURKEY MILL/1822
London, Tate Gallery
Turner Bequest CCCLXIV 375, D 36237

Dies ist eine der „Beispielstudien", die Turner seinem Agenten Thomas Griffith für Aufträge übermittelte. Im Gegensatz zu den vorangegangenen beiden Blättern ist es ausführlicher ausgearbeitet: Der Aquarellfarbe wurden mit Gouache Glanzpunkte aufgesetzt; die Komposition ist mit feinen Pinselstrichen auf den vorbereitenden Lavierungen aufgebaut. Das Motiv wurde 1845 als Aquarell für Ruskin ausgeführt (Williamstown, Sterling and Francine Clark Art Institute; W 1545), stützt sich aber wahrscheinlich auf bereits 1843 entstandene Zeichnungen, jenem Jahr, in dem Turner die meiste Zeit in Brunnen gearbeitet zu haben scheint. Als er den Ort 1802 erstmals besuchte, war Brunnen noch ein kleines Dorf, aber in den vierziger Jahren hatte seine Lage mit ihrem wunderschönen Blick auf den Vierwaldstädter See sowie seine Bedeutung als Umschlagplatz für Waren auf dem Weg zum St. Gotthard Paß und nach Italien zu einer bedeutenden Vergrößerung geführt. Ruskin gefiel die Vorstudie, in der Turner nur eine vage Ansicht des Ortes am Fuß der beeindruckenden doppelten Bergspitzen des Mythen darstellt, wesentlich besser als die vollendete Fassung, in der der Künstler auch die modernen Hotels am Seeufer wiedergibt. Turner schuf auch zahlreiche Studien der gegenüberliegenden Ansicht von Brunnen zum See hin (siehe Tafeln 108, 110).

110 Vierwaldstädter See: Die Bucht von Uri von Brunnen aus

Lake Lucerne: the Bay of Uri from Brunnen

1843 (?)
Bleistift, Feder, Tusche und Aquarell, 248 x 346 mm
London, Tate Gallery
Turner Bequest CCCLXIV 356, D 36218

Diesen Blick von oberhalb des Ortes Brunnen auf die Bucht von Uri mit den in steilen Klippen zum Wasser abfallenden Bergen, die häufig in undurchdringlichen Nebel gehüllt sind, hat Turner oft studiert. Bei den Gebäuden links im Bild kann es sich durchaus um „die weißen Häuser in Turners Skizze", in denen Ruskin 1858 wohnen sollte, handeln.

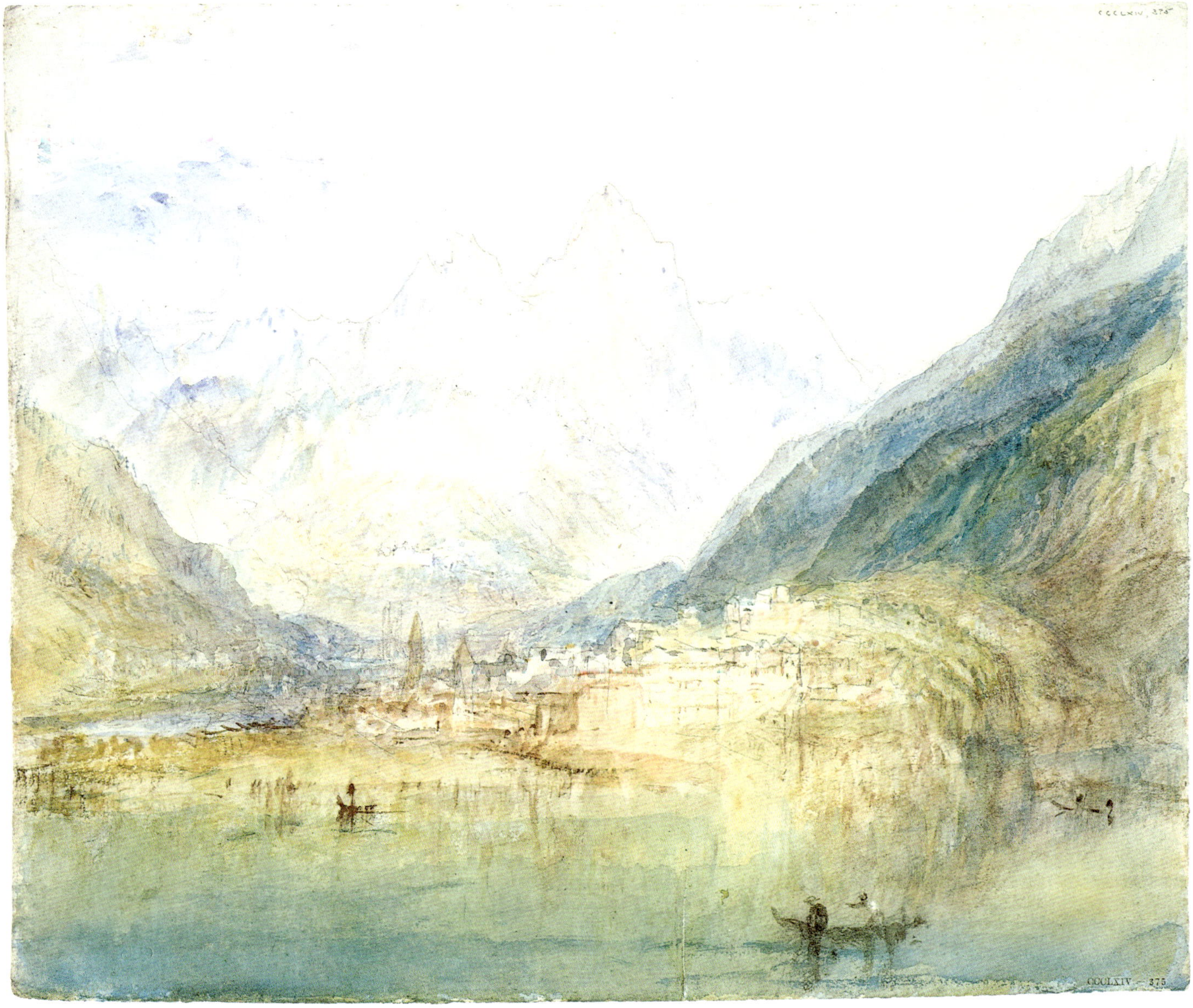

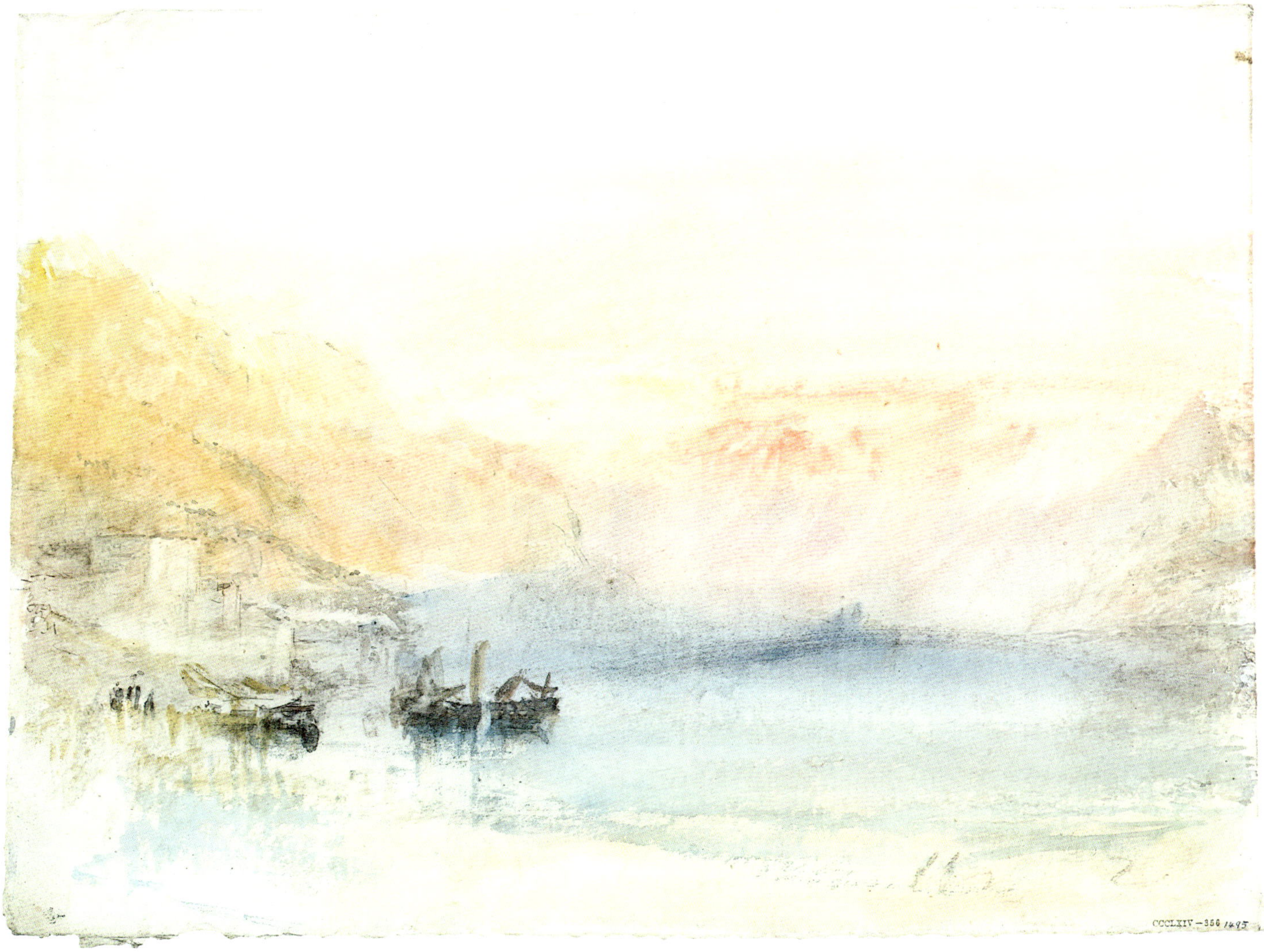

111 Heidelberg, vom Neckar aus gesehen

Heidelberg from the River Neckar

1844
Bleistift und Aquarell, 228 x 328 mm
London, Tate Gallery
Turner Bequest CCCLII 18, D 35238

Turner besuchte Heidelberg erstmals im Jahr 1833 auf seiner Reise entlang des Rheins und des Neckars nach Venedig. In diesem Jahr angefertigte Studien der Stadt finden sich in seinem *Von Heidelberg bis Salzburg*-Skizzenbuch (London, Tate Gallery, Turner Bequest CCXCVIII). Im Spätsommer 1844 besuchte er die Stadt ein zweites Mal, da Schlechtwetter seine geplante Weiterreise in die Schweiz verzögert hatte. Im Dezember dieses Jahres schrieb er an Hawkesworth Fawkes: „Die Regen kamen früh, sodaß ich die Alpen nicht überqueren konnte, zweimal versuchte ich es, wurde mit nasser Jacke und abgelaufenen Stiefeln zurückgeworfen, und, nachdem ich die Absätze hatte erneuern lassen, wanderte ich durch einige der kleinen Täler entlang des Rheins und fand sie interessanter, als ich erwartet hatte."

Nachdem er das Hasenbachtal und das Nahetal erkundet hatte, folgte Turner dem Neckar nach Heidelberg und weiter bis nach Heilbronn, wo er die Reise kurz unterbrach und eine Reihe von farbigen Studien der damals beliebtesten Ansichten in seinem *Heidelberg*-Skizzenbuch anfertigte. Auch wenn die Zeichnung in diesen Blättern, wie bei diesem Beispiel, manchmal sehr zart ist, sind die Farben außerordentlich differenziert. Turner setzt eine zarte Palette von Gold, blassem Mauve und Rosa, die den Eindruck des herbstlichen Sonnenscheins, in dem Turner die Stadt erlebte, einfangen, neben die starken Farben der Gebäude, wobei besonders das kräftige Rot des Schlosses hervortritt. Heidelberg war für seine malerische Lage in dem von Hügeln umgebenen Tal und seine beeindruckende Architektur berühmt, und Turner berücksichtigt in der Komposition seiner Ansichten die gängigen bildlichen Konventionen, die ihm aus zeitgenössischen Stichen und Ansichten der Stadt vertraut waren. Gleichzeitig sind seine in Bleistift angefügten schriftlichen Notizen klar und detailliert. Er war sich offensichtlich der latenten Möglichkeiten des Motivs, das er bereits in zwei vollendeten Aquarellen (Manchester City Art Galleries; W 1376 und Privatsammlung, W 1377) gemalt hatte und in einem weiteren Aquarell (Edinburgh, National Gallery of Scotland, W 1554) sowie einem großen Ölgemälde (London, Tate Gallery; BJ 440) wiederholen sollte, durchaus bewußt.

Das Schloß beherrscht fast alle von Turner geschaffenen Ansichten von Heidelberg. Hier sieht man es jenseits des Neckars von einem Blickpunkt nahe der Hirschgasse. Der hohe Kirchturm, wie die Brücke in blauer Lavierung angedeutet, gehört zur Heiliggeistkirche.

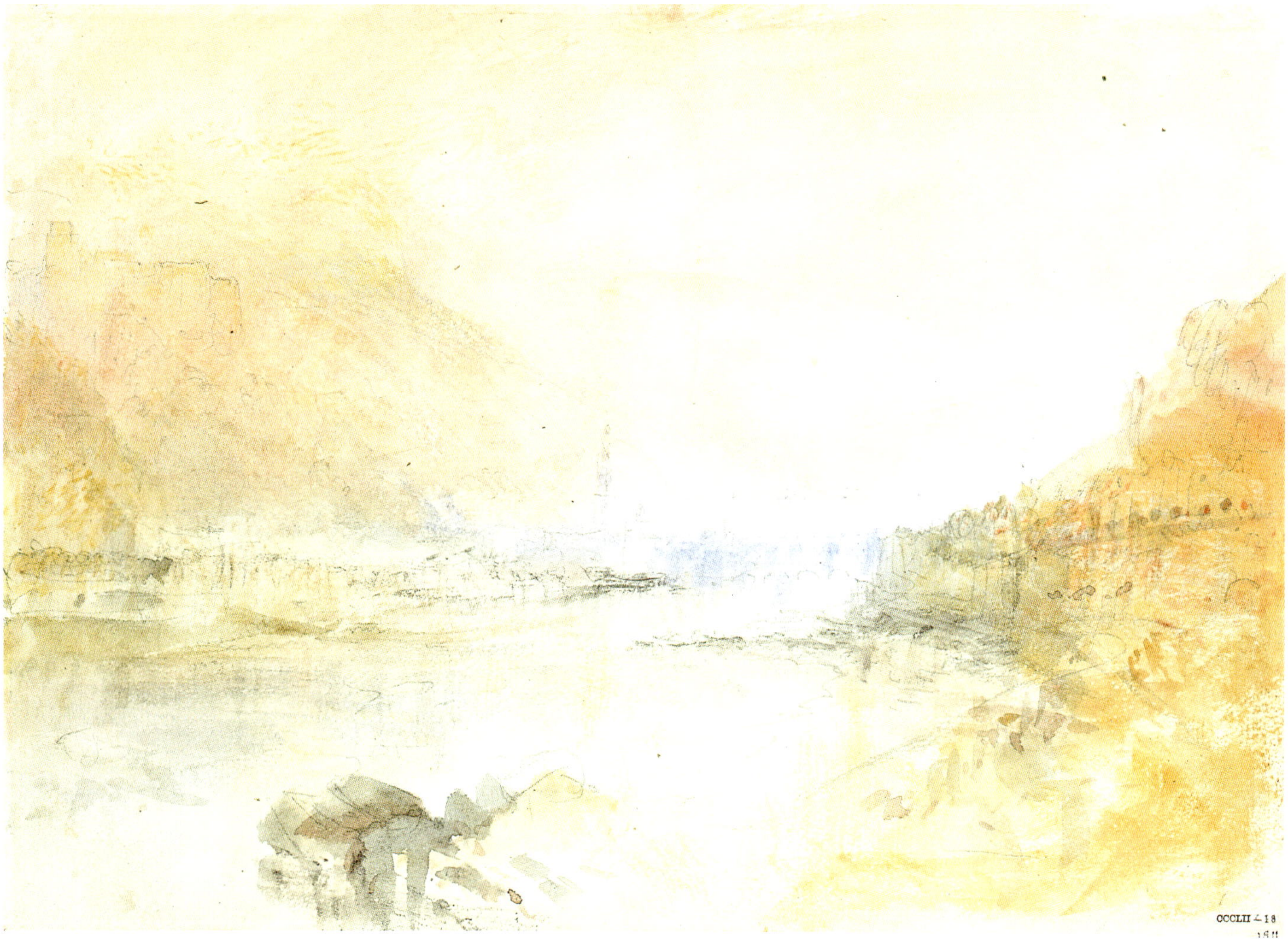
CCCLII – 18

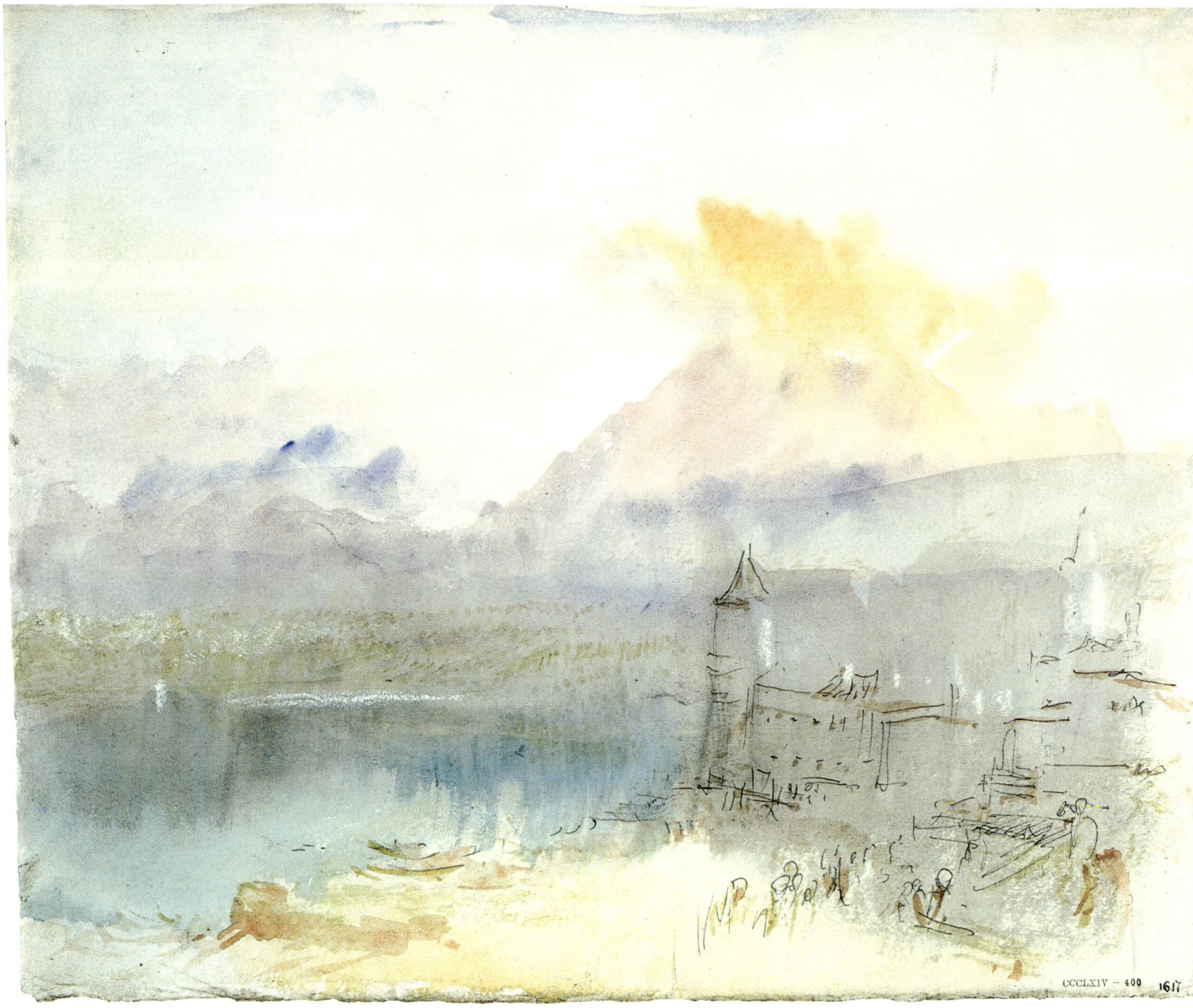

112 Luzern mit dem Pilatus

Lucerne, with Mount Pilatus

Um 1844
Aquarell, Gouache, Feder und Tusche, 241 x 298 mm
London, Tate Gallery
Turner Bequest CCCLXIV 400, D 36268

Turner traf 1844 in Luzern ein. Er verwendete für seine Bleistiftzeichnungen ein Skizzenbuch, das er bereits in Heidelberg benutzt hatte (London, Tate Gallery, Turner Bequest CCXCVII). Eine dieser Skizzen zeigt eine diesem Blatt sehr ähnliche Ansicht, möglicherweise vom Hotel La Cigne aus angefertigt: Der Blick über den See auf den Pilatus mit dem Zier-Gilgen Turm im Vordergrund. Hier handelt es sich um eine von zwei farbigen Studien, die wahrscheinlich während dieses Besuches entstanden. Sie wurden zur selben Zeit rasch hintereinander gemalt und verfolgen den Weg einer orangefarbenen Wolke über den Pilatus. In der ersten Studie (London, Tate Gallery, Turner Bequest CCCLXIV 341) ist die Wolke noch sehr klein und bewegt sich erst langsam von links heran. Hier hat sie sich bereits vergrößert und zieht über die Bergspitze.

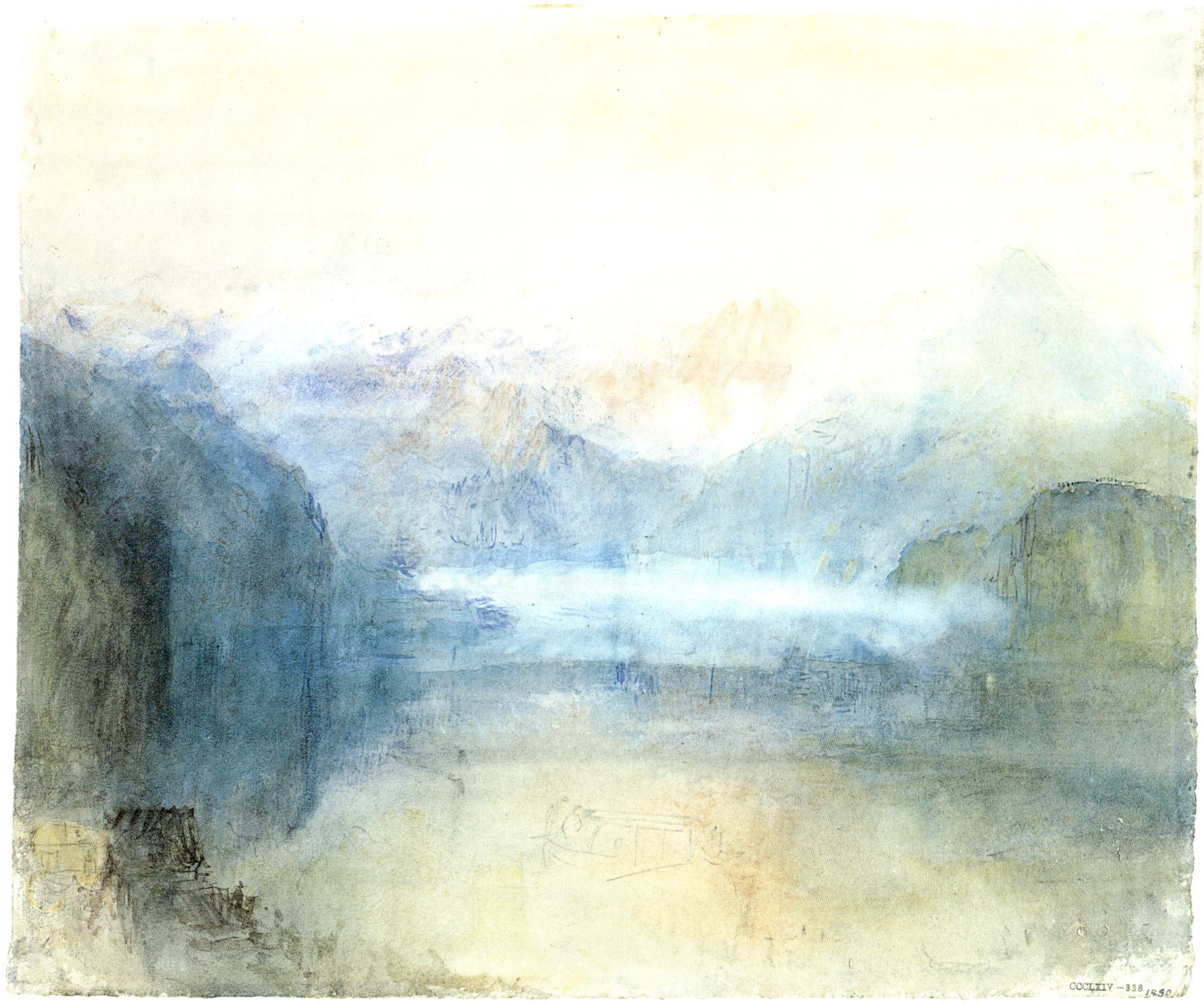

113 Der Vierwaldstädter See bei Sonnenuntergang

Lake Lucerne, from above Brunnen, Sunset

Um 1844/45

Bleistift und Aquarell, 244 x 303 mm
Bezeichnet auf der Rückseite mit „Ruskin" und „Luzerne"

London, Tate Gallery
Turner Bequest CCCLXIV 338, D 36197

Dies ist eine weitere „Beispielstudie", in diesem Fall für das Aquarell *Der Vierwaldstädter See bei Sonnenuntergang*, das Turner 1845 für Ruskin ausführte (Privatsammlung, W 1543). Im Aquarell ist die Komposition verbreitert und das Boot, das hier in Bleistift in der Mitte des Vordergrundes angedeutet ist, fehlt.

Der Blick von Brunnen über die Bucht von Uri war eine von Turners Lieblingsansichten. 1844 hatte Ruskin auf die „eigenartige Atmosphäre" in Turners zuletzt fertiggestellten Aquarellen hingewiesen, worauf Turner antwortete: „Ja, Atmosphäre ist mein Stil." Und es ist gerade die meisterhafte Wiedergabe ephemerer Effekte, wie Licht, Wolken oder Nebel und Dunst, die in späten Aquarellen ihren Höhepunkt erreicht.

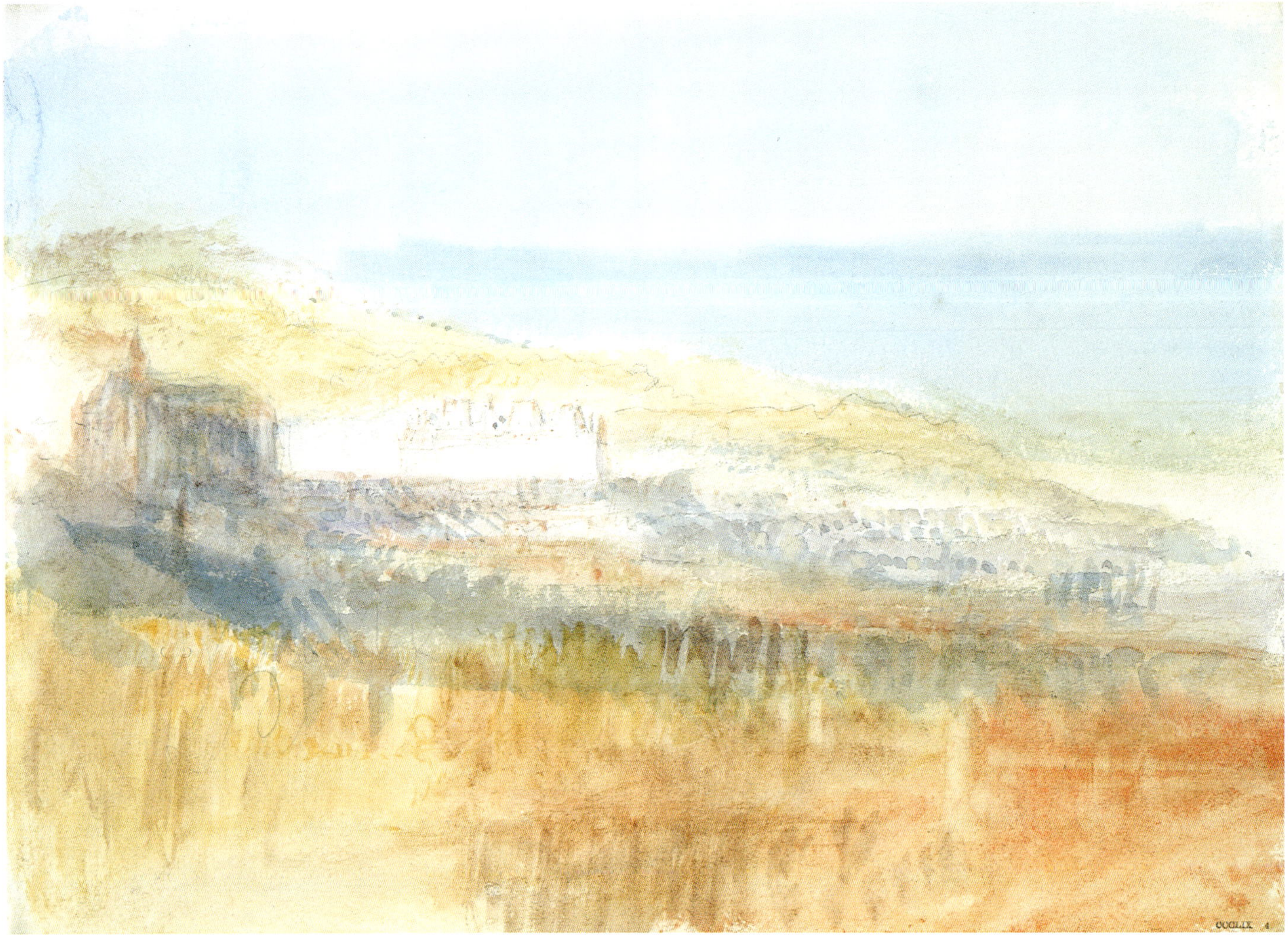

114 Eu mit dem Schloß von Louis-Philippe

Eu, with Louis Phillipe's Chateau

1845

Bleistift und Aquarell, 232 x 326 mm

London, Tate Gallery

Turner Bequest CCCLIX 4, D 35439

Seine letzte Reise, ein Ausflug nach Dieppe und an die nordfranzösiche Küste, unternahm Turner 1845. Zu den Zeichnungen, die er während dieser Reise anfertigte, gehört auch eine Reihe von Aquarellstudien in seinem *Eu und Tréport*-Skizzenbuch, darunter auch diese Ansicht der Stadt Eu, ein mehrmals wiederkehrendes Motiv. Unter anderem sind hier das Schloß Eu, eine der Lieblingsresidenzen von König Louis-Philippe, und die Kollegiatskirche Notre Dame und St. Laurent dargestellt. Turner hatte Louis-Philippe 1815 kennengelernt, als der König während seines Exils in Orleans House in Twickenham, in der Nähe von Turners Landsitz Sandycombe Lodge lebte. 1845 lud der König, nachdem er von Turners Aufenthalt in Eu erfahren hatte, den Maler zum Diner ein. Da in Turners Reisegarderobe die für diesen Anlaß passende Kleidung fehlte, zerschnitt die Fischersfrau, bei der Turner Quartier genommen hatte, etwas von ihrem Leinen und fertigte für ihn eine Halsbinde. Im Herbst 1845 besuchte auch Königin Victoria, die vom französischen König im Anschluß an ihre Reise durch das Rheinland empfangen wurde, Eu; möglicherweise hatte Turner den Zeitpunkt seines Besuches damit abgestimmt.

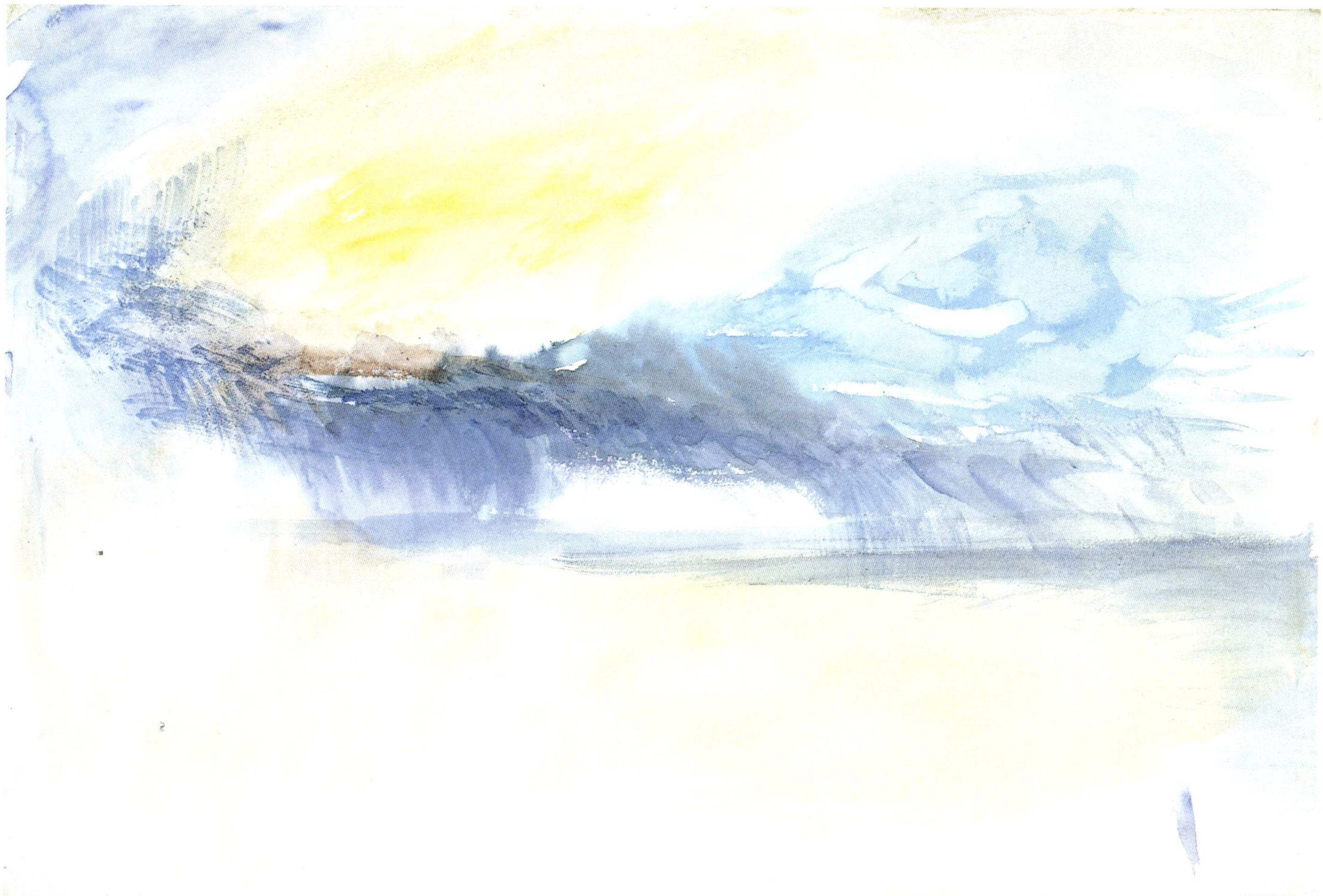

115 Regenwolken

Rain Clouds

Um 1845
Aquarell, 291 x 440 mm

London, Tate Gallery
Turner Bequest CCCLXV 19, D 36309

Bis zum Ende seines Lebens war Turner von den wechselnden Erscheinungsformen des Himmels – vor allem den Wolkenformationen über dem Wasser – immer wieder von neuem fasziniert. In seinen späteren Lebensjahren hatte vor allem er während seiner Besuche in Margate viele Gelegenheiten, Meer und Himmel zu beobachten. Er saß auch oft am Balkon auf dem Dach seines letzten Hauses in Cheyne Walk an der Themse in Chelsea und sah der aufgehenden oder untergehenden Sonne zu.

Während der ersten seiner letzten beiden Reisen, die ihn 1845 nach Frankreich führte, entstand in seinem *Ambleteuse und Wimereux*-Skizzenbuch (London, Tate Gallery, Turner Bequest CCCLVII) eine Reihe wunderbarer Studien von Himmel und Strand.

Die Malweise dieser lebendigen Studie, die vom Meeresufer aus gesehene Regenwolken darstellt, ist jenen sehr ähnlich und entstand wohl ungefähr zur selben Zeit, allerdings wahrscheinlich an der Küste von Kent in oder in der Nähe von Margate – einer Gegend mit, so Turner, „den schönsten Himmeln Europas".

Joseph Mallord William Turner – Biographie

1775 – 1792
Kindheit und Jugend – Ausbildung an der Royal Academy

Am 23. April 1775 wird Joseph Mallord William Turner als Sohn eines Barbiers und Perückenmachers in London geboren. 1787/88 entstehen Turners erste Zeichnungen, es sind hauptsächlich Kopien nach Werken anderer Künstler. Turner beginnt bei dem Architekten Thomas Hardwick (1752–1829) zu studieren und tritt 1789 in das Büro von Londons führendem Architekturzeichner Thomas Malton (1748–1804) ein.
Im Dezember 1789 wird Turner als Student in die Royal Academy Schools aufgenommen. Im Jahr darauf stellt Turner erstmals in der Royal Academy ein Aquarell aus. Mit wenigen Ausnahmen wird er nun bis zum Ende seines Lebens jährlich die Frühjahrsausstellungen der Akademie mit Aquarellen, von 1796 an auch mit Ölgemälden beschicken. Turner beginnt 1792 seine Studien in der Aktklasse an der Royal Academy, wo er die Bekanntschaft des Architekten Sir John Soane (1753–1837) macht. Turner lernt auch den Landschaftsaquarellisten William Frederick Wells (um 1762–1836) kennen, mit dem ihn eine lebenslange Freundschaft verbinden wird. Turner erfüllt erste Auftragsarbeiten für Soane, Hardwick sowie den Kunsthändler und Verleger Paul Colnaghi.

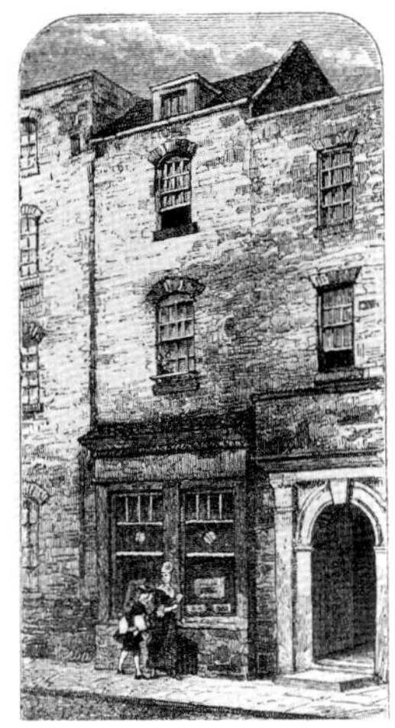

Turners Geburtshaus in der Maiden Lane in London

1793 – 1802
Reisen durch England, Schottland und in die Schweiz

Da die Napoleonischen Kriege bis 1802 eine Überquerung des Kanals verhindern, bereist Tutner vorerst England, Wales und Schottland. Er sucht Motive für große, bildhaft ausgeführte Aquarelle, die er teilweise als Vorlagen für Druckgraphiken verwendet. 1792 führt ihn seine erste Reise durch Südwales, 1795 kehrt er nochmals dorthin zurück. Nordwales besucht Turner 1794 und 1799. Nach Aquarellen, die er in Mittelengland 1794 anfertigt, werden erstmals Drucke im *Copper–Plate Magazine* veröffentlicht. Im Sommer 1797 unternimmt Turner seine erste große Reise durch Nordengland und in den Lake District. Im Herbst 1799 bereist Turner Lancashire und Nordwales und besucht seinen Freund William Frederick Wells auf dessen Landsitz Knockholt in Kent, wo er Ölstudien nach der Natur anfertigt. Von Juni bis August 1801 ist Turner zum ersten Mal in Schottland.

1793 wird Turner von der Royal Society of Arts mit der *Greater Silver Palette* für eine Landschaftszeichnung ausgezeichnet. In diesem Jahr hat Turner bereits Kontakt zu dem Arzt Dr. Thomas Monro (1759–1833), der durch seinen Ruf, Gemütskranke heilen

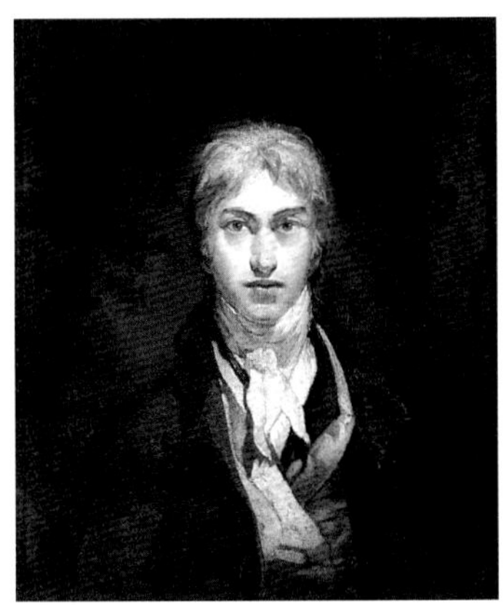

William Turner, *Selbstporträt*, um 1799.
London, Tate Gallery

zu können, zu großem Vermögen gekommen ist (zu Monros Patienten gehörten auch König Georg III. und seit 1800 Turners Mutter). Monro förderte junge Künstler, indem er sie, gegen Bezahlung, Aquarelle seiner beeindruckenden Sammlung kopieren ließ. Turner und sein Kollege Thomas Girtin (1775–1802) konnten sich auf diese Weise sowohl Kenntnis erstklassiger Aquarelle, darunter Blätter von John Robert und Alexander Cozens, als auch die Technik der unterschiedlichsten Aquarellisten aneignen.

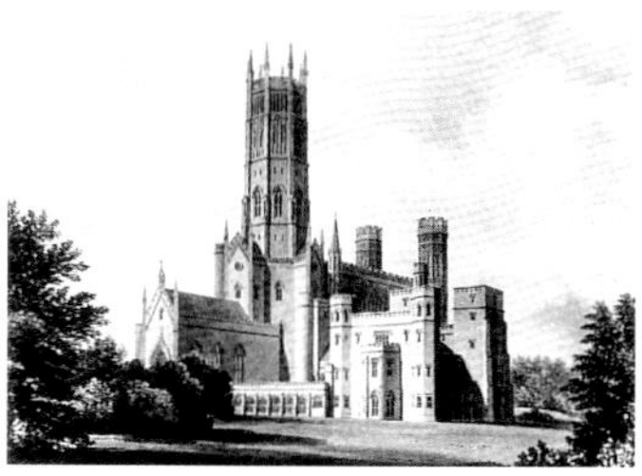

J. Buckler, *Fonthill Abbey,* 1821. London, Trustees of the British Museum

Der Historiker und Antiquar Sir Richard Colt Hoare (1758–1838) beauftragt Turner 1795, eine Serie von Aquarellen mit Ansichten von Salisbury vorzubereiten. Es ist der erste Auftrag dieses für Turner in der ersten Hälfte seiner Karriere sehr bedeutenden Mäzens. Im Laufe dieses Jahres besucht Turner wahrscheinlich Colt Hoare auf seinem Landsitz Stourhead in Wiltshire. Er sieht dort Hoares eindrucksvolle Bildersammlung und vor allem den großen Landschaftspark mit künstlichen Seen, Terrassen, Wasserfällen und verschiedenen Denkmälern und Bauten – von der neugotischen Kirche bis zu klassizistischen Tempeln –, der um die Jahrhundertmitte geschaffen worden ist.

Seit 1799 hat Turner Kontakt zu dem Sammler William Beckford (1760–1844). In dessen Londoner Haus sieht Turner im April 1799 erstmals Bilder von Claude Lorrain, die erst kurz vorher nach England gekommen waren; er ist von Claudes Ideallandschaften tief beeindruckt. Beckford lädt Turner auf seinen Landsitz in Wiltshire ein, wo seit 1796 nach seinen eigenen Entwürfen die phantastische neugotische Abtei Fonthill Abbey entsteht. Turner verbringt die Monate August und September 1799 sowie einen Teil des Sommers 1800 in Fonthill, um für Beckford zu zeichnen. Beckford erwirbt mit der *Fünften Plage Ägyptens* auch eines der ersten großen Historienbilder Turners.

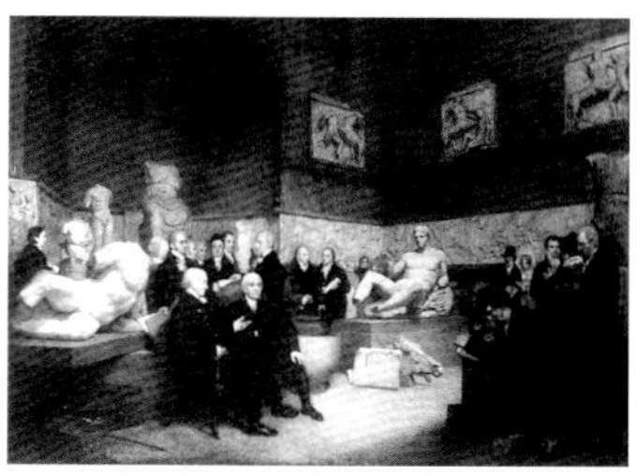

Archibald Archer, *Der Elgin-Raum im British Museum,* 1819. London, Trustees of the British Museum

Lord Elgin macht Turner das Angebot, ihn auf seiner Reise nach Athen zu begleiten, um für ihn zu zeichnen; Turner lehnt nach Meinungsverschiedenheiten über die Bedingungen seiner Anstellung ab. Nach der Aufstellung eines Teiles der Skulpturen im British Museum in London (1816) erwirbt Turner Gipskopien von ihnen.

Im November 1799 wird Turner zum *Associate Member* der Royal Academy gewählt, die Aufnahme als Vollmitglied erfolgt im Februar 1802. Turner signiert daraufhin nicht mehr mit *W. Turner* sondern mit *J. M. W. Turner RA.*

Im Dezember 1800 wird Turners Mutter ins Bethlem-Hospital für Geisteskranke als Patientin aufgenommen, wo Dr. Thomas Monro als Arzt tätig ist; sie stirbt 1804 in geistiger Umnachtung in einem privaten Heim in Islington. Vielleicht auf Grund dieser familiären Situation entschließt sich Turner, auf die Gründung einer Familie zu verzichten. Eine unglücklich verlaufene Liebe in den späten neunziger Jahren mag zu dieser Entscheidung beigetragen haben. Turner hat auch sein späteres Verhältnis zu Sarah Danby, der Witwe des Komponisten John Danby, nie öffentlich eingestanden. Mit Sarah Danby hatte er höchstwahrscheinlich zwei Töchter, Evelina und Georgina, die in seinem Testament bis zu ihrer Eheschließung mit Legaten bedacht waren. Eines der beiden Mädchen ist auf dem Bild *Frostiger Morgen* (Tafel 39) dargestellt.

Nach dem Frieden von Amiens zwischen Großbritannien und Frankreich im Frühjahr 1802 kann Turner endlich eine Reise nach Kontinentaleuropa antreten. Turner bricht Mitte Juli auf. Die Reise führt ihn über Frankreich in die Schweizer Alpen. In Paris studiert er die Gemälde im Louvre und besucht die Ateliers von Pierre-Narcisse Guérin (1774–1833) und Jacques-Louis David (1748–1825).

Der Großgrundbesitzer Walter Fawkes (1769–1825) erwirbt 1804 ein von Turner in der Royal Academy ausgestelltes Aquarell; Fawkes wird einer der bedeutendsten Sammler und später auch enger Freund des Malers. Fawkes Landsitz, Farnley Hall, besucht Turner erstmals 1808; bis 1824 ist er regelmäßig dort zu Gast.

1803 – 1817
Erfolg und Zwist an der Royal Academy

In der Royal Academy wird 1804 der *Varnishing Day* eingeführt: Vor der Eröffnung der Ausstellung können beziehungsweise müssen alle jene Bilder gefirnißt werden, an denen die Hängekomission das Fehlen eines Firnisses feststellt. In der Folge werden die – bald auf mehrere Tage ausgedehnten – *Varnishing Days* zu einem gesellschaftlichen und künstlerischen Ereignis, das vor allem Turner in seinen späten Jahren dazu nützt, um seine Bilder in einer theatralischen Selbstinszenierung zu vollenden; bisweilen verändert Turner mit seinen letzten Retuschen die Wirkung seiner Bilder grundlegend. Im Mai 1804 kommt es zu einem Streit zwischen Turner und anderen Mitgliedern der Royal Academy über die Art der Hängung der Bilder in der Ausstellung. Turner, der dem Akademierat angehört, bleibt daraufhin den Sitzungen bis zum Ende des Jahres fern und wird in dieses Gremium nicht wiedergewählt. Möglicherweise bewirken diese Ereignisse, daß Turner nie zum Präsidenten der Royal Academy ernannt wird.Turner schickt – wohl auch wegen seines Zwistes mit der Akademie – 1805 keine Beiträge zur Frühjahrsausstellung, sondern stellt statt dessen in seiner eigenen Galerie aus, die er im April 1804 eröffnet hat. 1806 stellt Turner wiederum an der Royal Academy aus, nimmt aber auch mit zwei Ölgemälden an der ersten Ausstellung der British Institution teil, einer Konkurrenzvereinigung zur Royal Academy, die sich auf Historienmalerei, vornehmlich aus der britischen Geschichte, konzentriert. Im November 1807 wird Turner – auf seinen eigenen Vorschlag – zum Professor für Perspektive an der Royal Academy ernannt. Er hält den ersten Vorlesungszyklus im Jänner 1811, den letzten im Winter 1829, legt aber erst 1837 die Professur für Perspektive an der Akademie zurück. Als 1815 eine Klasse für Malerei an der Akademie eingerichtet wird, wird Turner in ihren Aufsichtsrat gewählt.

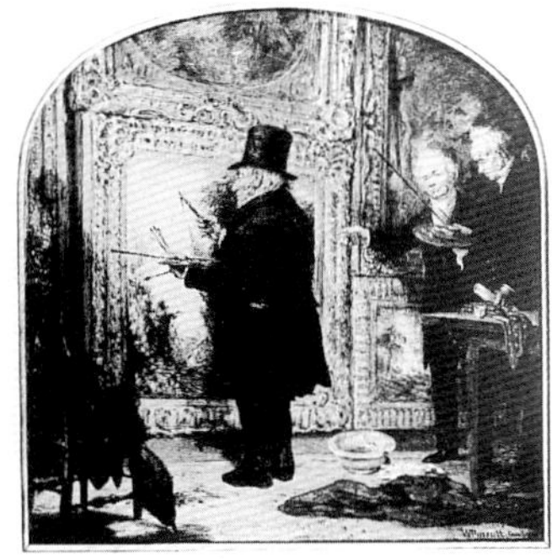

W. S. Parrott, *Turner am Varnishing Day,* um 1846. Sheffield City Art Galleries

Im Winter 1806 mietet Turner ein Haus in Hammersmith, 1810 übersiedelt Turner in die Queen Anne Street. Dort errichtet er ab 1818 nach Zusammenlegung mehrerer Gebäude eine neue Galerie, die 1822 eröffnet wird. Vermutlich hat John Soane Turner bei der Planung beraten – die Galerie wird durch Oberlicht belichtet, wie Soane es bereits für die Bildergalerie in Dulwich geplant hat.

Turner ist 1809 erstmals Gast bei Sir George O'Brien Windham, dem dritten Earl of Egremont (1751–1837) in Petworth House, einem Zentrum der Londoner Künstlerschaft. Der Earl of Egremont ist einer der größten Grundbesitzer und Gemäldesammler seiner Zeit. Zu Egremont und Petworth House wird Turner vor allem in den dreißiger Jahren eine sehr enge Beziehung haben.

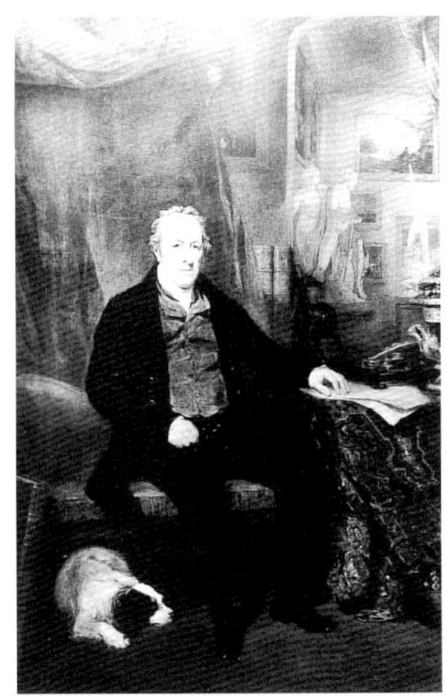

Thomas Philipps, *George O'Brien Wyndham, 3rd Earl of Egremont,* um 1830. National Trust, Petworth House

Turner versieht den Bildtitel *Schneesturm: Hannibal und seine Armee überqueren die Alpen,* 1812 (Tafel 29), im Katalog zur Ausstellung der Royal Academy mit Versen seines eigenen, nie vollendeten Gedichts *The Fallacies of Hope.* Seit die Royal Academy 1798 das Hinzufügen literarischer Ergänzungen zu den Titeln der ausgestellten Bilder in ihrem Katalog gestattet, umschreibt Turner regelmäßig die Themen seiner Bilder mit Versen von Milton, Byron und anderen zeitgenössischen Dichtern.

1817 – 1830
Arbeit an topographischen Zyklen in England und auf dem Kontinent

Turner nimmt zusätzlich zur Reisetätigkeit in England die Reisen auf dem Kontinent wieder auf. Sie dienen dem Studium der Landschaft und der Sammlung eines Motivschatzes für topographischen Zyklen, von deren Verkauf er bequem leben kann. Die Arbeit an diesen Zyklen erstreckt sich bis in die Mitte der dreißiger Jahre, so etwa das großangelegte Projekt der *Flüsse Europas,* das bald in zwei kleinere Publikationen geteilt wird: *Die Flüsse Englands,* die William Bernard Cooke (1778–1855) herausgibt, und an deren Aquarellvorlagen Turner 1822 zu arbeiten beginnt; die Serie wurde 1827 unvollendet aufgegeben. Den zweiten Zyklus, *Die Flüsse Frankreichs,* bereitet Turner auf mehreren Reisen vor (1821 nach Paris und Nordfrankreich, 1826 in die Bretagne und das Loire-Tal, 1829 in die Normandie und nach Paris); der Zyklus erscheint erst 1833. 1826 beginnt Turner an den *Häfen Englands* zu arbeiten, die 1828 auch unvollendet aufgegeben werden. Gleichzeitig bereitet Turner die *Malerischen Ansichten von England und Wales* vor; ein ehrgeiziges, schwer zu realisierendes Projekt, für das über 100 Ansichten geplant sind und das mit einer zweibändigen Ausgabe mit 96 Drucken 1833 abgeschlossen wird.

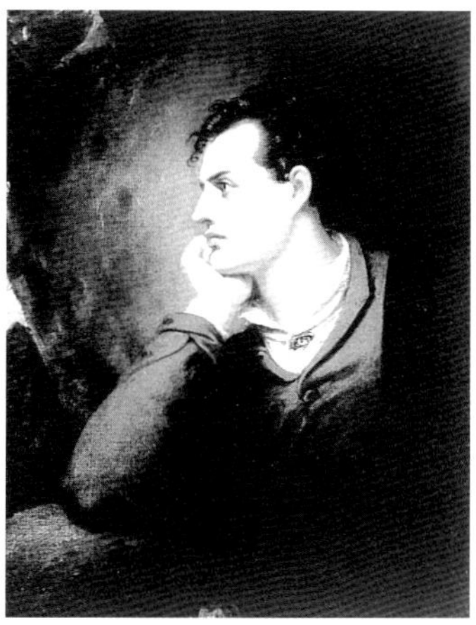

Richard Westall, *Lord Byron,* 1813. London, National Portrait Gallery

Im Spätsommer 1817 unternimmt Turner seine erste Reise über den Kanal seit 1802. Sie führt ihn über Belgien, wo er auch das Schlachtfeld von Waterloo besucht, nach Holland und in das Rheinland – Turner sucht Motive für die *Flüsse Europas.* 50 große Aquarelle mit Ansichten des Rheins verkauft er gleich nach seiner Rückkehr an Walter Fawkes, der im Jahr darauf die erste große Ausstellung von Turners Aquarellen in London veranstaltet. Andere Ausstellungen mit Aquarellen zu weiteren topographischen Serien folgen 1822 bis 1824 durch den Verleger William Cooke.

Eine intensive Zusammenarbeit mit dem Dichter Sir Walter Scott (1771–1832) beginnt 1818. Scott beauftragt Turner mit der Illustration zu seinen *Altertümern in Schottlands Provinzen.* In den folgenden Jahren erarbeitet Turner mit Scott gemeinsam die Bebilderung. 1831 bittet Scott Turner um die Illustration einer Neuausgabe seiner gesamten Werke; sie werden 1834 erscheinen. Auf der Suche nach Material für die Publikation bereist Turner Schottland und besucht Scott in Abbotsford. Im März 1832 zeigen die Verleger Moon, Boys and Graves am Pall Mall in London zwölf von Turners Illustrationen zu Scotts *Gedichten* in ihren Schauräumen.

Von August 1819 bis Februar 1820 bereist Turner zum ersten Mal Italien – auf der Suche nach Motiven für die von dem Verleger James Hakewell geplante *Malerische Reise durch Italien.* Die Reise führt Turner über Turin, Como, Mailand, Verona, Venedig und

Bologna nach Rom. Von dort aus besucht er Tivoli und den Süden – Neapel, Pompeji, Sorrent und Paestum. Auf Vorschlag Antonio Canovas – der Turner im November 1815 in London aufsucht und ihn als „grand génie" bezeichnet – wird Turner zum Ehrenmitglied der Römischen Accademia di S. Luca gewählt.

Turner lernt den schottischen Landadeligen Hugh Andrew Johnstone Munro of Novar (?–1865) kennen, den bedeutendsten Förderer seiner Kunst in der zweiten Hälfte seiner Karriere. Turner und Munro of Novar freunden sich sehr an und unternehmen im Sommer 1836 gemeinsam eine Reise nach Frankreich, in die Schweiz und das Aostatal. Munro of Novar besaß die größte Turner-Sammlung, die sich je in privater Hand befand.

Im Juli und August 1827 ist Turner in East Cowes Castle auf der Isle of Wight Gast des Architekten John Nash (1752–1835). Auf der Rückreise nach London macht er wieder Station in Petworth bei Lord Egremont; in den folgenden Jahren wird er ein regelmäßiger Besucher in Petworth sein und dort auch ein eigenes Atelier zur Verfügung haben. Nach dem Tod Egremonts im November 1837 kehrt Turner – abgesehen vom Anlaß der Beerdigung Egremonts im Dezember – nicht mehr dorthin zurück.

Vom August 1828 bis Februar 1829 besucht Turner zum zweiten Mal Rom; seine Reiseroute führt ihn über Paris, Lyon, Avignon und Florenz. Am 18. Dezember wird eine Ausstellung seiner jüngsten Bilder im Palazzo Trulli in der Via del Quirinale in Rom vielfach kritisiert. Im Februar kehrt Turner über Turin, den Mont Cenis und den Mont Tarare nach England zurück. Der Verleger Charles Heath stellt 1828 in der Egyptian Hall am Piccadilly in London 36 Aquarelle Turners zur Serie *England und Wales* aus; die Ausstellung soll das Publikum auch dazu anregen, sich für die in Vorbereitung befindliche Serie zu interessieren, um sie dann zu erwerben.

1829 stirbt Turners Vater. Er hat von Anfang an die künstlerischen Ambitionen seines Sohnes unterstützt. Seit dem Tod der Mutter 1804 lebt er bei ihm, spätestens seit 1813 führt er seinen Haushalt und grundiert für Turner die Leinwände.

1830 – 1840
Auseinandersetzungen um Turners Spätwerk

Der Zyklus *Die Flüsse Frankreichs* wird auf drei Bände mit dem Titel *Turners jährliche Reise* aufgeteilt. Sie erscheinen als *Wanderungen entlang der Loire* (1833) und *Wanderungen entlang der Seine* (1834, 1835). Da Heath plant, die Serie auch auf andere Flüsse auszudehnen, beginnt Turner an zahlreichen Ansichten der Maas und der Mosel zu arbeiten (es erscheinen jedoch keine weiteren Bände). Vorbereitende Reisen für diese Illustrationen führen ihn u.a. 1832 wieder nach Paris, wo er auch Material für Scotts *Leben Napoleons* (ein Teil der Gesamtausgabe von Scotts Werken) sammelt. Zeichnungen zu diesen Publikationen werden in London bei verschiedenen Verlegern ausgestellt: 1832 und 1833 bei Moon, Boys and Graves die Blätter zu *Turners jährlicher Reise* und 1833 bei Colnaghi die Illustrationen zu Byrons *Leben und Werk*.

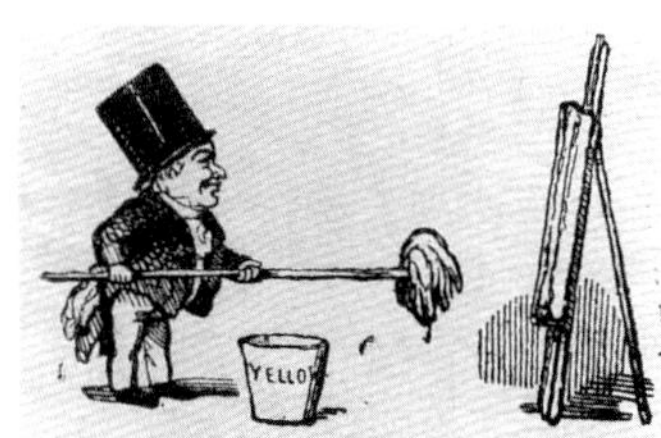

Richard Doyle, *Turner verwendet Chromgelb*, 1846.
London, National Portait Gallery

Turner wird von der Kritik immer öfter wegen seiner außergewöhnlichen, entstofflichten und offenen Malweise kritisiert. Der junge Dichter John Ruskin (1819–1900),

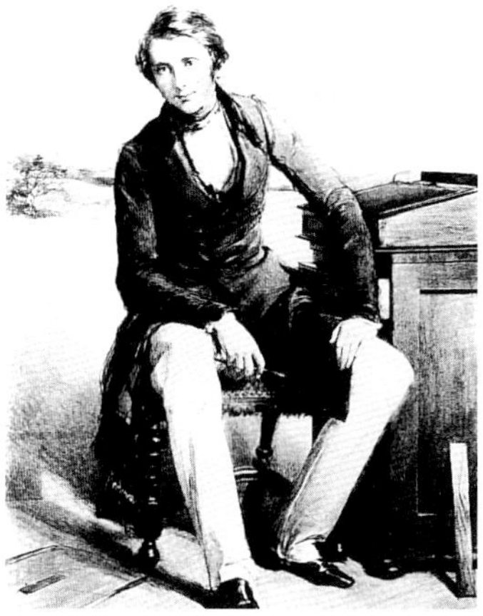

George Richmond, *John Ruskin*, 1843. Strich nach Aquarellportrait

der von Turners Werk seit seiner Jugend fasziniert ist, schreibt im Oktober 1836 an den Maler, daß er bereit wäre, ihn gegen die in *Blackwood's Magazine* veröffentlichten Angriffe zu verteidigen; Turner bittet ihn jedoch, davon abzusehen. Zwischen Turner und Ruskin entwickelt sich eine tiefe Freundschaft, ohne daß sich die beiden vorerst persönlich kennen. Sie treffen sich erst 1840. Aus der romantischen Bewunderung Ruskins für Turner entsteht seine wichtige Publikation *Modern Painters,* die ab 1843 in mehreren Bänden erscheint und primär als Verteidigung von Turners Kunst gedacht ist.

Im September 1833 unternimmt Turner eine Reise nach Berlin, Dresden, Prag und Wien; auch eine zweite Reise führt ihn 1835 durch Deutschland und Böhmen, um die bedeutenden Sammlungen und Museen zu studieren. Bewußt setzt Turner die Auseinandersetzung mit den großen Traditionen der Malerei, vor allem des 17. Jahrhunderts, fort. Möglicherweise besucht Turner anschließend wieder Venedig, das seit dem frühen 19. Jahrhundert das beliebteste italienische Reiseziel britischer Touristen ist.

1841 – 1845
Letzte Reisen

Die Sommer 1841 bis 1845 verbringt Turner in der Schweiz; er hält sich die meiste Zeit in den Städten Genf, Lausanne, Zürich und an den Seen auf. Auf der Basis seiner Skizzen erarbeitet er eine Reihe von Musterstudien Schweizer Ansichten, die er seinem Agenten Thomas Griffith in der Hoffnung auf Aufträge vorlegt. Griffith erhält als Honorar anteilmäßig ein oder mehrere Aquarelle Turners.
Als ältestes Mitglied der Royal Academy nimmt Turner 1845 während der Krankheit des Präsidenten Sir Martin Archer Shee (1769–1850) dessen Aufgaben wahr. Nach dem Tod Shees wird der mit Turner befreundete Charles Lock Eastlake Präsident der Akademie.

Turners Freund, Englands bedeutendster Genremaler, seit 1830 Präsident der Royal Academie, Sir David Wilkie (geb. 1785), stirbt 1841. Im Andenken an Wilkies Tod vor Gibraltar, auf der Rückreise vom Heiligen Land, wo er Material für religiöse Historienbilder gesammelt hatte, malt Turner *Friede – Bestattung zur See* (Tafel 99).

In der Royal Academy stellt Turner 1844 *Regen, Dampf und Geschwindigkeit – The Great Western Railway* aus, das seine Faszination für die Eisenbahn und die Darstellungsmöglichkeit der Geschwindigkeit zeigt. 1842 hat Turner mit dem Bild *Schneesturm – ein Dampfschiff vor einer Hafeneinfahrt gibt Signale in einer Untiefe und bewegt sich nach dem Lot. Der Autor war in diesem Sturm in der Nacht als die ‚Ariel' aus Harwich auslief* (Tafel 98) in ähnlicher Weise seinem Enthusiasmus für das Dampfschiff Ausdruck verliehen.

1845 besucht Turner Dieppe und die Küste der Picardie, wo er vom Bürgerkönig Louis-Philippe in Eu empfangen wird (Louis-Philippe war während seines Exils in England Turners Nachbar in Twickenham). Es ist dies seine letzte Reise über den Kanal, er erleidet einen gesundheitlichen Zusammenbruch. Im selben Jahr wird Turner aufgefordert, ein Bild zur Eröffnung des *Tempels der Kunst und der Industrie* in München zu übersenden. Turner schickt daraufhin *Die Eröffnung der Walhalla,* die jedoch wegen „mangelnder Portraitgenauigkeit des dargestellten Ortes" sehr abfällig kritisiert wird.

1846 – 1851
Rückzug und Tod

Turner zieht sich unter falschem Namen und unter Geheimhaltung seines Berufes nach Chelsea zurück.

Der amerikanische Photograf J. J. E. Mayall richtet 1847 in London ein Atelier ein, in dem ihn Turner bis 1849 häufig besucht. 1835 hat William Henry Fox Talbot (1800–1877) das erste Negativphoto gemacht, eine Ansicht seines Wohnsitzes, der säkularisierten Abtei von Lacock in Wiltshire. Die Entwicklung der Fotografie und die physikalischen Probleme der Optik interessieren Turner seit den frühen dreißiger Jahren – er reagiert darauf in seinem Bild *Der Brunnen der Täuschung* von 1839 (Tafel 96).

1850 stellt Turner zum letzten Mal in der Royal Academy aus. Er arbeitet an Ölgemälden und Aquarellen. Am 1. Mai 1851 wird im Hyde Park die große Weltausstellung eröffnet. Turner beobachtet im Frühjahr interessiert den Bau des Kristallpalastes, die Ausstellung selbst kann er nicht mehr besuchen.

Turner stirbt am 19. Dezember 1851 in seinem Haus in Chelsea. Der Leichnam wird in die Queen Anne Street überführt und in der Galerie Turners aufgebahrt. Am 30. Dezember wird Turner in der Krypta der Londoner St. Pauls Cathedral beigesetzt – seinem Wunsche entsprechend neben Sir Joshua Reynolds und Sir Thomas Lawrence.

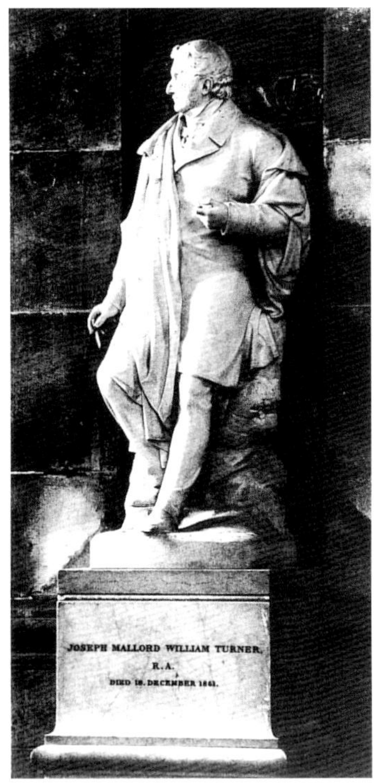

Patrick Mc Dowell, *William Turner*, 1852.
London, St. Pauls Cathedral

Das Testament

Turner hinterläßt ein umfangreiches Testament, zu dessen Vollstreckern er unter anderem Munro of Novar, Thomas Griffith und John Ruskin bestimmt. Ruskin macht Turners künstlerischen Nachlaß der Öffentlichkeit zugänglich.

Turner vermacht der Royal Academy Geldmittel, um eine Professur für Landschaftsmalerei einzurichten oder eine Medaille zu stiften, die alle zwei Jahre für das beste Landschaftsbild vergeben werden soll – die Akademie entscheidet für die Medaille. Daneben verfügt Turner, daß auf einem Stück Land in Twickenham aus seinem Besitz „Armenhäuser für verarmte und alleinstehende englische Landschaftsmaler“ gebaut werden sollen – diese Bestimmung wird nicht erfüllt.

Die Bilder *Dido erbaut Karthago. Der Aufstieg des Karthagischen Reiches* und *Die Morgensonne bricht durch den Dunst; Fischer säubern und verkaufen ihre Fische* vermacht Turner der National Gallery; sie sollen neben Claude Lorrains Bildern *Hafen mit der Einschiffung der Königin von Saba* und *Die Mühle* gehängt werden; 1852 werden sie nach Turners Wunsch installiert.

Der Nachlaß Turners aus der Galerie in der Queen Anne Street soll in die National Gallery einfließen und dort zumindest teilweise ausgestellt werden. 1987 wird der gesamte Nachlaß Turners, der Turner Bequest, durch die Eröffnung des Neubaus der Clore Gallery – ein Zubau zur Londoner Tate Gallery nach dem Plänen von James Stirling – der Öffentlichkeit zugänglich.

Ausgewählte Bibliographie

Arnheim 1978
Rudolf Arnheim: *Kunst und Sehen*, Berlin 1978

Badt 1960
Kurt Badt: *Wolkenbilder und Wolkengedichte der Romantik*, Berlin 1960

Basch-Ritter 1987
Renate Basch-Ritter: *Österreich auf allen Meeren. Geschichte der k.(u.)k. Kriegsmarine von 1382 bis 1918*, Graz 1987

Beike 1990
Manfred Beike: *Kaleidoskop der Seeschlachten*, Berlin 1990 (Band 1)

Beutler 1949
Ernst Beutler (Hrsg.): *Johann Wolfgang von Goethe: Reise in die Schweiz 1797*, in: Johann Wolfgang Goethe: *Gedenkausgabe der Werke, Briefe und Gespräche*, Zürich 1949 (Band 12)

Birch 1990
Dinah Birch: *Ruskin on Turner*, Boston/Toronto/London, 1990

Bockemühl 1993
Michael Bockemühl: *J.M.W. Turner 1775-1851. Die Welt des Lichtes und der Farbe*, Köln 1993

Böndel 1987
Dirk Böndel: *Admiral Nelsons Epoche. Die Entwicklung der Segelschiffahrt von 1770 bis 1815*, in: *Berliner Beiträge zur Technikgeschichte und Industriekultur*, 8, Herford/Bonn 1987

Briggs Wallace 1979
Marcia Briggs Wallace: *Turners Circular, Octagonal and Square Paintings, 1840-1846*, in: *Arts Magazine*, 53, 1979, S. 107-117

Brown 1992
David B. Brown (Bearb.): Turner and Byron. Ausst. Kat. Tate Gallery, London 1992

Busch 1993
Werner Busch: *Das Sentimentalische Bild: Die Krise der Kunst im 18. Jahrhundert und die Geburt der Moderne*, München 1993

Butlin/Luther/Warrell 1989
Martin Butlin, Mollie Luther und Ian Warrell: *Turner at Petworth: Painter and Patron*, London 1989

Butlin/Joll 1984
Martin Butlin/Evelyn Joll: *The Paintings of J M W Turner*, London/New Haven 1984 (2. Auflage)

Dudszus/Henriot u.a. 1995
Alfred Dudszus/Ernest Henriot u.a.: *Das große Buch der Schiffstypen*, Augsburg 1995

Evers 1980
Hans-Gerhard Evers: *Vom Historismus zum Funktionalismus*, Baden-Baden 1980 (2.Auflage)

Finberg 1961
Alexander I. Finberg: *The Life of J M W Turner*, Oxford 1961 (2. Auflage)

Finley 1979
Gerard Finley: *Turner, the Apocalypse and History: „The Angel“ and „Undine“*, in: *Burlington Magazine* CXXI, 1979, S. 685-695

Finley 1980
Gerald Finley: *Landscapes of memory: Turner as Illustrator to Scott*, London 1980

Flach 1986
Werner Flach: *Landschaft. Die Fundamente der Landschaftsvorstellung*, in: *Landschaft*, Hrsg. Manfred Smuda, Frankfurt/Main 1986, S. 11-28

Freuchen 1958
Peter Freuchen: *Knaurs Buch der Sieben Meere*, München/Zürich 1958

Früh-Jenner 1991
Gustl Früh-Jenner: *Abstraktionstendenzen im Werk J. M. W. Turners. Der Versuch einer Neubestimmung der Historienmalerei*, Diss. Phil. Tübingen 1991

Gaehtgens/Fleckner 1996
Thomas W. Gaehtgens/Uwe Fleckner (Hrsg.): *Historienmalerei* (Eine Geschichte der klassischen Bildgattungen, Bd. I.), Berlin 1996

Gage 1969
John Gage: *Colour in Turner. Poetry and Truth*, London 1969

Gage 1980
John Gage: *Collected Correspondence of J M W Turner*, Oxford 1980

Gage 1981
John Gage: *Turner and the Greek Spirit*, in: *Turner Studies*, I, 1981, S. 14-25

Gage 1987
John Gage: J M W Turner; *‚A Wonderful Rage of Mind‘*, London/New Haven 1987

Greenwich 1990
The National Maritime Museum Greenwich, Hrsg. Mark Fletcher, London 1990

Hagen 1994/1995
Rose-Marie und Rainer Hagen: *Bildbefragungen. Alte Meister im Detail*, Köln 1994-1995 (2 Bände)

Henderson 1971
William O. Henderson: *Die industrielle Revolution. Europa 1780-1914*, Wien/München/Zürich 1971

Herrmann 1991
Luke Herrmann: *Turner Prints*, London 1991

Hill 1984
David Hill: *In Turner's Footsteps: Through the Hills and Dales of Northern England*, London 1984

Hill 1992
David Hill: *Turner in the Alps: The Journey through France and Switzerland in 1802*, London 1992

Hill 1993
David Hill: *Turner on the Thames: River Journeys in the Year 1805*, London/New Haven 1993

Hill 1996
David Hill: *Turner in the North. A Tour through Derbyshire*, London/New Haven1996

Hirsh 1973
Diana Hirsh: *Turner und seine Zeit 1775-1851*, Amsterdam 1973

Hofmann 1976
Werner Hofmann: *Turner und die Landschaft seiner Zeit*, in: W. Hofmann (Hrsg.): *William Turner und die Landschaft seiner Zeit*, Ausstellungskatalog Hamburger Kunsthalle, Hamburg 1976, S. 29-53

Hofmann 1987
Werner Hofmann: *Grundlagen der modernen Kunst. Eine Einführung in ihre symbolischen Formen*, Stuttgart 1987 (3. Auflage)

Hofmann 1989
Werner Hofmann: *Turner und die Landschaft seiner Zeit*, in: ders.: *Anhaltspunkte. Studien zur Kunst und Kunsttheorie*, Frankfurt/Main 1989, S. 177-211

Hofmann 1996
Werner Hofmann: *Das entzweite Jahrhundert. Kunst zwischen 1750 und 1830*, München 1996

Honour/Fleming 1992
Hugh Honour/John Fleming: *Weltgeschichte der Kunst*, München 1992 (4. Auflage)

Houben 1927
Heinrich Hubert Houben: *Der Ruf des Nordens. Abenteuer und Heldentum der Nordpolfahrer*, Berlin 1927

Hüttinger 1970
Eduard Hüttinger: *Der Schiffbruch. Deutungen eines Bildmotivs im 19. Jahrhundert*, in: *Beiträge zur Motivkunde des 19. Jahrhunderts. Studien zur Kunst des 19. Jahrhunderts*, 6, München 1970

Irwin 1988
David Irwin: *Die englische Historienmalerei von 1750 bis 1830: Von Achill bis Nelson, in: Triumph und Tod des Helden.* Hrsg. Ekkehard Mai/Anke Repp-Eckert. Ausstellungskatalog Wallraf-Richartz Museum Köln/Kunsthaus Zürich/Musée des Beaux Arts, Lyon, Köln 1988, S. 81-91

Irwin 1990
David Irwin: *Trafalgar and Waterloo: The British Hero*, in: *Historienmalerei in Europa. Paradigmen in Form, Funktion und Ideologie.* Hrsg. Ekkehard Mai, Mainz 1990, S. 43-57

Jobé 1973
Joseph Jobé (Hrsg.): *Der Segelschiffe große Zeit*, Bielefeld/Berlin 1973

Kemp 1976
Peter Kemp (Hrsg.): *The Oxford Companion to Ships and the Sea*, London/New York/Melbourne 1976

Kitson 1983
Michael Kitson: *Turner and Claude*, in: *Turner Studies*, II, 1983, S. 2-16

Klessmann/Jürgens o. J.
Eckart Klessmann/Karl-Heinz Jürgens: *Napoleonische Lebensbilder*, Bergisch-Gladbach o.J.

Kossok 1989
Manfred Kossok: *Revolutionen der Weltgeschichte*, Leipzig 1989

Lankheit 1965
Klaus Lankheit: *Revolution und Restauration*, Baden-Baden 1965

Lewis 1959
Michael Lewis: *The History of the British Navy*, London 1959

Lewis/O'Brian 1965
Edward V. Lewis/Robert O'Brian: *Schiffe*, London 1965

Lindsay 1966
Jack Lindsay: *J. M. W. Turner. His Life and Work. A Critical Biography*, London 1966

Lloyd 1970
Christopher Lloyd: *Segel erobern die Welt*, Wien/Esslingen/Stuttgart 1970

Lloyd 1996
Michael Lloyd (Hrsg.): *Turner, Ausst. Kat. National Gallery of Australia, Canberra und National Gallery of Victoria*, Melbourne, Melbourne/London/New York 1996

Macintyre/Bathe 1967
Donald Macintyre/Basil W. Bathe: *Kriegsschiffe in 5000 Jahren*, Bielefeld/Berlin 1967

Mahan 1967
Alfred T. Mahan: *Der Einfluß der Seemacht auf die Geschichte 1660-1812*, Herford 1967

Meurer 1925
Alexander Meurer: *Seekriegsgeschichte in Umrissen. Seemacht und Seekriege vornehmlich vom 16. Jahrhundert ab*, Berlin-Leipzig 1925

Meyer/Acerra 1990
Jean Meyer/Martine Acerra: *Segelschiffe im Pulverdampf. Das Ringen um die Seeherrschaft in Europa*, Bielefeld 1990

Mountfield 1978
David Mountfield: *Die großen Polarexpeditionen. Eine illustrierte Geschichte abenteuerlicher Entdeckungen*, Wiesbaden 1978

Müller-Tamm 1994
Jutta-Müller Tamm: *William Turners „Schatten und Dunkelheit - der Abend vor der Sintflut“ und „Licht und Farbe (Goethes Theorie) - der Morgen nach der Sintflut - Moses schreibt das Buch Genesis“*, in: *Goethe und die Kunst.* Hrsg. Sabine Schultze. Ausst.Kat. Schirn Kunsthalle Frankfurt, Kunstsammlungen zu Weimar, Ostfilden 1994. Katalognummern 379, 380

Neukirchen 1985
Heinz Neukirchen: *Seefahrt im Wandel der Jahrhunderte*, Berlin 1985

Nicholson 1990
Kathleen Nicholson: *Turner's Classical Landscapes: Myth and Meaning*, Princeton 1990

Oncken 1884/86
Wilhelm Oncken: *Das Zeitalter der Revolution, des Kaiserreiches und der Befreiungskriege*, Berlin 1884-1886 (2 Bände)

Parry 1831
William Edward Parry: *Three Voyages for the Dscovery of a North-West Passage from the Atlantic to the Pacific, and Narrative of an Attempt to reach the North Pole*, London 1931 (5 Bände)

Pemsel 1995
Helmut Pemsel: *Seeherrschaft. Eine maritime Weltgeschichte von den Anfängen bis 1850*, 2 Bände, Augsburg 1995

Piggot 1993
Jan Piggott (Bearb.): *Turner's Vignettes.* Ausst. Kat. Tate Gallery, London 1993

Plant 1996
Margaret Plant: *Venetian Journey, in: Turner. Hrsg. Michael Lloyd. Ausst. Kat. National Gallery of Australia, Canberra und National Gallery of Victoria, Melbourne*, Melbourne/London/New York 1996, S. 144-164

Potter/Nimitz 1974
Elmar B. Potter/Chester W. Nimitz: *Seemacht. Eine Seekriegsgeschichte von der Antike bis zur Gegenwart*, München 1974

Powell 1987
Cecilia Powell (Bearb.): *Turner in the South: Rome*, Naples, Florence, London/New Haven 1987

Powell 1991
Cecilia Powell (Bearb.): *Turners Rivers of Europe. The Rhine, Meuse and Mosel.* Ausst. Kat. Tate Gallery, London 1991

Powell 1995
Cecilia Powell (Bearb.): *Turner in Germany*. Ausst. Kat. Tate Gallery, London 1995 (Deutsche Ausgabe: *Turner in Deutschland*, Ausst. Kat. Kunsthalle Manneim, Hamburger Kunsthalle, München 1995)

Reynolds 1969
Graham Reynolds: *Turner*, London 1969

Ritter 1990
Joachim Ritter: *Landschaft. Zur Funktion des Ästhetischen in der Modernen Gesellschaft (1978)*, in: *Landschaftswahrnehmung und Landschaftserfahrung. Texte zu Konstitution und Rezeption von Natur als Landschaft.* Hrsg. Gert Gröning. München 1990, S. 23-42

Ross 1847
James Clark Ross: *Entdeckungsreise nach dem Süd-Polar-Meere in den Jahren 1839-1843*, Leipzig 1847

Roters 1995
Eberhard Roters: *Jenseits von Arkadien. Die romantische Landschaft*, Köln 1995

Ruskin 1856
John Ruskin: *Notes on the Turner Gallery at Marlborough House*, London 1856.

Ruskin 1903/1906
John Ruskin: *Moderne Maler, Ausgewählte Werke*, Jena 1903-1906 (Band 11-15)

Samhaber 1955
Ernst Samhaber: *Knaurs Geschichte der Entdeckungsreisen. Die großen Fahrten ins Unbekannte*, München 1955

Schultze 1970
Jürgen Schultze: *Neunzehntes Jahrhundert*, Baden-Baden 1970

Seibold 1987
Ursula Seibold: *Zum Verständnis des Lichts in der Malerei J. M. W. Turners*, Diss. Phil. Heidelberg 1987

Shanes 1979
Eric Shanes: *Picturesque Views in England and Wales*, London 1979

Shanes 1990
Eric Shanes: *Turner's England 1810-1838*, London 1990

Shanes 1990
Eric Shanes: *Turners Human Landscapes*, London 1990

Scott 1995
Jonathan Scott: *Salvator Rosa. His Life and Times*, New Haven/London 1995

Sieburg 1961
Friedrich Sieburg: *Im Licht und Schatten der Freiheit. Frankreich 1789-1848*, Stuttgart 1961

Simmel 1990
Georg Simmel: *Philosophie der Landschaft (1913), in: Landschaftswahrnehmung und Landschaftserfahrung. Texte zu Konstitution und Rezeption von Natur als Landschaft.* Hrsg. Gert Gröning. München 1990, S. 67 -80

Smuda 1986
Manfred Smuda: *Natur als ästhetischer Gegenstand und als Gegenstand der Ästhetik. Zur Konstitution von Landschaft*, in: *Landschaft.* Hrsg. Manfred Smuda. Frankfurt/Main 1986, S. 44-69

Stainton 1985
Lindsay Stainton: *Turner's Venice*, London 1985

Trevelyan 1952
George M. Trevelyan: *Illustrated English Social History, The Nineteenth Centrury*, London/New-York/Toronto 1952 (Band 4)

Von Klinckowstroem 1959
Carl Graf von Klinckowstroem: *Knaurs Geschichte der Technik*, Stuttgart 1959

Wark 1975
Robert Wark (Hrsg.): *Sir Josuah Reynolds: Discourses on Art*, London/New Haven 1975 (3. Auflage 1988)

Whipple 1979
Addison B. C. Whipple: *Krieg unter Segeln*, Amsterdam 1979

Wilton 1979
Andrew Wilton: *J. M. W. Turner. His Art and Life*, London/Fribourg 1979

Wilton 1982
Andrew Wilton: *Turner Abroad*, London 1982

Wilton 1987
Andrew Wilton: *Turner in his Time, London 1987* (Deutsche Ausgabe: *Turner und seine Zeit*, München 1987

Wilton 1990
Andrew Wilton: *Painting and Poetry. Turner's Verse Book and his Work of 1804-1812*, London 1990

Ausstellungskataloge

Bristol 1991/92
From Turner's Studio: Paintings and Oil Sketches from the Turner Bequest. Bearb. David B. Brown. Ausst. Kat. Bristol City Art Gallery/Glasgow/Aberdeen/Sunderland/Hull/Derby/Norwich, London 1991/92

Canberra/Melbourne 1996
Turner. Hrsg. Michael Lloyd. Ausst. Kat. National Gallery of Australia, Canberra/National Gallery of Victoria, Melbourne, 1996

Dresden/Berlin 1972
William Turner 1775–1851. Ausst. Kat. Gemäldegalerie Neue Meister und Nationalgalerie Preußische Museen Staatlicher Kulturbesitz, Dresden/Berlin 1972

Hamburg 1976
William Turner und die Landschaft seiner Zeit. Bearb. Werner Hofmann. Ausst. Kat. Kunsthalle Hamburg, Hamburg 1976

London 1974
Turner. Bearb. Martin Butlin, John Gage und Andrew Wilton. Ausst. Kat. Royal Academy of Arts, London 1974

London 1988
Young Turner: Early work to 1800. Watercolours and Drawings from the Turner Bequest 1787.1800. Bearb. Anne Lyles. Ausst. Kat. Tate Gallery, London 1989

London 1989
Turner: The Second Decade. Watercolours and Drawings from the Turner Bequest 1800-1810. Bearb. Robert Upstone. Ausst. Kat. Tate Gallery, London 1989

London 1990
Turner: The Third Decade. Watercolours and Drawings from the Turner Bequest 1810-1820. Bearb. Diane Perkins. Ausst. Kat. Tate Gallery, London 1990

London 1990
Painting and Poetry: Turner's Verse Book and his Work of 1804-1812. Bearb. Andrew Wilton (und Rosalind Mallord Turner). Ausst. Kat. Tate Gallery, London 1990

London 1991
Turner: The Fourth Decade. Watercolours 1820-1830. Bearb. Ian Warrell. Ausst. Kat. Tate Gallery, London 1991

London 1991
Turner and Byron. Bearb. David B. Brown. Ausst. Kat. Tate Gallery, London 1991

London 1991
Oil Sketches from Nature: Turner and his Contemporaries. Bearb. David B. Brown. Ausst. Kat. Tate Gallery, London 1991

London 1992
Turner: The Fifth Decade. Watercolours 1830-1840. Bearb. Anne Liles. Ausst. Kat. Tate Gallery, London 1992

London 1993
Turner: The Final Years. Watercolours 1840-1851. Bearb. Robert Upstone. Ausst. Kat. Tate Gallery, London 1993

London 1993/94
Turner's Vignettes. Bearb. Jan Piggott. Ausst. Kat. Tate Gallery, London 1993/94

London 1995
Through Switzerland with Turner: Ruskin's First Selection from the Turner Bequest. Bearb. Ian Warrell. Ausst. Kat. Tate Gallery, London 1995

London 1995/96
Turner in Germany. Bearb. Cecilia Powell. Ausst. Kat. Tate Gallery, London/Städtische Kunsthalle, Mannheim/Hamburger Kunsthalle, Hamburg (hier: *Turner in Deutschland*), 1995/96

London 1996
Turner's 'Drawing Book': The Liber Studiorum. Bearb. Gillian Forrester. Ausst. Kat. Tate Gallery, London 1996

New York 1966
Turner: Imagination and Reality. Bearb. Lawrence Gowing. Ausst. Kat. Museum of Modern Art, New York 1966

Paris 1981/82
Turner en France. Hrsg. Nicholas Alfrey. Ausst. Kat. Centre Culturel du Marais, Paris 1981/82

Paris 1983/84
J M W Turner. Hrsg. Nicholas Alfrey, mit Beiträgen von John Gage, Jerrold Ziff, Evelyn Joll, Nicholas Alfrey. Ausst. Kat. Grand Palais, Paris 1983/84

Paris 1995
Peintre le Ciel, de Turner à Monet. Bearb. David B. Brown u.a.. Ausst. Kat. Musée du Promenade, Mary-le-Roi/Louveciennes 1995

Tokyo 1986
Turner. Bearb. Martin Butlin. Ausst. Kat. National Museum of Western Art, Tokyo/Municipal Museum of Art, Kyoto 1986

Toronto/New Haven/London 1981
Turner and the Sublime. Bearb. Andrew Wilton. Ausst. Kat. Art Gallery of Ontario, Toronto/Yale Center for British Art, New Haven/British Museum, London, 1981

Utsunomiya 1993
Sun, Wind and Rain: the Awakening of British Landscape Painting. Bearb. Ian Warrell. Ausst. Kat. Tochigi Prefectural Museum of Fine Arts, Utsunomiya 1993